儿科临床与研究进展

（上册）

主编　舒　强

ZHEJIANG UNIVERSITY PRESS
浙江大学出版社
·杭州·

图书在版编目(CIP)数据

儿科临床与研究进展. 上册 / 舒强主编. — 杭州：
浙江大学出版社，2023.8
ISBN 978-7-308-23829-8

Ⅰ. ①儿… Ⅱ. ①舒… Ⅲ. ①儿科学 Ⅳ. ①R72

中国国家版本馆 CIP 数据核字(2023)第 092708 号

儿科临床与研究进展(上册)

舒　强　主　编

陈志敏　毛建华　傅君芬　张园园　副主编

策划编辑	殷晓彤(yinxiaotong2014@163.com)
责任编辑	殷晓彤
责任校对	张凌静
封面设计	周　灵
出版发行	浙江大学出版社
	(杭州市天目山路 148 号　邮政编码 310007)
	(网址:http://www.zjupress.com)
排　　版	杭州晨特广告有限公司
印　　刷	浙江省邮电印刷股份有限公司
开　　本	889mm×1194mm　1/16
印　　张	20.75
字　　数	670 千
版 印 次	2023 年 8 月第 1 版　2023 年 8 月第 1 次印刷
书　　号	ISBN 978-7-308-23829-8
定　　价	98.00 元

儿科临床与研究进展(上册)

编委会

主　编　舒　强

副主编　陈志敏　毛建华　傅君芬　张园园

编　委　（按姓氏拼音排序）

鲍　毓　陈　洁　陈理华　陈振杰　杜立中

傅海东　傅松龄　胡　坚　江米足　姜　源

马晓路　潘佳容　齐延琦　求伟玲　邵　洁

沈辉君　沈　杰　唐兰芳　钭金法　王晶晶

王颖硕　解春红　徐罗佳　许燕萍　杨荣旺

袁天明　詹灿阳　张　庆　章毅英　赵静丽

周云连　朱冰泉

前　言

　　医学研究生是培养高层次医学人才的重要阶段,需要在巩固本科阶段掌握的基础理论、基本知识和基本技能基础上,系统掌握专业知识,培养专业技术能力,并熟悉科学研究的基本环节,为今后从事本专业临床、教学和科研工作,并成为优秀的临床医生和医学科学家打下坚实的基础。

　　为更好地培养儿科专业型研究生,我们组织本院各专业的临床专家撰写了儿科临床与研究一书。本书分上册和下册共十三章,涵盖了儿科住院医师规范化培训要求掌握的各种疾病,上册包括儿童保健与营养障碍性疾病、新生儿疾病、消化系统疾病、呼吸系统疾病、心血管系统疾病、泌尿系统疾病,下册包括血液系统疾病、神经系统疾病、内分泌系统疾病、遗传代谢性疾病、风湿免疫性疾病、感染性疾病和儿童急救。在具体内容的安排上,我们根据儿科专业型研究生的现状与培养要求大胆创新,在简要介绍疾病诊治相关知识基础上,增加了每一种疾病的病例剖析内容,介绍了具体病例诊治与康复的全过程,重点描述了诊断治疗思路与诊断治疗计划的制定,旨在培养研究生独立临床思维与独立决策的能力;同时增加了研究热点和推荐文献阅读,介绍了该疾病目前的主要研究方向和重要的研究结果及相应的文献,希望能拓宽视野,培养批判性思维精神与深入研究的兴趣。

　　由于临床专家工作繁忙,编撰时间有限,加之部分疾病的认识仍在不断加深中,书中难免存在不足甚至错误,希望各位同行积极提出宝贵意见与建议,我们将结合大家反馈的意见和建议进行修改和完善后再版,让更多的读者获益。

浙江大学医学院附属儿童医院

目 录 CONTENTS

上 册

第一章　儿童保健与营养障碍性疾病

第一节　营养不良

一　概　述

营养不良(malnutrition)是多种原因引起的能量和(或)蛋白质摄入不足所致的一种营养缺乏症,主要见于3岁以下婴幼儿,是全球5岁以下儿童死亡的主要原因。营养不良的临床特征为体重不增、体重下降、进行性消瘦或水肿、皮下脂肪减少或消失,常伴全身各组织脏器不同程度的功能低下、代谢失常、多种微量营养素缺乏。营养不良可导致儿童生长障碍、抵抗力下降、智力发育迟缓、学习能力下降等,对其成年后的健康和发展也可产生长远的不利影响。

近年来,我国儿童的营养不良状况有显著改善,但存在一定的地域差异和城乡差异。2010—2013年中国居民营养和健康状况监测结果显示,我国5岁以下儿童生长迟缓率为8.1%,城市和农村分别为4.2%和11.3%;消瘦率为2.0%,城市和农村分别为1.5%和2.4%。

二　诊断与评估

(一)疾病诊断

根据小儿年龄、体格测量指标异常、体重下降、皮下脂肪减少、全身各系统功能紊乱及其他营养素缺乏的临床症状和体征,典型病例的诊断并不困难。

可通过详细询问患儿的饮食史,详细了解摄入的食物种类和量、食物的安排、进食技能和行为、照料者的喂养态度、营养补充剂的摄入等予以诊断。为了进行更定量的评估,可通过记录食物日记或称重食物摄入量来获取详细的饮食史。在考虑摄入量是否足够时,膳食参考量提供了对个体群体能量和营养需求范围的估计。同时,通过病史询问、体格检查和辅助检查积极排查可能存在的其他疾病,如急慢性感染、食物过敏、先天性疾病等,了解营养不良的诱发因素和病因,对诊断营养不良也是必不可少的。必须严格注意常量营养素和微量营养素缺乏的指标。

(二)分型和分度

身长(身高)和体重是诊断营养不良的基本测量指标,需要准确测量并绘制生长曲线图。2岁以下的早产儿，必须以纠正胎龄来绘制生长曲线图。根据不同的评价指标可对营养不良进行分型和分度。

1.体重低下

体重低下(underweight)是指体重低于同年龄、同性别参照人群均值减 2 个标准差(2SD)。低于同年龄、同性别参照人群均值减 2～3 个标准差(2SD～3SD)为中度，低于均值减 3 个标准差(3SD)为重度。该项指标主要反映慢性或急性营养不良。

2.生长迟缓

生长迟缓(stunting)是指身长(身高)低于同年龄、同性别参照人群均值减 2SD。低于同年龄、同性别参照人群均值减 2SD～3SD 为中度，低于均值减 3SD 为重度。该项指标主要反映长期和慢性营养不良。

3.消瘦

消瘦(wasting)是指体重低于同性别、同身长(身高)参照人群均值减 2SD。如低于同年龄、同身高参照人群均值减 2SD～3SD 为中度，低于均值减 3SD 为重度。此项指标主要反映近期、急性营养不良。

以上三项判断营养不良的指标可以同时存在，也可仅符合其中一项，均可作出营养不良的诊断。

(三)辅助检查

营养不良患儿需根据病史和体格检查的表现选择适宜的辅助检查以排除或诊断器质性疾病，常见的实验室检查指标和诊断意义见表 1-1-1。营养不良的早期往往缺乏特异、敏感的诊断指标。慢性或中重度营养不良患儿需评价机体的营养状态，包括常量营养素(蛋白质)储存状态和各种微量营养素(维生素和矿物质)水平。内脏蛋白质储备状态可通过测定血清蛋白来进行，最常见的是白蛋白、前白蛋白和视黄醇结合蛋白。通常蛋白质的连续测量比单一值更有意义。评估维生素和矿物质储备时应考虑潜在的病理生理学改变。

表 1-1-1　营养不良患儿的常见实验室检查指标和诊断意义

实验室检查指标	诊断意义
血常规	脱水和贫血程度、贫血原因
血糖	低血糖
尿常规	尿路感染、血尿
大便常规	肠道感染、出血、寄生虫病
血气分析、电解质	肾小管性酸中毒、电解质紊乱
血尿素氮、肌酐、	肾功能衰竭
肝功能	肝功能异常或衰竭
C 反应蛋白、中性粒细胞计数	细菌、病毒感染

有条件时应正确进行一日营养计算，并与推荐摄入量(recommended nutrient intake，RNI)相比较，评价每日摄入量是否能满足患儿的营养需求，分析摄入不足是否为营养不良的主要原因，为营养干预提供依据和参考。

三　治疗与管理

(一)治疗原则

营养不良的治疗原则包括处理各种危及生命的并发症、去除病因、营养干预、促进消化功能等。重度营养不良患儿若存在各种并发症(严重腹泻、低血糖、低体温、肺炎、尿路感染、败血症等)，则需要住院治疗,干预措施包括处理各种危及生命的并发症、改善机体内环境、抗感染治疗、口服或静脉营养干预、心理—社会支持等,待并发症治愈或情况稳定、营养干预方案明确后可出院转为家庭治疗,包括口服抗生素预防或治疗感染、口服药物治疗寄生虫感染、使用强化能量的食物、获取心理—社会支持等。重度营养不良患儿都需要补充额外的营养以满足追赶生长的需求。营养不良治疗干预流程见图1-1-1。

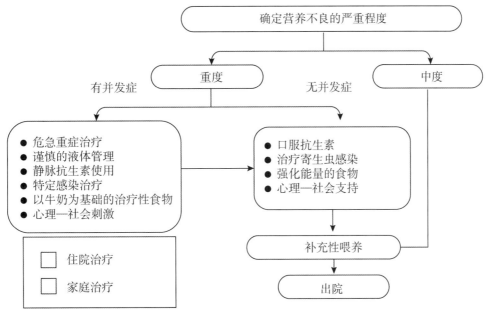

图 1-1-1 营养不良治疗干预流程

(二)处理并发症

营养不良尤其是重度营养不良患儿可出现各种并发症,包括低血糖、低体温、脱水、电解质紊乱、感染、组织功能损害等,需要住院采取积极干预,避免病情加重危及生命。常见并发症及其处理措施见表1-1-2。

表 1-1-2 营养不良患儿常见并发症及其处理措施

常见并发症	处理措施
低体温	保温,监测体温
低血糖	监测血糖,口服(或静脉输注)葡萄糖
脱水(低钠、低钾)	口服补液纠正脱水
感染	抗生素
电解质紊乱	补充充足的钾和镁

(三)营养干预

1.追赶生长

营养不良患儿营养干预的目标是实现"追赶生长",也就是在一个阶段以超过正常的速度生长,来纠正体格生长偏异,目前被普遍接受的追赶生长速度是相应年龄平均体重增长的2～3倍。正常儿童不同年龄段的生长速度见表1-1-3。

表 1-1-3 正常儿童不同年龄段的生长速度

年龄段(月龄)	0～3	3～6	6～9	9～12	＞12
生长速度(g/d)	26～31	17～18	12～13	9	7～9

为了达到"追赶生长",营养不良儿童必须获得超过其相应年龄段的推荐摄入量(recommended dietary allowances,RDA)中正常年龄特征儿童的需求营养素。一个普遍使用的计算追赶生长所需能量的公式是:

$$追赶生长能量需求(kcal/kg) = \frac{体重年龄的\ RDA(kcal/kg) \times 身长(身高)的理想体重(kg)}{实际体重(kg)}$$

体重年龄是儿童目前的体重处于50%中值水平的年龄;理想体重是患儿的身长(身高)的中值体重。

2. 家庭营养管理

中度、重度营养不良不伴并发症的儿童,可采用家庭营养管理治疗方式。家庭营养管理需要为父母提供喂养和营养咨询和指导,重点是合理喂养和健康饮食指导,以及适当的补充喂养。合理喂养需要母乳喂养的评估和支持、辅食添加指导、均衡膳食指导。理想状态下,营养不良儿童的食物摄入量需要超过健康同龄人,并且应包含富含必需脂肪酸和微量营养素(包括维生素 A、铁和锌)的动物性食物。但是往往很难让患儿摄入明显超过胃容量的食物,因此可以借助增加食物能量密度来实现额外的能量补充。标准食物的能量密度为67kcal/100ml,可以将食物的能量密度提升到75~100kcal/100ml,常用方法包括增加食物的稠厚度、增加动物性食物的摄入、使用高热量配方奶、在普通食物中添加能量强化食物(如母乳强化剂或配方奶等)。

3. 再喂养综合征

对于重度营养不良的儿童,为获得追赶生长所采取的重新喂养方法必须非常谨慎。

早期喂养应少量多餐,随后逐渐减少喂养频率,以避免发生再喂养综合征。再喂养综合征是葡萄糖的突然可用性导致糖异生抑制和胰岛素激增,表现为多汗、肌肉无力、心动过速和心力衰竭。重度营养不良儿童的喂养建议见表1-1-4。

表 1-1-4　重度营养不良儿童的喂养建议

天数	进食间隔	每次喂养食物量(ml/kg)	每天喂养食物量(ml/kg)
1~2	每 2 小时	11	130
3~5	每 3 小时	16	130
6~7	每 4 小时	22	130

4. 微量营养素的补充

营养的纠正补充不仅要满足儿童的蛋白质和热量,还需要关注微量营养素。在营养不良的儿童中,铁缺乏的发生率较高,伴或不伴相关的贫血,也可见维生素 D 缺乏和佝偻病。在追赶生长过程中,组织合成加速,对营养素的需求增加也会造成营养缺乏。不管是否检测,锌元素都需要及时补充以满足RDA 的需求,但不能过量,因为适量的锌补充可以减少体重增加中的能量消耗。建议常规补充包含了RDA 中所有维生素和铁锌的多维补充剂,而对于伴有铁缺乏或血清维生素 D 低水平的儿童则需要额外补充达到治疗剂量的铁或维生素 D。

(四)对症治疗

对于继发性急性营养不良的管理,通过病史采集、体格检查和实验室检查确定潜在疾病至关重要。疾病状态可能增加营养需求,限制营养摄入或降低营养吸收能力。因此,要积极治疗原发病,并根据疾病特征制定个体营养干预方案。

早产儿生后早期追赶生长期间需要额外的宏量营养素和微量营养素。因此,需要根据胎龄、出生体重及并发症情况选择合适的强化营养方案,同时提供额外的微量营养素补充。对牛奶过敏的婴幼儿容易发生营养不良,奶类摄入要选用游离氨基酸或深度水解配方奶,避免牛奶蛋白过敏,同时根据营养状况制定营养补充方案。先天性心脏病患儿需要补充足够的能量和蛋白质,但不能过多地增加液体摄入

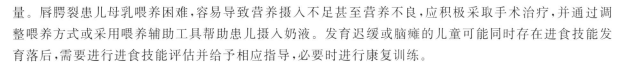

量。唇腭裂患儿母乳喂养困难,容易导致营养摄入不足甚至营养不良,应积极采取手术治疗,并通过调整喂养方式或采用喂养辅助工具帮助患儿摄入奶液。发育迟缓或脑瘫的儿童可能同时存在进食技能发育落后,需要进行进食技能评估并给予相应指导,必要时进行康复训练。

（五）家庭喂养技能及养育环境改善

儿童在进食过程中需要掌握与年龄和发展相适应的进食技能,包括吸吮、咀嚼、吞咽、饮水、自我喂食等,并培养良好的进食行为习惯。这些进食技能和行为习惯的培养需要照护人提供充分的学习机会并给予恰当的引导。进食技能落后或进食行为问题会影响食物摄入,导致儿童营养不良,而营养不良儿童则更容易发生或加剧相关问题。因此,营养不良治疗过程中,应注重对儿童进食技能和进食行为的评估,对家庭喂养环境的评估与指导（包括家长—儿童关系、家长—儿童进食互动情况等）。

（六）随访管理

根据营养不良的严重程度,营养不良儿童可能在 2 天至 2 周内开始追赶生长,体重追赶最先出现,一般身高追赶出现时间比体重追赶晚几个月。当营养缺乏被纠正,食物摄入和主动生长的速度会减慢,接近相应年龄的正常水平。因此,要保持持续追赶生长数月来实现身高追赶。在这一阶段,需要做到每 2 周～每月 1 次的门诊随访,完成体格测量、饮食调整,以及治疗合并症、并发症,直至恢复正常体重增长速度。

四 研究热点

营养不良会影响多个系统,包括免疫功能下降,多脏器功能受损如消化功能、心功能等,影响近远期的神经认知功能、代谢紊乱、肠道菌群失衡等。近年来,随着肠道菌群、代谢组学和蛋白质组学研究技术的成熟,较多研究在关注营养不良儿童的肠道菌群和代谢物质的改变,进而研究针对营养不良儿童的微生物群导向的食物干预。此外,还有很多针对营养不良的临床干预队列研究,包括治疗性食物、微量营养素、益生元或益生菌的使用等。

目前,在 ClinicalTrials.gov 网站登记注册的以 Malnutrition 为关键词的临床研究共有 2665 项,处于受试者招募阶段的临床研究有 302 项,其中 28 项针对儿童营养不良。这些研究主要面向营养不良的筛查工具的开发和临床干预措施有效性的验证。

五 推荐文献阅读

1. Bhutta ZA，Berkley JA，Bandsma RHJ，et al. Severe childhood malnutrition[J]. Nat Rev Dis Primers，2017，(3)：17067.

2. Mehta NM，Corkins MR，Lyman B，et al. Defining pediatric malnutrition：a paradigm shift toward etiology-related definitions[J]. J Parenter Enteral Nutr，2013，37(4)：460-481.

3. Dipasquale V，Cucinotta U，Romano C. Acute malnutrition in children：pathophysiology，clinical effects and treatment[J]. Nutrients，2020，12(8)：2413.

4. 申坤玲. 儿童营养学[M]. 7 版. 北京：人民军医出版社，2015.

5. 王卫平. 儿科学[M]. 8 版. 北京：人民卫生出版社，2013.

六 病例剖析

【一般情况】 患儿,女,10 月龄。

【主诉】 体重不增1个月。

【现病史】 患儿近1个月来体重未增加，其间有反复腹泻、大便呈稀水样，每日10余次，无黏液脓血，现好转，食欲尚可，小便多，无发热，无咳嗽气促，无肢体抽搐。现每日母乳奶瓶喂养6次，每次100ml，单次进食10余分钟，无吃奶呛咳，已添加米糊每日2次，已添加蔬菜、水果，未添加肉类，既往添加蛋黄口周出现皮疹。维生素D每日服用。无呕吐，无皮疹，无反复发热，无咳嗽气促等。家长为求进一步诊治，遂来我院就诊，门诊拟"营养不良"收治入院。

起病来，患儿神志清，精神一般，食欲欠佳，睡眠一般，尿量中等。

【既往史】 孕期检查无殊。生后母乳喂养，4月龄翻身，7月龄会坐，8月龄能爬行。

【出生史】 G1P1，足月顺产，出生体重3.5kg，否认窒息抢救史。

【家族史】 否认家族遗传性疾病史，否认家族类似病史。否认手术史。母亲有过敏性鼻炎。

【入院查体】 体温(T)36.2℃，脉搏(P)108次/min，呼吸频率(R)28次/min，身高(Ht)70cm(第15～50百分位之间)，体重(Wt)7kg(第3～15百分位之间)。精神欠佳，消瘦，皮下脂肪少，无水肿，皮肤松弛，弹性差，全身浅表淋巴结无肿大，前囟1cm×1cm，稍凹陷；头发稀少，干枯；双肺呼吸音清晰；心音有力，无杂音；腹软，腹壁皮下脂肪0.2cm；肝肋下2.5cm，质软，脾肋下未及，肠鸣音亢进。

【辅助检查】

1. 外院血常规：白细胞计数(WBC)5.2×10⁹/L，中性粒细胞比例(NEUT%)0.40，淋巴细胞比例(L%)0.58，嗜酸性粒细胞(EOS)0.43×10⁹/L，血红蛋白(Hb)87g/L，平均红细胞体积(MCV)75fl，平均红细胞血红蛋白浓度(MCHC)260g/L，超敏C反应蛋白(CRP)正常。

2. 外院血生化：谷丙转氨酶(ALT)55IU/L，谷草转氨酶(AST)58IU/L，谷氨酰转肽酶(GGT)87IU/L，乳酸脱氢酶(LDH)619IU/L，总蛋白(TP)49g/L，白蛋白(ALB)29g/L；尿素氮(BUN)2.4mmol/L，肌酐(Cr)101μmol/L。

【入院诊断】 1. 蛋白质-能量营养不良(中度)；2. 中度贫血。

【进一步检查】

1. 血液标本检测：血常规、CRP、生化、铁代谢、维生素D、微量元素、血气分析、血电解质、空腹血糖、甲状腺功能、遗传代谢谱。

2. 尿粪标本检测：尿常规、大便常规、粪便培养、轮状病毒检测等。

3. 超声检查：肾脏B超、心脏超声(简称心超)。

4. 其他：密切关注病情变化情况，必要时完善头颅MRI、牛奶蛋白激发试验等相关检查。

【诊疗计划】

1. 绘制生长曲线图：根据生长曲线的特点初步判断营养不良的起病时间和可能病因等。

2. 完善喂养情况询问：包括喂养方式、喂养环境和喂养行为在内的情况，给予4～5餐奶，2次辅食，规律进食，增加每餐奶摄入量至120～150ml，鼓励添加肉类、鱼类等动物性食物。

3. 治疗贫血：按照3mg/(kg·d)补充铁元素。

4. 及时进行相关的实验室检查：根据血液结果补充营养物质，如锌。

6. 对症治疗：干预水电解质紊乱及酸碱失衡，密切关注患儿可能发生的并发症(如低血糖)，密切关注患儿的精神状况、喝奶情况，监测尿量。

【诊疗经过】

1. 辅助检查结果

(1) 血常规：WBC 7.2×10⁹/L，NEUT% 0.30，LY% 0.78，EOS 0.33×10⁹/L，Hb 89g/L，MCV 72fl，MCHC 258g/L，CRP<1mg/L。

(2) 尿常规、大便常规：尿常规未见明显异常；大便常规提示WBC 0～1个，大便带血(一)、轮状病毒阴性、粪便培养阴性。

（3）血生化检测：ALT 50IU/L，AST 45IU/L，GGT 80IU/L，碱性磷酸酶（ALP）350IU/L，TP 50g/L，ACB 30g/L；Cr 102μmol/L，BUN 3.1mmol/L。

（4）多种微量营养素检测：25-羟维生素D[25-(OH)VD] 18nmol/L；锌 40μg/L；铁蛋白 10μg/L。

（5）血气电解质：血 K^+ 3.5mmol/L，Na^+ 131mmol/L，Cl^- 96mmol/L；空腹血糖 3.5mmol/L；甲状腺功能正常。

（6）超声检查：肝、胆、胰、脾、肾脏B超和心超未见明显异常。

（7）其他：牛奶蛋白回避及激发试验均呈阳性，过敏原IgE提示牛奶蛋白IgE 1.35μ/ml，总 IgE 293μ/ml。

2.疾病转归

入院后完善相关实验室检查并结合婴儿生长轨迹和饮食结构，诊断为营养不良，考虑病因为营养摄入不足合并重度牛奶蛋白过敏。追问病史，母亲近1月余添加牛奶摄入，告知母亲回避包括牛奶及相关奶制品，避免给患儿提供含牛奶的食物和药物；改变婴儿辅食结构，增加单次奶量，增加肉、鱼等能量密度高的动物性食物摄入，增加食物稠厚度，加强咀嚼吞咽功能训练；给予铁剂 3mg/（kg·d）口服，维生素D每天 800IU/d 口服，元素锌按照 0.5～1mg/（kg·d）口服补充。出院时患儿食欲较前好转，奶量摄入较前增加至每天 800ml，体重较前增加至7.8kg（第15百分位），无腹泻，无呕吐，无发热，精神好，皮肤弹性好，腹壁皮下脂肪较前增厚。

【出院诊断】 1.蛋白质-能量营养不良（中度）；2.牛奶蛋白过敏；3.中度营养性缺铁性贫血；4.锌缺乏；5.维生素D缺乏。

【出院建议】

1.患儿存在过敏，建议母亲回避包括牛奶及相关奶制品，避免给患儿提供含牛奶的食物和药物。

2.保证奶量 600～800ml/d，每天增加动物性食物 25～50g，特别是含铁丰富的红肉食物的摄入。

3.补充蛋白琥珀酸铁口服液，每天2次，每次5ml，饭前空腹口服；维生素D 800IU 口服；补充葡萄糖酸锌颗粒每天1包口服，总疗程3个月。

4.1个月后至儿童保健科门诊复诊。

第二节　儿童肥胖

一　概　述

肥胖（obesity）指脂肪在体内过度堆积达到危险的程度，造成人体器官和系统的功能损伤，最终导致其他慢性疾病发生的一种疾病。肥胖人数的快速增加和肥胖广泛流行已经构成威胁全球健康的严重问题。儿童肥胖对健康的危害表现为多器官、多系统的损伤，会导致慢性非传染性疾病在整个生命周期中的发病率升高，包括高血压、糖尿病、高血脂、非酒精性脂肪肝、睡眠呼吸障碍等。

目前，中国已经成为世界上肥胖和超重人数最多的国家，约 42% 的成年人和 16% 的儿童青少年肥胖或超重，预期今后肥胖和超重患病率还会持续上升。中国居民营养与健康状况监测结果表明，2002—2012 年我国 6～17 岁儿童青少年超重率从 4.5% 升至 9.6%，上升了 5.1 个百分点；肥胖率从 2.1% 升至 6.4%，上升了 4.3 个百分点；我国学龄儿童、青少年中男孩现患率明显高于女孩，几乎是女孩的 2 倍。

二 诊断与评估

(一)诊断标准

1. 年龄别体重指数评价

目前,国内外均采用体重指数(body mass index,BMI)作为2～18岁儿童肥胖的评价指标,但BMI判定的临界点尚未统一。BMI(kg/m²)=体重(kg)/身高²(m²)。2岁以上儿童超重定义为BMI位于生长标准曲线的第85百分位数和第95百分位数之间,肥胖定义为BMI位于生长标准曲线的第95百分位数以上。按照美国疾病预防控制中心的标准,儿童青少年重度肥胖定义为BMI大于等于第95百分位数的120%或者BMI≥35kg/m²。目前,我国对儿童青少年重度肥胖还没有明确的标准,参考欧美相关标准以及结合东亚人种BMI值相对较低的特点,可将中国儿童青少年重度肥胖定义为BMI>32.5kg/m²且伴有严重代谢相关疾病,或BMI>37.5kg/m²且对日常生活学习造成一些不便影响。

2. 身高别体重评价

出生至2岁的婴幼儿一般不建议使用BMI评价肥胖程度,可采用身高别体重(weight for height,WFH)。目前国际上广泛使用WHO的WFH标准:WFH大于参照人群生长标准中位数的2个标准差为"超重",大于参照人群生长标准中位数的3个标准差为"肥胖"。

3. 腰围身高比

腰围身高比(waist-to-height ratio,WHtR)=腰围(cm)/身高(cm)。WHtR是间接测量腹部脂肪、评价中心性肥胖的有效指标。我国依据WHtR与心血管代谢危险因素(高血压、空腹高血糖、血脂异常)的关联性,提出适合中国儿童青少年(3～18岁)的WHtR标准,0.46为腹型肥胖的预警界点,0.48为腹型肥胖临界点,0.50为严重腹型肥胖临界点。

诊断为超重或肥胖的儿童,应结合病史询问、体格检查、膳食调查、运动能力评估及辅助检查,对肥胖的类型和病因、身体状态、能量平衡以及运动能力进行测评。

(二)鉴别诊断

肥胖患儿需要与遗传和神经内分泌疾病的继发性肥胖相鉴别。

1. 普拉德-威利综合征

普拉德-威利综合征(Prader-Willi's syndrome,PWS)是一种与印记基因(genomic imprinting)相关的遗传性疾病,临床主要特征为新生儿期和婴儿期严重肌张力低下及喂养困难;儿童期食欲过盛,明显肥胖、不同程度的智能障碍、行为异常;常伴身材小、手足异常(手足小)、特殊外貌(如颅盖高、杏仁眼)及性腺发育落后。临床高度怀疑PWS的儿童可以应用甲基化特异性聚合酶链式反应(polymerase chain reaction,PCR)及荧光原位杂交技术进行基因分析。

2. 肥胖生殖无能综合征

弗勒赫利希综合征(Fröhlich's syndrome),又称肥胖生殖无能综合征,以幼儿及学龄期男童多见,多继发于颅内感染、外伤或肿瘤(如颅咽管瘤)所致下丘脑及垂体病变。肥胖伴性发育障碍为主要临床表现,可有高血压,部分患儿伴尿崩症。实验室检查促性腺激素[黄体生成素(luteinizing hormone,LH)、促卵泡成长素(follicle stimulating hormone,FSH)]和性激素水平降低,支持本病诊断,头颅CT、磁共振成像(magnetic resonance imaging,MRI)有助于诊断。

3. 劳-蒙-毕综合征

劳-蒙-毕综合征(Laurence-Moon-Biedl's syndrome),又称性幼稚-多指畸形综合征,系罕见的先天性家族性疾病,常染色体隐性遗传。临床特征为肥胖、智能低下、性腺发育不全、视网膜色素变性、多指或并指(趾)畸形,亦可伴其他先天性异常。疑诊儿童应作血浆LH、FSH和性激素水平检测以及眼科检查。少数患儿可有糖尿病、胰岛素抵抗和肾小球功能受损。

4.皮质醇增多症

皮质醇增多症，又称库欣综合征（Cushing's syndrome），是肿瘤组织或肾上腺分泌过多的皮质醇所致。临床上表现为向心性肥胖，常伴高血压、皮肤紫纹、多毛、痤疮、皮肤色素沉着。实验室检查血皮质醇水平升高，昼夜节律消失，或虽有变化但基础值较高支持皮质醇增多症，或者测定 24 小时尿皮质醇含量。

5.多囊卵巢综合征

多囊卵巢综合征（Stein-Leventhal's syndrome）是女性常见的内分泌紊乱性疾病。临床主要表现为月经少甚至闭经、不孕、多毛、肥胖以及一系列内分泌激素改变（如高雄激素、LH 与 FSH 比值升高、胰岛素抵抗、高胰岛素血症等）。

6.甲状腺功能减退症

儿童甲状腺功能减退症（hypothyroidism）多为先天性，典型表现为特殊面容和体态、反应迟钝和智能低下及生殖功能减退三大类症状。确诊可做血清甲状腺功能检查。若甲状腺球蛋白抗体或甲状腺过氧化物酶抗体为阳性则为桥本甲状腺炎。若游离甲状腺素下降，促甲状腺素升高则可确诊。

7.药物性肥胖

长期使用肾上腺皮质激素、氯丙嗪、丙酸钠、胰岛素或促进蛋白质合成制剂，导致患者食欲亢进，引起肥胖，停药以后，肥胖可逐渐消失。

（三）辅助检查

1.代谢异常的评估

肥胖儿童应检测口服葡萄糖耐量试验、血脂、肝肾功能等指标，根据肥胖的不同程度可能出现其中某些指标的异常，严重肥胖儿童肝脏超声检查常有脂肪肝。

2.身体脂肪的测量

目前双能 X 线吸收法（dual energy X-ray absorptiometry，DXA）是实现精准测量身体成分并兼具可行性和可负担性的"金标准"检测技术，可测量全身和局部的脂肪量。但是迄今为止，人们对不同年龄、不同性别、不同种族的身体成分变化规律认识不足，亟待开展相关研究。

3.能量摄入评估

能量摄入评估通常采用三日饮食称重记录法、24 小时膳食回顾法和食物频率法。通过对食物种类、数量的分析，获取总能量摄入、三大营养素摄入量和能量占比、蛋白质和脂肪酸的种类及来源等，以获取饮食摄入与疾病状态之间的可能关系。

4.能量消耗评估

目前，多采用公式计算的方法获取个体每日能量消耗预估值，但是会有个体偏差，用代谢车进行静息代谢率的检测较公式计算的方法更为准确。通常静息代谢率可以等同于基础代谢率。对于普通人群，基础代谢率通常占人体总能量消耗的 $60\%\sim75\%$。据此，可以推算出全天总能量需求。

三　治疗与管理

肥胖作为一种慢性非传染性疾病，其防治应遵循常见慢性非传染性疾病的管理模式，以疾病的三级预防和治疗为基本原则。治疗目标需同时关注肥胖本身和相关并发症，以改善患者的健康状况和生活质量。根据儿童的肥胖类型、病因、能量平衡、运动能力和身体状态的评估结果，为个体制定营养、运动、行为方式干预等不同方法单一或联合的管理措施。同时要定期随访，检测儿童的体重、身体成分、膳食结构，以及与肥胖相关的代谢指标，如血糖、血脂以及营养相关指标等的变化，以便调整方案，达到预期效果。0～6 岁和 6～17 岁超重和肥胖儿童的分级管理分别见图 1-2-1 和图 1-2-2。

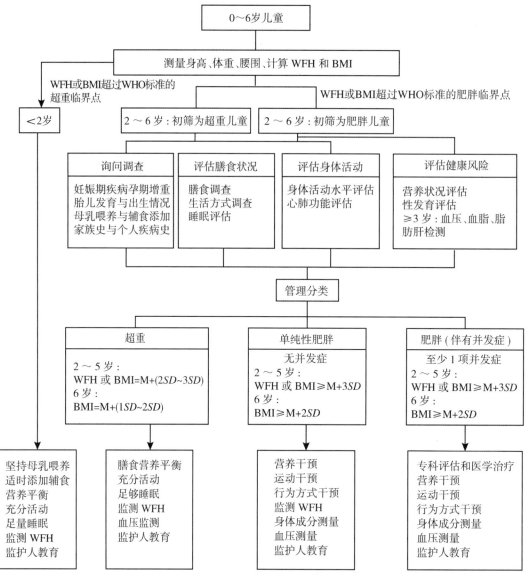

图 1-2-1 0～6 岁超重和肥胖儿童的分级管理

(一)治 疗

1.营养干预

营养干预的基本原则是采用合适的膳食模式,维持肥胖患者的身心健康,降低减重对机体造成的不良影响,减少机体的脂肪含量。在实施营养干预时应遵循以下三点:决定合适的能量摄入量、适当的营养素分配比例和供给、建立合理的膳食习惯。

根据儿童的年龄、BMI、活动水平确定每日能量摄入量,减少每日摄入能量,但不能过低,以保证儿童正常的生长所需。肥胖患儿常存在营养不均衡的情况,尤其是矿物质和维生素的摄入处于相对缺乏的状态。患儿应该减少饱和脂肪酸、糖类以及大量淀粉类物质的摄入,保证足量的优质蛋白摄入,适当补充多种矿物质和维生素,有助于明显降低体脂含量、血压和血脂水平,改善脂代谢,提高机体的代谢水平。

建立平衡膳食模式,每天的膳食应包括谷薯类、蔬菜水果类、禽畜肉蛋奶类、大豆坚果类等食物。建议平均每天至少摄入 12 种以上食物,每周 25 种以上。膳食中增加富含膳食纤维的食物,如燕麦、全麦面包、绿色蔬菜、低糖水果等,可减慢食物在胃的排空速度,而保持更长久的饱腹感。

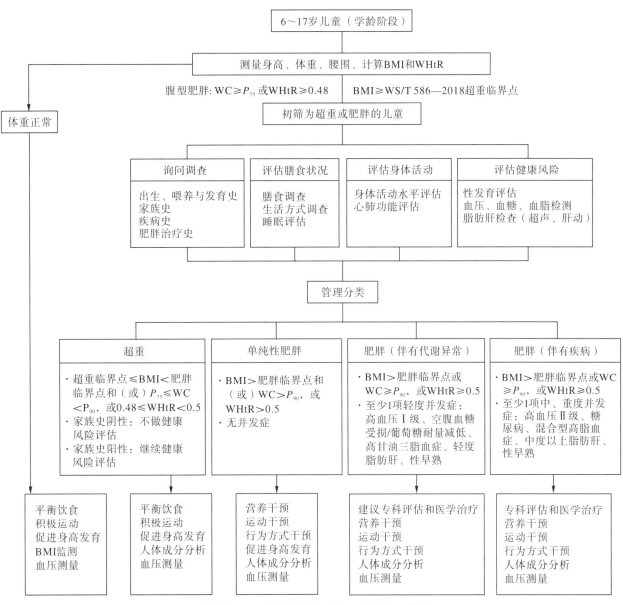

图 1-2-2 6～17岁超重和肥胖儿童的分级管理

2. 运动干预

肥胖症患儿运动干预的核心原则是配合营养干预使能量代谢处于负平衡状态,但针对不同年龄人群应采取不同方法。超重或肥胖患者行为方式干预计划中应包含有氧运动和抗阻运动,建议患者每周3～5天,每周共计时长≥150分钟的中等强度运动。有研究表明,持续 20 周、每周 3 次、每次 50 分钟的有氧运动,可使肥胖青少年体脂百分比下降 2.9%～3.6%,并可改善血脂水平。抗阻运动有助于减脂,每周进行 2～3 次抗阻运动,每次进行包含全身主要肌群的单组运动,尽可能减少久坐时间。研究表明,有氧联合抗阻运动比单纯有氧运动更有利于 15～19 岁肥胖青少年减少腹部脂肪、皮下脂肪,降低低密度脂蛋白、胆固醇,增加去脂体重,并改善骨矿化含量。

3. 行为方式干预

有效的体重管理,最终是行为方式的纠正。应逐步学会识别食物的特性,选择健康的食物,并正确管理食欲。选购食品时,要注意看食品标签,尤其是营养成分表显示的该食物所含的能量、蛋白质、脂肪、碳水化合物、钠等食物营养基本信息,有助于了解食物的营养组分和特征,从而选择适合于控制体重的食物。肥胖儿童和家长要学习"分量"。会评估食物重量对控制体重非常重要。进餐过程中,要减慢进餐速度,如在餐间加一个停顿,减少每一口食物的体积,增加咀嚼次数。在餐前摄入少量的健康脂肪(如杏仁和花生),能够刺激胆囊收缩素的分泌,降低食欲。进餐时,可先吃蔬菜、水果等热量低、体积大的食物,再吃肉类、主食等热量偏高的食物,汤类容易产生饱腹感,可放在餐前喝。

4.药物治疗

一般儿童肥胖不建议采用药物控制体重,只有当正规的强化生活方式干预方案未能限制体重增加或改善并发症时,才使用药物治疗。超重儿童或青少年不建议使用减肥药物。

5.手术治疗

减肥手术作为一个有创手术,对儿童或青少年不仅会造成身体创伤,而且会造成一定的心理创伤,因而是否对青少年或儿童施行减肥手术,应仔细考虑权衡。只有当患有重度肥胖合并严重代谢性疾病且严重影响身体健康,或者肥胖本身对日常生活学习和生活质量造成严重危害,且其他治疗手段无效,手术获益远大于手术风险时,才建议手术治疗,同时要考虑患儿和家属的治疗意愿、手术治疗后的健康管理能力以及治疗团队的可获得性。

手术最低适应证:①患儿 BMI>32.5kg/m²,伴有至少 2 种肥胖相关的器质性合并症;或 BMI>37.5kg/m²,伴有至少 1 种肥胖相关合并症,如阻塞性睡眠呼吸暂停综合征、2 型糖尿病、进行性非酒精性脂肪性肝炎、高血压病、血脂异常、体重相关性关节病、胃食管反流病、严重心理障碍等。②患儿通过饮食调整、坚持运动、正规药物治疗等未能达到显著减肥目的的患者。③患儿年龄在 2～18 岁之间;年龄越小者,手术越需要谨慎。④经过心理评估,患儿本身依从性好,或者家属有能力严格配合术后饮食管理。

(二)预 防

肥胖不仅是个体的健康问题,同时是一个危害人类健康的公共卫生问题。各国关于超重和肥胖的预防策略均包含了从多阶段、多层次的形式进行超重和肥胖的预防和干预,综合不同学科、不同部门的力量共同承担控制超重、肥胖的责任。

1.加强监测

要把监测和控制超重、预防肥胖程度加重作为预防肥胖的重要措施之一,定期监测人群的体重变化,了解其变化趋势,及早发现异常。孕期女性要保持均衡营养摄入,保证适宜的体重增长;定期监测婴幼儿期体格生长指标,预防体重快速增加;对学龄前儿童和青少年要定期测量身高和体重,计算 BMI,以早期发现超重或肥胖儿童。家长要学习体格监测结果的合理评价知识,避免将超重和肥胖等同于"营养好、生长好"。

2.提高均衡营养的意识

积极做好宣传教育,提高人们均衡营养的意识,防止能量摄入超过能量消耗。女性孕期保证均衡适量的健康食物摄入,避免微量营养素缺乏,哺乳期保证多样化的食物摄入。家长和学校要了解不同年龄儿童的营养需求特点和合理膳食要求,为儿童提供多样化、健康、适量的食物。婴幼儿期坚持母乳喂养,适时合理添加辅食并逐步达到食物多样化、少糖、少盐、低脂、粗细粮搭配,养成良好饮食行为。通过家长的示范和引导、学校教育、社会环境营造帮助儿童学习营养健康知识、养成健康生活方式、提高营养健康素养,并为儿童创造健康饮食环境。

3.加强运动干预

肥胖预防的运动干预主要指通过主动改变生活方式,在日常生活中达到和保持一定的运动过负荷,保证一定的能量消耗,从而帮助达到体重管理和促进健康的目的。世界卫生组织建议0～1岁儿童每天多次以多种方式进行身体活动,特别是通过互动式地板游戏进行;1～2岁儿童每天在各种强度的身体活动中花费至少180分钟,包括中等到剧烈强度的身体活动,全天分布;3～4岁儿童建议每天在各种强度的身体活动中花费至少180分钟,其中至少包括60分钟的中等到剧烈强度身体活动,全天分布;0～5岁活动受限儿童,运动时间每次不超过1小时(如手推童车、婴儿车),也不可长时间坐着。2岁以内儿童不建议屏幕时间(如看电视、玩电脑、玩手机等),2 岁以上儿童久坐不动的屏幕时间不应超过 1 小时,少则更好;青少年和儿童应平均每天至少进行 60 分钟的强度由中等到剧烈的身体活动,以有氧运动为主,每周至少 3 天,进行包含剧烈强度的有氧运动,以及增强肌肉和骨骼的运动,应限制久坐时间,尤其是屏幕时间。家庭和社会要积极引导儿童青少年进行体育活动,在学校、社区创造进行身体活动的环境、机会和氛围,尽可能增加活动场所和器械。

四　研究热点

随着肥胖发生率的上升,肥胖已经成为全球共同关注的健康问题。近年来,各国围绕肥胖的发病机制、危险因素、并发症、筛查和评估方法、干预治疗及预防等方面开展了大量研究,推动了全球肥胖防控工作的开展。

截至 2022 年 1 月,在 ClinicalTrials.gov 网站登记注册的以 Obesity 为关键词的临床研究共有 9953 项,处于受试者招募阶段的临床研究有 1306 项,其中 279 项针对儿童肥胖。这些研究包括依托出生队列探索肥胖风险因素、依托队列研究评价不同生活方式干预、家庭教育、社会教育等措施对儿童肥胖预防和治疗的效果等。

五　推荐文献阅读

1. Bleich SN,Vercammen KA,Zatz LY,et al. Interventions to prevent global childhood overweight and obesity:a systematic review[J]. Lancet Diabetes Endocrinol,2018,6(4):332-346.

2. Canoy D,Bundred P. Obesity in children[J]. BMJ Clin Evid,2011,0325.

3. Han JC,Lawlor DA,Kimm SY. Childhood obesity[J]. Lancet,2010,375(9727):1737-1748.

4. Styne DM, Arslanian SA, Connor EL, et al. Pediatric obesity-assessment, treatment, and prevention:an endocrine society clinical practice guideline. J Clin Endocrinol Metab,2017,102(3):709-757.

5. 中国儿童肥胖的评估、治疗和预防指南专家组. 中国儿童肥胖的评估、治疗和预防指南[J]. 中国妇幼健康研究,2021,32(12):1716-1722.

6. 中国医师协会外科医师分会肥胖和糖尿病外科医师委员会. 中国儿童和青少年肥胖症外科治疗指南(2019 版)[J]. 中华肥胖与代谢病电子杂志,2019,5(1):3-9.

7. 中国营养学会. 中国肥胖预防和控制蓝皮书[M]. 北京:北京大学医学出版社,2019.

8. 申坤玲. 儿童营养学[M]. 7 版. 北京:人民军医出版社,2015.

六　病例剖析

【一般情况】　患儿,女,7 岁。

【主诉】　体重增长过快 3 年。

【现病史】　患者近 3 年来体重明显增加,4~5kg/年,胃口好,喜欢甜食、奶油糕点、油炸食物,经常进食薯条、烤鸡、蛋炒饭、冰激凌,喜欢吃水果,不喜欢吃蔬菜,每顿饭持续 1 小时余,每天纯牛奶 3 杯,未补充维生素 D,平常活动量少,自诉常感乏力,夜间睡眠迟,大小便无殊。其间无呕吐,无发热,无咳嗽气促。家长为求进一步诊治,遂来我院就诊,门诊拟"肥胖症,黑棘皮病?"收治入院。

起病来,患儿神志清,精神好,食欲佳,睡眠一般,大小便无殊。

【既往史】　既往体健,否认食物药物过敏史。否认抽搐病史。

【个人史】 G1P1,39周足月顺产,出生体重4.0kg,出生身长51cm,否认窒息抢救史。纯母乳喂养至1岁。

【家族史】 父母亲身高和体重分别为168cm、70kg和155cm、60kg;奶奶有高血压病史,爷爷有糖尿病病史。

【入院查体】 T 36.7℃,P 108次/min,R 28次/min,身高125cm(P_{75}),体重36kg($>P_{97}$),BMI 23.04kg/m^2($>P_{97}$),腰围63.5cm,臀围68cm,精神好,双乳可见脂肪堆积,未触及明显硬结,外阴幼稚、未见阴毛及腋毛,双肺呼吸音清,心音有力,无杂音,腹壁皮下脂肪厚度约3cm,肝脏肋下未及,颈部皮肤变黑、增厚。

【辅助检查】

1. 外院血常规:WBC 10.2×10^9/L,NEUT% 0.70,LY% 0.38,EOS 0.43×10^9/L,Hb 135g/L,CRP正常。

2. 外院血生化:ALT 55IU/L,AST 58IU/L,GGT 87IU/L,LDH 619 IU/L,TP 49g/L,HLB 29g/L,BUN 2.8mmol/L,Cr 1.1μmol/L,空腹血糖4.9mmol/L。

【入院诊断】 肥胖症。

【进一步检查】

1. 监测血压,评估家庭成员与儿童进食习惯、参加户外活动与体力活动的情况,进行膳食分析。

2. 三大常规和营养指标的检测包括血常规、尿常规、便常规、铁代谢、维生素D。

3. 血液内分泌功能,包括性激素、血脂、空腹血糖、血清胰岛素、糖化血红蛋白、甲状腺功能、ACTH＋皮质醇的检测。

4. 肝、胆、胰、脾、肾脏B超。

5. 骨龄、DXA测量密度。

6. 糖耐量试验。

7. 膳食营养分析。

【诊疗计划】

1. 完善家庭进食情况询问包括饮食结构、进食习惯,运动习惯等,并描绘近3年的生长曲线图。

2. 及时进行相关的实验室检查。

3. 进行膳食分析和饮食行为评估,调查进食的食物种类、进食量的多少、进食的餐次点,评估能量和各种营养素的日均摄入量。

4. 给予患儿及家长科学的饮食指导,帮助患儿建立平衡膳食模式,每天的膳食应包括谷薯类、蔬菜水果类、禽畜肉蛋奶类、大豆坚果类等食物。膳食中增加富含膳食纤维的食物,如燕麦、全麦面包、绿色蔬菜、低糖水果等,可减慢食物在胃的排空速度,而保持更长久的饱腹感。

5. 予以运动和行为方式指导。建议患儿做到每周3～5次,共计时长≥150分钟的中等强度运动。指导患儿学会识别食物的特性,选择健康的食物,以及正确管理食欲。选购食品时要注意看食品标签,尤其是营养成分表,选择适合于控制体重的食物,避免零食摄入,尽量减少高油、高脂、高糖食物的摄入。

【诊疗经过】

1. 辅助检查结果

(1)血常规:白细胞计数10.2×10^9/L,中性粒细胞比例0.80,淋巴细胞比例0.48,血红蛋白135g/L,CRP<1mg/L。

(2)尿常规、便常规未见明显异常。

(3)本院血生化:ALT 60IU/L,AST 45IU/L,GGT 80IU/L,碱性磷酸酶550IU/L,甘油三酯2.2mmol/L,胆固醇5.8mmol/L,脂肪酶10.8U/L,胆碱酯酶20000U/L;BUN 2.6mmol/L,Cr 145μmol/L。

(4)25-(OH)VD 18nmol/L。

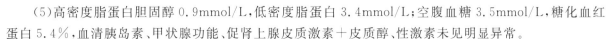

（5）高密度脂蛋白胆固醇 0.9mmol/L，低密度脂蛋白 3.4mmol/L；空腹血糖 3.5mmol/L，糖化血红蛋白 5.4%，血清胰岛素、甲状腺功能、促肾上腺皮质激素＋皮质醇、性激素未见明显异常。

（6）B超提示脂肪肝。

（7）左手腕：骨龄提前。

（8）腰椎 DXA：Z-SCORE－0.8。

（9）糖耐量试验＋胰岛素释放试验：血糖分别为 4.89mmol/L、11.45mmol/L、6.7mmol/L、6.65mmol/L 和 6.27mmol/L；胰岛素分别为 195.8pmol/L、2475.6pmol/L、1522.5pmol/L、849.6pmol/L 和 588.5pmol/L（检测时间分布为 0 分钟、30 分钟、60 分钟、90 分钟和 120 分钟）。

2.疾病转归

入院后完善相关具体的实验室检查及饮食行为评估和膳食分析，诊断考虑肥胖症。告知家长指导患儿健康规律的饮食。避免摄入薯条、烤鸡等油炸、膨化食物，避免摄入过多的甜食如奶油、蛋糕、巧克力等物质；改变患儿的饮食结构，膳食中增加富含膳食纤维的食物，如燕麦、全麦面包、绿色蔬菜、低糖水果等，可减慢食物在胃的排空速度，保持更长久的饱腹感。减少高热量食物摄入，减慢进餐速度如在餐间加一个停顿，减少每一口食物的体积，增加咀嚼次数。进餐时，先吃蔬菜水果等热量低、体积大的食物，再吃肉类主食等能量偏高的食物。维生素 D 每天 800IU 口服。

出院时患儿食欲较前有控制，避免了高油脂高糖食物的摄入，奶量控制在 300～350ml，体重较前减轻 0.5kg，无腹泻，无呕吐，无发热。

【出院诊断】　1.肥胖症；2.高胰岛素血症；3.非酒精性脂肪肝；4.维生素 D 缺乏。

【出院建议】

1.患儿存在饮食不合理，建议健康科学的饮食，控制过多的高蛋白质食物的摄入，尽量避免含油脂、糖分多的食物的摄入，建议清淡饮食，平衡膳食模式，多吃蔬菜和低糖水果。

2.建议患儿应做到每周 3～5 次共计时长≥150 分钟的中等强度运动，每日减少静坐时间，增加户外活动。

3.维生素 D 每天 800IU 口服。

4.定期监测身高、体重，监测餐前血糖，3 个月复诊。

第三节　维生素 D 缺乏性佝偻病

一　概　述

维生素 D 缺乏性佝偻病（vitamin D deficiency rickets），也称营养性佝偻病，是小儿常见的慢性营养缺乏性疾病，是由维生素 D 缺乏和（或）钙缺乏引起的体内钙、磷代谢失常，导致长骨干骺端和骨组织矿化不全，骨样组织异常堆积，骨骼畸形，其中维生素 D 缺乏是导致营养性佝偻病的最常见病因。2 岁以内，尤其是 3～18 个月的婴幼儿是营养性佝偻病的高危人群。根据维生素 D 对骨骼健康的影响，通常认为血清 25-羟维生素[25-(OH)VD]水平＞20ng/ml 为维生素 D 营养充足，12.5～20ng/ml 为不足，25-(OH)VD＜12.5ng/ml 为缺乏。维生素 D 缺乏多见于东南亚、非洲及高纬度地区人群，高收入国家也不能幸免。研究报道发现，冬季约有 18% 的欧洲人群缺乏维生素 D，皮肤颜色深的其他少数民族发生风险较高加索人群高 3～71 倍。生育年龄的妇女维生素 D 缺乏率为 30.00%。印度的部分地区甚至有高达 95.70% 新生儿维生素 D 不足或缺乏，成人维生素 D 不足或缺乏达 75.00%。我国缺乏大样本维生素D水平的全国调查数据。但是，大量的研究表明维生素D缺乏也是我国儿童、青少年的重要公共卫生问题。目前发现维生素D缺乏较多见于青少年，约在50.00%以上，最高达96.85%，其中，季节因素、户外活动少与青少年维生素D水平低密切相关。

维生素D是一组具有生物活性的脂溶性类固醇衍生物。对骨骼系统而言，维生素D主要通过最具生物活性的代谢物1,25-二羟维生素D_3[1,25-$(OH)_2D_3$]达到对钙磷代谢的调节作用。1,25-$(OH)_2D_3$增加肠道对钙和磷的吸收，增加远端肾小管对钙的重吸收，在钙磷浓度正常的环境下，增加成骨和骨骼矿化。生理状态下，维生素D与甲状旁腺素通过肠道—肾脏—骨骼与细胞内外液形成的精细复杂的调控网络，共同调节钙磷代谢，维持血钙稳定和骨骼健康。维生素D不仅影响骨骼健康，对其他非骨骼系统也具有重要的生理功能。维生素D缺乏与心血管、代谢性疾病、肿瘤、自身免疫系统等多种疾病的发病风险密切相关。

与维生素D缺乏性佝偻病相关的疾病，可导致低钙抽搐、致死性低钙性心肌病、骨骼疼痛和肌肉乏力、肢体和骨盆畸形、生长迟缓、发育迟缓、牙齿发育不良等，给社会带来严重的健康和经济压力。因此，2016年全球专家共识中强调，在高危人群中补充维生素D，并摄入充足的钙，以减少和减轻与维生素D缺乏性佝偻病相关的疾病带来的不良影响。

二 诊断与评估

维生素D缺乏主要表现为骨骼的改变、肌肉松弛，重症佝偻病患者可影响消化系统、呼吸系统、循环系统及免疫系统，以及非特异性的精神神经症状，甚至影响儿童神经认知发育。症状与儿童年龄、病程和疾病严重程度有关，诊断应根据年龄、维生素D缺乏的病史、症状和体征、X线片及血液生化指标等综合判断，同时要注意与其他疾病相鉴别。

(一)临床诊断

1.判断有无维生素D缺乏的高危因素

(1)胎儿期贮存不足：母亲妊娠期有营养不良、肝肾疾病、慢性腹泻，或母亲妊娠期阳光照射不足，也未及时补充维生素D；患儿为早产、双胎或多胎。

(2)患儿生长发育快，需要量增多：追赶生长快的早产儿、低出生体重儿，或出生后体格生长速度快的婴儿。

(3)缺少日光照射：户外活动少、日照不足(尤其冬季)、空气污染、高楼林立、衣服厚重，经常使用防晒霜等阻碍紫外线等，使内源性维生素D生成不足。

(4)食物中摄入或补充维生素D不足：天然食物含维生素D很少。除高脂肪的海鱼、动物肝脏、鱼肝油等富含维生素D外，谷物、蔬菜和水果几乎不含维生素D，母乳、牛乳、蛋黄中含维生素D很少。

(5)疾病和药物因素：肝肾疾病、胃肠道疾病影响维生素D的吸收或导致维生素D羟化障碍，如慢性胃肠道疾病，肝、肾功能损害，超重、肥胖者大量皮下脂肪贮存维生素D使循环中维生素D含量下降。长期使用抗惊厥药物，如苯巴比妥钠、苯妥英钠等，可加速分解维生素D和25-(OH)VD，使体内维生素D不足。

2.临床表现

维生素D缺乏性佝偻病临床表现(见表1-3-1)分为初期(早期)、活动期、恢复期和后遗症期。

疾病初期多数在3月龄左右发病，此期以非特异性精神神经症状为主，患儿有睡眠不安、好哭、易出汗等症状。此期，血液生化改变不明显，血钙、血磷正常或稍低，碱性磷酸酶正常或稍高，PTH升高，血25-(OH)VD降低，X线片可无异常或临时钙化带模糊变薄。

初期如未及时治疗，随着病情的进展进入活动期。此期以骨骼改变为主。6月龄内可见颅骨软化，

7～8月龄时有方颅、"手(足)镯"、肋串珠、肋软骨沟,8～12月龄可见"鸡胸",行走后出现"O"形或"X"形腿。患儿的肌肉韧带松弛无力,因腹部肌肉软弱而使腹部膨大,平卧时呈"蛙状腹",因四肢肌肉无力,学会坐、站、走的年龄都较晚,甚至脊柱畸形。出牙较迟、顺序颠倒。患儿发育迟缓,免疫力低下,易并发感染、贫血。此期血生化血钙、血磷浓度均降低,其余指标改变更明显。X线片可见临时钙化带消失,干骺端呈毛刷状、"杯口状"改变;骨骺软骨板(生长板)增宽>2mm;骨皮质变薄,骨质疏松;可有骨干弯曲或骨折。

经过治疗后,患儿各种临床症状和体征逐渐减轻或消失,进入恢复期。此期,血钙、血磷浓度逐渐恢复正常,碱性磷酸酶1～2个月恢复正常,治疗2～3周X线表现逐渐改善,钙化带重新出现。

维生素D缺乏性佝偻病后遗症多见于2岁以后。经治疗或自然恢复后患儿以上临床症状消失,仅重度佝偻病遗留下不同部位、不同程度的骨骼畸形。

3.实验室和辅助检查

(1)血生化检查:测定血钙、血磷、碱性磷酸酶,血清25-(OH)VD在维生素D缺乏性佝偻病初期就明显降低。早期血钙可降低,后期可正常,血磷常明显降低,碱性磷酸酶明显升高,甲状旁腺激素浓度升高。

(2)尿液检查:测定尿钙、尿磷、肌酐,了解尿钙排泄,尿磷的排出与重吸收能力,有助于佝偻病病因的鉴别。

(3)其他检查:为鉴别其他病因导致的佝偻病,可进一步行血气分析电解质、尿氨基酸、基因检测等。

(4)长骨骨骺端X线:根据骨骼生长的特点,婴儿佝偻病的最理想摄片部位是手腕,观察远端桡骨与尺骨干骺端,幼儿可拍摄膝部,观察股骨和胫骨干骺端。佝偻病早期可见正常或干骺端临时钙化带模糊变薄,骨骺软骨板稍增宽。典型骨骼X线改变为干骺端临时钙化带消失,呈毛刷状或杯口状改变;骨骺软骨板增宽(>2mm);骨质稀疏、骨皮质变薄;骨干弯曲变形或骨折。

表 1-3-1 维生素D缺乏性佝偻病临床表现

骨骼症状和体征
颅骨软化(通常在3月龄前颅缝处明显)
手(足)镯,前额隆起
串珠肋(肋软骨关节膨大——乳头线向前、向两侧触诊)
腿部变形(膝内翻、膝外翻、变形)
前囟闭合延迟(通常在2岁闭合)
骨痛,不安,易激惹

影像学特征
干骺端钙化带模糊或消失,呈毛刷状或杯口状改变
骨骺软骨盘增宽(>2mm)
骨质疏松,骨量减少,骨皮质变薄
轻微创伤性骨折
骨盆畸形包括出口狭窄(增加难产和死亡风险)
远期畸形

骨骼外其他改变
低钙抽搐和手足搐搦
低血钙性心肌扩大(心功能衰竭、心律失常、心搏骤停、死亡)
生长迟滞、线性生长缓慢
肌肉无力,粗大运动发育延缓
颅内压升高

(二)评估和鉴别

1.维生素 D 缺乏性佝偻病的诊断根据

(1)是否为佝偻病:主要通过临床症状、骨骼改变,结合 X 线评估有无佝偻病。

(2)是否为维生素 D 缺乏导致的佝偻病:评估维生素 D 缺乏的病因或高危因素,血液生化改变。血清 25-(OH)VD 是最可靠的诊断标准。骨骼 X 线检查结合血生化是诊断维生素 D 缺乏性佝偻病的"金标准"。

(3)是否需要进一步排除其他疾病导致的佝偻病。

2.需要评估鉴别的常见疾病

(1)骨软骨发育不良:骨软骨发育不良是一遗传性软骨发育障碍,表现为四肢短、头大、前额突出、腰椎前突、臀部后凸。可根据特殊的体态(短肢型矮小)、骨骼 X 线协助诊断。基因检测可明确诊断。

(2)低血磷抗维生素 D 佝偻病:低血磷抗维生素 D 佝偻病由肾小管重吸收磷、肠道吸收磷的原发性缺陷所致。多为性连锁遗传,亦可为常染色体显性或隐性遗传,也有散发病例。症状多起于 1 岁以后,2~3 岁后仍有活动性佝偻病表现。血钙多正常,血磷明显降低,尿磷增加。使用一般治疗剂量维生素 D 治疗佝偻病无效时,应与本病相鉴别。

(3)远端肾小管性酸中毒:远端肾小管性酸中毒为远曲小管泌氢不足,从尿中丢失大量钠、钾、钙,继发甲状旁腺功能亢进,骨质脱钙,出现佝偻病体征。患儿骨骼畸形显著,身材矮小,有代谢性酸中毒,多尿,碱性尿,除血钙低、血磷低外,有血钾低、血氨增高,常伴有血钾低症状。

(4)维生素 D 依赖性佝偻病:维生素 D 依赖性佝偻病为常染色体隐性遗传,可分二型。Ⅰ型为肾脏 1-羟化酶缺陷,使 25-(OH)VD 转变为 1,25-(OH)$_2$D 发生障碍,血中 25-(OH)VD 浓度可正常;Ⅱ型为靶器官受体缺陷,血中 1,25-(OH)$_2$D 浓度升高。两型临床表现均有严重的佝偻病体征,低血钙、低血磷、碱性磷酸酶明显升高及继发性甲状旁腺功能亢进,Ⅰ型可有高氨基酸尿症、Ⅱ型的重要特征为脱发。

(5)肾性佝偻病:因先天或后天原因导致的慢性肾功能障碍,可出现钙磷代谢紊乱、血钙低、血磷高、甲状旁腺继发性功能亢进、骨质普遍脱钙、骨骼呈佝偻病改变。多于幼儿后期症状逐渐明显,形成侏儒状态。

三　治疗与预防管理

(一)治　疗

一旦诊断为维生素 D 缺乏性佝偻病,首先要补充维生素 D,同时提供充足的钙摄入,定期监测随访,改善骨骼矿化,使骨骼在生长发育过程中重塑、矫形。

1.补充维生素 D

补充维生素 D 对于维生素 D 缺乏导致的营养性佝偻病尤为重要。原则上以口服为主。2016 年全球专家共识建议(见表 1-3-2):每日口服维生素 D 制剂 2000~6000U,持续 1 个月(或 4~6 周)后改为维持量(1 岁内婴儿 400IU/d,1 岁后 600IU/d),服用 12 周后,血维生素 D 水平大部分能达到 20ng/ml。其间,注意观察临床症状和体征,定期监测血生化指标和骨骼 X 线。如无改善,应排除其他原因导致的佝偻病。

2.保证充足的钙摄入

维生素 D 治疗期间应注意保证充足的钙摄入。可通过食物,如牛奶、配方奶或其他富含钙的食物,或钙剂补充,使每日摄入 500mg 以上元素钙。

3.一般治疗

母乳喂养的婴儿应坚持母乳喂养,合理膳食均衡营养;多户外活动或"日光浴"。

表 1-3-2　维生素 D 缺乏性佝偻病的治疗

年龄	每日剂量/U	冲击剂量/U	维持量/U
<3 月龄	2000	—	400
3～<12 月龄	2000	50000	400
12 月龄～<12 岁	3000～6000	150000	600
12 岁及以上	6000	300000	600

4.矫正治疗

轻度骨骼畸形在治疗后的生长过程中可实现骨骼重塑,自行矫正;注意通过身体活动、体育锻炼促进骨骼健康。严重骨骼畸形者骨科矫形。

（二)预防管理

维生素 D 缺乏性佝偻病重在预防。人体内维生素 D 主要来源于皮肤中的 7 脱氢胆固醇经日光紫外线(波长为 290～320nm)光化学作用后合成,即内源性维生素 D_3(胆骨化醇,cholecalciferol),日光照射的斜率和时长、季节、纬度、皮肤色素、空气污染、防晒用品等均影响内源性维生素 D 的产生。食物中维生素 D 含量少,如谷物、蔬菜、水果中几乎不含维生素 D,母乳、蛋黄中含量均少(母乳中含 20～40IU/L,蛋黄约含 20IU/个),主要在深海鱼油、肝脏中含有维生素 D。

1.户外活动,接受阳光照射

加强宣传教育,尤其针对维生素 D 缺乏的高危人群,如生长发育快速期和峰值骨量(peak bone mass,PBM)形成期的婴幼儿和儿童青少年,孕妇;有维生素 D 缺乏风险的人群,如肥胖儿童,有胃肠道、肝肾疾病和使用某些药物的儿童,应多户外活动,增加阳光照射、身体活动和体育锻炼。

2.预防性补充维生素 D

目前,我国仅在配方奶粉和强化米粉中强化了维生素 D,其他食物中基本无维生素 D 强化。如不能从阳光照射、强化食物中获取足够的维生素 D,建议口服补充生理需要量的维生素 D。纯母乳喂养的足月儿生后 2～3 天即补充维生素 D 400IU/d,早产儿、低出生体重儿、双胎儿补充 800～1000U/d,连用 3 个月后改为 400～800U/d。不同季节、不同纬度地区,可根据季节、维度和日光暴露时间适当补充维生素 D。

3.摄入充足的钙

预防营养性佝偻病,还需通过膳食摄入充足的钙,保证奶制品的摄入。婴儿期可从母乳或牛奶中获得足够的钙。幼儿期保证乳量 500ml,并通过膳食获得足够的钙。儿童、青少年日推荐膳食需钙量增加(7～14 岁 1000～1200mg/d),除保证 300～500ml/d 牛奶外,应多摄入富含钙的食物。必要时补充钙剂。

四　研究热点

数十年来,有关维生素 D 的研究方兴未艾。1969 年,马克·赫斯勒(Mark Haussler)和托尼·诺曼(Tony Norman)发现了核内维生素 D 受体。此后,麦克·赫力克(Michael F Holic)和托尼·诺曼(Tony Norman)同时发现,1,25-$(OH)_2D$ 是血液中激素的生物活性形式。近二十年来,维生素 D 研究领域进展迅速,认识到 25-(OH)VD 是体内维生素 D 的主要储存形式,不仅肾脏,人体很多器官和组织,包括皮肤、乳腺、前列腺、胃肠道组织细胞内都含有其特异性羟化酶(1-α 羟化酶),这些组织以 25-(OH)VD 为底物,在细胞内活化为 1,25-$(OH)_2D$,可以明显促进正常细胞成熟和分化,并抑制正常细胞过度增殖,这些发现完全改变了医学界对维生素 D 与细胞及器官健康之间关系的看法。维生素 D 受体不仅存在于小肠和骨骼,还广泛分布于大脑、心脏、胃、胰腺、激活的 T/B 淋巴细胞、皮肤、生殖腺等。长期慢性维生素

D 缺乏可产生诸多不良后果,包括高血压、多发性硬化、结肠癌、前列腺癌、乳腺癌、卵巢癌,以及 1 型糖尿病的发生风险增加。维生素 D 会通过经典遗传学和表观遗传学调控人类基因组 2000 余种基因的表达,这些基因参与调节细胞分化、增殖和凋亡的不同过程。研究也发现,维生素 D 活性成分合成相关的 25-羟化酶、1-α 羟化酶(CYP27B1)及控制维生素 D 降解的 24-羟化酶(CYP24A1)在大脑广泛分布和表达,可能与调节脑发育并维持脑功能的健康有关。许多研究证实,维生素 D 缺乏是发育起源性精神类疾病的风险因素,如精神分裂症、孤独症(audism),并与认知受损和退行性神经类疾病的发生密切相关,包括帕金森病(Parkinson's disease,PD)、肌萎缩侧索硬化(amyotrophic lateral sclerosis,ALS)、阿尔兹海默病(Alzheimer disease,AD)及多发性硬化(multiple sclerosis,MS)等。但目前大多研究结果仅来自细胞实验、动物实验和流行病学调查,未来需要进一步的临床研究结果,尤其是随机队列研究结果。

五 推荐文献阅读

1. Wacker M,Holick MF. Vitamin D-effects on skeletal and extraskeletal health and the need for supplementation[J]. Nutrients,2013,5(1):111-148.

2. Holik MF. Vitamin D status:measurement,interpretation,and clinical application[J]. Ann Epidemiol,2009,19(2):73-78.

3. Charoenngam N,Holik MF. Immunologic effects of vitamin D on human health and disease[J]. Nutrients,2020,12(7):2097.

4. Khammissa RAG,Fourie J,Motswaledi MH,et al. The biological activities of vitamin D and its receptor in relation to calcium and bone homeostasis,cancer,immune and cardiovascular systems,skin biology,and oral health[J]. Biomed Res Int,2018:9276380.

5. Munns CF,Shaw N,Kiely M,et al. Global consensus recommendations on prevention and management of nutritional rickets[J]. J Clin Endocrinol Metab,2016,101(2):394-415.

6. Bouillon R,Manousaki D,Rosen C,et al. The health effects of vitamin D supplementation:evidence from human studies[J]. Nat Rev Endocrinol,2022,18(2):96-110.

7. Abrams SA. Vitamin D and bone minerals in neonates[J]. Early Hum Dev,2021,162:105461.

8. Chibuzor MT,Graham-Kalio D,Osaji JO,et al. Vitamin D,calcium or a combination of vitamin D and calcium for the treatment of nutritional rickets in children[J]. Cochrane Database Syst Rev,2020,4:CD012581.

9. Hernigou P,Auregan JC,Dubory A. Vitamin D:part Ⅰ;from plankton and calcified skeletons (500 million years ago)to rickets[J]. Int Orthop,2018,42(9):2273-2285.

10. Hernigou P,Auregan JC,Dubory A. Vitamin D:part Ⅱ;cod liver oil,ultraviolet radiation,and eradication of rickets[J]. Int Orthop,2019,43(3):735-749.

11. Hernigou P,Sitbon J,Dubory A,et al. Vitamin D history part Ⅲ:the "modern times"-new questions for orthopaedic practice:deficiency,cell therapy,osteomalacia,fractures,supplementation,infections[J]. IntOrthop,2019,43(7):1755-1771.

12.《中华儿科杂志》编委会,中华医学会儿科分会儿童保健学组,全国佝偻病科研协作组.维生素 D 缺乏性佝偻病防治建议[J].中华儿科杂志,2008,46(3):190-191.

六 病例剖析

【一般情况】 患儿,男,15 月龄。

【主诉】　发现下肢弯曲2月余。

【现病史】　患儿2月余前,会独立行走后发现双下肢"O"形弯曲,渐明显,步态稳,精神可,活动如常。每日母乳喂养2~3次,辅食3次,主要为稀饭、米糊加菜泥、南瓜和薯类,进食量可。曾间断服用维生素D,户外活动少。病程中无发热、无抽搐、无反复腹泻等不适。2个月前曾至当地卫生院就诊,查超声骨密度Z-SCORE为-2.1SD;给予葡萄糖酸钙10ml/d,维生素D₃ 800IU/d口服治疗1个月,上述症状无明显改善。为求进一步诊治,遂来我院就诊。

起病来,患儿精神尚可,食欲一般,睡眠欠佳,二便无殊,体重同正常同龄儿。

【既往史】　3~6月龄夜间睡眠不安,易惊醒哭吵,出汗多;1岁以内反复上呼吸道感染,1~2个月1次,近3~4个月未生病。否认反复腹泻、过敏及慢性疾病史。

【出生史】　G2P1,孕32周$^{+6}$,自然分娩,出生体重1.2kg,否认出生后窒息抢救史。出生后因在当地新生儿监护室住院治疗,因"新生儿呼吸窘迫综合征、慢性支气管肺发育不良"予以呼吸机辅助呼吸2周,并用糖皮质激素、利尿剂等治疗。出院后在当地妇幼保健院高危儿门诊随访管理,但未按要求定期随访。

【预防接种史】　按要求接种疫苗。

【家族史】　否认家族遗传病史,父母均无骨骼畸形史。

【体格检查】　T 36.7℃,P 98次/min,R 27次/min,BP 90/66mmHg,体重10.4kg,(同龄足月儿P_{50}),身长78cm(同龄足月儿$P_{25~50}$),头围48cm。神清,精神可,面色红润,前囟1.5cm×1.5cm,牙2枚,无特殊面容,身材匀称,胸骨中下段隆起,肋缘稍外翻。两肺呼吸音清,未闻及干湿啰音,心律齐,心前区未闻及病理性杂音,腹软,肝脾肋下未触及肿大,双膝内翻,膝间距3cm左右,未见手(足)镯,四肢肌力、肌张力适中,神经系统检查无异常发现。

【辅助检查】

1.外院25-(OH)VD:36nmol/L。

2.超声骨密度Z-SCORE:-2.1SD。

【初步诊断】　维生素D缺乏性佝偻病。

【进一步检查】

1.三大常规。

2.双下肢正位片双能X线。

3.血液生化包括钙、磷、碱性磷酸酶、25-(OH)VD(复查)、甲状旁腺激素。

4.血气+电解质,24小时尿磷、尿钙和尿氨基酸测定。

5.必要时基因检测。

【诊疗计划】

1.根据骨骼X线及血液生化结果明确诊断:①确定是否为佝偻病;②病程属哪一期;③病因是什么;④必要时进一步检查以鉴别诊断。

2.确定治疗方案包括补充维生素D的量、途径和疗程,补充钙剂。

3.其他辅助治疗方案包括膳食营养和喂养、户外活动和日光照射、预防疾病。

4.定期复查和随访监测血生化和X线。

【诊疗经过】

1.辅助检查结果

(1)血生化碱性磷酸酶625 U/L,钙2.3mmol/L,磷1.07mmol/L,谷丙转氨酶23U/L。

(2)25-(OH)VD 18nmol/L。

(3)甲状旁腺激素(PTH)87.9pg/ml。

(4)血气电解质提示pH 7.380,K$^+$ 4.1 mmol/L,Na$^+$ 138mmol/L,Cl$^-$ 114mmol/L。

(5)24小时尿磷、钙和尿氨基酸测定提示24小时尿磷↑,其余正常。

(6)双下肢膝部正位平片提示双膝关节干骺端临时钙化带模糊呈不规则毛糙、杯口状改变;骨骺软骨盘稍增宽,骨质疏松,骨皮质变薄(见图1-3-1)。

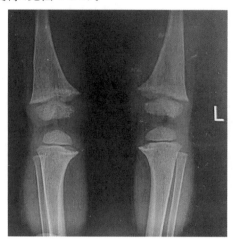

图1-3-1 患儿双下肢膝部正位片

2.疾病转归

(1)给予维生素D 3000IU/d,钙500mg/d,持续一个月复查血液生化、25-(OH)VD、PTH和X线片。

(2)治疗1个月后,复查血液生化提示血液碱性磷酸酶350U/L,血钙2.54mmol/L,磷1.30mmol/L,PTH 32.9pg/ml;25-(OH)VD 25nmol/L。X线片提示临时钙化带重新出现,骨骺软骨盘<2mm。

【诊断】 维生素D缺乏性佝偻病。

【门诊随访建议】

(1)口服维生素D 3000IU/d,4~6周后,改为预防量400IU/d。

(2)奶量500~600ml/d;多进食富含钙的食物,如奶制品、虾皮、豆制品、海带、西兰花等;如膳食中不能保证足够的钙摄入(元素钙500mg/d),额外补充钙剂(元素钙300mg/d)。

(3)多户外活动,增加日光照射。

(4)定期门诊复查,1个月后复查血生化和X线。

第四节　锌缺乏

一　概　述

锌是人体必需的微量元素,具有重要的生物学意义,广泛存在于各种细胞内,是多种酶的关键组成成分,通过细胞信号转导、催化、构型及基因转录等多途径参与机体多种代谢活动。近年来,全球锌缺乏症的发生率趋于稳定,但在发展中国家的儿童中仍普遍存在。儿童锌缺乏时可出现多系统损害,表现为食欲低下、生长发育迟缓、反复感染、皮肤损害、性发育延迟或性腺功能减退及内分泌功能紊乱等,需引起重视。

二 诊断与评估

(一)识别高危因素

1.摄入不足

肉类、肝脏、蛋、奶等动物性食物含锌丰富,谷类、水果、根茎等植物性食物含锌量少,故素食者或不喜食动物性食物者容易缺锌。孕妇与哺乳期母亲需锌亦较多,若摄入不足,则可导致母亲与胎儿、乳儿缺锌。早产儿、小于胎龄儿对锌需求量增加,若未及时给予补锌治疗,亦可导致锌缺乏。出生6个月后的婴幼儿如辅食含锌量低,长期全肠外营养未加锌或加锌不足,均可使罹患锌缺乏症的风险增加。感染、发热时锌需要量增加,同时食欲下降摄入减少,也易导致缺锌。

2.吸收障碍

慢性腹泻如吸收不良综合征、脂肪泻、胰腺囊性纤维性变、炎症性肠病、胰腺功能不全、肠病性肢端皮炎等均可影响肠道对锌的吸收。牛乳含锌量与母乳相似,但吸收率远低于母乳,故长期纯牛乳喂养也可致缺锌。植物性食物富含植酸,能与锌结合形成不溶于水的复合物,导致肠腔无法消化吸收锌。钙剂、铁剂、喹诺酮类、多西环素、抗酸药及抑制胃酸分泌的药物等均可降低锌的吸收率。

3.丢失过多

长期多汗、外伤、大面积烧伤及反复出血、溶血等可使锌随体液丢失;肝硬化、肾脏病变因低蛋白血症而导致高尿锌症;长期应用金属螯合剂(如青霉胺)、反复静脉滴注谷氨酸盐、利尿剂等,可使尿中锌流失过多而导致锌缺乏。

4.需要量增加

在生长发育迅速阶段的婴儿期、组织修复过程中、营养不良恢复期等,皆可因锌需要量增加而发生相对的锌缺乏。

5.锌稳态调节障碍

肝脏是锌稳态调节障碍的交换库,肝脏病变直接影响锌稳态,增加锌缺乏症的发生风险。

(二)诊断与鉴别诊断

目前尚缺乏简便且敏感反映人体锌营养状况的实验室指标,故诊断主要根据缺锌的高危因素、临床表现、实验室检查等各方面综合评估。详细的询问病史、生长发育评估及体格检查,对临床诊断锌缺乏具有重要参考意义。只有锌摄入不足的病史、实验室指标的改变,而无临床症状与体征者,为亚临床锌缺乏。若发现儿童生长速度变慢、偏离正常水平,且存在锌缺乏的高危因素时,则应怀疑锌缺乏可能,可进行试验性补充锌剂治疗,如症状明显好转,则可回顾性诊断为锌缺乏。

不同程度锌缺乏症的临床症状和体征不同。

轻度锌缺乏的症状一般缺乏特异性,临床识别困难。

中度锌缺乏症的主要临床表现如下。

1.厌食症及异食癖

缺锌影响味蕾细胞更新和唾液磷酸酶的活性,使舌黏膜增生、角化不全,以致味觉敏锐度降低,食欲不振,摄食量减少。严重时可发生厌食、异食癖等,异食癖可表现为喜食泥土、墙皮、纸张或其他异物等。

2.生长迟缓

锌缺乏可引起食欲不振,导致摄食量减少,影响小儿生长发育,出现生长发育缓慢或停滞。

3.性发育延迟

锌缺乏妨碍生长激素轴功能以及性腺轴的成熟,故常表现为体格矮小、性发育延迟和性腺功能减退。

4.免疫机能降低

缺锌儿童的细胞免疫及体液免疫功能皆可降低,易发生各种感染,包括反复呼吸道感染、皮肤及消化道感染等。

5.行为改变

缺锌可使脑 DNA 和蛋白质合成障碍,脑内谷氨酸浓度降低,影响小儿智能发育,出现认知行为改变,例如认知能力不良、精神萎靡、共济失调、精神发育迟缓、行为障碍等。

6.皮肤黏膜损害

缺锌严重时,可有皮肤干燥粗糙、肢体或口周皮损、大疱性皮炎、地图舌、反复口腔溃疡、创伤愈合迟缓、脱发等。

儿童严重锌缺乏症少见。

锌缺乏需与以下疾病相鉴别。

1.蛋白质－能量营养不良

依据病史、体格检查、发病年龄及实验室检查可鉴别。

2.特应性皮炎

特应性皮炎多有家族史,表现为慢性、复发性炎症性皮肤病,常伴有皮肤干燥、剧烈瘙痒及湿疹样变。

3.生物素缺乏症

严重剥脱性皮炎和肌张力低下为生物素缺乏症的特征。

4.食物过敏

肠病性肢端皮炎可出现食物过敏表现,血清总免疫球蛋白 E(immunoglobulin E,IgE)和特异性免疫球蛋白 E(special immunoglobulin E,sIgE)可鉴别。

(三)实验室评估

1.血浆/血清锌

血浆/血清锌是目前较为可靠的,也被临床广泛采用的实验室指标。年龄<10 岁儿童血浆/血清锌的正常最低值为 $10.07\mu\text{mol/L}(65\mu\text{g/dl})$;当血浆/血清锌<$40\mu\text{g/dl}$ 时,临床判断锌缺乏的敏感性达71%。但轻、中度锌缺乏时,血浆/血清锌检测的敏感性低,血浆/血清锌仍可保持在正常水平。且血浆/血清锌的检测结果容易受到感染、肝肾疾病、应激状态、进食等病理生理因素及检测时间点、样本采集及处理方式的影响。

2.餐后血清锌浓度反应试验(post meal zinc concentration reaction,PICR)

原理:餐后肝脏摄取锌增加,合成含锌的消化酶释放到肠道,血清锌水平下降约 15%。

方法:先测定空腹血清锌浓度(A_0)作为基础水平,然后给予标准饮食(按全天总热量的 20%计算,其中蛋白质为 10%～15%,脂肪为 30%～35%,碳水化合物为 50%～60%),餐后 2 小时复查血清锌浓度(A_2),按公式 PICR=$(A_0-A_2)/A_0\times100\%$计算,若 PICR>15%,则为锌缺乏。

3.发锌测定

头发锌元素含量反映人体长期的锌营养状况,不能反映近期情况,故可为慢性缺锌的参考指标。但不同部位的头发、不同的洗涤方法、头发生长速度、环境污染等均可影响测定结果,所以一般不推荐发锌作为锌缺乏症的诊断指标。

三 治疗与管理

(一)针对病因

积极查找锌缺乏的高危因素,采取有效干预措施,治疗基础发病,去除引起缺锌的病因。

(二)饮食治疗

初乳中锌含量丰富。因此,提倡母乳喂养;母乳不足或不能实现母乳喂养时,强调选择锌强化的配方奶喂养。6月龄后应及时添加辅食。建议首选强化锌的婴儿食品或肝脏、肉类等富含锌的动物性食物。锌缺乏儿童应注意改善饮食,鼓励多进食动物性食物如肝脏、红肉、鱼、禽蛋、牡蛎等。

(三)补充锌剂

锌元素补充应优先于日常膳食补锌。可选择葡萄糖酸锌、硫酸锌、甘草酸锌等制剂,以元素锌计算。每日剂量为锌元素 $0.5\sim1.0mg/kg$,相当于葡萄糖酸锌 $3.5\sim7.0mg/kg$,或按推荐的每日锌元素参考摄入量给予加倍,每日最大量 20mg,疗程一般为 3 个月。口服锌剂最好在饭前 $1\sim2$ 小时,以利于锌的吸收。

(四)防止锌中毒

锌剂的毒性较小,但高剂量锌会产生急性毒性,可引起恶心、呕吐、食欲降低、腹泻等消化道症状,甚至发生脱水和电解质紊乱。应随时观察疗效与副作用,并监测血浆/血清锌。长期服用高浓度锌盐可影响免疫系统和铁、铜吸收,使血浆铜降低,造成贫血、生长迟缓、肝细胞中细胞色素氧化酶活力降低等中毒表现。

四 研究热点

有研究发现,上呼吸道感染和肺炎中出现的消化道症状可以减少锌的摄入和吸收,锌的缺乏也容易导致反复的呼吸道感染。锌元素增强机体的抗病毒作用,可能是通过阻断病毒与呼吸道上皮组织细胞间的 ICAM-1 分子实现的。目前对锌元素缩短感冒病程及减轻病情的临床作用还存在争议,故不推荐锌剂常规用于儿童普通感冒。但多个临床研究的结果一致显示,锌元素对儿童肺炎具有预防作用。在多个临床研究中,锌元素治疗肺炎的疗效评估结果不同,所以对重症肺炎患儿采取补锌治疗的方法仍存在争议。2016 年,一项纳入 9 项随机对照研究的 2926 名重症肺炎患儿的系统评价显示,补锌治疗对缩短病程、减少住院时间、提高治疗有效率和改变抗菌药物的使用无显著影响。2018 年,一项 Meta 分析结果显示,补锌治疗可有效降低重症肺炎病死率,对抗菌药物治疗失败的患者没有显著效果。

五 推荐文献阅读

1. 中华医学会儿科学分会儿童保健学组.儿童微量营养素缺乏防治建议[J].中华儿科杂志,2010,48(7):502-509.

2. 儿童锌缺乏症临床防治专家共识编写专家组,中国研究型医院学会儿科学专业委员会.儿童锌缺乏症临床防治专家共识[J].儿科药学杂志,2020,26(3):46-50.

3. 盛晓阳.儿童锌缺乏的识别、预防和治疗[J].实用儿科临床杂志,2011,26(23):1842-1844.

4. 熊婵,黎庆,马庆伟.人体微量元素检测方法及临床应用的研究进展[J].中国全科医学,2018,(8):888-895.

5. Willoughby JL,Bowen CN. Zinc deficiency and toxicity in pediatric practice[J]. Curr Opin Pediatr,2014,26(5):579-584.

6. King JC,Brown KH,Gibson RS,et al. Biomarkers of Nutrition for Development (BOND)-Zinc Review[J]. J Nutr,2015,146(4):858S-885S.

7. Ackland ML,Michalczyk AA. Zinc and infant nutrition[J]. Arch Biochem Biophys,2016,611:51-57.

8. Corbo MD，Lam J. Zinc deficiency and its management in the pediatric population：a literature review and proposed etiologic classification[J]. Journal of the American Academy of Dermatology，2013，69(4)：616-624.

9. Kambe T，Fukue K，Ishida R，et al. Overview of inherited zinc deficiency in infants and children [J]. J Nutr Sci Vitaminol (Tokyo)，2015，61 Suppl：S44-S46.

10. Wang L，Song Y. Efficacy of zinc given as an adjunct to the treatment of severe pneumonia：a meta-analysis of randomized，double-blind and placebo-controlled trials[J]. Clin Respir J，2018，12(3)：857-864.

11. Marreiro DD，Cruz KJ，Morais JB，et al. Zinc and oxidative stress：current mechanisms[J]. Antioxidants (Basel)，2017，6(2)：24.

（六）病例剖析

【一般情况】 患儿，男，22天。

【主诉】 早产后喂养不耐受22天。

【现病史】 患儿22天前（即生后不久）予以试喂糖水和早产儿奶后出现呕吐3次，为浅黄色液体含少许咖啡样物，吸吮力弱，无腹胀、腹泻，无发热、少哭少动等，当地医院予以禁食、持续胃肠减压，置外周中心静脉导管（peripherally inserted central venous catheter，PICC）及静脉输入完全胃肠外营养支持治疗持续22天，其间反复试喂母乳及早产儿奶均出现呕吐，鼻饲喂养奶潴留明显，予以完善腹部超声、消化道造影等相关检查，排除消化道畸形。

因患儿存在喂养不耐受，家属为求进一步诊治，今转来我院，急诊拟"1.喂养困难；2.早产儿"收住入院。

患儿系G1P1孕32周因母亲"胎膜早破12小时"顺产出生，出生体重1800g，出生时羊水清，脐带及胎盘未见明显异常，Apgar评分为1分钟9分，5分钟10分，无窒息抢救史。

起病来，患儿神志清，精神尚可，喂养如上所述，睡眠可，胎便生后24小时内已排出，小便正常，体重较出生增加650克。

【既往史】 否认呼吸道相关疾病史、否认黄疸病史等。

【个人史】 G1P1孕32周，因母亲"胎膜早破12小时"顺产出生，出生体重1800g，否认难产史、窒息抢救史。生后全胃肠外营养，尚未添加辅食。已接种乙肝疫苗，卡介苗未接种。

【家族史】 父亲体健，母亲有妊娠糖尿病。否认家族中肝炎、结核等传染病史及肿瘤、高血压等遗传病史。

【入院查体】 T 36.6℃，P 120次/min，R 36次/min，BP 58/36mmHg，体重2450g，神清，精神尚可，早产儿貌，前囟平，可见胃肠减压管带入，未见唇腭裂，呼吸平稳，无三凹征，两肺呼吸音粗，未闻及明显干湿啰音，心音中等，心律齐，未闻及明显病理性杂音，腹平软，肝肋下1.5cm，脾肋下0.5cm，四肢肌张力适中，生理反射减弱，外生殖器及肛门未见异常。

【辅助检查】

1.外院血常规+超敏CRP：WBC 7.2×10⁹/L，LY% 62.4%，NEUT% 32.8%，Hb 110g/L，Plt 170×10⁹/L，CRP<1mg/L。

2.X线胃肠道钡餐检查：未见明显异常，无明显消化道畸形征象。

3.肝胆胰脾超声：未见明显异常。

4.肠系膜血管超声：未见明显异常。

【入院诊断】 1.喂养困难；2.早产儿；3.低出生体重儿。

【进一步检查】

1.血常规、尿常规、大便常规。

2.血气电解质、血生化、甲状腺功能、新生儿遗传代谢筛查等。

3.血培养、TORCH、解脲脲原体培养等。

4.腹部立位片。

5.早产儿 ROP 眼底筛查、听力筛查。

【诊疗计划】

1.置暖箱保暖,新生儿监护,监测生命体征,监测体重每周两次。

2.对症治疗:继续胃肠减压,全胃肠外静脉营养支持,维持水电解质、酸碱等内环境平衡。

3.抗感染:该患儿目前无明显感染征象,故暂不使用抗生素。患儿 PICC 已达 3 周,需警惕导管相关性感染。

4.必要时请新生儿外科会诊协助诊治,根据病情变化及时调整治疗方案。

【诊疗经过】

1.辅助检查结果

(1)血常规＋CRP、尿常规、大便常规,均未见明显异常。

(2)血气电解质、血生化、甲状腺功能、新生儿遗传代谢筛查,均未见异常。

(3)血培养阴性;TORCH,IgM 及 IgG 均为阴性;解脲脲原体培养阴性。

(4)腹部立位片示肠道充气偏少,无明显肠梗阻征象。

(5)早产儿 ROP 眼底筛查,未成熟,3 周后复查;听力筛查,双耳均通过。

2.疾病转归

入院后第 9 天,予停止胃肠减压,经鼻饲管母乳微量喂养,奶量潴留逐渐减少,予以缓慢增加奶量,继续部分静脉营养支持。入院后第 18 天起,患儿嘴角、下巴、双侧面颊、颈部、腋窝、阴囊等处相继出现湿疹样皮疹,并逐渐融合成片状,表面可见渗出,肛周皮肤破溃严重,部分呈黑色结痂样皮疹。予以查血微量元素,提示锌 32.8μmol/L,镁 0.9μmol/L,铁 8.47μmol/L,考虑存在锌缺乏。予鼻饲葡萄糖酸锌颗粒一天两次,每次半包,相当于元素锌每日 1mg/kg。加强皮肤护理,保持局部干燥,预防感染,用康复新液湿敷肛周及阴囊皮肤每日 3 次,每次约 10 分钟。入院第 24 天起,患儿阴囊皮肤较前干爽,黄色分泌物减少,唇周、肛周皮损好转,其余皮疹痊愈。入院第 28 天患儿吸吮力及吞咽功能好转,无明显呕吐,予以改经口喂养,逐渐减少静脉营养量,拔除 PICC。入院第 40 天达到全量喂养,每次奶量 35～40ml,每 2 小时喂养 1 次。入院第 45 天,患儿阴囊皮肤破溃愈合,无分泌物,其余皮肤正常。家长要求出院,考虑病情好转,予以办理出院。

出院时患儿体重 3650g,奶量完成可,大小便无殊。查体:神清,精神可,呼吸平稳,两肺呼吸音粗,未闻及干湿啰音,心律齐,未及明显病理性杂音,腹软,肝脾未及肿大,阴囊皮肤稍红肿,无明显破溃,全身皮肤完整,无皮疹,无破溃。四肢肌张力适中,生理反射引出。

【出院诊断】　1.喂养困难;2.锌缺乏症;3.早产儿;4.低出生体重儿。

【出院医嘱】

1.出院带药

(1)葡萄糖酸锌颗粒(35mg：5mg):一天两次,每次半包,温水冲服。

(2)维生素 AD 胶囊(婴儿型):一天一次,每次一颗口服。

(3)维生素 D 胶囊(400U):一天一次,每次一颗口服。

(4)蛋白琥珀酸铁口服溶液(15ml：40mg):一天两次,每次 2ml 口服。

2.出院 2 周早产儿随访门诊复诊。

3.如有奶量下降、拒奶、腹胀、呕吐、体温不稳定等情况及时来院就诊。

第五节　注意缺陷多动障碍

一　概　述

注意缺陷多动障碍(attention deficit hyperactivity disorder,ADHD)主要表现为与年龄不相称的注意缺陷和(或)多动、冲动的行为(至少6个月),在生长发育期(通常是中期)起病。注意力不集中和多动、冲动的程度超出了年龄和智力水平的正常变异范围,显著影响个体的学业、职业或社会生活。注意缺陷的定义为在缺乏高水平刺激或缺乏频繁奖励的任务上,难以维持注意,容易分心,组织性、条理性存在问题。多动的定义为过多的无目的性活动,难以保持安静不动,在需要自控的结构化情境下尤其明显。冲动则是一种对刺激立即做出反应的倾向,不考虑风险和后果。注意缺陷和多动、冲动特征的比例和具体表现因个体而异,可能随着生长发育过程而改变。

ADHD是一种儿童和青少年时期最为常见的神经发育性障碍,全球范围内患病率约为7.2%,中国的患病率约为6.26%,常见于学龄期儿童,但有70%的患儿症状持续到青春期,30%~50%持续到成年期。

ADHD常共病学习障碍、对立违抗性障碍、情绪障碍、适应障碍等,对患者的学业、职业和社会生活等方面产生广泛而深远的影响,给家庭和社会均造成沉重的负担。

二　诊断与评估

(一)ADHD的诊断

《中国注意缺陷多动障碍防治指南(第二版)》采用DSM-5作为诊断标准,因为该标准能够使仅有注意缺陷和(或)仅有多动、冲动的儿童早期得到诊断和治疗,也便于国际交流。依据DSM-5的诊断标准介绍ADHD的诊断条目。

1.注意缺陷和(或)多动、冲动障碍须满足

(1)一种持续的注意缺陷和(或)多动、冲动的模式,干扰了个体的功能或发育,以注意障碍和(或)多动、冲动为特征。

1)注意障碍:6项(或更多)的下列症状[①],持续至少6个月,且达到与发育水平不相符的程度,并直接负性影响社会和学业、职业活动。①经常不能密切关注细节或在作业、工作或其他活动中犯粗心大意的错误(例如忽视或遗漏细节、工作不精确)。②在任务或游戏活动中,经常难以维持注意力(如在听课、对话或长时间的阅读中难以维持注意力)。③当别人对其直接讲话时,经常看起来没有在听(如即使在没有任何明显干扰的情况下,也显得心不在焉)。④经常不遵循指示以致无法完成作业、家务或工作中的职责(如可以开始任务但很快就失去注意力,容易分神)。⑤经常难以组织任务和活动(如难以管理有条理的任务、难以把材料和物品放得整齐,凌乱、工作没有头绪,时间管理不良,不能遵守截止日期)。⑥经常回避、厌恶或不情愿从事那些需要精神上持续努力的任务(如学校作业或家庭作业;对于年龄较

---

① 注:这些症状不是对立行为、违拗、敌意的表现,也非因为无法理解任务或指令导致。年龄较大(17岁及以上)的青少年和成人,至少需要符合下列症状中的5项。

大的青少年或成人,则为准备报告、完成表格或阅读冗长的文章)。⑦经常丢失任务或活动所需的东西(如学校的资料、铅笔、书、工具、钱包、钥匙、文件、眼镜、手机)。⑧经常容易被外界的刺激分神(对于年龄较大的青少年和成人,可能包括不相关的想法)。⑨经常在日常活动中忘记事情(如做家务、外出办事,对于年龄较大的青少年和成人,则为回电话、付账单、约会)。

2)多动和冲动:6项(或更多)的下列症状①持续至少6个月,且达到了与发育水平不相符的程度,并直接影响了社会和学业、职业活动。①经常手脚不停地动或在座位上扭动。②当被期待坐在座位上时却经常离座(如离开他/她所在教室、办公室或其他工作场所,或是在其他情况下离开需要保持在原地的位置)。③经常在不适当的场合跑来跑去或爬上爬下(对于青少年和成人,可以仅限于感到坐立不安)。④经常无法安静地玩耍或从事休闲活动。⑤经常"忙个不停",好像"被发动机驱动着"(如在餐厅、会议中无法长时间保持不动或觉得不舒服,可能被他人感受为坐立不安或难以跟上)。⑥经常讲话过多。⑦经常在提问还没有讲完之前就把答案脱口而出(如接别人的话,不能等待交谈的顺序)。⑧经常难以等待轮到他(如当排队等待时)。⑨经常打断或侵扰他人(如插入别人的对话、游戏或活动,没有询问或未经允许就开始使用他人的东西;对于青少年和成人,可能是干扰或接管他人正在做的事情)。

(2)若干注意障碍或多动、冲动的症状在12岁之前就已存在。

(3)若干注意障碍或多动、冲动的症状存在于2个或更多的场合(如在家里、学校或工作中,与朋友或亲属互动中,在其他活动中)。

(4)有明确的证据显示这些症状干扰或降低了社交、学业或职业功能的质量。

(5)这些症状不是出现在精神分裂症或其他精神病性障碍的病程中,也不能用其他精神障碍来更好地解释(例如心境障碍、焦虑障碍、分离性障碍、人格障碍、物质使用相关障碍或戒断)。

诊断标准包括症状标准、病程标准、年龄和场合标准、功能损害标准、排除标准等部分。

2.分 型

(1)组合表现:如果在过去的6个月内,同时符合诊断标准 A1(注意障碍)和诊断标准 A2(多动、冲动)。

(2)主要表现为注意缺陷:如果在过去的6个月内符合断标准 A1(注意障碍)但不符合诊断标准 A2(多动、冲动)。

(3)主要表现为多动、冲动:如果在过去的6个月内符合诊断标准 A2(多动冲动)但不符合诊断标准 A1(注意障碍)。

3.是否存在部分缓解

先前符合全部诊断标准,但在过去的6个月内不符合全部诊断标准,但症状仍然导致社交、学业、职业功能方面的损害。

(二)ADHD 严重程度分级

1.轻 度

存在非常少的超出诊断所需的症状,且症状导致社交或职业功能方面的轻微损害。

2.中 度

症状或功能损害介于"轻度"与"重度"之间。

3.重 度

存在非常多的超出诊断所需的症状,或存在若干特别严重的症状,或症状导致明显的社交或职业功能方面的损害。

(三)辅助检查

协助诊断与评估包括 ADHD 症状、共病量表,社会功能量表和评估注意力、认知功能的测验。

---

① 注:这些症状不是对立行为、违拗、敌意的表现,也非因为无法理解任务或指令导致。年龄较大(17岁及以上)的青少年和成人,至少需要符合下列症状中的5项。

1.斯诺佩评定量表

斯诺佩评定量表（Swanson，Nolan and Pelham-Ⅳ Rating Scale，SNAP-Ⅳ）根据 DSM-Ⅳ 诊断标准编制，分为简版和长版 2 个版本。简版由 DSM-Ⅳ ADHD 的症状学标准 18 条和对立违抗障碍的 8 条组成，共 26 条；长版包括短版的 26 条及从其他量表选出的一些测量 ADHD 的相关特征，包括内化、外化症状和运动失调等项目，共 40 项，9 个分量表，分为父母版和教师版。按 0～3 四级评分，计分方法为计算各分量表项目的均值，得分小于 1 为正常范围。

2.范德比尔特 ADHD 评定量表

范德比尔特 ADHD 评定量表（The Vanderbilt ADHD Diagnostic Rating Scale，VADRS）是另一个基于 DSM-Ⅳ 诊断标准的量表，有教师版（35 项）和父母版（47 项），其包括了 DSM-Ⅳ ADHD、对立违抗障碍及品行障碍（12 条）条目，焦虑和抑郁分量表 7 条，以及绩效能力条目。按照 0～3 四级评分，包含 4 个学校行为问题的分量表，即注意缺陷、多动/冲动、对立违抗/品行障碍和焦虑/抑郁；学校功能因子分为学习绩效和行为绩效。除了分量表得分以外，当 DSM-IV 症状得分为 2 分或 3 分时可以视为该条症状阳性，从而获得症状计分。

3.Conners 父母症状问卷和教师评定量表

Conners 父母症状问卷（parent symptom questionnaire，PSQ）和教师评定量表（teacher rating scale，TRS）由 Conners 编制，目前常用的是 1978 年版的父母用 48 项、教师用 28 项量表，主要用于评估儿童多动症。另外，还设计了仅有 10 条的简明症状问卷（即多动指数），用于筛查儿童 ADHD 及疗效跟踪。PSQ 包括品行问题、学习问题、心身问题、冲动/多动、焦虑 5 个因子；TRS 包括品行问题、多动、注意缺陷—被动 3 个因子。父母量表中的品行问题、冲动/多动、多动指数对 ADHD 有较好的识别能力。

4.Achenbach 儿童行为量表

Achenbach 儿童行为量表包括父母用儿童行为评定量表（child behavior check list，CBCL）、教师报告表（teacher report form，TRF，用于 5～18 岁儿童）、直接观察报告表（由观察者填写）、青少年自我报告表（youth self-report，YSR，用于 11～18 岁青少年），形成了对儿童较全面评估的量表系列。CBCL（1991版）分社会能力和行为问题两部分，行为问题分为 8 个分量表，即退缩、躯体主诉、焦虑/抑郁、社交问题、思维问题、注意问题、违纪行为、攻击性行为，其中包括性问题分量表。这些分量表分为 2 个维度，即内化性行为及外化性行为，计算行为问题总分。其注意问题分量表对 ADHD 有较好的识别能力，其他分量表可以用于评估共病。TRF 和 YSR 的分量表与 CBCL 相似，也可以评估适应能力和行为问题。

5.长处和困难问卷

长处和困难问卷（strength and difficulty questionnaire，SDQ）由 Goodman 编制，国内研究者们对其进行了标准化，用于 4～16 岁儿童，有父母、教师儿童自评（11 岁以上）版本。量表共有 25 个条目，包括情绪症状、品行问题、多动注意问题、同伴交往问题和亲社会行为 5 个因子及困难总分（由前 4 个分量表组成）。每个条目按 0～2 三级评分，0 分为"不符合"，1 分为"有点符合"，2 分为"完全符合"。既可以评估儿童行为情绪问题，也可以评估儿童的长处能力。

6.Weiss 功能缺陷量表（父母版）

Weiss 功能缺陷量表（父母版）（Weiss functional impairment rating scale-parent report，WFIRS-P）由 Weiss 根据 ADHD 疾病特点编制，用于评估 ADHD 儿童社会功能。该量表由父母评定，包括 50 个条目，按四级评分，包括 6 个分量表：家庭、学习/学校、生活技能、自我管理、社会活动、冒险活动，相加后得各维度量表分和总分。

7.儿童大体评定量表

儿童大体评定量表（children's global assessment scale，CGAS）由 Shaffer 根据成人大体评定量表改编而来，主要用于评定儿童心理障碍的严重程度、社会功能受损情况，适用于 4～16 岁儿童，由专业工作者根据儿童最近 1 个月表现评定。CGAS 按照儿童的功能（交往、参加各种活动、学习、生活）及各种症

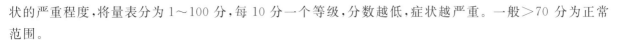

状的严重程度,将量表分为 1～100 分,每 10 分一个等级,分数越低,症状越严重。一般＞70 分为正常范围。

8. 儿童困难问卷

儿童困难问卷(questionnaire-children with difficulties,QCD)由日本 Saito 和 Yamashitabo 博士在 2008 年首次出版,用于评估 ADHD 儿童在一天中不同时间段的日常生活困难程度。该量表由患儿家长或监护人回答,评估 6～18 岁儿童和青少年最近 1 周内的表现。量表共包含 20 个条目,包括清晨/上学之前、学校、放学后、晚上、夜晚、总体行为 6 个维度。每个条目按 0～3 级计分。高分代表遇到的困难较少;低分代表遇到的困难较多。QCD(中文版)在中国人群中有较高的信效度。QCD 量表得分在 30 分以下可以考虑为功能受损,推荐进一步检查。

9. 持续性操作测验

持续性操作测验(continuous performance task,CPT)是一系列的刺激或成对的刺激随机快速呈现,要求儿童对指定目标反应。根据感觉通道的不同,分视觉 CPT 和听觉 CPT,测验结果用漏报错误数和虚报错误数来表示,漏报数反映被试者的持续性注意,错报数反映被试者持续注意和冲动控制。

10. 划销测验

划销材料为简单的符号、字母、图形和数字等,要求被试者在短时间内准确识别找出某个对象,并迅速将其划去,评估注意稳定性。注意稳定性的发展受年龄、性格、兴趣、知识水平等多种因素的影响,也是神经系统兴奋和抑制能力发展的结果。

11. 韦化智力量表

Wechsler 智力量表(Wechsler intelligence scale for children,WISC)是国际上应用最广泛的智力测验量表,包括成人(16 岁以上)、儿童(6～16 岁)和学龄前期(4～6 岁)三个年龄阶段的版本。WISC 在 20 世纪 80 年代被引进中国,WISC 第 4 版(WISC-Ⅳ)正式引进中国已有多年。但 WISC-R 在一些经济文化不发达地区经过标准化后仍有一定的使用价值。WISC-R 包含言语量表和操作量表两大部分,分别有 6 个分测验,共有 12 个分测验。言语量表由常识、类同算术、词汇、理解和背数 6 个分测验组成,操作量表由填图、排列、积木、拼图、译码和迷津 6 个分测验组成。WISC-R 首次在儿童测验中采用了离差商。WISC-Ⅳ 已经在世界范围广泛使用,包含 15 个分测验,类同、数字广度、图片概念、编码、词汇、字母—数字序列、推理、理解、符号搜索图片填充、划销、信息、计算、词汇推理和近似,结果以总 IQ 和言语理解、认知推理、工作记忆和加工速度 4 种亚测验指标表示。根据统计学理论,在有代表性的人群中 IQ 的平均值为 100,标准差通常设为 15。

12. Raven 推理测验

Raven 推理测验(Raven's progressive matrices,RPM)是由英国心理学家 Raven 于 1938 年设计的非文字智力测验,主要测量一般因素中的推理能力,它可排除或尽量克服知识的影响,适合年龄 5.5～70 岁。

三　治疗与管理

(一)治疗原则

应该认识到 ADHD 是一种慢性神经发育障碍性疾病,应首先制订一个长期的治疗计划。由主管医师、家庭成员、患儿、学校老师等多方合作,针对每个个体,制定明确恰当的个体化治疗目标。临床医师应该推荐恰当的药物和心理行为治疗来改善 ADHD 儿童的症状和目标预后;若选择的治疗方案没有达到治疗目标,临床医师应评估初始诊断是否正确,所用的治疗方法是否恰当,治疗方案的依从性如何,是否合并其他疾病等。临床医师应该对 ADHD 儿童定期进行有计划的随访,从家庭成员、老师和患儿等多方汇总信息及时监测目标预后和不良反应。

随着时代的发展，ADHD的治疗目标已由早期满足于症状的改善，到目前的症状消除和社会功能的全面提升。治疗目标包括核心症状、学习、行为、自尊、社交技能、工作和家庭功能等。

（二）治疗药物

1.中枢兴奋剂——盐酸哌甲酯缓释片

盐酸哌甲酯作为多巴胺和去甲肾上腺素再摄取抑制剂，提高尾状核和前额叶皮质中多巴胺和去甲肾上腺素的水平，通过多重机制改善注意力缺陷、认知功能和多动。我国治疗ADHD的中枢兴奋剂主要为盐酸哌甲酯缓释片，其特点为起效快。目前我国市场上有18mg和36mg两种剂型，其在人体内持续作用时间为10～12小时。该制剂必须整粒吞服，不得咀嚼、掰开或磨碎。缓释盐酸哌甲酯从18mg/d清晨服用1次开始，剂量滴定期间每1～2周调整一次剂量。6岁以下的儿童慎用，存在青光眼、药物滥用、服用单胺氧化酶抑制剂或急性精神病者禁用。盐酸哌甲酯可能引起的不良反应有头痛、腹痛、食欲下降、入睡困难、眩晕、抽动等。不良反应常在治疗早期出现，症状轻微，多在剂量调整后或服药一段时间后改善。在使用兴奋剂之前应进行全面的评估和病史问询，包括心脏病病史、心悸、晕厥、癫痫、猝死家族史、肥厚型心肌病、复极延迟综合征（长Q-T综合征），并进行心血管系统的检查。总体来说，中枢兴奋剂治疗ADHD是安全有效的，但需要定期监测身高、体重，并在治疗之前和治疗期间检查血压和心率。

2.选择性去甲肾上腺素再摄取抑制剂——盐酸托莫西汀

盐酸托莫西汀是另一种治疗ADHD的一线药物，是一类非中枢兴奋剂，去甲肾上腺素再摄取抑制剂，由于前额叶缺乏多巴胺转运体，多巴胺依赖去甲肾上腺素转运体重吸收，盐酸托莫西汀能阻断前额叶突触前去甲肾上腺素的转运，从而提高突触间隙去甲肾上腺素和多巴胺的浓度，发挥治疗ADHD的作用。

体重＜70kg的ADHD儿童，每天初始剂量为0.5mg/kg，3天后增加至1.2mg/kg，单次或分次服药，每天总剂量不可超过1.4mg/kg或100mg；体重＞70kg的ADHD儿童，每天初始剂量为40mg/d，3天后可增加至目标剂量80mg/d，单次或分次服药，每天不超过100mg。停药时不必逐渐减量。盐酸托莫西汀每天服用一次，作用时间可维持24小时，全天都能缓解多动症的症状。盐酸托莫西汀的不良反应与兴奋剂相似，如食欲下降、易疲劳、腹痛、呕吐等。在延迟入睡方面的不良反应较小，但易出现疲劳和恶心。盐酸托莫西汀治疗的特点是晨间、白天和晚间均有效，但是起效较慢。因此，在治疗前必须明确告知家长该药合理的疗效预期，一般用药1～4周起效，6～8周对ADHD症状进行再评估，并与治疗前的结果作比较，10～12周达到最大疗效。

3.中枢α_2-肾上腺素受体激动剂——可乐定

可乐定是中枢α_2-肾上腺素受体激动剂，作用机制是影响蓝斑区去甲肾上腺素的释放速率，可以间接调控多巴胺分泌。降低过高的警觉性，提高对挫折的耐受性，并提高任务的指向性。临床上可乐定被用于治疗兴奋剂引起的入睡困难，以及一些有明显攻击倾向的ADHD儿童。可乐定作为治疗ADHD的二线用药，只有在兴奋剂和去甲肾上腺素再摄取抑制剂无效或禁忌的情况下才考虑使用。目前，国内的可用剂型为透皮贴剂。

4.选择性5-羟色胺再摄取抑制剂——舍曲林

选择性5-羟色胺再摄取抑制剂（selective serotonin reuptake inhibitors，SSRIs）具有治疗抑郁障碍以外的许多其他精神障碍的潜力，包括伴或不伴有Tourette综合征的强迫障碍、ADHD、选择性缄默症和进食障碍等。SSRIs已被美国食品药品监督管理局（Food and Drug Administration，FDA）用于治疗儿童和青少年的重型抑郁障碍及强迫障碍。但目前用于治疗ADHD的报道很少，需慎用。目前，舍曲林可用于年龄≥6岁儿童强迫症的治疗。当ADHD合并上述疾病时可考虑联合使用。

(三)非药物治疗

为增加 ADHD 药物治疗的效果,非药物治疗是学龄期儿童的基础治疗,也是学龄前儿童的首选治疗。

1.行为治疗

研究发现,ADHD 儿童一般对刺激表现为觉醒不足,因而奖惩行为很难起作用,行为问题难以矫正。因此,需要在药物治疗的前提下,对 ADHD 儿童进行行为治疗。行为治疗的原则包括行为矫正技术和社交学习理论,强调预防性管理,通过观察与模仿恰当的行为、态度和情感反应,来塑造 ADHD 儿童的行为。当前大量的研究证据表明,行为治疗对 ADHD 儿童有效。

常用的行为矫正方法有五种,分别是正性强化法、暂时隔离法、消退法、示范法和应用行为分析。

(1)正性强化法,即每当患儿出现所期望的行为或良好行为之后,用奖赏的方法立即强化,可增加该行为的出现频率,保持良好的行为。ADHD 儿童常遭受较多的指责或批评,较少获得他人的赞赏,从这个角度来说,他们需要更多的鼓励和支持。我们要指导家长对 ADHD 儿童不能苛求行为矫正一步到位,而是抓住行为改善时机,对细微的进步也积极表扬。正性强化法常常与暂时隔离法、消退法等其他行为治疗结合起来发挥作用,做到"赏罚都需分明",而且正性强化法要多于后两种方法,这样使得 ADHD 儿童容易接受行为矫正。

(2)暂时隔离法,即出现问题行为时,及时将患儿隔离在一个单独的地方,如屋内一角,明确规定隔离时间,年幼患儿隔离 1 分钟,8 岁以上患儿可达 30 分钟,其间不能与孩子产生任何交流。如隔离时间到,患儿仍不服,则重新设定隔离时间,直至安静下来。这里要注意的是对发育迟缓或智力障碍的儿童,隔离时间应根据其发展年龄而不是生理年龄来设定。

(3)消退法,即停止对某些不良行为的正性强化,从而使那些不良行为逐渐消失。消退法常用的是不予理睬的方式。例如,当 ADHD 儿童大哭大闹时,家长的哄骗或满足其无理要求就是对哭闹行为的强化。许多家庭在不知不觉中强化了患儿的不良行为,或者在家庭教育不一致的情况下强化了不良行为。临床医师要指导家长,一是要家庭教育一致,二是采用不予理睬的方式。值得关注的是,在执行时家庭依然可能因受到各种因素的干扰而使采取的措施不得要领。

(4)示范法,即树立良好的行为榜样,帮助患儿模仿和学习。在学校,ADHD 儿童可以向良好行为的同伴学习;在家庭,家长要为患儿树立榜样。此外,还可通过媒介的宣传教育,让 ADHD 儿童习得良好行为。

(5)应用行为分析,即分析行为的前因后果,消除不良行为的前因,针对不良行为,帮助患儿懂得什么是适当行为,选用前述的行为矫正方法对问题行为进行矫正。掌握该治疗方法对于发育行为儿科临床医师非常重要。

行为治疗不能只局限在医院,应通过医教结合的方式让家长学会行为矫正的基本方法,同时让教师也能将行为矫正贯穿于教学实践中。行为治疗是学龄前 ADHD 儿童的主要治疗方法之一。

2.家长培训

ADHD 儿童进入治疗阶段时,重要的工作是进行父母培训。培训的内容包括介绍 ADHD 知识,如发病概况、病因、临床表现、干预与治疗方法、亲子关系和家庭教育、ADHD 儿童学校干预、行为管理、情绪调控等。ADHD 儿童的父母在培训中既加强了沟通和互动,又能积极主动地应对 ADHD 儿童的学习、情绪、交流等问题。父母培训工作开展的效果表现在 ADHD 儿童家庭能接受规范的药物治疗,治疗依从性较好,患儿的功能和生活质量获得改善。

3.学校干预

国内已有学者强调 ADHD 治疗的医教结合。在 ADHD 的综合治疗中,医院与学校达成有效沟通是必不可少的。经父母同意后告诉教师 ADHD 的诊断和治疗计划,由教师将患儿在学校的行为表现报告给医师,建立信息传递监测系统。每日家庭—学校报告卡是一种监测课堂行为的有效方法。父母和教师确定3～5个功能损害的目标行为,由教师填写ADHD儿童在学校的行为表现,并由患儿将每日家庭—学校报告卡带回家,可以很好地监测目标行为。每日报告卡与一种奖励制度(如特权、奖金)相联系,可以频繁、即刻地进行反馈,从而提高患儿、父母和教师的依从性。在学校干预中建议采取如下措施。

(1)需要老师更多的理解和关爱:由于ADHD造成的情绪、注意、学习等各方面的功能损害,这些患儿常常会受到批评。但实施医教结合后,教师就会包容ADHD儿童,当教师得知这些学生在服药时,则会给予同情和关爱,并且教育同学们帮助ADHD儿童,不能冷落和边缘化ADHD儿童。

(2)教室环境、实施行为矫正:教师在知晓ADHD儿童的实情后,要关注这些学生的行为,包括学习常规、学习用品管理、时间管理、遵守课堂纪律、同伴交流等行为矫正的目标设定。要从最易让ADHD儿童获得成功的症状开始,而且正性强化的鼓励多于暂时隔离或消退法,赞赏和表扬并非在ADHD儿童做得很完美的情况下给予,而是较过去有进步,就要及时赞赏,让ADHD儿童建立自信,能够按既定的目标持续地矫正不良行为。

四 研究热点

ADHD属于神经发育障碍,症状和功能损害会从学龄前一直持续到成人。所以,ADHD儿童的早期筛查、早期诊断和早期干预对改善患者社会功能及疾病预后都尤为重要,但目前的评估工具在条目的设计上没有针对不同年龄的发育特点进行区分,使得学龄前ADHD的症状缺乏特异性的评估工具。近年来,研究方向主要集中于加强学龄前ADHD儿童的评估方面的研究,发展出具有可操作性的较为统一的早期筛查工具。另外,青少年是一个重要的群体,在症状表现和功能损害方面与学龄期不同,且存在较多共病,对其评估、共病诊断和干预策略的研究是重要的研究方向。

长期以来,寻求ADHD评估、诊断和治疗有关的生物学标记物都是研究的热点,ADHD作为心理行为障碍,其诊断以医生根据诊断条目的访谈为主。众多的研究者一直在探索ADHD的生物学标记物,包括血液、神经认知和神经影像学等。从目前的研究来看,神经认知功能是最有可能的标记物,若某种特定的认知功能缺陷可能预示着是否能诊断这一疾病、今后容易产生哪类共病、适合选择某一治疗方案、某一药物及疗效作用和预后,就能针对这一疾病进行精准治疗。这意味着治疗的有效率提升、药物副作用的下降和患者及家属经济负担的减轻,更有效地减少共病、改善预后,意义重大。

目前,针对ADHD的治疗是包括药物和心理行为干预在内的综合治疗,对于不同年龄段非药物治疗策略(如父母管理效能培训、行为干预、团体治疗、执行功能训练、心理治疗等)的作用和依从性的研究是一个重要的热点。

近年来,对药物基因组学在ADHD患者药物的选择、剂量的调整及药物之间相互作用方面的研究逐渐增多。美国FDA批准了第一个针对ADHD的数字药物,最近这方面的研究也如火如荼,为将来个体化的治疗提供新的方向。

五 推荐文献阅读

1.美国精神医学医学会.精神障碍诊断与统计手册(第五版)[M].北京:北京大学出版社,2015.

2.郑毅,刘靖.中国注意缺陷多动障碍防治指南[M].北京:中华医学电子音像出版社,2015.

3. Coghill D, Banaschewski T, Cortese S, et al. The Management of Adhd in Children and Adolescents: Bringing Evidence to the clinic: perspective from the European Adhd Guidelines Group (EAGG)[J]. Eur Child Adolesc Psychiatry, 2021:1-25.

4. Wolraich ML，Hagan JF Jr，Allan C，et al. Clinical practice guideline for the diagnosis，evaluation，and treatment of attention-deficit/hyperactivity disorder in children and adolescents［J］. Pediatrics，2019，144（4）：e20192528.

（六）病例剖析

【一般情况】 患儿，男，9岁3个月。

【主诉】 好动、易走神5年，学习困难近1年。

【现病史】 患儿4岁上幼儿园后老师反映其好动、无法安静，不睡午觉，集体活动时易兴奋、没有耐心排队。7岁上小学后老师反映其上课容易走神，小动作多，喜欢抠橡皮、咬铅笔、交头接耳，不遵守课堂纪律，老师"投诉"多；在家写作业拖沓、不认真，经常把"b"看成"d"，字体大小不一，结构松散，涂改多，有时读书漏字，考试漏题，学习效率低，成绩波动大。脾气急躁，话多，爱管闲事。三年级开始出现明显的学习困难，表现为语文学习吃力，阅读、背诵课文时特别慢、不流畅，经常看错字；数学应用题目理解困难，需要家长帮其解读题目才能快速理解、正确作答。作业更慢，经常做到晚上十点以后，成绩明显下降，考试经常不及格。脾气暴躁，写作业时更加明显。家长反映其平常"很聪明"、一做题目就变"笨"。饮食、二便无殊，入睡晚，睡眠质量可。

【既往史】 否认其他重大躯体疾病史，否认药物、食物过敏史，3岁前有过2次高热惊厥史。

【个人史】 独生子，母孕期无殊，足月剖宫产。否认产伤、窒息、缺氧等。自幼13个月会走路、说话，未经历爬行阶段，其他发育较当地区同龄儿无殊。适龄入学，一年级成绩中等，二年级后成绩偏差。家庭教养方式较严格，病前性格：外向，人际关系一般。

【家族史】 两系三代内无重大疾病及精神疾病家族史。

【体查及神经系统检查】 体重32kg，身高132cm，心率88次/min，神经系统查体未见阳性体征。

【精神状况检查】 意识清，定向准，接触主动，检查合作，对答切题，眼神对视好。交谈中注意力不集中，东张西望，小动作多，扭来就去，无法安静。就诊期间离开座位走动两次，打断别人谈话数次。表情多变，情绪尚平稳，情感反应协调。粗测认知功能无殊，意志活动增强，自知力部分存在。

【辅助检查】

1. 微量元素、心电图、脑电图未见明显异常。

2. 韦氏智力测验：102分。

3. 视听整合持续测试：控制力商数79，注意力商数58，多动商数80。

4. 划销测验：42分，精确率86%。

5. SNAP-Ⅳ父母评估量表：注意缺陷2.5、多动、冲动1.9、对立性1.0。

6. SNAP-Ⅳ老师评估量表：注意缺陷2.0、多动、冲动2.0、对立性1.0。

7. Conners儿童行为问卷：多动、冲动3.25、品行问题2.00、多动指数2.25、学习问题2.25、心身障碍0.5、焦虑0。

8. 感觉统合测试：精细动作、前庭及平衡性中度异常。

【门诊诊断】 1. 注意缺陷多动障碍；2. 特定学习障碍。

【诊疗经过】 予以盐酸哌甲酯缓释片（专注达）18mg/d治疗，并且邀请家长参加家长课堂，了解ADHD知识，改善教育方式，并与老师沟通；在家完成注意力训练（舒尔特方格、倒背数字、数字字母连线等）15min/d；增加亲子阅读时间。

2周后复诊，家长反映上课走神、小动作减少，脾气稍转好，作业速度增快；但仍存在分心的情况，上课有时仍然需要老师提醒，作业较前稍快，但仍然比较拖拉，需要家长监督，阅读理解、应用题困难现象仍较明显。服药后入睡变慢，胃纳稍差。复诊后将专注达加量至36mg/d，嘱家长坚持阅读书写训练，服药3个月后带孩子复诊。

服药3个月时家长复诊,反映患者在学校、家中表现均明显进步,上课能遵守纪律,无明显突出的问题行为;运动能力、协调性较前转好;作业正确率明显增加,考试能及格;家长反映作业主动性提高,应用题目需大人指导的现象减少;阅读理解、作文写作仍较费劲。服药后胃纳差较明显,早午餐食量减少,晚餐尚可,睡眠尚可。嘱家长继续药物治疗,饭后服药,早餐晚餐尽量丰盛,并且针对阅读、书写方面的困难进行学习技能训练。

患者坚持服药1年,在家每天进行学习技能训练,目前患者症状较前明显改善,上课注意力能集中,作业速度较前明显增快,主动性提高,无需父母监督和督促,成绩班级中等水平,情绪较前平稳,每天能完成自主阅读3～5页,并且每天会把当天发生的事情做好记录,为作文提供素材。继续治疗,定期复查。

【最后诊断】 1.注意缺陷多动障碍;2.特定学习障碍。

第二章 新生儿疾病

第一节 新生儿窒息

一 概 述

新生儿窒息是指产前、产时或生后不久的致病因素导致的新生儿无法建立或不能维持正常呼吸,血气交换受阻,引起低氧血症、高碳酸血症和组织灌注不足,可损害神经系统功能和结构,严重者可累及多个器官、多个系统,甚至死亡或出现严重后遗症。

数十年以来,尽管全球儿童生存率得到了显著提升,但联合国千年发展目标中提出的将5岁以下儿童死亡率降低2/3的目标仍未实现。《柳叶刀》杂志有文献报道显示,2015年全球5岁以下儿童死亡总数约5941000,新生儿死亡约占45.1%,其中出生窒息相关的新生儿死亡总数约691000,约占5岁以下儿童死亡总数的11.6%,约占新生儿死亡总数的25.7%。在不发达的国家和地区,出生窒息相关的新生儿死亡率或后遗症发生率远远高于平均水平。甚至在一些发达国家和地区,围产期窒息的发生率也约为活产的1.5%,围产期窒息与胎龄和出生体重呈负相关关系。妊娠期合并糖尿病、高血压、胆汁淤积或宫内感染等疾病的母亲娩出的新生儿,以及脐带或胎盘异常、宫内生长迟缓、臀位或过期产的新生儿窒息发生率更高。

近年来,随着我国围产医学和新生儿医学的蓬勃发展,各地逐步建立和完善新生儿病房或新生儿重症监护室(neonatal intensive care unit,NICU),不断开展新生儿复苏培训,使得新生儿窒息的防治取得了令人瞩目的成绩。对我国347家医疗机构抽样调查结果显示,2010年至2014年,新生儿窒息的发生率由2.33%下降至1.79%,因出生窒息死于分娩现场的发生率由2.41/万下降到1.64/万。然而,由于我国人口基数庞大,各地区发展不均衡,新生儿窒息的防治工作仍面临很大挑战。

国内外的现状表明,新生儿窒息仍然是危害儿童健康的重要原因之一,降低新生儿窒息的病死率和伤残率对于促进儿童健康和提高人口素质均具有重要意义。

二 诊断与评估

(一)国际诊断标准

2014年,美国妇产科学会新生儿脑病工作组发布了《新生儿脑病和神经学结局(第二版)》,其中阐述了胎龄≥35周新生儿窒息和缺氧缺血性脑病(hypoxic-ischemic encephalopathy,HIE)的临床特征和诊断依据。

1. 新生儿临床表现符合急性围产期窒息或产时窒息事件

①生后 5 分钟和 10 分钟，Apgar 评分均低于 5 分；②胎儿脐动脉血检测呈酸中毒，pH<7.0 和（或）碱剩余≥12mmol/L；③具有急性脑损伤的神经影像学证据，磁共振成像或磁共振波谱改变与缺氧缺血引起的损伤一致；④多系统损伤与 HIE 并存。

2. 不良影响因素的类型和时间与急性围产期或产时窒息一致

①缺氧或缺血性事件发生于产前或产时，如子宫破裂、严重胎盘早剥、脐带脱垂、羊水栓塞、产妇心力衰竭和胎儿失血等；②胎心监测异常符合围生期窒息特点；③影像学脑损伤的时间和类型与急性围产期或产时事件相符；④排除其他可能的致病因素。

3. 发育结果可能表现为痉挛性四肢麻痹或运动障碍性脑瘫

满足上述依据越多，新生儿窒息诊断越可靠。但是，有学者研究认为该诊断标准过于严格，在我国推广应用存在客观困难，且容易造成漏诊。

（二）国内诊断标准

2016 年 1 月，中华医学会围产医学分会新生儿复苏学组结合国内实践发布了《新生儿窒息诊断的专家共识》，提出关于结合 Apgar 评分及脐动脉血气 pH 诊断新生儿窒息的方案。

（1）新生儿生后仍做 Apgar 评分，在二级及以上或有条件的医院生后应做脐动脉血气分析，Apgar 评分要结合血气结果作出窒息的诊断。①轻度窒息：生后 1 分钟 Apgar 评分≤7 分，或生后 5 分钟 Apgar 评分≤7 分，伴脐动脉血 pH<7.2；②重度窒息：生后 1 分钟 Apgar 评分≤3 分或生后 5 分钟≤5 分，伴脐动脉血 pH<7.0。

（2）未取得脐动脉血气分析结果的，Apgar 评分异常，可称之为"低 Apgar 评分"。考虑到目前国际、国内的疾病诊断编码的现状，对于"低 Apgar 评分"的病例，Apgar 评分≤3 分列入严重新生儿窒息（severe，ICD-9 code 768.5/ICD-10 code21.0）；Apgar 评分≤7 分列入轻或中度新生儿窒息（mild or moderate，ICD-9 code 768.6/ICD-10 code21.1）的诊断。此共识推荐的新生儿窒息诊断方案为双轨制，"低 Apgar 评分"并未取得相关的国内外编码。因此，建议在具体实行过程中，具体病例的诊断包括病历封面仍应该采用轻或中度窒息、重度窒息，以避免病例诊断和统计的困难。"低 Apgar 评分"在做临床流行病学和比较研究时可以应用，以方便国际交流和科研论文发表。

（3）应重视围产期缺氧病史，尤其强调胎儿窘迫及胎心率异常，在有条件的医院常规定时做胎心监护，呈现不同程度胎心减慢、可变减速、晚期减速、胎心变异消失等，可作为新生儿窒息的辅助诊断标准，尤其是对于没有条件做脐动脉血气的单位，可作为诊断的辅助条件。

（三）评估方法与指标

（1）脐动脉血气：以确定脐动脉血的酸碱度。

（2）胎盘和脐带的大体和组织学检查：可提供病因的证据，如胎盘血管病变或感染/炎症或脐带血栓形成。

（3）血常规检查：以评估可能的感染、出血和（或）血小板减少。

（4）动脉血气、血清钙、镁、葡萄糖和电解质监测。

（5）生化检测转氨酶、血清肌酐和 CK-MB。

（6）血培养，以及有特殊问题的病毒检测。

（7）凝血功能：如凝血酶原时间（prothrombin time，PT）、部分凝血活酶时间（activated partial thromboplastin time，APTT）和 D-二聚体。

（8）脑电图（electroencephalogram，EEG）：以确定是否有惊厥发作，并评估背景电活动，可评估新生儿脑病的治疗和预后。通常在生后第一天（治疗前或治疗过程中）检查脑电图，如果出现癫痫波形，则至少持续 24 小时或更长时间的脑电图监测,推荐应用振幅整合脑电图。

(9)磁共振成像(magnetic resonance imaging,MRI):常规 MRI 有助于判断新生儿脑病的发病机制和预后,建议生后 24～96 小时和 10 天左右进行脑部 MRI 检查。传统 MRI 结合质子磁共振波谱已经成为具备最高敏感性和特异性的检测技术。头颅超声成像不如 MRI 敏感;头颅 CT 对新生儿急性脑损伤的检测敏感性差,且辐射大。

(10)遗传代谢筛查:对包括氨、乳酸和丙酮酸、血清氨基酸和尿液有机酸等进行特殊筛查,以排除代谢原因。若器官畸形或外貌先天性异常,建议行遗传学基因检测。

(11)脑脊液检查:排除颅内感染,如发热、白细胞计数升高、皮疹、血培养阳性和(或)母亲疱疹感染,因脑膜炎患儿可出现类似新生儿 HIE 的症状和体征。

三 治疗与管理

(一)高危妊娠的围产期管理

对于存在妊娠期高危因素的产妇,如患有妊娠糖尿病、妊高征、胆汁淤积、贫血等的孕妇,需加强围产期随访和监测;需要干预者,按照诊疗指南规范治疗。

(二)产房管理

每次分娩至少有一名掌握新生儿复苏技术的医护人员在场,产房中的新生儿复苏设备和药品准备完善,定期检查。分娩出的新生儿快速评估后若需要复苏,立即按照新生儿复苏步骤进行。

(三)窒息新生儿的处理

急救处理按照新生儿复苏步骤进行,复苏后治疗的主要目标包括维持生命体征、内环境稳定和治疗脑损伤。对中度和重度新生儿 HIE 的支持性治疗应在新生儿重症监护室进行。

1. 支持对症治疗

①保持足够的通气(避免低氧或高氧)。②维持足够的脑和其他重要器官灌注(避免全身性低血压或高血压;避免血流高黏滞);维持正常代谢状态(如血糖正常、电解质正常、营养状态、酸碱度)。③控制惊厥发作(苯巴比妥是首选药物,负荷剂量静脉注射 20mg/kg,如果癫痫持续发作,可根据需要再给予 5～10mg/kg。给予负荷剂量后 12～24 小时开始 3～5mg/kg·d 的口服或静脉分次给药。在应用苯巴比妥期间,需密切监测呼吸情况。)。④控制脑水肿(避免液体过多)。

2. 治疗性亚低温

在 33～35℃下维持 72 小时,在生后 6 小时内开始,是治疗新生儿 HIE 的唯一经证实的神经保护疗法。根据对照试验和荟萃分析的数据,建议使用全身或头部冷却疗法作为足月、晚期早产儿中重度 HIE 的早期治疗方法。治疗性亚低温已成为美国、欧洲、澳大利亚和日本大多数新生儿重症监护病房的标准治疗。

适应证包括:①胎龄≥36 周且出生时间≤6 小时(部分中心以胎龄≥34 或 35 周为标准,尽管缺乏支持性数据)。②脐带血或出生后第一小时内获得的任何血液样本的 pH≤7.0 或碱剩余≥16mmol/L。③10 分钟 Apgar 评分<5 分或出生时开始并持续至少 10 分钟的持续复苏(如辅助通气、胸部按压或药物治疗)。④中重度 HIE。治疗性亚低温只能改善中重度 HIE 患儿的预后,是否能改善轻度 HIE 患儿的预后尚不清楚。由于最初的临床试验使用了不同的中到重度脑病定义,关于如何定义这一纳入标准存在实践差异。⑤治疗性亚低温通常耐受性良好,但短期副作用包括窦性心动过缓和血小板减少。皮下脂肪坏死伴或不伴高钙血症也已被视为一种潜在的罕见并发症。

四 研究热点

新生儿窒息或围产期窒息可导致新生儿多器官和系统功能损害。神经系统首当其冲,严重者可致残疾、死亡。新生儿窒息相关问题一直是基础医学和临床医学研究的一个重点。目前,对于病因学研究,许多学者正在开展胎盘因素和基因易感性在围产期窒息发生中的作用研究,尽管这两个领域的研究尚处在初级探索阶段,但对于提高新生儿窒息的诊断和防治水平具有重要意义。除了细胞凋亡和坏死是新生儿窒息基础研究的热点,细胞自噬研究正被学者日益重视。根据 miRNA 的研究现状,miRNA 是研究最多的一类蛋白质表达调节剂,其中 miRNA 210,miRNA 128 和 miRNA 9 等也是新生儿窒息发生过程中重要的参与分子。许多学者正致力于寻求能早期发现和诊断新生儿窒息的生物标志。迄今为止,已通过磁共振波谱和质谱联用气相色谱或液相色谱法对暴露于围产期窒息或发生缺氧缺血性脑病的动物和新生儿的代谢组学特征进行研究,发现了许多有价值的生物标志,其中包括乳酸、琥珀酸盐、丙氨酸、3-羟基丁酸酯、α-酮戊二酸和尿素等。在治疗研究方面,亚低温治疗是近十年来新生儿窒息和新生儿缺氧缺血性脑病临床研究的热点,从基础到临床的众多研究证实其为行之有效的一种临床治疗方法,但是其远期的影响不明,大量的基础和临床研究正进一步对亚低温治疗的远期疗效展开深入研究。

五 推荐文献阅读

1. Liu L,Oza S,Hogan D,et al. Global,regional,and national causes of under-5 mortality in 2000-15:an updated systematic analysis with implications for the sustainable development goals[J]. Lancet,2016,388(10063):3027-3035.

2. 徐韬,岳青,王惠珊,等.中国新生儿窒息复苏培训项目中期效果评价[J].中华围产医学杂志,2017,20(5):346-351.

3. American college of Obstetricians and Gynecologists' Task Force on Neonatal Encephalopahy. Executive summary:Neonatal encephalopathy and neurologic outcome,second edition. Report of the American College of Obstetricians and Gynecologists' Task Force on Neonatal Encephalopathy[J]. Obstet Gynecol,2014,123(4):896-901.

4. 中华医学会围产医学分会新生儿复苏学组.新生儿窒息诊断的专家共识[J].中华围产医学杂志,2016,19(1):3-6.

5. Wyckoff MH,Wyllie J,Aziz K,et al. Neonatal life support:2020 international consensus on cardiopulmonary resuscitation and emergency cardiovascular care science with treatment recommendations[J]. Circulation,2020,142(16 suppl 1):S185-S221.

六 病例剖析

【一般情况】 患儿,男,3 小时龄。

【主诉】 窒息后 3 小时。

【现病史】 患儿 G1P1 孕 40 周自然分娩产,出生体重 3.6kg,1 分钟 Apgar 评分 2 分,予以清理气道、正压通气、胸外按压等新生儿复苏措施,5 分钟 Apgar 评分 3 分,10 分钟 Apgar 评分 7 分,有气促、口周发绀,无发热,无抽搐,无呕吐,遂救护车转至急诊,监测氧饱和度 90%~95%,急诊予以鼻导管吸氧,拟"新生儿窒息"收治入院。

起病来,患儿反应差,未开奶,大小便未排,体重下降 150g。

【个人史】　G1P1 孕 40 周自然分娩产,出生体重 3.6kg,有窒息复苏史,生后未喂养。

【家族史】　父母亲身体健康,母孕期无特殊病史,否认家族中肝炎、结核等传染病史及肿瘤、高血压等遗传病史。

【入院查体】　T 36.3℃,P 103 次/min,R 70 次/min,BP 57/32mmHg,体重 3450g,反应欠佳,呼吸急促,皮肤黏膜无黄染,面色无发绀,前囟平软,双侧瞳孔约 2mm,对光反射迟钝,口腔黏膜光滑,见三凹征,两肺呼吸音粗,无啰音,心率 103 次/min,心律齐,心音中等,未闻及病理杂音,腹软,肝脾无肿大,四肢肌张力低,原始反射弱。

【辅助检查】

1. 本院急诊血气、电解质、乳酸和血糖:pH 7.03,PCO₂ 63mmHg,PO₂ 57mmHg,K⁺ 4.8mmol/L,Na⁺ 137mmol/L,Cl⁻ 107mmol/L,Ca²⁺ 1.08mmol/L,HCO₃⁻ 11.9mmol/L,Glu 2.2mmol/L,乳酸 9.3mmol/L,TSB 18μmol/L,HCT 61%,ABE −12mmol/L。

2. 本院急诊血常规:WBC 25.3×10⁹/L,NEUT% 0.73,Hb 173g/L,PLT 161×10⁹/L,CRP 2mg/L。

【入院诊断】　新生儿窒息。

【进一步检查】

1. 前降钙素、肝肾功能、心肌酶谱。

2. TORCH 抗体、尿巨细胞病毒、痰培养、血培养等化验。

3. 头颅 B 超、头颅 MRI、脑干听觉诱发电位、脑电图、胸片、心脏超声、腹部(肝、脾、肾脏)超声等检查。

【诊疗计划】

1. 监护和护理:密切监测生命体征、氧饱和度、尿量、血气、电解质内环境和血糖;心电监护。

2. 对因特异治疗:考虑中重度缺氧缺血性脑病,排除了颅内出血、严重感染等诊断后可应用亚低温治疗。

3. 对症支持治疗:①呼吸支持,合理氧疗、必要时选用连续气道正压通气、机械通气等。②维持血糖稳定,6mg/(kg·min)糖速,维持血糖正常,适时调整,若需 10mg/(kg·min)以上糖速,考虑氢化可的松应用。③禁食补液,维持内环境稳定,提供热卡,适当限制液体量。④维持循环稳定,必要时应用米力农、多巴胺等改善循环;若存在肺动脉高压,考虑应用一氧化氮吸入。⑤镇静、抗惊厥治疗,若出现激惹、惊厥,可予以苯巴比妥(鲁米那)治疗。⑥降颅压,若出现颅内压增高表现,可考虑应用呋塞米或小剂量甘露醇治疗。

【诊疗经过】

1. 辅助检查结果

(1)前降钙素 0.5μg/L。生化结果:ALT 36U/L,Cr 67μmol/L,BUN 5.2mmol/L,CK-MB 357U/L。

(2)TORCH 抗体提示 CMV-IgG 阳性,其余阴性;尿巨细胞病毒、痰培养、血培养均阴性。

(3)入院头颅 B 超提示脑实质回声增强、脑室偏窄,未见明显出血;头颅 MRI(生后 4 天)提示 T1 脑实质弥漫性信号偏高,脑室偏窄,矢状旁区皮质高信号,DWI 矢状旁区皮质信号偏高。脑干听觉诱发电位、心电图、脑电图、胸片、心脏超声、腹部(肝、脾、肾脏)超声等检查未见特殊异常。

2. 疾病转归

入院后予以心电和氧饱和度监护、亚低温治疗、鼻导管吸氧、禁食、补液对症支持治疗;患儿生后 20 小时,亚低温治疗中突然抽搐,表现为四肢划船样动作,双目凝视,口周略发绀,持续约半分钟自行缓解。立即查血气、电解质、血糖、头颅 B 超。床边头颅 B 超提示脑实质回声增强、脑室窄,未见明显出血。加用苯巴比妥 20mg/kg 静脉用药抗惊厥,严格限制液体,随后未见惊厥。亚低温治疗 72 小时后停用,逐渐增加喂养量,母乳按需喂养。

出院时患儿无发绀，无咳嗽，无发热，无气促。查体：神清，反应欠佳，呼吸平稳，两肺呼吸音粗，未闻及干湿啰音，心律齐，未及明显病理性杂音，腹软，肝脾肋下未及肿大，神经系统检查阴性。

【出院诊断】 1.新生儿窒息；2.缺氧缺血性脑病；3.心肌损害。

【出院建议】

1.出院带药：维生素 AD 一盒，每次 1 粒，口服一天一次。

2.嘱母乳喂养，母乳不足时添加配方乳。

3.若有抽搐、气促、发绀、发热等症状，及时就诊。

4.定期康复科和内科门诊专家就诊。

第二节 新生儿呼吸障碍性疾病

新生儿呼吸窘迫综合征

一 概 述

新生儿呼吸窘迫综合征（respiratory distress syndrome，RDS）是肺表面活性物质（pulmonary surfactant，PS）缺乏所致，以生后不久出现呼吸窘迫并进行性加重为特征的临床综合征。由于该病在病理形态上有肺透明膜的形成，故又称之为肺透明膜病（hyaline membrane disease，HMD）。多见于早产儿，胎龄越小，发病率越高。随着产前糖皮质激素预防、出生后 PS 及 CPAP 早期应用，不仅早产儿 RDS 发病率降低，RDS 的典型表现及严重程度也发生了一定的变化。

二 诊断与评估

1.评估发生新生儿呼吸窘迫综合征的高危因素

（1）早产：胎龄越小，PS 合成及分泌量也越低，RDS 的发生率越高。胎龄＜30 周的早产儿，RDS 发生率高达 70％以上，胎龄＞36 周的早产儿，RDS 发生率仅为 1％～5％。

（2）糖尿病母亲婴儿（infant of diabetic mother，IDM）：也易发生此病，RDS 发生率比正常增加 5～6 倍。是因血中高浓度胰岛素能拮抗肾上腺皮质激素对 PS 合成的促进作用。

（3）择期剖宫产儿：近年来 RDS 的发生率也有增高趋势。选择性剖宫产儿发生呼吸窘迫的主要机制是分娩尚未发动前行剖宫产，缺乏宫缩，儿茶酚胺和肾上腺皮质激素等应激反应较弱，影响 PS 的合成分泌。

（4）其他：围生期窒息、低体温、前置胎盘、胎盘早剥和母亲低血压等所致的胎儿血容量减少，均可诱发 RDS。有研究发现，由于 PS 中 SP-A 或 SP-B 基因变异或缺陷，使其不能发挥作用，此类患儿，不论足月，还是早产，均易发生 RDS。

2.根据临床表现诊断和评估

RDS 多见于早产儿，生后不久（一般 6 小时内）出现呼吸窘迫，并呈进行性加重。主要表现为呼吸急促（＞60 次/min）、呼气呻吟、皮肤青紫、鼻扇及吸气性凹陷，严重时表现为呼吸浅表，呼吸节律不整，呼吸暂停及四肢松弛。呼气呻吟为本病的特点，这是一种代偿性或保护性机制，通过呼气时声门不完全开放,使肺内气体潴留产生正压,防止肺泡萎陷。体格检查可见胸廓扁平;因潮气量小,在听诊时两肺呼吸音减低,肺泡有渗出时可闻及细湿啰音。

随着病情逐渐好转,由于肺顺应性的改善,肺血管阻力下降,有 30%～50% 患儿于 RDS 恢复期出现动脉导管开放(patent ductus arteriosus,PDA),分流量较大时可发生心力衰竭、肺水肿。故恢复期的 RDS 患儿,其原发病已明显好转,若突然出现对氧气的需求量增加、难以矫正和难以解释的代谢性酸中毒、喂养困难、呼吸暂停、外周循环灌注不良及肝脏在短时间内进行性增大,应注意本病。若同时具备脉压增大,心率增快或减慢,心前区搏动增强,胸骨左缘第二肋间可听到收缩期或连续性杂音,应考虑本病。

RDS 通常于生后 24～48 小时病情最重,病死率较高,能存活 3 天以上者,肺成熟度增加,病情逐渐恢复。值得注意的是,近年来由于 PS 的广泛应用,RDS 患儿的病情已减轻,病程亦缩短。对于未使用 PS 的早产儿,若生后 12 小时出现呼吸窘迫,一般不考虑 RDS。

此外,随着选择性剖宫产的增加,足月儿 RDS 发病率有不断上升趋势,临床表现与早产儿相比,起病稍迟,症状可能更重,PS 使用效果不及早产儿。

3.根据病理生理机制解释临床表现

由于 PS 含量减少,使肺泡表面张力增加,呼气末 FRC 降低,肺泡趋于萎陷。RDS 患儿肺功能异常主要表现为肺顺应性下降,通气/血流比值降低,气体弥散障碍及呼吸做功增加,从而导致缺氧、代谢性酸中毒及通气功能障碍所致的呼吸性酸中毒;由于缺氧及酸中毒使肺毛细血管通透性增高,液体漏出,使肺间质水肿和纤维蛋白沉着于肺泡表面形成嗜伊红透明膜,进一步加重气体弥散障碍,加重缺氧和酸中毒,并抑制 PS 合成,形成恶性循环。此外,严重缺氧及混合性酸中毒也可导致肺动脉高压的发生。

4.辅助检查评估

(1)实验室检查:①血气分析是最常用的检测方法,pH 和动脉 PaO_2 降低,动脉 $PaCO_2$ 增高,碳酸氢根减少。②以往通过泡沫试验及测定羊水或患儿气管吸引物中卵磷脂/鞘磷脂比值,用于评估肺成熟度,该方法目前临床已极少应用。

(2)X 线胸部摄片检查:本病的 X 线检查具有特征性表现,是目前确诊 RDS 的重要手段。主要表现有:①两肺呈普遍性的透过度降低,可见弥漫性均匀一致的细颗粒网状影,即毛玻璃样(ground glass)改变(见图 2-2-1);②在弥漫性不张肺泡(白色)的背景下,可见清晰充气的树枝状支气管(黑色)影,即支气管充气征(air bronchogram);③双肺野均呈白色,肺肝界及肺心界均消失,即白肺(white lung)(见图 2-2-2)。

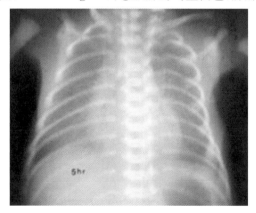

双肺野透过度明显降低,呈毛玻璃样改变,双肺门处见充气支气管,双侧心缘模糊

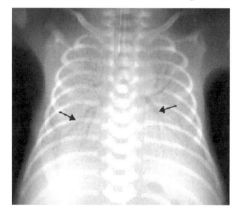

双肺野透过度均匀一致性降低,未见正常肺纹理,其内可见含气支气管影。双侧心缘、膈肌及膈角均显示不清

图 2-2-1　RDS 患儿胸部 X 线片　　　　　图 2-2-2　RDS 患儿胸部 X 线片

(3)超声检查:彩色多普勒超声有助于动脉导管开放的诊断。此外,肺超声检查有助于RDS与湿肺相鉴别。

三 治疗与管理

RDS治疗和管理目的是保证通气和氧合功能正常,待自身PS产生增加,RDS得以恢复。对不同病情和不同的适应证,应用PS、无创或有创呼吸支持是治疗的重要手段。

1.一般治疗

(1)保温:将婴儿置于暖箱或辐射式抢救台上,保持皮肤温度在36.5℃。

(2)监测:体温、呼吸、心率、血压和动脉血气。

(3)保证液体和营养供应:第1天液体量为70~80ml/(kg·d),以后逐渐增加,液体量不宜过多,否则易导致动脉导管开放,甚至发生肺水肿。

(4)抗生素:根据是否存在细菌感染的高危因素,考虑使用抗生素。

2.氧疗和辅助通气

(1)氧疗(oxygen therapy):轻症可选用鼻导管、面罩、头罩或加温湿化高流量鼻导管(heated humidifying high-flow nasal cannula,HHHFNC)吸氧,维持PaO_2在50~80mmHg(6.7~10.6kPa)、经皮血氧饱和度($TcSO_2$)在90%~95%为宜。

(2)持续气道正压通气(continuous positive airway pressure,CPAP):对于存在RDS高危因素,尤其是极低或超低体重早产儿,生后早期应用CPAP,可减少PS应用及气管插管。对已确诊的RDS,使用CPAP联合PS,是RDS治疗的最佳选择。①方法:采用双侧鼻塞为最常用的途径。②参数:压力为3~8cmH_2O,RDS至少保证6cmH_2O,但一般不超过8~10cmH_2O。气体流量最低为患儿3倍的每分通气量或5L/min,FiO_2则根据SaO_2进行设置和调整。

除CPAP外,目前还有许多无创通气的方式,包括经鼻间歇正压通气(noninvasive positive pressure ventilation,NIPPV)、双水平正压通气(bllevel positive airway pressure,BiPAP)、HHHFNC以及高频通气(high-frequency ventilation,HFV)等也应用于临床治疗RDS。但这些方式与经典CPAP相比,其优势作用和远期效果还有待于进一步研究和证实。

3.气管插管机械通气

近年来,由于PS普遍应用于RDS,使得机械通气参数较前降低,机械通气时间明显缩短。

(1)指征:参考标准为①$FiO_2=0.6$,$PaO_2<50mmHg$(6.7kPa)或$TcSO_2<85\%$(发绀型先心病除外);②$PaCO_2>60~70mmHg$(7.8~9.3kPa)伴pH<7.25;③严重或药物治疗无效的呼吸暂停。具备上述任意一项者即可经气管插管应用机械通气。

(2)参数:初调值。吸气峰压(peak inspiratory pressure,PIP)应根据患儿胸廓起伏设定,一般20~25cmH_2O,呼气末正压(positive end expiratory pressure,PEEP)4~6cmH_2O,呼吸频率(respiratory rate,RR)20~40次/min,吸气时间(tine of inhall,TI)0.3~0.4秒,FiO_2依据目标$TcSO_2$调整。调整参数后15~30分钟检测动脉血气,依据结果,决定是否进一步调整。

4.高频通气

对常频机械通气治疗失败的RDS患儿,HFV可作为补救治疗,但有研究报道,HFV作为RDS患儿首选方式,应用越早,越能减少支气管肺发育不良(broncho pulmonary dysplasia,BPD)发生、缩短住院时间、减少PS用量及提前拔管。

5.PS替代疗法

应用PS可明显降低RDS病死率及气胸发生率,同时可改善肺顺应性和通换气功能,降低呼吸机参数。临床应用PS分为天然型PS、改进的天然型PS、合成PS及重组PS,目前使用最多的是从猪肺、小牛肺提取的天然型 PS。

（1）应用指征：已确诊的 RDS 或产房内防止 RDS 的预防性应用（目前已不推荐预防性应用）。RDS 在经 CPAP 治疗，在 CPAP 压力≥6cmH$_2$O，FiO$_2$>0.30 才能维持目标氧饱和度时，应给 PS 治疗。

（2）使用时间：对母亲产前未使用激素或需气管插管稳定的极早产儿，应在产房内使用；对于已确诊 RDS 的患儿，越早应用效果越好；对部分 RDS 仍在进展患儿（如持续不能离氧，需要机械通气），需使用第二剂或第三剂 PS。

（3）使用剂量：每种 PS 产品均有各自的推荐剂量，多数报道首剂 100～200mg/kg，第二剂或第三剂给予 100mg/kg；对已确诊 RDS，首剂 200mg/kg 的疗效优于 100mg/kg。

（4）使用方法：药物（干粉剂需稀释）摇匀后，经气管插管缓慢注入肺内。目前已开展微创技术使用 PS，即微创肺表面活性物质注射（less invasive surfactant administration，LISA）和微创表面活性物质治疗（minimally invasive surfactant therapy，MIST），即不采用传统气管插管，使用细的导管置入气管内，在不间断鼻塞 CPAP 下，缓慢注入 PS。

6. 关闭动脉导管

（1）保守处理：①保证足够的肺氧合；②限制液体量：对大于 3 天者，液量<130ml/(kg·d)；③纠正贫血：输注悬浮红细胞，维持血细胞比容>35%；④机械通气时，维持适当 PEEP，可以减少左向右分流，增加周身循环血量；⑤如果有存在液体潴留的证据，可应用利尿剂。

（2）药物关闭：①吲哚美辛为非限制性环氧化酶抑制剂，对环氧化酶-1 和环氧化酶-2 均有抑制作用，能使 PDA 关闭。静脉制剂为首选剂型，口服剂型胃肠道反应多见。常用剂量为 0.2mg/kg，间隔 12～24 小时，连用 3 剂，一般用药首剂 2 小时后都能观察到明显的收缩效应。常见副作用为胃肠道出血穿孔、肾功能损害、低钠血症和脏器血流暂时性减少等。②布洛芬也属非限制性环氧化酶抑制剂，主要通过抑制花生四烯酸经环氧化酶-2 催化生成前列腺素途径，达到促进 PDA 关闭的作用。大量的临床证据表明，布洛芬在关闭 PDA 的疗效与吲哚美辛是相同的。目前推荐的剂量为首剂 10mg/kg，第二剂 5mg/kg，第三剂 5mg/kg，每剂间隔为 24 小时。静脉制剂最好，但口服剂型的疗效也是被公认的。布洛芬对环氧化酶-2 作用较明显，对环氧化酶-1 较弱。因此，对脏器血流的影响较小，尤其是肾脏副作用更小。此外，目前也有应用对乙酰氨基酚关闭动脉导管，但有关其疗效及安全性尚需进一步证实。③手术结扎是目前关闭 PDA 的最确实方法，一般在使用药物治疗第二个疗程失败后，仍有持续 PDA，伴有显著左向右分流，患儿（特别是超低出生体重儿）对呼吸支持依赖或肺部情况恶化，及存在药物治疗禁忌证时，建议手术治疗。但手术结扎有引起气胸、乳糜胸及脊柱侧弯、左侧声带麻痹等潜在风险。

7. 新生儿呼吸窘迫综合征的预防

①妊娠不足 30 周存在早产风险的孕妇应转运到具有救治 RDS 能力的围生中心；②对所有妊娠不足 34 周存在风险的孕妇，应给予产前激素治疗；③对妊娠不足 39 周，如没有明确指征，不建议择期剖宫产。

四 研究热点

1. 早产儿支气管肺发育不良

随着极低或超低体重儿存活率的增加，RDS 并发的慢性肺部病变，即支气管肺发育不良（bronchopulmonary dysplasia，BPD）的发病率有所增加。根据 2001 年美国国立儿童健康和人类发展研究所（National Institute of Child Health and Human Development，NICHD）制定的标准，即对于出生胎龄<32 周的早产儿，生后累计用氧超过 28 天，然后根据校正胎龄 36 周时吸入氧浓度分别为 0.21、小于 0.30、大于 0.30 或需要各种正压通气，定义为轻度、中度和重度 BPD（severe BPD，sBPD）。2018 年 NICHD 专家提出新的建议，细化了用氧方式与 BPD 的分度，强调了有创机械通气与 sBPD 的关系，并将日龄 14 天至校正胎龄 36 周之间因呼吸衰竭死亡者归属 sBPD 的诊断中（见表 2-2-1）。

表 2-2-1 NICHD 2018 关于 BPD 分度定义

NICHD 2018 定义:胎龄≤32 周,胸部 X 线片有持续的肺实质性病变,在纠正胎龄 36 周时仍需呼吸支持以维持≥3 天氧饱和度在 90%～95%。按下表进行分度(表中数据为吸入氧浓度%):

BPD 分级	有创 IPPV	nCPAP,NIPPV,鼻导管≥3L/min	头罩	鼻导管 1～3L/min	鼻导管<1L/min
Ⅰ度 BPD		21	22～29	22～29	22～70
Ⅱ度 BPD	21	22～29	≥30	≥30	≥70
Ⅲ度 BPD	>21	≥30			
Ⅲa 度 BPD	生后>14 天,尚未达纠正胎龄 36 周死于呼吸衰竭的早产儿				

资料来源:Higgins RD Jobe AH,Koso-Thomas M,et al. Bronchopulmonary Dsyplasia:Executive summary of a workshop. The Journal of Pediatrics,2018,197:300-308.

合并 BPD 的早产儿病死率和并发症发生率均显著高于一般早产儿。BPD 发病机制复杂,致病因素诸多,其预防和临床管理策略需考虑各种因素,应在尽量避免肺损伤的同时促进肺的生长和损伤的修复。重症 BPD 患儿容易并发多种并发症,尤其需要多学科协作的综合管理。

2.其 他

由 RDS 或早产本身并发的疾病如坏死性小肠结肠炎、脑室内出血、脑室周围白质软化、早产儿视网膜病等,都是 RDS 诊治研究中的热点问题,但因限于篇幅,不再在本节"RDS"中详细介绍。

(五) 推荐文献阅读

1. Sweet DG,Carnielli V,Greisen G,et al. European consensus guidelines on the management of respiratory distress syndrome-2019 update[J]. Neonatology,2019,115(4):432-450.

2. 中华医学会儿科学分会新生儿学组中华儿科杂志编辑委员会. 中国新生儿肺表面活性物质临床应用专家共识(2021 版)[J]. 中华儿科杂志,2021,59(8):627-632.

3. Higgins RD,Jobe AH,Koso-Thomas M,et al. Bronchopulmonary dysplasia:executive summary of a workshop[J]. J Pediatr,2018,197:300-308.

(六) 病例剖析

【一般情况】 患儿,男,出生后 2 小时,出生胎龄 29 周$^{+3}$,出生体重 1.2kg。

【主诉】 早产后气急、发绀、呻吟 2 小时。

【现病史】 患儿于 2 小时前剖宫产出生,出生时 1 分钟 Apgar 评分 7 分,5 分钟 Apgar 评分 9 分,出生时自主呼吸较弱,有呻吟,呼吸频率 70 次/min,吸气性凹陷明显;经有效的皮囊正压通气后以 CPAP 6cmH_2O 维持,在吸入氧浓度 35% 时,血氧饱和度 90%。经气管插管应用肺表面活性物质 200mg/kg,然后即拔管给予无创 CPAP 维持。因呼吸困难未缓解,血氧饱和度间歇性下降,转院至上级医院新生儿监护病房进一步治疗。

【母亲情况】 母亲孕期无特殊情况,孕 28 周有先兆早产,在产科"保胎",分娩前未用特殊药物。

【入院情况】 患儿在 CPAP 应用下,以新生儿转运暖箱转入新生儿监护病房。入 NICU 时哭声低下,呻吟、吸气性凹陷明显。吸入氧浓度 35% 时,血氧饱和度 90%。

【入院体检】 患儿面色轻度发绀,T 36.5℃,P 140 次/min,R 80 次/min,BP 50/31mmHg。前囟平,反应差。呼吸促,在 CPAP 应用下可见吸气性凹陷,两肺呼吸音粗,对称;心脏听诊未闻及杂音;腹部平软,肝脏肋下 1cm,脾肋下未及。四肢温暖,毛细血管再充盈时间 1～2 秒。拥抱反射不能引出,四肢肌张力稍低。

【辅助检查】

1. 入院时动脉血气分析:在吸入氧浓度为 35% 时,血 pH 7.31,PaO$_2$ 50mmHg,PaCO$_2$ 45mmHg。

2. 入院后胸部 X 线片:两肺透亮度降低,有支气管充气征,无气胸表现。

3. 血常规:WBC $12×10^9$/L,Hb 145g/L,CRP 7mg/L。

【入院后进一步检查】 生后 48 小时经心脏超声检查,排除先天性心脏畸形;同时经多普勒超声三尖瓣反流评估肺动脉压为 30mmHg,动脉导管为左向右分流,动脉导管直径 1.2mm。头颅超声未见脑室出血和其他异常;进一步完善了血培养等感染相关检查。

【治疗计划】 这是典型的早产儿呼吸窘迫综合征病例。患儿 29 周$^+$早产,低出生体重(1200g);生后早期出现气急、发绀、吸气性凹陷、呻吟等典型的呼吸窘迫综合征临床表现;体检发现呼吸急促,吸气性凹陷体征;胸部 X 线片见两肺透亮度降低、支气管充气征等表现。治疗以呼吸支持、维持肺功能残气量、维持正常氧合和通气为主。早期采用的 CPAP 及在符合指征后气管内应用表面活性物质是目前规范的治疗手段。还要注意液体平衡、营养支持;密切关注与早产和极低出生体重儿密切相关的并发症,如脑室内出血、早产儿视网膜病、动脉导管开放(PDA)、坏死性小肠结肠炎(necrotizing enterocolitis,NEC)、感染及后期的支气管肺发育不良(BPD)等发生。实际上,该患者在入院后 5 小时在 CPAP 6cmH$_2$O、吸入氧浓度 40% 应用下,尚不能维持目标血氧饱和度,故改用气管插管机械通气。在机械通气下,吸入氧浓度为 35%,经皮血氧饱和度能维持在 90%～95%;在住院期间逐渐降低呼吸支持。患儿在住院期间共用氧 32 天,包括接受机械通气 7 天,CPAP 应用 14 天;最后鼻导管低流量 0.5L/min、吸入氧浓度 22%～25% 用氧 26 天。住院 49 天,体重达 2300g,吸大气下血氧饱和度正常,全部经口母乳喂养,给予出院。

【出院诊断】 1. 早产儿呼吸窘迫综合征;2. 支气管肺发育不良(轻度)。

【出院建议】 提倡母乳喂养;定期营养和生长发育评估;纠正胎龄 40 周时进行头颅磁共振成像检查;神经行为评估;关注早产儿贫血;合理安排预防接种;儿童期行肺功能评估。

胎粪吸入综合征

新生儿吸入综合征是指新生儿吸入胎粪、大量羊水、血液或吸入奶液等引起的呼吸系统病理改变。根据吸入发生的时间可分为产前、产时或产后吸入。临床上,最为常见的吸入性肺炎为胎粪吸入综合征(meconium aspiration syndrome,MAS);较少见的有血液的吸入,后者临床常不需治疗。大量羊水吸入可见于胎儿严重窒息,由于羊水内的脱落上皮细胞阻塞末端气道而引起呼吸困难,一般只需支持治疗,临床预后相对良好。MAS 是由于胎儿在宫内排出胎粪污染羊水,胎儿在宫内或产时吸入被胎粪污染的羊水而出现新生儿呼吸困难,多见于足月儿或过期产儿。

一 诊断与评估

1. 主要机制

胎粪的排出使羊水中含有胎粪(meconium staining of amniotic fluid,MSAF),这在所有活产儿中约占 12%,其发生率随胎龄增加而增加。在胎龄 >42 周的分娩胎儿中,MSAF 的发生率 >30%;而胎龄 <37 周者,MSAF 的发生率 <2%;在胎龄 <34 周者,则极少有胎粪排入羊水。

MSAF 发生率与胎龄明显相关可能的机制是:①在神经系统成熟的胎儿,脐带的挤压可引起短暂的副交感刺激引起胎粪排出;②胎粪排出是胃肠道成熟的一种自然现象。

MSAF 与胎儿宫内窘迫相关,但临床较多胎儿有 MSAF 而并无宫内窘迫表现,可能的机制是仅仅短暂宫内缺氧导致胎粪排出而尚未引起明显的窒息(如脐血 pH 降低等)。引起宫内胎粪排出的机制仍不十分清楚。MSAF 曾被作为胎儿宫内窘迫的同义词,但其与 Apgar 评分、胎心异常、脐血 pH 等不十分相关;一般认为,羊水被黏稠胎粪污染与慢性宫内缺氧、胎儿酸中毒和不良预后相关;目前多数观点认为,MSAF 伴胎心异常是胎儿窘迫和围产期出现并发症的标志。

在一般情况下,胎儿肺液的分泌量较大,使气道的液体自气道流出至羊膜腔。如不存在明显的宫内窘迫,即使羊水被胎粪污染,正常的宫内呼吸活动也不会导致胎粪的吸入;一旦有吸入,也大多位于上气道或主气管;而在明显的宫内缺氧所引起的胎儿窘迫、出现喘息时,可使胎粪进入小气道或肺泡。在生后的呼吸开始后,尤其是在伴有喘息时,可使胎粪吸入至远端气道。临床有严重的羊水胎粪污染(如羊水Ⅲ度混浊)、胎心过快、脐动脉 pH 低等都提示有胎粪吸入的可能而需积极干预。

2.诊断依据

(1)临床表现:根据足月儿、过期产儿有羊水胎粪污染的证据,初生儿的指甲、趾甲、脐带和皮肤被胎粪污染而发黄,生后早期出现的呼吸困难,从气管内吸出胎粪及有典型的胸部 X 线片表现时可做出诊断。如患儿胎龄<34 周、羊水清澈时,胎粪吸入则不太可能。MAS 多见于过期产儿。患儿生后见指甲、皮肤、脐带严重黄染,出生初期常表现为低氧所致的神经系统抑制;早期呼吸系统表现常是肺液吸收延迟伴肺血管阻力增高而非胎粪吸入本身所致。呼吸困难可表现为发绀、呻吟、鼻翼扇动、吸气性凹陷和明显的气急,呼吸浅而快。胸部体征有过度充气的表现,胸廓前后径增大如桶状胸;听诊可闻及啰音。上述症状和体征于生后 12~24 小时随胎粪进一步吸入远端气道而更为明显。由于胎粪最终需通过吞噬细胞清除,患儿呼吸困难表现常持续至生后数天至数周。

(2)辅助诊断:胸部 X 线片表现为肺斑片影伴肺气肿;由于过度充气而使横膈平坦;重症者可出现大片肺不张、继发性肺损伤或继发性肺泡表面活性物质缺乏所致的肺萎陷表现;可并发纵隔气肿、气胸等气漏。由于围产期的缺氧,心影可以增大。上述 X 线片表现在出生后 12~24 小时常更为明显。动脉血气分析显示有低氧血症、高碳酸血症和代谢性或混合性酸中毒。如低氧血症很明显,与肺部的病变或呼吸困难的程度不成比例时,可通过心脏超声检查发现有心脏卵圆孔、动脉导管水平的右向左分流。

(3)临床评估:胎粪吸入后的病理生理(见图 2-2-3):如宫内已有胎粪吸入或有 MSAF 而生后大气道胎粪未被及时清除,随着呼吸的建立胎粪可进入远端气道引起梗阻。首先是胎粪引起小气道机械性梗阻,当完全梗阻时出现肺不张;当胎粪部分阻塞呼吸道时,产生活瓣样效应。由于吸气为主动过程,即由于胸腔负压作用而产生的气道压差较大,气体易于吸入;而呼气为被动过程,压差较小而不易呼出,最终使肺内气体滞留而出现肺气肿,进一步可发展为纵隔气肿或气胸等气漏。在胎粪吸入后 12~24 小时,由于吸入的胎粪对小气道的刺激,可引起化学性炎症和肺间质水肿;发生化学性炎症时肺气肿可持续存在而肺萎陷更为明显;可见肺泡间隔中性粒细胞浸润、肺泡和气道上皮细胞坏死、肺泡内蛋白样碎片积聚等表现;由于末端气道的阻塞而使肺动态顺应性降低。胎粪使肺泡表面活性物质灭活,降低肺表面活性物质相关蛋白 A 和 B 的产生。

在窒息、低氧的基础上,胎粪吸入所致的肺不张、肺萎陷、化学性炎症损伤、PS 的继发性灭活可进一步加重肺萎陷、通气不足和低氧。上述因素使患儿肺血管压力不能适应生后的环境而下降,即适应不良(mal-adaptation),出现持续增高,即新生儿持续肺动脉高压(persistent pulmonary hypertension in the newborn,PPHN)。MAS 患儿约 1/3 可并发不同程度的 PPHN。除 MAS 因素所致的 PPHN 外,宫内窘迫所致的肺动脉发育异常,表现为血管平滑肌延伸至正常无肌化的肺泡细小动脉(intra-acinar arterioles),导致其管腔减小、肺血管阻力增加也是其病理基础。总之,MAS 导致 PPHN 的确切机制仍不完全清楚,产前的肺细小动脉改变和生后的肺血管适应不良可能都参与其病理过程。

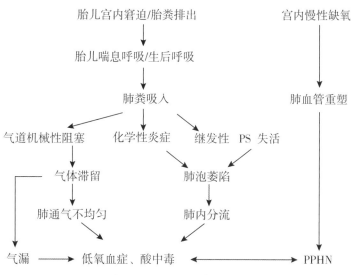

图 2-2-3　MAS 的病理生理

（4）其他吸入的评估：①大量羊水吸入可见于胎儿严重缺氧，因宫内胎儿的喘息，吸入大量羊水；因羊水内的脱落上皮细胞阻塞末端气道而引起呼吸困难。患儿出生后多表现为窒息后肺水肿及相关的症状，临床预后相对良好。在胎儿期，正常情况下肺内充满清澈的羊水，在分娩时羊水仍为清澈的情况下，临床上很难界定是羊水吸入所致的呼吸困难还是窒息后肺水肿所致的呼吸困难。总之，对在羊水清澈情况下是否会发生"大量羊水吸入"仍有争议。②血液吸入的血源多是母亲。由于在胎儿期气道充满了液体，血液较难进入呼吸道而引起严重的呼吸困难，故该病临床少见；当血性羊水伴有感染时，患儿可因吸入污染羊水而发生感染性肺炎。③新生儿感染性肺炎在生后即出现临床症状，应与早发性感染性肺炎相鉴别。原发性的感染性肺炎如在出生后早期（一般指 3 天内）发病，常为先天或经产道感染所致。肺部感染经胎盘血行获得时，母亲常有相应的感染史和临床表现，常见病原体有梅毒、李斯特菌、病毒等。如肺部感染经产道获得，则称为上行性感染，母亲可有羊膜炎病史，有发热，羊水浑浊并有臭味，病原体常为衣原体、B 组链球菌（group B streptococcus，GBS）、大肠杆菌等，也可由病毒引起。新生儿早发性感染性肺炎可有感染的临床表现及相关的实验室检查证据。在胸部 X 线检查时，经胎盘血行获得的感染性肺炎，呈弥漫均匀的肺密度增加；而经产道获得的上行性感染，则表现似支气管肺炎，可有胸膜渗出。

二　治疗与管理

1.产科处理和胎粪吸入综合征的预防

对于有胎盘功能不全、先兆子痫、高血压、慢性心肺疾病和过期产等的母亲，应密切进行产程的监护，必要时进行胎儿头皮血 pH 的监护。产妇分娩时并发羊水过少和羊水含黏稠胎粪时，可采用经子宫颈生理盐水羊膜腔注射，以降低胎儿窘迫和胎粪吸入的发生风险。经生理盐水羊膜腔注射后黏稠胎粪被稀释，此时即使有深大呼吸发生，胎粪吸入的风险也将大大降低。该方法在 20 世纪 80～90 年代开始应用，目的是预防羊水有胎粪污染者 MAS 的发生；然而近年来在围产医疗设施已较为完善的医疗机构的临床观察并未发现该方法对 MAS 有预防效果；生理盐水羊膜腔注射还可导致胎儿心律失常、新生儿感染的发生风险增加。

在分娩中见胎粪污染羊水时，通过检查评估新生儿是否有活力（包括心率＞100 次/min、有自主呼吸和肌张力正常）。当新生儿生后呼吸暂停或呼吸困难，则应使用洗耳球或吸管清洁口腔，然后清洁鼻腔；而在复苏初期气道深部吸引可引起局部损伤、迷走神经反应等，临床已较少应用。对于发生 MSAF 时是否需要气道吸引,一直争议较多。早年的研究显示出生后立即进行气管吸引可降低 MAS 的发生率和严重程度;随着证据水平从观察性研究发展到大规模随机研究对照试验,包括口咽吸引和常规气管插管吸引新生儿被证明无效,故不再推荐。在国际的复苏指南制定中,为避免在没有有力证据证明有益的情况下进行侵入性干预,2015 年国际复苏联络委员会(International Liaision Committee on Resuscitation, ILCOR)建议的共识、美国心脏协会(American Heart Association,AHA)指南和欧洲复苏委员会指南均不再推荐对有 MSAF 且无活力新生儿常规气管吸引;仅保留对无呼吸的新生儿进行通气和对可疑气道阻塞进行气道吸引。2016 年中国新生儿复苏项目专家组提出的实施意见是:当发生羊水胎粪污染时,对于无活力的新生儿,应在 20 秒内完成气管插管及吸引胎粪;如果不具备这个条件,则应在快速清理口鼻后尽快开始正压通气。

2.一般监护及呼吸治疗

对于有胎粪吸入的患儿应密切监护,观察呼吸窘迫症状和体征,减少不必要的刺激,监测血糖、血钙等;对于有血压低或心功能不全的患儿应使用正性肌力药物;为避免脑水肿和肺水肿,应限制液体。常规胸部 X 线检查,应注意有许多患儿无临床表现而 X 线胸片可见异常。胸部物理治疗和用头罩或面罩给以温湿化用氧将有助于将气道胎粪排出。

3.机械通气治疗

胎粪阻塞可引起患儿缺氧,由于肺萎陷可出现右向左分流,使低氧加重;当 $FiO_2 > 0.4$ 时,可用 CPAP 治疗。在 MAS 的初始治疗时,相对于头罩或面罩给以温湿化用氧,直接给予 CPAP 治疗者后续 7 天内需要气管插管机械通气的概率显著降低。一般用 $4 \sim 5 cmH_2O$ 压力能使部分萎陷的气道开放、使通气血流灌注比值(ventilation/perfusion ratio,V/Q)失调得到部分纠正;但某些情况下,CPAP 可引起肺内气体滞留,尤其在临床及 X 线胸片提示肺过度充气时应特别注意。当 $PaO_2 < 50mmHg$,$PaCO_2 > 60mmHg$ 时,常是 MAS 的机械通气指征。对于 MAS 常用相对较高的吸气峰压,如 $30 \sim 35 cmH_2O$,足够的呼气时间,以免气体滞留。MAS 呼吸机治疗时最好进行肺力学监测,常常是胎粪阻塞引起气道梗阻,使呼吸时间常数(time constant)延长,此时需要较长的呼气时间。当肺顺应性正常时,机械通气以慢频率、中等的压力为主,开始常用吸气时间为 0.4~0.5 秒,频率为 20~25 次/min。当肺炎明显时,可用相对快的呼吸频率。适当使用镇静剂可减少患儿的呼吸机对抗,降低气压伤的发生风险。

对于常频呼吸机应用无效或有气漏,如气胸、间质性肺气肿者,用高频喷射或高频振荡通气,可能有较好的效果。一般在 MAS 治疗中,高频呼吸的频率为 8~10Hz。

4.肺表面活性物质的应用

自 20 世纪 90 年代初,人们就尝试用表面活性物质治疗 MAS。研究发现,多数患儿在应用第二及第三剂 PS 后临床表现才出现显著改善。以后多采用较大的剂量,相对较长的给药时间(20 分钟),显示了较好的临床效果。表面活性物质应用后患儿气胸的发生风险降低及需体外膜肺氧合(extracorporeal membrane oxygenation,ECMO)的应用。国内 16 家儿童医院进行的 PS 治疗 MAS 多中心随机对照临床试验结果表明,应用 200mg/kg PS 后有较多的病例 6 小时及 24 小时血氧状态显著提高。MAS 时也可将 PS 结合高频通气、吸入 NO 等联合应用,可获取更好的疗效。

5.抗生素的应用

仅凭临床表现和 X 线片鉴别 MAS 和细菌感染性肺炎比较困难。常需要选择广谱抗生素进行治疗,同时积极寻找细菌感染的证据以确定抗生素治疗的疗程。

三 研究热点

1.对于严重 MAS

以表面活性物质悬液进行气道灌洗在实验模型和 MAS 患者中都有良好的应用前景,但也有不一致的报道。使用的总灌洗量范围为 3～48ml/kg 不等,灌洗液中的表面活性物质磷脂浓度为 2.5～12mg/ml,而大多数使用的浓度约为 5mg/ml。在氧合指数和机械通气天数方面,与对照组相比,表面活性物质灌洗具有显著的疗效,但对最终缩短氧疗时间和住院天数影响不明显。表面活性物质灌洗不会增加并发症的发生风险。但至今的研究样本仍然较少,尚需要纳入更多的研究样本、改进灌洗方法来进一步证实其有效性。

2. 对胎粪引起的肺炎症损伤的治疗

在胎粪暴露数小时后肺即可出现严重的炎症反应,在肺泡、大气道和肺实质可见大量的中性粒细胞和吞噬细胞。研究显示,胎粪通过抑制中性粒细胞的氧化暴发和吞噬作用而影响其功能。也有研究显示,胎粪通过激活肺泡巨噬细胞,使超氧阴离子增加,导致肺损伤。炎症性细胞因子在胎粪性损伤后产生增加,直接对肺实质造成损伤,使血管出现渗漏,其表现形式类似 ARDS。细胞因子还参与肺动脉高压的病理生理过程。对于肺炎症的治疗,激素(地塞米松、甲基泼尼松龙)的治疗效果仍有争议,一般不推荐应用;小剂量一氧化氮吸入(如 5ppm)对肺中性粒细胞趋化有抑制作用,除能降低肺血管阻力外,能减轻肺病理损伤,显示出潜在的抗感染作用。其他抗氧化治疗,如重组人超氧化物歧化酶(recombinant human superoxide dismutase,rhSOD)对肺损伤的治疗已显示出一定的效果,今后是否可用于临床治疗新生儿 MAS 尚需作进一步的评估。

3. 对并发肺动脉高压的诊治

MAS 除有明显的肺部炎症反应所导致低氧血症外,由于低氧、酸中毒等,引起肺血管持续增高,即 PPHN。临床上,在适当通气情况下,任何新生儿早期表现为严重的低氧血症与肺实质疾病的严重程度或胸部 X 线表现不成比例,并除外气胸及先天性心脏病时,均应考虑 PPHN 的可能。通过病史和体检,同时结合动脉导管开口前(右上肢)与动脉导管开口后(下肢)动脉血氧分压或氧饱和度差、超声检查评估心脏右向左分流及肺动脉压力。对于肺动脉高压,最常用的超声评估方法是经三尖瓣反流(tricuspid regurgitation,TR)流速估测肺动脉。

目前对 PPHN 的治疗原则是:①保持最佳肺容量、用温和的通气;②维持正常心功能;③纠正严重酸中毒,使 PPHN 急性期血 pH>7.25,最佳值为 7.30～7.40,但应避免碱化血液;④肺血管扩张剂的应用;其中最有效的是吸入一氧化氮(inhaled nitric oxide,iNO),也可用磷酸二酯酶-5 抑制剂,如西地那非等药物;⑤对常规治疗无效者,可用 ECMO。

四 推荐文献阅读

1. Ahanya SN,Lakshmanan J,Morgan BL,et al. Meconium passage in utero:mechanisms,consequences,and management[J]. Obstet Gynecol Surv,2005,60(1):45-56.

2. Fraser WD,Hofmeyr J,Lede R,et al. Amnioinfusion for the prevention of the meconium aspiration syndrome[J]. N Engl J Med,2005,353(9):909-917.

3. Hofmeyr GJ,Xu H,Eke AC. Amnioinfusion for meconium-stained liquor in labour[J]. Cochrane Database Syst Rev,2014(1):CD000014.

4. Velaphi S,Vidyasagar D. Intrapartum and post delivery management of infants born to mothers with meconium-stained amniotic fluid:Evidence-based recommendations[J]. Clin Perinatol,2006,33(1):29-42.

5. Plosa EJ. Meconium Aspiration. In:Cloherty and Stark's Manual of Neonatal Care[M]. 8th ed. Philadelphia:Wolters Kluwer,2017.

6. 中国新生儿复苏项目专家组. 中国新生儿复苏指南(2016 年北京修订)[J]. 中华围产医学杂志,2016,19(7):481-486

7. Pandita A，Murki S，Oleti TP，et al. Effect of nasal continuous positive airway pressure on infants with meconium aspiration syndrome：a randomized clinical trial[J]. JAMA Pediatr，2018，172(2)：161-165.

8. El Shahed AI，Dargaville PA，Ohlsson A，et al. Surfactant for meconium aspiration syndrome in term and late preterm infants[J]. Cochrane Database Syst Rev，2014(12)：CD002054.

9. 新生儿呼吸疾病研究协作组. 猪肺表面活性物质治疗胎粪吸入综合征的多中心随机对照研究[J]. 中华儿科杂志，2005，43(5)：354-359.

五 病例剖析

【一般情况】 患儿，男，18 小时龄，出生胎龄 40 周$^{+5}$，出生体重 3.9kg。

【主诉】 出生后气急伴发绀 18 小时。

【现病史】 患儿于 18 小时前出生。自然分娩，出生时 1 分钟 Apgar 评分 2 分，5 分钟 Apgar 评分 7 分，羊水 Ⅲ 浑浊，含有胎粪；出生时无自主呼吸，经气管插管气道吸引清理呼吸道后予以面罩吸氧，因生后 1 小时内持续气急和血氧饱和度低(经皮血氧饱和度在 78%～88%)，转院至上级医院新生儿监护病房。

【母亲情况】 母亲孕期无特殊情况，分娩前 2 天有"胎心减慢"(具体不详)，分娩前未用特殊药物。

【入院情况】 患儿在面罩吸氧下，以新生儿转运暖箱转入新生儿监护病房。入 NICU 时哭声低下，无抽搐，无呕吐。

【入院体检】 患儿面色发绀，T 36.5℃，P 120 次/min，R 80 次/min，BP 58/26mmHg。前囟平，反应差。呼吸较浅促，可见明显吸气性凹陷，胸廓稍饱满，两肺呼吸音粗，对称；心脏听诊未闻及杂音；腹部平软，肝脏肋下 1cm，脾肋下未及。四肢温暖，毛细血管再充盈时间 2～3 秒。拥抱反射不能引出，四肢肌张力稍低。指甲黄色，皮肤有胎粪污染。

【辅助检查】 入院时动脉血气分析：在面罩吸氧浓度为 80% 时，血 pH 7.18，PaO_2 45mmHg，$PaCO_2$ 55mmHg。入院后 5 小时胸部 X 线片(见图 2-2-4)提示两肺透亮度增加，有斑片影，部分肺气肿，无气胸表现。

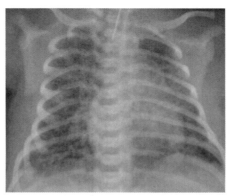

图 2-2-4 入院 5 小时后胸部 X 线片

【进一步检查】 入院后 5 小时在气管插管、机械通气下，吸入氧浓度为 80%，经皮血氧饱和度右上肢在 85%～89%，右下肢在 80%～85%；经心脏超声检查，排除先天性心脏畸形；同时经多普勒超声三尖瓣反流评估肺动脉压为 55mmHg。

【治疗计划】 本例患儿为典型的新生儿胎粪吸入性肺炎。患儿有胎粪污染羊水的临床证据，有围产期窒息史，表现为生后早期出现的呼吸窘迫；体检发现有皮肤胎粪污染，呼吸急促，胸廓饱满，面色发绀等；治疗处理以呼吸道清理、吸氧等呼吸支持为主；如低氧血症和呼吸窘迫明显，也可使用肺泡表面活性物质以补充继发性表面活性物质缺乏。患儿 MAS 所出现的低氧血症明显,在吸入 80% 浓度氧的情况下血氧分压和氧饱和度低,下肢血氧饱和度更低,同时没有气胸和先天性心脏畸形;心脏超声多普勒评估肺动脉压为 55mmHg 等证据,综上表现应该诊断为 MAS 并发持续肺动脉高压。在常规呼吸支持处理的情况下,患儿动脉血压舒张压低,应适当给予容量复苏及血管活性药物,同时应用扩张肺血管药物,如吸入一氧化氮、口服西地那非等。

【出院诊断】 1.新生儿胎粪吸入综合征;2.新生儿持续肺动脉高压。

【出院建议】 定期生长发育评估,肺功能评估,神经行为评估。

第三节 新生儿缺氧缺血性脑病

一 概 述

新生儿缺氧缺血性脑病(hypoxic-ischemic encephalopathy,HIE)是围产期缺氧窒息和(或)血流灌注不足因素导致早期新生儿出现神经系统功能障碍的一种疾病,临床常表现为意识改变和(或)惊厥发作,可伴有喂养困难、气促、肌张力低、原始反射减弱和脑神经功能异常等表现。新生儿 HIE 是全世界导致残疾的最主要病因之一,占所有残疾调整生命年的 1/10。即使在发达国家,新生儿 HIE 在足月和近足月活产婴儿中发生率也有 2‰~3‰。慢性胎心率变化显示,只有约 10% 的新生儿 HIE 病例在分娩前发生 HIE。MRI 研究证实了这一点,绝大多数患有急性 HIE 的新生儿没有明确的脑萎缩,大多数脑损伤发生在出生时。

新生儿 HIE 治疗的主要进展是成功地将亚低温治疗转化为常规治疗。来自多个随机对照临床试验结果表明,亚低温治疗不仅可以提高新生儿 HIE 生存率,还可显著降低严重残疾发生率,包括脑瘫发生率。然而,也需客观看待亚低温治疗,相当大比例的新生儿尽管接受了亚低温治疗,但仍伴随远期神经系统后遗症,甚至出现不同程度的残疾;无残疾存活的患者更远期的预后也有待进一步随访研究。

二 诊断与评估

(一)病史采集要点

(1)母亲既往史:既往健康状况,疾病史、用药史和既往妊娠史等。

(2)母亲妊娠期病史:母亲妊娠期血糖、血压、肝肾功能、贫血等情况,产前筛查、胎儿超声检查、胎心监测、羊水和胎盘情况。

(3)分娩事件史:明确是否存在胎位异常(如肩难产、臀先露、横位等),是否有产程过短或产程延长,是否存在子宫或胎盘异常(如子宫收缩不良、子宫破裂、胎盘早剥、脐带脱垂、脐带绕颈、脐带真结和脐带撕裂等)。

(4)家族史:明确是否存在先天性神经肌肉疾病、遗传代谢性疾病、癫痫或其他基因异常疾病家族史。

(5)新生儿病史:激惹、惊厥、发绀、少哭少动、肌张力低或增高等神经系统异常表现的起病过程、发作详细表现、伴随症状、持续时间、治疗经过和进展情况。另外,也需要关注尿量、血压、肌酸激酶同工酶 CK-MB、乳酸、血氨、转氨酶或凝血功能障碍等提示多器官系统功能损伤的临床和实验室指标的变化。

（二）体格检查

（1）体格检查：首先进行全面系统的体格检查，新生儿体格检查无特定顺序，一般先检查需要安静的项目，如心脏听诊和肺部听诊等；最后再检查可能引起哭闹的项目，如口腔、肌张力和拥抱反射等检查。

（2）神经系统检查：对于有围产期缺氧窒息病史或新生儿HIE可疑的病例，神经系统检查是重点，包括神志意识状态、精神反应情况、呼吸节律、肌张力、原始反射（觅食反射、吸吮反射、握持反射、拥抱反射等）、瞳孔对光反射情况等。

（3）异常体征检查：对于早期出现神经系统症状和体征的患儿，必须体检评估是否存在先天发育异常的表现，包括特殊面容、毛发色泽、皮纹、皮疹、内脏和骨骼的先天性异常等，如小颌畸形、头围异常、毛发色泽浅、通贯掌、纵行皮疹、肝脾肿大和关节挛缩等。上述异常体征常提示先天发育异常或产前因素引起的脑病。

（三）实验室及器械检查

（1）血气分析：脐动脉血气可反映胎儿灌注情况。新生儿血气分析可以反映机体是否缺氧、酸中毒等内环境状态。

（2）血常规检测、C-反应蛋白、前降钙素：反映机体炎症和感染的指标。

（3）血生化五类检测：反映肝肾功能和心肌受损情况，可在一定程度上间接反应窒息的发生。

（4）血培养：检测是否存在血源性全身感染情况。

（5）凝血谱和凝血因子：反映机体凝血功能。

（6）血氨：血氨异常升高提示先天性遗传代谢病可能性大。

（7）脑脊液检测：细胞计数、生化、培养和病毒检测（如肠道病毒、单纯疱疹病毒PCR检测），反映颅内病变情况。

（8）尿液病原学检测：反映是否存在细菌或病毒感染，如尿培养、巨细胞病毒DNA检测。

（9）组织病理学检查：胎盘和脐带的病理结果可反映病因，如胎盘形态和血管发育异常、感染、炎症或脐带血栓形成等。

（10）串联质谱筛查：血或尿氨基酸和有机酸检测以鉴别先天性遗传代谢病。

（11）染色体检查：常规染色体检查和染色体微阵列分析（chromosomal microarray analysis，CMA）可发现许多染色体病。

（12）基因检测：高通量基因Panel检测和全外显子测序（whole exome sequencing，WES）等以评估先天基因异常的原因。

（13）神经生理脑功能监测：神经生理脑功能监测十分重要，用以确定是否有惊厥发作，并评估背景电活动，不仅用于诊断，而且还可评估新生儿HIE的疗效和预后。对于新生儿HIE，推荐作连续视频脑电图和振幅整合脑电图（amplitude-integrated electroencephalography，aEEG）检查。

（14）头颅影像学检查：①头颅MRI有助于判断新生儿HIE的疾病状态和预后。对于有围生期窒息病史的35周以上胎龄新生儿建议生后24～96小时和10天左右作脑部MRI检查，急性严重缺氧缺血可表现为深部灰质损伤，尤其位于豆状核尾部和丘脑前外侧；慢性轻度缺氧缺血者头颅MRI可表现为矢状旁区和皮层下动脉分布交界区白质损伤。传统MRI结合磁共振波谱分析已经成为具备最高敏感性和特异性的新生儿脑损伤影像检测技术；早产儿矫正胎龄40周左右头颅MRI弥散张量成像检查髓鞘化程度可评估脑发育水平和预后。MRI还可发现早产儿白质损伤和神经元/轴突病变，可表现为脑室周围白质软化（periventricular leukomalacia，PVL）、脑室周围胶质细胞弥漫增生、脑室扩张，亦可出现丘脑、基底节、大脑皮层、脑干和小脑容量减低或信号异常等改变。②头颅超声简便易行，无辐射，对于脑室扩大和颅内出血敏感性和特异性均很高，对于早产儿脑病评估具有重要意义，胎龄＜30周早产儿生后7～14天和矫正胎龄36～40周时需作头颅B超检查。③头颅CT检查对于新生儿中枢损伤敏感性差，且辐射大,较少推荐使用。

(四)诊　断

1.新生儿HIE诊断依据和思路

(1)存在引起神经系统损伤的围产期窒息史或高危因素,如母亲重度子痫、心力衰竭、胎心监护异常、严重胎盘早剥、胎母输血、胎胎输血、羊水胎粪污染等。

(2)新生儿神经系统异常症状,如少哭动、反应差、喂养困难、抽搐或发绀等。

(3)神经系统阳性体征,如意识状态改变、精神反应差、呼吸节律异常、肌张力异常、原始反射消失、对光反射异常等。

(4)神经生理脑功能监测或头颅影像学检查提示脑病特征。

(5)需排除颅内出血、宫内感染、先天性遗传代谢病、脑发育不良、戒断综合征和先天性肌张力低下等疾病。

2.早产儿HIE诊断

早产儿的HIE临床表现常不典型,诊断困难,目前尚无统一标准。早产儿尤其在胎龄为28～32周的非常早产儿,或胎龄<28周的极早早产儿中,若存在窒息病史,头颅影像学检查见脑白质损伤、神经元/轴突病变、脑室扩大、生发基质出血-脑室内出血(germinal matrix haemorrhage-intraventricular haemorrhage,GMH-IVH)和脑室周围出血梗死(periventricular haemorrhagic infarction,PHI),则需考虑诊断早产儿HIE。新生儿期头颅B超检查在早产儿脑病诊断中具有十分重要的地位。

3.足月儿和近足月儿HIE诊断

2014年,美国妇产科学会新生儿脑病工作组发布了《新生儿脑病和神经系统结局(第二版)》,详细阐述了胎龄>35周新生儿HIE诊断依据。

(1)新生儿表现符合急性围产期窒息病史:①生后5分钟和10分钟时Apgar评分均低于5分;②脐动脉血pH<7.0和(或)碱剩余≥12mmol/L;③神经影像学结果提示急性脑损伤,MRI或MRS改变与缺氧缺血相一致;④多系统损伤与缺氧缺血发生一致。

(2)不良影响因素发生的类型和时间与急性围产期窒息一致:①缺氧或缺血性事件发生于产前或产时,如子宫破裂、严重胎盘早剥、脐带脱垂、羊水栓塞、产妇心力衰竭和胎儿失血等;②胎心监测异常;③影像学脑损伤的时间和类型与急性围产期窒息事件相符;④排除其他可能导致神经损伤的因素。

(3)发育结果:可表现为痉挛性四肢麻痹或运动障碍性脑瘫。

有学者研究认为,该HIE诊断标准过于严格,在欠发达地区医疗机构缺乏可操作性,易造成漏诊,应用该诊断标准时需谨慎。

4.病情严重程度分度

新生儿HIE严重程度一般按照改良的Sarnat分度表(见表2-3-1)评估,具有6项中的3项及以上可考虑相应的严重程度。

5.鉴别诊断

在诊断新生儿HIE过程中,需与以下疾病相鉴别。

(1)颅内出血:病史和临床表现可与新生儿HIE类似;2度以上颅内出血是早产儿脑病的常见原因;足月儿脑室内出血或丘脑出血需查找是否存在脑静脉窦血栓;足月儿脑实质出血需排除脑静脉窦血栓、外伤、凝血功能异常、血管发育畸形和基因异常(如COL4A1基因突变);头颅影像学检查、凝血功能和基因检测等相关检查可进一步明确诊断。

(2)颅内感染:除了存在激惹、惊厥或肌张力改变表现外,常有感染病史和表现,如孕母发热、羊水浑浊、羊膜炎史、孕期GBS筛查阳性;患儿可有发热、反应差、低血压和休克表现等。脑脊液检查可协助诊断。

（3）内环境异常引起的脑病：临床可表现为惊厥、发绀、反应差或肌张力改变等；电解质紊乱（如低钙、低镁血症）、低血糖、严重高胆红素血症等均可导致类似表现，需相应化验鉴别。

（4）脑发育异常或脑梗死：神经系统临床表现可与新生儿 HIE 类似，常合并颅面畸形或其他器官发育异常；局灶性运动痉挛是脑梗死新生儿最常见的临床表现，需追问家族史是否存在易栓症。颅脑影像学检查（如头颅 MRI）、基因检测可明确诊断。

（5）先天代谢性疾病：神经系统临床表现可与新生儿 HIE 类似，但往往无窒息病史，头颅 MRI 见脑水肿或对称性脑损伤、持续乳酸酸中毒、高氨血症、喂养不耐受或异常身体气味等可资鉴别。

（6）戒断综合征：可表现为反应差、激惹、惊厥等，但常无窒息病史，孕母特殊药物应用或者药物滥用提供鉴别依据。

（7）癫痫性脑病：神经系统临床表现可与新生儿 HIE 类似，但常无窒息史，生后 1 周头颅 MRI 检查常正常；EEG 提示癫痫发作可协助诊断；临床表现和 EEG 发作形式可进行性加重；癫痫相关基因突变（如 *KCNQ2*、*KCNQ3*、*SCN1A*、*SCN2A*、*SLC13A5*、*STXBP1*、*KCNT2*、*GDLC*、*CDKL5*、*CHD7* 和 *GNA01* 等）检测可提供鉴别诊断证据。

表 2-3-1　改良的 Sarnat 分度表

序号	评估项目		轻度	中度	重度
1	意识		兴奋、激惹	嗜睡	昏迷、无反应
2	自主活动		增多、震颤	减少	无
3	姿势		远端肢体或上肢屈曲或下肢外展过伸	远端肢体或上肢屈曲，下肢完全外展过伸	去大脑强直
4	肌张力		轻度增高	下降	松软
5	原始反射	吸吮反射	不协调	弱	消失
		拥抱反射	亢进	弱	消失
6	自主神经系统	瞳孔	扩大，对光反射存在	缩小，对光反射存在	散大固定，对光反射消失
		心率	心动过速	心动过缓	不稳定
		呼吸	气促、呼吸不规则	潮式呼吸	呼吸暂停或需机械通气

三　治疗与管理

HIE 新生儿应该在新生儿重症监护病房接受治疗，有条件的医疗机构建议在新生儿神经重症监护单元（neonatal neurointensive care unit，NNICU）接受治疗。NNICU 是近年新兴的为促进新生儿神经保护而建立的综合救治团队模式，由新生儿学、神经病学、影像学、神经电生理学、医学遗传学、康复医学和神经专科护理学等多学科团队整合而成，对新生儿神经系统疾病发挥监护、预防、治疗和发育随访的功能。NNICU 的出现是新生儿医学的进步，对改善危重新生儿神经发育结局具有重要意义。

治疗目标包括围产期窒息的预防和处理、维持新生儿机体功能稳定的支持对症治疗和神经保护治疗。

（一）围产期窒息的预防和处理

对于存在高危因素的孕妇（如孕母重度子痫、心力衰竭、严重胎盘早剥或羊水胎粪污染等）需加强监测；若胎动或胎心监护提示胎儿窒息，应及时采取合理应对措施，改善胎儿窒息。加强产房管理，发生窒息的新生儿，及时规范新生儿复苏处理。

（二）维持新生儿机体功能稳定

（1）呼吸支持：根据患儿情况，给予合适的氧疗或其他辅助通气方式，维持合适的氧分压和二氧化碳分压。

（2）循环支持：维持足够的脑和其他重要器官灌注，避免全身性低血压、高血压或血压的剧烈波动、避免血液高黏滞状态。

（3）内环境支持：维持正常代谢状态，如维持 pH 正常、血糖正常和电解质正常等。

（4）减轻脑水肿：HIE 新生儿存在不同程度脑水肿，急性期应限液，必要时应用脱水剂减轻脑水肿。

（5）控制惊厥：苯巴比妥是首选药物，负荷剂量静脉注射 20mg/kg，如果癫痫持续发作，可根据需要再给予 5～10mg/kg。给予负荷剂量后 12～24 小时开始按 3～5mg/（kg·d）的剂量口服或静脉输入，分 2 次给药。

（三）神经保护治疗

（1）亚低温治疗：亚低温疗法是治疗胎龄≥35 周新生儿 HIE 唯一经证实的神经保护疗法。亚低温治疗建议在生后 6 小时内开始，越早效果越好；33～35℃下维持 72 小时，复温过程至少 4 小时；其机理包括减少神经元凋亡、降低炎症和氧化应激反应、减轻脑水肿、减缓脑代谢和惊厥发作。目前研究认为，使用全身、头部冷却疗法是足月或晚期早产儿中重度 HIE 的早期治疗方法。亚低温治疗已成为国际上 NICU 或 NNICU 的标准治疗。亚低温治疗需在 NICU 或 NNICU 施行，通常耐受性良好，但副作用包括窦性心动过缓、血小板减少和皮下脂肪坏死等。

（2）药物治疗：对于新生儿 HIE 治疗，许多药物尚处于实验或临床研究阶段，目前尚无疗效确切的神经保护药物。

（3）营养护理干预：目前研究认为，母乳喂养、合理营养摄入、良性环境听觉、视觉刺激和减少疼痛应激等措施可减缓脑损伤和促进脑发育。

（4）远期神经康复治疗：新生儿 HIE 中重度患者易合并远期神经系统后遗症，远期随访和神经康复治疗尤为重要。建议定期评估生长发育水平，尽量随访至学龄期。随访过程中，若生长发育落后，则应及时干预，由专业儿童康复科医师指导训练，可改善运动、智力和语言发育水平等。

四 研究热点

鉴于很大一部分 HIE 新生儿临床表现隐匿复杂，许多研究者正积极探寻有早期诊断价值的生物学标志。这些生物学标志物需具备以下一些特点：①当神经损伤的临床和影像学表现仍不明显时，此类指标已有明显特征性变化；②指标变化对损伤程度和部位起到早期预测；③在新生儿和儿童中进行了深入研究，通过采集血液、脑脊液、尿液等体液标本检测；④通过试剂盒进行测量，具有良好的可重复性。目前，关于 HIE 新生儿早期诊断的生物学标志物研究较热门的有 S100B 蛋白、激活素 A（activin A，AcA）、神经元特异性烯醇化酶（neuron specific enolase，NSE）、氧化应激标记物（oxidative stress markers，OSM）、胶质纤维酸性蛋白（glial fibrillary acidic protein，GFAP）和泛素羧基末端水解酶-L1（ubiquitin carboxyl-terminal hydrolase L1，UCH-L1）等。探寻早期诊断生物学标志物尤其具有挑战性，因为 HIE 新生儿神经系统并发症的异质性使得早期诊断指标的探寻复杂化。

在过去的数十年中，针对 HIE 新生儿的神经保护研究不断深入，其中关于亚低温治疗的基础与临床研究开展的十分广泛。亚低温治疗在新生儿 HIE 治疗发展史中具有里程碑意义，是国际公认的唯一有效治疗 HIE 新生儿脑损伤并可改善神经发育预后的治疗方法。亚低温治疗的生物学机理包括减少神经元凋亡、降低炎症和氧化应激反应、减轻脑水肿、减缓脑代谢等，这些机制研究依然是热点；亚低温治疗时的药物动力学研究也已成为新热点，为实现精准用药，尤其是减少低温条件下药物的毒性作用，基于生理的药物动力学（physiology-based pharmacokinetics，PBPK）模型研究正积极开展，研究较多的PBPK模型包括多种抗生素、咪达唑仑、苯巴比妥、托吡酯和促红细胞生成素等。除了亚低温治疗，许多研究者还一直致力于探寻对HIE新生儿发挥神经保护的新型药物。促红细胞生成素、褪黑素和氙气等在HIE实验动物模型中表现出神经保护作用，但其确切机制仍未被阐明。有学者已将这些药物应用于HIE新生儿的临床试验治疗，但仍处在研究阶段，尚未得出可靠的临床结论。

五　推荐文献阅读

1. Wassink G，Davidson JO，Dhillon SK，et al. Therapeutic hypothermia in neonatal hypoxic-ischemic encephalopathy[J]. Curr Neurol Neurosci Rep. 2019,19(2):2.

2. The American college of obstetricians and gynecologists' Task force on neonatal encephalopathy. Executive summary：Neonatal encephalopathy and neurologic outcome，second edition[J]. Obstet Gynecol，2014,123(4):896-901.

3. Bonifacio SL，Hutson S. The term newborn：evaluation for hypoxic-ischemic encephalopathy[J]. Clin Perinatol，2021,48(3):681-695.

4. Bersani I，Pluchinotta F，Dotta A，et al. Early predictors of perinatal brain damage：the role of neurobiomarkers[J]. Clin Chem Lab Med，2020,58(4):471-486.

六　病例剖析

【一般情况】　患儿，男，5 小时龄。

【主诉】　窒息后 5 小时。

【现病史】　患儿 G1P1 孕 41 周因胎动减少剖宫产，血性羊水，出生体重 3.6kg。1 分钟 Apgar 评分 3 分，予以清理气道、正压通气、气管插管、胸外按压等新生儿复苏措施，5 分钟 Apgar 评分 3 分，予以生理盐水扩容后，10 分钟 Apgar 评分 7 分，有气促、口周发绀，无发热，无抽搐，无呕吐，呼吸机辅助通气下救护车转至急诊，监测氧饱和度 90%～95%，急诊拟"新生儿窒息"收治入院。

起病来，患儿反应差，未开奶，大小便未排，体重下降 100g。

【个人史】　G1P1 孕 41 周自然分娩产，出生体重 3.6kg，有窒息复苏史，生后未喂养。

【家族史】　父母亲身体健康，母孕期有胆汁酸偏高病史，否认家族中肝炎、结核等传染病史及肿瘤、高血压等遗传病史。

【入院查体】　T 36.1℃，P 170 次/min，R 76 次/min，BP 58/33mmHg，体重 3500g，反应差，呼吸急促，皮肤黏膜苍白，无黄染，面色无发绀，前囟平软，双侧瞳孔对光反射迟钝，口腔黏膜光滑，见三凹征，两肺呼吸音粗，未及啰音，心率 170 次/min，心律齐，心音中等，未闻及病理杂音，腹软，肝脾无肿大，四肢肌张力明显偏低，原始反射未引出。

【辅助检查】

1. 本院急诊血气、电解质、乳酸和血糖：pH 7.01，PCO_2 53mmHg，PO_2 61mmHg，K^+ 4.2mmol/L，Na^+ 147mmol/L，Cl^- 105mmol/L，Ca^{2+} 1.01mmol/L，HCO_3^- 10.3mmol/L，Glu 2.3mmol/L，乳酸 10.8mmol/L，TSB 23μmol/L，HCT 26%，ABE −13mmol/L。

2. 本院急诊血常规：WBC $20.3×10^9$/L，NEUT% 0.69，Hb 84g/L，PLT $155×10^9$/L，CRP 2mg/L。

【入院诊断】　1.新生儿缺氧缺血性脑病；2.重度贫血。

【进一步检查】

1. 血常规＋网织红细胞、C-反应蛋白、前降钙素、肝肾功能、心肌酶谱。

2.TORCH 抗体、尿巨细胞病毒、血微小病毒 B19 检测、血培养等化验。

3.头颅 B 超、头颅 MRI、脑干听觉诱发电位、脑电图、胸片、心脏超声、腹部（肝、脾、肾脏）超声等检查。

【诊疗计划】

1.监护和护理：密切监测生命体征、心电和氧饱和度监护、尿量、血红蛋白、血气、电解质内环境和血糖。

2.病因学治疗：患儿入院苍白、血红蛋白低、血性羊水，病因考虑系分娩前失血致严重贫血，低灌注导致 HIE；予以输注同型红细胞纠正贫血，提高红细胞携氧能力。

3.脑保护治疗：考虑中重度 HIE，排除了颅内出血、严重感染等诊断后可应用亚低温治疗。

4.对症支持治疗

（1）呼吸支持：机械辅助通气，好转后改用 CPAP 或鼻导管吸氧等。

（2）循环支持：必要时应用米力农、多巴胺等改善循环；若存在肺动脉高压，考虑应用 NO 吸入。

（3）维持正常血糖：糖速 6mg/(kg·min)，维持血糖正常，适时调整；若糖速需 10mg/(kg·min)以上，考虑氢化可的松应用。

（4）禁食补液：维持内环境稳定，提供足够能量，适当限制液体量。

（5）镇静、抗惊厥治疗：若出现激惹、惊厥，可予以苯巴比妥静脉注射治疗。

（6）降颅压：若出现脑水肿、颅内压增高表现，可考虑应用呋塞米或小剂量甘露醇治疗。

【诊疗经过】

1.辅助检查结果

（1）血常规＋网织红细胞（入院第二天）：WBC 21.3×10⁹/L，NEUT％ 0.79，Hb 104g/L，PLT 176×10⁹/L，Ret 7％；C-反应蛋白 1mg/L。血常规＋网织红细胞（入院第三天）：WBC 23.2×10⁹/L，N 0.81，Hb 136g/L，PLT 189×10⁹/L，Ret 7％；C-反应蛋白 2mg/L。

（2）血气、电解质、乳酸和血糖（入院 3 小时）：pH 7.11，PCO₂ 52mmHg，PO₂ 63mmHg，K⁺ 4.1mmol/L，Na⁺ 140mmol/L，Cl⁻ 107mmol/L，Ca²⁺ 1.03mmol/L，HCO₃⁻ 15.3mmol/L，Glu 2.6mmol/L，乳酸 5.8mmol/L，TSB 34μmol/L，HCT 25％，ABE －8mmol/L。血气、电解质、乳酸和血糖（入院 12 小时）：pH 7.32，PCO₂ 42mmHg，PO₂ 77mmHg，K⁺ 4.4mmol/L，Na⁺ 142mmol/L，Cl⁻ 109mmol/L，Ca²⁺ 0.99mmol/L，HCO₃⁻ 21.6mmol/L，Glu 2.6mmol/L，乳酸 1.8mmol/L，TSB 34μmol/L，HCT 31％，ABE －4mmol/L。

（3）前降钙素 0.3μg/L；生化结果：ALT 43U/L，Cr 62μmol/L，BUN 5.3mmol/L，CK-MB 210U/L。

（4）TORCH 抗体：CMV-IgG 阳性，其余阴性；尿巨细胞病毒、微小病毒 B19、血培养均阴性。

（5）入院头颅 B 超：脑实质回声明显增强、脑室偏窄，未见明显出血；头颅 MRI（入院第四天）：T1 相脑实质弥漫性信号偏高，脑室偏窄，矢状旁区皮质高信号，DWI 矢状旁区皮质信号偏高，符合 HIE 改变。

（6）振幅整合脑电图：背景电活动异常，见痫样放电。

（7）脑干听觉诱发电位、心电图、心脏超声、腹部（肝、脾、肾脏）超声等检查未及特殊异常。胸片：两肺纹理增多。

2.疾病转归

入院后予心电和氧饱和度监护、亚低温治疗、机械通气 4 天后改高流量吸氧、输血、禁食补液支持对症治疗；患儿生后 18 小时，亚低温治疗中有抽搐 3 次，表现为四肢僵直，双目凝视，口周略发绀，持续约 1 分钟自行缓解。立即予以苯巴比妥 20mg/kg 静脉用药抗惊厥，同时作血气、电解质、血糖、头颅 B 超，床边头颅 B 超提示，脑实质回声增强、脑室窄，未见出血。aEEG 提示：背景电活动异常，见痫样放电。严格限制液体，随后未见惊厥。亚低温治疗 72 小时后停用，生后第五天开奶，逐渐增加喂养量，直至母乳足量按需喂养。

住院12天,出院时患儿无抽搐、无发绀,无少吃,无发热,无气促。查体:神清,反应尚可,呼吸平稳,前囟平软,口腔黏膜光滑,两肺呼吸音粗,未闻及干湿啰音,心律齐,未及明显病理性杂音,腹软,肝脾肋下未及肿大,神经系统检查阴性。

【出院诊断】 1.新生儿缺氧缺血性脑病;2.重度贫血;3.心肌损害。

【出院建议】

1.出院带药:维生素AD一盒,每次1粒,口服一天一次。

2.嘱加强母乳喂养,母乳不足时添加配方乳。

3.若有抽搐、发热、呕吐频繁、气促或发绀等症状,及时就诊。

4.定期康复科和神经内科随访。

第四节　新生儿溶血病

 概　述

新生儿溶血病(hemolytic disease of the newborn,HDN)是指母婴血型不合引起的胎儿或新生儿免疫性溶血性疾病,该病在宫内胎儿期即起病,故又称胎儿和新生儿溶血病(hemolytic disease of the fetus and newborn,HDFN),属于同族免疫性溶血性贫血(isoimmune hemolytic anemia)。新生儿溶血病是新生儿高胆红素血症最常见的病因之一。在人类已知的40多个血型系统中,多数血型系统都能引起HDN。欧美国家常见的是新生儿Rh血型不合溶血病(Rh-HDN),我国以新生儿ABO溶血病(ABO-HDN)多见,其他血型不合所致的溶血病也有陆续报道。ABO-HDN是母婴ABO血型不合引起的同族免疫性溶血性疾病。发病者的母亲多数为O型,婴儿多数是A型或B型。ABO-HDN可以第一胎发病,多数病例溶血程度轻,黄疸不严重,生后早期无贫血或贫血轻微,少见肝脾肿大。也有部分病例黄疸出现早,进展迅速,血清胆红素达到换血标准,如不及时处理可发生胆红素脑病。Rh-HDN是孕母对自身缺乏的胎儿红细胞Rh抗原产生抗体,经胎盘传入胎儿体内所产生的溶血性贫血。Rh血型系统具有高度的多态性和高度的免疫原性,是仅次于ABO血型系统的重要血型系统。Rh-HDN轻者只有轻度的溶血,重者可出现胎儿水肿综合征导致宫内死亡。通常贫血越重临床表现越重,进而由高胆红素血症引起的脑损伤的危险性也越大。Rh-HDN可并发胆红素脑病、血小板减少性紫癜、弥散性血管内凝血、血糖降低等。宫内治疗针对胎儿重度贫血,生后治疗主要防治高胆红素血症,避免胆红素脑病的发生,以及纠正贫血。

二　诊断与评估

(一)临床表现

HDN的症状轻重差别很大,主要表现为黄疸和贫血。临床表现以黄疸为主者,黄疸出现较早,出现在生后24小时内,并迅速加深。Rh-HDN的新生儿临床症状相对较重,其临床表现与溶血程度相关。

1.黄疸

黄疸是HDN的主要症状,ABO-HDN黄疸大多数出现在生后2~3天,生后第一天内出现黄疸者占

1/4 左右。Rh-HDN 患儿黄疸出现早,黄疸上升快。常常出生后数小时即见黄疸,并迅速加深,于出生后 2～3 天达到峰值,如没有及时处理,常超过换血标准,个别甚至发生胆红素脑病。黄疸开始时出现在头面部,如胆红素值上升则躯干和四肢也出现黄疸,最后波及手心及足底。胆红素以未结合胆红素为主,但有少许患儿在病程恢复期结合胆红素明显升高,出现胆汁淤积。

2.贫　血

ABO-HDN 患儿病程中有不同程度的贫血,但一般程度较轻,重度贫血仅占少数。某些轻型病例,早期症状不重,但到生后 2～6 周发生晚期贫血,或到生后 8～12 周"生理性贫血"时期贫血表现得特别严重,这是因为抗体持续存在,继续发生溶血所致。

Rh-HDN 贫血程度不一。轻度溶血者脐血的血红蛋白>140g/L,中度溶血者脐血血红蛋白<140g/L,重者则血红蛋白<80g/L,且常伴有胎儿水肿。出生后溶血继续进行,贫血较刚出生时加重。部分 Rh-HDN 患儿在出生后 2～6 周发生明显贫血(Hb<80g/L),称为晚期贫血,这是由于部分患儿早期症状并不严重,未行换血治疗,但 Rh 血型抗体却在体内持久存在(超过 1～2 个月),继续溶血而导致晚期贫血,即使在早期症状较重并实施了交换输血的患儿中仍有部分患儿发生晚期贫血,因为交换输血只能换出部分血型抗体,存留的抗体可继续发生溶血。也有研究发现,早期使用大剂量的 IVIG 使得溶血暂缓,随着 IVIG 的逐渐消失,疾病后期继续发生溶血而导致晚期的贫血。

3.肝脾肿大

随着红细胞破坏和贫血的发生,对红细胞需求的增加引起髓外造血,胎儿期主要发生在肝脏和脾脏,因此患儿出生时常有肝脾肿大。常见于 Rh-HDN,ABO-HDN 少见。

4.胎儿水肿

多见于 Rh-HDN 病情严重者。患儿全身水肿、苍白、皮肤瘀斑,胸腔积液,腹水,心音低,心率快,呼吸困难,肝脾肿大。活产的水肿儿中多数为早产。如不及时治疗常于生后不久死亡。不少胎儿水肿者为死胎。胎儿水肿常发生在胎儿血红蛋白缺失超过同孕龄平均水平的 70g/L 以上时。水肿的成因除与低血浆蛋白有关外,还与组织缺氧毛细血管通透性增高,溶血相关的铁超负荷引起自由基形成,造成内皮细胞功能不全,以及胎儿中心静脉压增高、淋巴回流障碍有关。

(二)辅助检查

1.产前检查

(1)父母亲血型测定:孕期常规行父母血型鉴定。凡既往有不明原因的流产、早产、死胎、死产史、前一胎有重症黄疸史的产妇,应警惕有无母婴血型不合。由于血清学方法用于血型鉴定存在一定的不准确性,分子生物学方法应用于血型基因型越来越广泛。PCR 方法可以检测羊水或脐带穿刺获得的脐血中胎儿红细胞血型的基因型。但羊水穿刺会增加母体致敏,使胎儿更易产生溶血的风险,且有流产和死胎的可能。故近年来,国内外开展无创胎儿血型基因型检测方法。从孕母血浆中萃取 DNA 进行实时定量 PCR 检测,如检测出与孕母血型不合的基因型,则说明此胎儿发生 HDN 的风险较高;反之,则排除 HDN 的发生风险。

(2)母亲血型抗体测定:怀疑胎儿可能发生溶血病的孕妇应进行抗血型抗体测定。第一次测定一般在妊娠 12～16 周进行,这可作为抗体的基础水平。妊娠 28 周前每月进行一次抗体检测,妊娠 28 周至分娩每 2～4 周检测一次。或根据抗体效价来决定检测频率,效价越高,检测间隔的时间越短。母亲的抗体效价上升提示胎儿很可能受累;母亲的抗体效价维持不变提示病情稳定。

(3)羊水检查:正常的羊水无色透明,溶血病胎儿羊水色泽变黄。羊水在波长 450nm 处的光密度与羊水中胆红素含量相关,可用分光光度计测定羊水在波长 450nm 处的光密度代表羊水中胆红素水平的高低。胎儿溶血程度愈重,羊水胆红素含量就愈高,故羊水胆红素含量可用来估计病情和决定是否终止妊娠。但羊水穿刺是损伤性操作,具有较大的风险,较少应用。

（4）超声检查：胎儿B超检查用以了解胎儿受累程度。主要观察有无胎儿水肿、胸腹水、肝脾肿大、胎盘水肿、羊水量等。胎儿水肿并发腹水时B超可检出胎儿腹部有液性暗区，其中间可见飘动肠曲、肝等脏器，胎儿周身皮肤包括头皮厚度增加，呈双线回声。胎儿水肿一般见于严重的Rh-HDN。

2.生后检查

对于出生后24小时内出现黄疸、黄疸迅速加深达到干预标准的新生儿、出生时有水肿、贫血的新生儿应考虑新生儿溶血病，需做血常规、母婴血型、血清胆红素和Coomb's试验。

（1）血液学检查：ABO-HDN红细胞及血红蛋白多数在正常范围，血红蛋白<100g/L者仅占5％左右。Rh-HDN脐血或新生儿血红细胞及血红蛋白下降，网织红细胞增高，外周血有核红细胞增高。红细胞形态特点是出现球形红细胞。

（2）血清胆红素测定：血清胆红素增高的程度与溶血的程度相一致。ABO-HDN的黄疸程度相对较轻。部分病例黄疸出现早，出现在生后24小时内，并加深迅速，甚至达到换血标准。Rh-HDN胆红素水平常较高，甚至超过换血水平。在血清胆红素中，以未结合胆红素增高为主。

（3）抗体测定：在新生儿红细胞或血清中查出抗自身红细胞的血型抗体，是诊断HDN的主要实验根据。ABO-HDN直接抗人球蛋白试验阳性率较低，常依据抗体释放试验阳性来诊断。Rh-HDN直接抗人球蛋白试验阳性率较高。血浆游离抗体阳性仅表示患儿体内有抗体，对ABO-HDN的诊断帮助不大，但Rh血型抗体只能由人类红细胞引起，故存在母体内存在Rh血型抗体对新生儿Rh溶血病的诊断有一定参考意义，但要确诊，应有抗人球蛋白试验直接法阳性，并可作释放试验以了解是哪种Rh血型抗体。

（4）呼气末CO监测：是监测内源性CO产生的很好的指标。从衰老的红细胞和血红蛋白产生的血红素，经血红素氧化酶将血红素转化成胆绿素过程中释放CO，每代谢一个摩尔的亚铁血红素就会产生等摩尔数的CO。CO在血液中与血红蛋白结合形成COHb，然后到达肺部，CO由呼吸排出。呼气末CO水平与溶血程度直接相关。呼气末CO分析仪可以用来测定呼吸中的CO并与矫正环境中的CO，可检测在几分钟内完成，是一种无创的检测方法。在临床上对严重高胆红素血症的新生儿，监测内源性CO的生成可以更直观地反映血清胆红素的生成。

（5）其他辅助检查：常规做X线、B超检查，疑有胆红素脑损伤者可行脑干听觉诱发电位和颅脑MRI检查。

（三）诊 断

根据母婴ABO、Rh或其他血型不合，孕妇产期血型抗体滴度增高；出生后新生儿早期出现黄疸，并迅速加深，伴或不伴有贫血、网织红细胞增高，血清学检查直接抗人球蛋白试验和（或）抗体释放试验阳性可以诊断HDN。

三　治疗与管理

（一）治疗原则

包括产前治疗和生后治疗。产前治疗有宫内输血、使用IVIG、孕母血浆置换等。由于ABO-HDN一般溶血程度较轻，所以无需宫内治疗。严重的Rh-HDN可能需要宫内治疗，以防治严重贫血和低氧血症。生后治疗则需根据病情轻重选择治疗方案，治疗目的是防治高胆红素血症、胆红素脑病和纠正贫血。多数患儿经过光疗即可使胆红素水平下降并逐渐稳定。个别病情严重者，胆红素增高过快达到换血标准时需换血治疗。贫血者可酌情输血。

（二）产前治疗

（1）胎儿宫内输血：对于宫内严重贫血且胎龄<32周，肺功能尚未成熟的胎儿，可予以宫内输注红细

胞。在 B 超引导下,进行胎儿脐血管穿刺,直接行血管内输注红细胞。输注的红细胞 Rh 血型与母亲相同,ABO 血型与胎儿相同。检测胎儿血红蛋白或红细胞比容,必要时宫内输血可重复进行。如胎儿胎龄足够大(>32 周),且肺已成熟,则不再输血而考虑提前分娩。脐血管穿刺操作较为困难,风险大,近来开展胎儿腹腔内输血。

(2)使用静脉免疫球蛋白:在妊娠 28 周前,给孕妇使用 IVIG,可能能抑制母体血型抗体产生,并阻止母体抗体经胎盘进入胎儿体内;同时 IVIG 能与胎儿单核-巨噬细胞系统细胞上的 Fc 受体结合,防止致敏红细胞的破坏,减少胎儿溶血的发生。

(3)母亲血浆置换术:如监测的孕妇血型抗体效价显著升高,可考虑行孕妇的血浆置换术。此时如羊水检测胆红素明显增高者,提示发生严重溶血,应及时行血浆置换术,使母体血液中的抗体水平降低,减少胎儿溶血的发生。但此法不能阻止血型抗体的继续产生,当一定量的抗体产生后又会发生溶血,因此可能需要多次进行。

(三)产后治疗

1.光疗方法

光疗能有效降低血胆红素。当血清总胆红素水平升高时,依据患儿胎龄、是否存在高危因素以及生后日龄,对于胎龄≥35 周新生儿可参照光疗干预参考图,达到光疗时即可进行。对于胎龄<35 周的早产儿,参照相应的标准进行光疗(见表 2-4-1)。对达到换血标准的新生儿在诊断过程以及准备换血时先予以强光疗,尽可能降低血清胆红素水平,减少胆红素脑病的发生。

表 2-4-1 出生体重<2500g 的早产儿光疗和换血参考标准

出生体重(g)	血清总胆红素(mg/dl)											
	<24h		<48h		<72h		<96h		<120h		≥120h	
	光疗	换血	光疗	换血	光疗	换血	光疗	换血	光疗	换血	光疗	换血
<1000	4	8	5	10	6	12	7	12	8	15	8	15
1000~1249	5	10	6	12	7	15	9	15	10	18	10	18
1250~1999	6	10	7	12	9	15	10	15	12	18	12	18
2000~2299	7	12	8	15	10	18	12	20	13	20	14	20
2300~2499	9	12	12	18	14	20	16	22	17	23	18	23

(资料来源:中华医学会儿科学分会新生儿学组.《中华儿科杂志》编辑委员会.新生儿高胆红素血症诊断和诊疗专家共识.中华儿科杂志 2014,52(10):745-748)

2.换血疗法

换血疗法的目的是去除循环中的胆红素、致敏红细胞和免疫抗体,纠正贫血。HDN 患儿如生后及时监测胆红素水平,出院时评估可能发生高胆红素血症的风险和出院后及时随访、监测胆红素,适当的喂养,发生高胆红素血症时及时光疗干预,大多可避免发生需换血治疗的严重高胆红素血症。

换血指征:①出生胎龄≥35 周的晚期早产儿和足月儿可参照 2004 年美国儿科学会推荐的换血参考标准,出生体重<2500g 的早产儿换血标准参考表 2-4-1。②产前已基本明确诊断,脐血胆红素>76μmol/L,血红蛋白<110g/L,伴有肝脾大、水肿或心力衰竭者。③已出现胆红素脑病症状者。

3.大剂量静脉免疫球蛋白

出生后早期明确诊断为 HDN 者,可考虑应用一剂 IVIG,剂量为 1g/kg 体重,2 小时内滴入。IVIG 可能的作用机制是封闭单核-巨噬细胞系统的 Fc 受体,防止与致敏红细胞结合而发生溶血。

4.减少游离未结合胆红素

对于严重高胆红素血症且血浆蛋白低下(<25g/L)的新生儿,尤其是存在高危因素的新生儿,可使

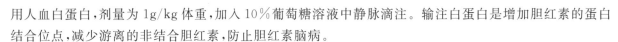

用人血白蛋白,剂量为 1g/kg 体重,加入 10%葡萄糖溶液中静脉滴注。输注白蛋白是增加胆红素的蛋白结合位点,减少游离的非结合胆红素,防止胆红素脑病。

5.HDN 患儿出院后需定期随访

复查血红蛋白、胆红素,防止贫血的发生和黄疸反跳。当出现晚发性贫血并有贫血所致的临床症状,如心动过速、气促、喂养困难或体重增长不理想时,应予以输血纠正。

6.水肿胎儿的处理

水肿胎儿病情危重,出生时需要做好严密的准备。由于头、颈部、口咽部的重度水肿使得气管插管变得异常困难,因此应有经验的人员进行操作。另有其他人员进行胸腹膜腔的快速减压。如有心包压塞症状者还需心包腔穿刺。由于肺发育不全、压力损伤、肺水肿、胸腹腔积液再发生等因素,通气管理变得复杂。如果重复穿刺不能控制胸腔积液,应放置引流管。谨慎使用利尿剂有助于减轻肺水肿。建立动脉通路监测血气和酸碱平衡。

由于水肿胎儿含有大量血管外的盐和水,补液时应基于评估的"真实体重"(如胎儿的第 50 百分位)。水和盐的补充保持在低限[40～60ml/(kg·d)]直至水肿消失。监测血清、尿液、腹水和(或)胸水的电解质成分,密切监测进出量和体重变化。以 4～8mg/(kg·min)的速度补充葡萄糖来维持血糖的稳定。除非有心血管和(或)肾功能不全,水肿终会消退,盐和水的摄入会回到正常。

大多数水肿胎儿血容量正常。如果水肿是由低蛋白造成的,输注白蛋白或新鲜冰冻血浆有助于改善。注意补充容量不能超负荷,避免加剧已存在的心力衰竭;输注胶体液后常需要使用利尿剂以减轻容量负荷。有时还需要正性肌力药物来改善心排血量。

(四)预 防

由于 Rh 溶血最常由 RhD 抗原引起,且溶血较为严重,所以国内外仅对 RhD 抗原采取预防措施。以抗-D 免疫球蛋白作为预防剂,这种抗体主要来自高度免疫化的 RhD 阴性母亲的血浆。预防对象是分娩过 RhD 阳性胎儿的 RhD 阴性母亲,或因其他原因导致 RhD 阴性孕妇接触 RhD 阳性胎儿血液的事件,如流产、羊膜穿刺和产前出血等,这些产妇也需进行预防。一般在分娩后 72 小时内使用。预防作用机制可能是注射的抗-D 抗体与输入的 RhD 阳性红细胞结合,这种复合物被脾脏的单核巨噬细胞清除,使得 D-抗原在被免疫系统识别之前被破坏。还可能有其他机制参与其中。

迄今为止,共发现 40 余个系统的红细胞抗原,包括常见的 ABO 血型系统、Rh 血型系统等,尽管其他血型系统不如 ABO、Rh 这两个血型系统重要,但也可以发生血型不合溶血病,且临床症状轻重不一。有报道的有 MNS、Kell、Lewis 等血型不合的溶血病,其临床表现和处理与 ABO、Rh 溶血相似,在此不再详细叙述。

四 研究热点

随着分子检测技术在医学上的应用越来越广泛,分子检测的方法也逐步应用在血型鉴定上。传统的血清学方法对一些个体的 RhD 血型鉴定并不一定准确,而弱的 RhD 血型是造成血清学鉴定问题的最常见的遗传学背景。弱 D 的患者传统上按 Rh 阴性来处理输血和孕期的管理,这会带来一系列的临床问题。近来,一些学者提倡用 RhD 基因检测带有弱的 D 表型的患者以获得准确的 RhD 血型结果,避免不必要的 Rh 免疫球蛋白的治疗。如果检测确定弱 D 突变存在,这些患者被认为是 RhD 阳性,可以输注 RhD 阳性血,也不需要进行围产期的 Rh 免疫球蛋白的预防性使用。

临床上在孕妇第一次孕期访视时进行 ABO 及 Rh 血型鉴定,并行红细胞抗体筛查。对 Rh 阴性的孕妇孕期出现致敏现象时给予常规产前抗-D 预防(routine antenatal anti-D prophylaxis,RAADP)。尽管 RAADP 显著降低了 RhD-HDFN 的发生率,但群体的遗传检测提示有些地区有 1/3 以上的 RhD 阴性妇女所怀的胎儿为 RhD 阴性,因此无须接受抗 D 免疫球蛋白的应用,如能及时明确胎儿的 Rh 血型,可以避免一部分不必要的抗 D 免疫球蛋白的预防性使用。一些欧洲国家正在研究利用母体血浆中获取的胎儿 DNA 进行无创性产前诊断。通过使用大规模筛查 RhD 阴性孕妇循环中无细胞胎儿 DNA 分子的技术,明确胎儿的 Rh 血型,以达成针对性产前抗 D 预防,避免以往通过损伤性的穿刺操作来获取胎儿的 Rh 血型。

胎儿水肿是胎儿严重贫血的显著表现,也是疾病晚期的征象,可能导致胎儿死亡。尽早准确评估胎儿贫血非常重要。针对宫内致敏的胎儿,研究发现系列的大脑中动脉(middle cerebral artery,MCA)多普勒超声评估可用于替代为预测胎儿贫血而进行的多次的羊膜穿刺,因为这种无创性的方法对胎儿和母亲显然没有危害,而且 MCA 收缩期峰流速被证实比羊水中胆红素测定来间接的评估贫血更精确。宫内输血是挽救严重胎儿贫血、胎儿水肿的主要方法,但脐静脉穿刺困难,且存在一定的并发症。新近研究发现,以宫内胎儿腹腔内输血的方法来纠正胎儿贫血有较好的预后。另一个值得研究的领域是开发宫内输血以外的治疗方法,以减轻母体同种抗体对胎儿的危害。

预防 Rh 溶血的关键的领域是对 Rh 免疫球蛋白的作用机制的研究。通过对红细胞清除、抗原掩蔽、调制和免疫抑制等作用的研究,有助于理解 Rh 免疫球蛋白的作用机制,开发针对妊娠期 Rh 或非 Rh 抗原的预防性免疫新的方法。

（五）推荐文献阅读

1. Tyndall C,Cuzzilla R,Kane SC. The rhesus incompatible pregnancy and its consequences for affected fetuses and neonates[J]. Transfus Apher Sci,2020,59(5):102948.

2. Fasano RM. Hemolytic disease of the fetus and newborn in the molecular era[J]. Semin Fetal Neonatal Med,2016,21(1):28-34.

3. Myle AK,Al-Khattabi GH. Hemolytic disease of the newborn:a review of current trends and prospects[J]. Pediatric Health Med Ther,2021,12:491-498.

（六）病例剖析

【一般情况】　患儿,男,6 天。

【主诉】　皮肤黄染 5 天,发热半天。

【现病史】　G1P1,39 周$^{+6}$,单胎自然分娩,羊水清。出生时无窒息,出生体重 3260g。生后第二天出现皮肤黄染,经皮胆红素(transcutaneous billirubin,TCB) 11.9mg/dl,未予以治疗,定时监测胆红素值,数据不详。患儿无明显异常。生后 4 天拒绝住院治疗,出院回家,予口服"茵栀黄口服药",黄疸未见消退。入院当天患儿嗜睡、纳差,再至当地医院,查 TCB 16mg/dl,为进一步治疗,转至我院。门诊以"新生儿高胆红素血症"收住。

起病来,精神一般,胃纳欠佳,睡眠尚可,大便 5～6 次/d。胎便 24 小时内排出,尿量可。体重较出生时下降 260g。

【既往史】　无其他病史。

【个人史】　39 周$^{+6}$,自然分娩,无窒息史。生后母乳喂养,具体量不详。

【家族史】　父母体健。父亲血型"AB"型,母亲血型"O"型。

【入院查体】　T 37.2℃,P 128 次/min,R 48 次/min,BP 71/32mmHg,体重 3000g。反应一般,全身皮肤、巩膜重度黄染,前囟平,呼吸平,两肺呼吸音对称,未闻及啰音,心律齐,心音中强,未闻及杂音。腹软,肝脾未及肿大,四肢肌张力稍增高,生理反射引出,末梢循环可。

【辅助检查】

1. 血常规＋网织＋超敏 CRP：WBC 9.85×10^9/L，NEUT％ 54.8％，L 30.8％，Hb 128g/L，PLT 369×10^9/L，Ret 7％。CRP 3mg/L。

2. 血气分析(静脉血)：pH 7.318，PO_2 39.3mmHg，PCO_2 49.5mmHg，Hb 122g/L，K^+ 4.0mmol/L，Na^+ 141mmol/L，HCO_3^- 24.7mmol/L，总胆红素(total billirubin，tBil) 499μmol/L。

【入院诊断】 新生儿高胆红素血症。

【进一步检查】

1. 血常规、尿常规、便常规、血型、血清学检查、G6PD 酶活性。

2. 血培养、CRP、PCT。

3. 生化。

4. 胸片。

5. 颅脑 MRI、脑干听觉诱发电位。

【诊疗计划】

1. 光疗、强光疗治疗。

2. 补液、灌肠排便、输注白蛋白。

3. 换血。

【诊疗经过】

1. 辅助检查结果

(1)新生儿溶血病筛查：患儿父亲 AB 型，患儿母亲 O 型，患儿 A 型。

直接抗人球蛋白试验阴性。释放试验：抗 A。游离抗体：抗 A、抗 B。

印象：ABO-HDN

(2)葡萄糖-6-磷酸脱氢酶(glucose-6-phosphate dehydrogenase，G6PD)活性 0.8μ/gHb。

(3)生化检查结果：总蛋白 52.8g/L，白蛋白 40 g/L，球蛋白 12.6 g/L，总胆红素 534.8μmol/L，直接胆红素 39μmol/L，间接胆红素 495.8μmol/L，ALT 11U/L，AST 40U/L。

(4)脑干听觉诱发电位：①检查见双耳 75dBnHL 气导插入式耳机给声，ABR 无波形分化。②双耳 95dBnHL 气导插入式耳机给声，ABR 无波形分化。③结论听性脑干 V 波反应阈：左耳＞99dBnHL，右耳＞99dBnHL。④建议复查、随访。

(5)颅脑 MR 平扫：苍白球 T1 信号增高，请结合临床。

2. 疾病转归

入院后予以强光疗治疗，输液、输注白蛋白等对症处理。复查血清胆红素 582μmol/L，新生儿溶血病筛查证实为新生儿 ABO 溶血症，及时配血进行两倍血量换血。换血历时约 2 小时，换血后总胆红素显著下降，继续光疗，监测胆红素水平。住院期间，胆红素有波动，予以间歇性光疗。适时喂养，逐渐增加奶量。患儿黄疸逐渐稳定，无神经系统症状，住院 11 天好转出院。出院时 TCB 为 5.7mg/dl。

【出院诊断】 1.新生儿 ABO 溶血症；2.G6PD 缺乏症；3.新生儿胆红素脑病。

【出院建议】

1. 监测胆红素水平、血红蛋白。

2. 生后 2～3 个月复查颅脑 MRI。

3. 听力损害，耳鼻喉科随诊。

4. 发育行为随访，必要时康复治疗。

5. G6PD，回避相关的食物、药物等。

第五节 新生儿感染性疾病

新生儿败血症

一 概 述

脓毒症(sepsis)是指各种病原体(包括细菌、病毒、原虫等)感染引起的全身炎症反应综合征,其中血液(或者脑脊液等无菌腔隙)能培养出致病菌(包括细菌和真菌)引起的全身炎症反应综合征称败血症(septicemia)。新生儿败血症常伴随血流动力学改变和(或)其他重要器官系统功能损害,临床表现为全身症状和(或)局部器官系统功能障碍征象,可导致多器官功能障碍综合征(multiple organ dysfunction syndrome,MODS),甚至死亡。细菌仍是引起新生儿脓毒症的主要病原体。新生儿败血症是威胁新生儿生命的重大疾病,其在存活新生儿中的发病率为 4.5‰~9.7‰。另外,在临床实践中,新生儿科医生更习惯用败血症而非细菌性脓毒症(bacteria sepsis),因此本文将沿用败血症一词,主要讨论细菌性脓毒症这部分内容。

根据发病时间不同,新生儿败血症被分为两类:早发败血症(early-onset sepsis,EOS)和晚发败血症(late-onset sepsis,LOS)。EOS 指发病时间≤72 小时,而 LOS 指发病时间＞72 小时。新生儿 EOS 和 LOS 在病原学、围产期高危因素、临床表现以及治疗上都存在一定差异。

二 诊断与评估

(一)诊 断

1.新生儿早发败血症

新生儿 EOS 可以表现为无症状菌血症、败血症、肺炎或脑膜炎等,其临床症状往往在生后第一小时就较为明显,90% 婴儿在出生 24 小时内出现症状。呼吸窘迫是最常见症状,其表现可以是严重的呼吸困难或轻度的气促和呻吟,需要或无需氧气支持甚至呼吸衰竭等;也可伴新生儿持续性肺动脉高压(persistent pulmonary hypertension of the newborn,PPHN)。其他的一些非特异性表现包括激惹、昏迷、体温不稳定、低灌注和低血压等,严重的脓毒症休克可发生瘀点瘀斑甚至弥散性血管内凝血(disseminated intravascular coagulation,DIC)。消化道的症状包括少吃、呕吐以及肠梗阻等;脑膜炎可表现为惊厥、呼吸暂停或低反应等,但败血症也可无明显的神经系统特异症状,因此腰椎穿刺在评价败血症的过程中尤为重要。

(1)疑似诊断:3 日龄内有下列任何一项。①异常临床表现;②母亲有绒毛膜羊膜炎;③早产羊膜早破(premature rupture of memberanes,PROM)≥18h。如无异常临床表现,血培养阴性,间隔 24 小时的连续 2 次血非特异性检查项目＜2 项阳性,则可排除败血症。

(2)临床诊断:有临床异常表现,同时满足下列条件中任何一项。①血液非特异性检查项目≥2 项阳性;②脑脊液检查为化脓性脑膜炎改变;③血中检出致病菌 DNA。

(3)确定诊断:有临床表现,血培养或脑脊液(或其他无菌腔液)培养阳性。

2．新生儿晚发败血症

局灶感染的表现比早发型感染常见，但爆发性而非局灶性感染也是经常发生的。发生的危险因素有胎龄小、住院时间长、中心血管通路、侵入性操作以及使用广谱抗生素尤其是三代头孢菌素。临床症状包括呼吸暂停增加、喂养不耐受或腹胀、呼吸支持要求增加、嗜睡以及肌张力降低等，实验室征象有白细胞计数异常、难以解释的代谢性酸中毒、高血糖等。

临床诊断和确定诊断均为日龄＞3 天，其余条件同新生儿 EOS。

(二)鉴别诊断

1．颅内感染

颅内感染是新生儿败血症患儿常见并发症，血培养阳性或怀疑有颅内感染的新生儿需腰椎穿刺、脑脊液检查进一步明确诊断。

2．泌尿系统感染

泌尿系统感染是新生儿败血症的一种并发症，也可为新生儿败血症的感染源。需尿常规、尿培养进一步明确。对于泌尿系感染新生儿建议常规作泌尿系超声检查，进一步排除是否存在先天性泌尿系统畸形。

3．先天性遗传代谢性疾病

部分先天性遗传代谢病在新生儿期发病，表现与新生儿败血症非常相似，需及时对症治疗，并通过生化、串联质谱、基因检测等方法进一步明确。

4．免疫缺陷病

对于严重全身感染或反复感染新生儿，需考虑先天免疫功能缺陷，免疫球蛋白检测、T 细胞亚群检测、基因测序等检测方法可为诊断提供有力证据。

5．特殊病原感染

对于严重全身感染，常规抗生素治疗效果不佳，需考虑结核感染、非典型病原体(如衣原体)、病毒感染[如肠道病毒(enterovirus，EV)、单纯疱疹病毒、巨细胞病毒]等。

(三)严重程度与并发症

根据新生儿生命体征情况、有无激惹或反应低下、有无脱水征象、呼吸频率、有无发绀、有无呼吸困难、脉搏血氧饱和度监测、有无神经系统、心血管系统或血液系统等并发症判断新生儿败血症的严重程度。

血小板减少和 DIC 的证据(PT、APTT 延长、INR 降低、纤维蛋白原降低)可见于病情较重的婴儿，尤其是早产儿。

(四)基础疾病评估

针对症状反复发作、持续时间长、病情变化快、病情重或者治疗效果不佳的新生儿，还应积极评估基础疾病，需评估是否存在原发性或继发性免疫缺陷病、先天性器官系统结构异常、先天性遗传代谢性疾病、贫血或早产等。

三　辅助检查

(一)病原学检查

1．血培养

血培养是诊断败血症的金标准，然而出结果慢，一般至少需要 2 天；敏感度低，对于 EOS 患儿尤其低，生长速度慢以及对培养条件要求苛刻的细菌检出率更低。研究发现，在疑似 EOS 患儿中血培养阳性率仅为 4% 左右。由于新生儿尤其低、极低或超低出生体重儿取血量有限制，导致血培养敏感度更差，故要求每次抽血量不少于 1ml。

2. 尿培养

尿培养需采用清洁导尿或耻骨上膀胱穿刺抽取的尿液标本，仅用于 LOS 的病原学诊断。

3. 核酸检测

随着分子生物学的发展，越来越多的检测病原体核酸，如检测细菌 16 S rRNA 基因的 PCR 试剂盒用于临床。

(二)血液非特异性检查

1. 白细胞计数

采血时间一般应等到 6 小时龄以后(EOS)或起病 6 小时以后(LOS)。6 小时龄~3 日龄，WBC$\geq$30$\times$$10^9$/L；日龄$\geq$3 天，WBC$\geq$20$\times$$10^9$/L；或任何日龄，WBC$<5\times$$10^9$/L，均提示异常。白细胞计数指标在 EOS 中诊断价值不大，白细胞计数减少比增高更有诊断价值。

2. 中性粒细胞

不成熟中性粒细胞（包括早、中、晚幼粒细胞和杆状核细胞）/总中性粒细胞（immature/totalneutrophil，I/T）。出生至 3 日龄 I/T$\geq$0.16 为异常，日龄$\geq$3 天 I/T$\geq$0.12 为异常。I/T 可能在 25%~50% 无感染患儿中升高，故只是 I/T 升高，诊断新生儿败血症的证据不足，但其阴性预测值高达 99%。

3. 血小板计数

在诊断败血症中特异度及灵敏度均不高，且反应较慢，不能用于抗菌药物效果及时评判，但血小板减低与预后不良有关。

4. C 反应蛋白

C 反应蛋白(C-reactive protein，CRP)是临床上常用的急相反应蛋白。CRP 在感染后 6~8 小时升高，24 小时达到顶峰，当发生炎症时，首先募集白细胞介素-6，随后刺激释放 CRP。因此，如产时感染发生的 EOS，患儿刚出生时 CRP 可能不高；6 小时龄内，CRP$\geq$3mg/L；6~24 小时龄，CRP$\geq$5mg/L，提示异常。小时龄$>$24 小时，CRP$\geq$10mg/L，提示异常。在生后或者怀疑感染后 6~24 小时以及再延 24 小时后连续 2 次测定，如均正常，则对败血症(包括 EOS、LOS)的阴性预测值达到 99.7%，可以作为停用抗菌药物的指征。

5. 降钙素原

降钙素原$\geq$0.5mg/L 提示异常，通常在感染后 4~6 小时开始升高，12 小时达到峰值，诊断或排除感染比 CRP 更快。3 日龄内降钙素原有生理性升高，参考范围应该考虑生后日龄。降钙素原在 EOS 和 LOS 中的指导价值不完全一样。在 EOS 疑似病例中，降钙素原更多作为抗菌药物停药的指征，一般连续 2 次(间隔 24 小时)降钙素原值正常可考虑停用抗菌药物；而在 LOS 中降钙素原在诊断以及停药方面都有一定指导价值。

6. 血液非特异性检查

尽管很多非特异性检查对 EOS 的阳性预测价值不高，但对 LOS 的诊断及指导停药方面仍有一定价值。由于新生儿各系统发育成熟度不一，机体对感染的反应也不固定，所以必须综合判断，不同非特异性检查批次中 2 项及 2 项以上阳性有一定的诊断价值。需要注意的是，这样非特异性指标组合，对新生儿败血症的阳性预测值仍然不高。

(三)脑脊液检查

有报道称 23% 的新生儿败血症患儿可能合并脑膜炎，腰椎穿刺检查在诊断中极为重要。新生儿脑膜炎中血培养阴性率高达 38%，所以血培养阴性不能作为排除新生儿脑膜炎和败血症的指标。腰椎穿

刺指征(下列 3 项任意 1 项):①血培养阳性;②有临床表现且非特异性感染指标≥2 项阳性;③抗感染治疗效果不佳。值得注意的是,足月儿只有实验室检查异常(指不包括血培养阳性的实验室检查)而无临床表现的 EOS,不需常规做脑脊液检查。取脑脊液后 2 小时内完成检验,否则糖浓度和白细胞计数会下降。通常多数足月正常新生儿脑脊液 WBC$<20\times10^{6}$ 个/L,正常新生儿脑脊液蛋白$<1.7g/L$,糖>400 mg/L(或超过当时血糖水平的 40%)。

四　治疗与管理

新生儿败血症的治疗原则为积极针对性抗病原菌治疗、支持对症治疗和并发症治疗。

(一)抗病原菌治疗

对于疑似或确诊新生儿败血症的患儿,均应尽早静脉使用抗菌药物,后续可根据临床表现、血培养及药物敏感试验结果和其他非特异性检查结果,评估继续使用或适当调整。对于疑似 EOS 的新生儿即使未发现异常临床表现,也应尽早用抗菌药物,同时需进一步评估并密切监测临床感染性疾病指标。在治疗新生儿败血症中抗菌药物应用首选静脉给药。对于血培养阴性的临床诊断新生儿败血症患儿,经治疗病情好转后一般仍应继续抗菌药物使用 5~7 天;对于血培养阳性的新生儿败血症患儿,建议治疗 2 周左右;并发中枢神经系统感染时,抗菌药物静脉应用时间≥3 周。败血症合并深部感染,如骨髓炎或关节炎,甚至需治疗 6 周。

1.早发型和晚发型感染

怀疑细菌感染的,氨苄西林和氨基糖甙类是国外标准的经验治疗,因为能覆盖 B 族链球菌以及革兰阴性菌。头孢噻肟由于其较强的渗透入脑脊液的能力,常被用于阴性菌的脑膜炎;万古霉素或奈夫西林(nafcillin)常常替代氨苄西林用于怀疑院内感染者。抗菌治疗时间如下:确诊的败血症为培养阴性后 10~14 天,革兰阳性菌的脑膜炎为培养阴性后 14~21 天,阴性菌脑膜炎为培养阴性后 21 天。院内感染的革兰阴性菌多为耐药菌株,尤其是超广谱 β-内酰胺酶或产 AmpC β 内酰胺酶菌株,因此应使用碳青霉烯或酶抑制剂类半合成抗生素以及第四代头孢菌素等。

2.真菌的经验性治疗

早产儿真菌感染的危险因素有血小板减少、侵入性操作史、广谱抗生素应用史。虽然经验性抗真菌治疗的安全性和有效性尚未能得到证实,但对于有危险因素且有感染症状的早产儿不应该过分小心。两性霉素 B 被认为是首选:广谱且在新生儿的耐受性较好。若明确对氟康唑敏感的亦可选择氟康唑。同时,拔除中心置管通路、使用外周血管通路或在不同的解剖位置新的中心置管通路与病原菌(葡萄球菌、肠球菌以及 G-菌)的快速清除密切相关,但对于念珠菌血症者的理想效果可能与细菌者不一致。应该注意的是,拔除导管或更换导管后持续的菌血症常提示血管内血栓性感染或心内膜炎。

3.抗菌药物用法及间隔时间

新生儿败血症在未获得血培养结果之前即要选用抗生素治疗,以后根据血培养结果及细菌药敏试验选用抗生素。通常联合应用一种青霉素类和一种氨基糖苷类抗生素作为初选药物,但应注意氨基糖苷类抗生素的耳毒性。这两种抗生素的配伍具有较广泛的抗菌谱并能产生协同作用。在严重感染的病例可选用第三代头孢菌素和青霉素类联合应用。

(1)大肠杆菌败血症:一般认为,羊膜早破、产程延长、产时感染以及生后 3 天内发病的败血症以大肠杆菌感染为主,可选用氨苄西林加用庆大霉素或阿米卡星。氨苄西林为新生儿期细菌感染的常用药物,不仅对球菌具有强大的抗菌作用,而且对新生儿感染常见病原菌如大肠杆菌、流感杆菌等革兰阴性杆菌也具有较高的抗菌活性。①氨苄西林剂量为每次 25~50mg/kg。a.胎龄≤29 周:日龄≤28 天,每12 小时一次;日龄>28 天,每 8 小时一次。b.胎龄 30~36 周:日龄≤14 天,每 12 小时一次;日龄>14

天,每8小时一次。c.胎龄为37～44周:日龄≤7天,每12小时一次;日龄>7天,每8小时一次。②庆大霉素剂量。a.胎龄≤29周:日龄≤7天,每次5mg/kg,每48小时一次;日龄>7天,每次4mg/kg,每36小时一次。b.胎龄30～34周:日龄≤7天,每次4.5mg/kg,每36小时一次;日龄>7天,每次4mg/kg,每24小时一次。c.胎龄>35周:每次4mg/kg,每24小时一次。由于庆大霉素有耳毒性,使用时应监测血药浓度,输注时间在30分钟以上。因大肠杆菌各菌株的药敏差别较大,应以药敏试验结合临床选用抗生素。对上述抗生素耐药或临床疗效不佳,可改用第三代头孢菌素。第三代头孢菌素治疗各种革兰阴性和阳性需氧菌所致的败血症疗效满意。尤其是对革兰阴性细菌,疗效更为突出。如头孢噻肟和头孢曲松除有明显的杀菌作用外,还能透过有炎症的血脑屏障。③头孢噻肟剂量为每次50mg/kg。a.胎龄≤29周:日龄≤28天,每12小时一次;日龄>28天,每8小时一次。b.胎龄30～36周:日龄≤14天,每12小时一次;日龄>14天,每8小时一次。c.胎龄>37周:日龄≤7天,每12小时一次;日龄>7天,每8小时一次。④头孢曲松剂量为50mg/kg(脑膜炎每次80～100mg/kg),每24小时一次。治疗的疗程为2～3周左右。

(2)金黄色葡萄球菌败血症:治疗金黄色葡萄球菌败血症可选用青霉素,但金黄色葡萄球菌大多数对青霉素耐药,故常用耐酶青霉素,如苯唑西林、氯唑西林、双氯西林,或用万古霉素加上述耐酶青霉素。①苯唑西林剂量为每次25mg/kg。a.胎龄≤29周:日龄≤28天,每12小时一次;日龄>28天,每8小时一次。b.胎龄30～36周:日龄≤14天,每12小时一次;日龄>14天,每8小时一次。c.胎龄>37周:日龄≤7天,每12小时一次;日龄>7天,每8小时一次。②万古霉素剂量为每次10mg/kg(脑膜炎每次15mg/kg)。a.胎龄≤29周:日龄≤14天,每18小时一次;日龄>14天,每12小时一次。b.胎龄30～36周:日龄≤14天,每12小时一次;日龄>14天,每8小时一次。c.胎龄>37周:日龄≤7天,每12小时一次;日龄>7天,每8小时一次。

(3)B族链球菌败血症:GBS败血症又称无乳链球菌败血症,其早期的临床表现和新生儿呼吸窘迫综合征相类似,不易区别,治疗上用大剂量青霉素25万～45万U/(kg·d),分2～3次静脉给药。复发性GBS感染并不常见,据报道发病率在1%～6%。婴儿感染GBS后通常没有特异性抗体反应,即使对侵袭性疾病进行适当的抗生素治疗,GBS也可以从婴儿的黏膜表面分离出来。偶尔会发生新的GBS菌株再感染。复发性GBS感染的治疗与原发性感染的治疗相同,但建议进行GBS菌株对青霉素的敏感性试验。利福平可以消除脑膜炎球菌病等其他感染的定植,但不能可靠地消除GBS的黏膜定植。此外,母亲GBS抗生素预防(intrapartum antimicrobial prophylaxis,IAP)或新生儿服用抗生素均不能阻止原发性迟发性GBS感染的发展。

(4)厌氧菌败血症:治疗上以甲硝唑为首选药物。起始剂量为15mg/kg,维持剂量每次7.5mg/kg,首剂后经一次间隔时间开始。a.胎龄≤29周:日龄≤28天,每48小时一次;日龄>28天,每24小时一次。b.胎龄30～36周:日龄≤14天,每24小时一次;日龄>14天,每12小时一次。c.胎龄>37周:日龄≤7天,每24小时一次;日龄>7天,每12小时一次。疗程为7～10天。

(5)院内感染所致败血症:①凝固酶阴性葡萄球菌引起的院内感染败血症应选用万古霉素,剂量同上所述,疗程为7～10天。②革兰阳性细菌引起的院内感染败血症选用氨基糖苷类抗生素,如庆大霉素,剂量同上。但庆大霉素的耐药性很普遍,而阿米卡星的耐药性较低,常被选用。阿米卡星剂量:a.胎龄≤29周:日龄≤7天,每次18mg/kg,每48小时一次;日龄8～28天,每次15mg/kg,每36小时一次;日龄>28天,每次15mg/kg,每24小时一次。b.胎龄30～34周:日龄≤7天,每次18mg/kg,每36小时一次;日龄>7天,每次15mg/kg,每24小时一次。c.胎龄>35周:每次15mg/kg,每24小时一次静脉给药。由于氨基糖苷类抗生素有耳毒性和肾毒性,因此需监测血清药物浓度。

(6)其他:亚胺培南+西司他丁、美罗培南、头孢吡肟等也可用于新生儿败血症。鉴于氨基糖苷类有耳毒性和肾毒性,在极低出生体重儿半衰期长且差别又大,加之国内监测血药浓度不普遍,故常以第三代头孢菌素替代。

(二)一般治疗

注意保暖,维持水、电解质平衡及补充热量,及时纠正酸中毒及缺氧,局部感染灶如脐部及皮肤的处理等。

(三)对症治疗

有抽搐时用镇静抗惊厥药,有黄疸给予蓝光治疗,有脑水肿及时给予降颅压处理。

(四)支持治疗

少量多次输血或输血浆、拔除导管、液体复苏、正性肌力药物、纠正代酸、呼吸支持等。

(五)其他治疗

1.免疫球蛋白治疗

早产儿因免疫球蛋白水平低,生后极易发生低免疫球蛋白血症而致严重感染,败血症的发生率和病死率均较成熟新生儿高,静脉用丙种球蛋白含有大量免疫球蛋白和特异型抗体,因此可用于败血症的辅助治疗。国内外资料推荐剂量为每次 0.2～0.5g/kg,每周 1 次,共用 4 周。

2.粒细胞-巨噬细胞集落刺激因子

在使用抗生素的同时合用粒细胞-巨噬细胞集落刺激因子(granulocyte-macrophage colony stimulating factor,GM-CSF)在治疗后 14 天存活率没有增加,但在粒细胞减少的败血症组死亡的危险性下降至 0.34。因此,常规使用 GM-CSF 是没有必要的,但对于粒细胞减少的感染早产儿可能有作用。

3.粒细胞输注

对于革兰阴性菌败血症伴中性粒细胞减少的早产儿,予以粒细胞输注不能减少感染的死亡率。因此,认为常规使用治疗早产儿败血症是不必要的。

4.抗细胞因子治疗

己酮可可碱(pentoxifylline)是一种黄嘌呤衍生物,能抑制 TNF 释放,在应用抗生素时合用可以降低患者死亡率,但需要多中心研究来进一步证实其在早产儿革兰阴性菌败血症中的治疗作用。此外,抗TNF 抗体、凋亡抑制剂以及重组人活性蛋白 C 等,在成人严重感染性休克时能降低死亡率,但在早产儿感染中尚未开展相关研究。

(六)并发症治疗

1.感染性休克

治疗感染性休克时,应在静脉应用抗菌药物的同时积极抗休克治疗,采取适当的扩容、纠正严重酸碱失衡的治疗,必要时考虑应用血管活性药物。

2.化脓性脑膜炎

治疗化脓性脑膜炎时,应尽早静脉应用易透过血脑屏障的抗菌药物,疗程要足;根据病情,采取抗脑水肿或抗惊厥等治疗措施。一般经验性治疗用头孢噻肟＋氨苄西林;如果脑脊液培养出金黄色葡萄球菌,用万古霉素或利奈唑胺。GBS 引发的脑膜炎通常疗程需要 14～21 天。革兰阴性菌则需要 21 天,少数有并发症(室管膜炎、脑炎、硬膜下积液等)者需要更长时间。铜绿假单胞菌需要使用头孢他啶或根据药物敏感试验调整。脆弱类拟杆菌需要甲硝唑等。

五 预 防

1.GBS 感染评估和预防(见图 2-5-1)

(1)产时应用抗生素预防(IAP)指征:①既往分娩过侵袭性 GBS 疾病的婴儿。②当前妊娠出现 GBS 菌尿。③妊娠晚期 GBS 筛查阳性。④未知 GBS 状态出现以下任一情况:妊娠不足 37 周分娩;羊膜早破≥18 小时;产时温度≥38.0℃;产程内核酸扩增试验阳性。

（2）IAP方法：母亲在分娩4小时前预防性静脉使用抗菌药物，如青霉素、氨苄西林或头孢唑林等。

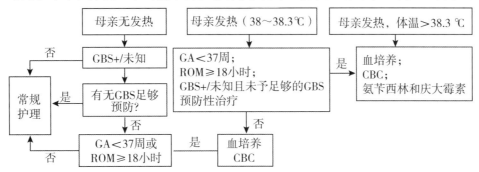

足够GBS预防：产前>4h予青霉素/氨苄西林/头孢唑林
产后CBC：不推荐1～4小时内检查，如查了则6～12小时复查以决定治疗；
>4小时：查CBC和血培养；WBC<5000；ANC<2000；I/T 20.3

图2-5-1 GBS感染评估和预防

2. 手卫生

加强手卫生对控制社区获得性感染和控制院内感染均具有重要意义。

3. 母乳喂养

不仅提供新生儿理想的营养，而且提供了丰富的免疫因子，对于预防感染十分重要。

4. 动静脉置管护理

动静脉置管护理是控制院内感染的关键措施之一。

六 研究热点

目前全世界尚无统一的新生儿脓毒症定义。儿科中现有的脓毒症定义不适用于新生儿，也不适用于早产儿脓毒症。许多新生儿脓毒症研究文献中很少考虑将器官功能障碍作为败血症诊断标准的概念，如何准确地筛查新生儿器官功能障碍尚不清楚。2016年成人第三版脓毒症定义国际共识的发布（脓毒症3.0）为如何在新生儿学中制定一致的脓毒症定义和筛查标准提供了指导。

相关研究表明，血管内皮通过与病原体、白细胞、血小板的直接相互作用以及部分由内皮细胞自身产生的可溶性循环介质的作用，在脓毒症和脓毒症相关器官衰竭的病理生理学中起着关键作用。尽管有大量证据表明新生儿对脓毒症的免疫反应不同于成人，但对新生儿血管内皮细胞的认识仍比较有限。与成人内皮细胞相比，新生儿内皮细胞表达的黏附分子数量较低，中和活性氧的能力也较低。相反，新生儿内皮损伤生物标志物的现有证据不如成人患者可靠，新生儿败血症的内皮靶向治疗等有待于进一步探索。近年来关于新生儿败血症的临床研究，集中于如何早期快速确诊，有很多生物学标志物的研究，另外就是早产儿院内感染的预防及感染与神经系统损伤的相关研究。进一步的研究应该是鉴定新的基因组和蛋白质组学标记物，以便快速准确地检测新生儿败血症。新生儿早发败血症风险计算器（neonatal early-onset sepsis risk calculator）的使用正在增加，用于管理早发败血症风险的晚期早产儿和足月新生儿。

目前，由多重耐药（multi-drug，MDR）病原体引起的严重感染的发病率在全世界范围内呈上升趋势。据报道，越来越多的新生儿和儿童因耐药细菌而受到严重的血液感染。由革兰阴性菌引起的严重脓毒症和脓毒症休克是发病率和死亡率的重要原因，并导致高昂的医疗费用。肠杆菌科细菌的耐药性是医疗相关感染和社区获得性感染中的一个主要问题，超广谱β-内酰胺酶（extend-spectrum β-lactamases，ESBLs）和碳青霉烯类耐药肠杆菌科（carbapenem-resistant enterobacteriaceac，CRE）目前构成主要威胁。成人人群中的这些感染与较差的临床结果相关，但迄今为止关于儿童人群中ESBL相关和 CRE 败血症的危险因素和临床结果的数据非常有限。由于有效抗菌剂的数量有限,新生儿和儿童感染的治疗尤其具有挑战性。基于策略性和规范性临床试验的新老抗生素的循证使用对于改善新生儿和儿童严重感染的管理至关重要。

(七) 推荐文献阅读

1. 中华医学会儿科学分会新生儿学组,中国医师协会新生儿科医师分会感染专业委员会. 新生儿败血症诊断及治疗专家共识(2019 年版)[J]. 中华儿科杂志,2019,57(4):252-257.

2. Benitz WE,Achten NB. Technical assessment of the neonatal early-onset sepsis risk calculator [J]. Lancet Infect Dis,2021,21(5):e134-e140.

3. McGovern M, Giannoni E, Kuester H, et al. Infection, inflammation, immunology and immunisation (I4) section of the ESPR. Challenges in developing a consensus definition of neonatal sepsis[J]. Pediatr Res,2020,88(1):14-26

(八) 病例剖析

【一般情况】 患儿,男,5 天。

【主诉】 发热、少吃半天。

【现病史】 G2P1,孕 40 周自然分娩,出生体重 3500g,否认窒息复苏史,生后混合喂养。半天前患儿无明显诱因下出现发热,体温最高 38.9℃,伴少吃,有气促,无明显发绀,无少哭少动,无抽搐,无咳嗽,无吐泻等,今来院门诊就诊,查血常规:WBC 27.1×10⁹/L,NEUT% 75%,Hb 158g/L,PLT 350×10⁹/L,CRP 65mg/L;急诊拟"新生儿败血症"收住入院。

起病来,患儿精神反应欠佳,胃纳有减少,睡眠可,大小便无特殊。出生至今体重减少 200g。

【既往史】 生后第三天出现黄疸,未消退。

【出生史】 G2P1 孕 40 周单胎自然分娩产,出生体重 3500g,否认窒息复苏史。

【喂养史】 生后 2 小时开奶,混合喂养。

【预防接种史】 生后第一天予以乙肝疫苗接种。

【家族史】 否认家族过敏性疾病、遗传病等病史。母亲分娩前一天有发热,体温 38.3℃。

【体格检查】 T 38.5℃,P 168 次/min,R 62 次/min,BP 78/38mmHg,SPO₂ 97%,反应欠佳,呼吸急促,皮肤中度黄染,前囟平软,咽稍红,轻度三凹征,双肺呼吸音粗,未及明显干湿啰音,心率 168 次/min,心律齐,心音中,未闻及病理性杂音,腹软,脐轮无红肿,肝肋下 2cm 可及,质软,脾肋下未及,四肢肌张力正常,原始反射存在。

【辅助检查】 血常规:WBC 27.1×10⁹/L,NEUT% 75%,Hb 158g/L,PLT 350×10⁹/L,CRP 65mg/L。

【入院诊断】 新生儿败血症。

【进一步检查】

1. 病原学检查:血培养、尿培养、脑脊液培养、痰涂片染色找细菌、痰培养、粪便肠道病毒检测、脑脊液肠道病毒检测。

2. 其他检查:脑脊液常规+生化、前降钙素、血气+电解质+血糖、血生化五类、凝血谱检测、血常规+CRP(复查)、尿常规、便常规等。

3. 影像学检查:头颅超声、心脏超声、腹部超声、胸部 X 线或 CT(必要时)等。

【诊疗计划】

1. 一般治疗及护理:保持正常体温,提供足够营养能量和液体,并维持电解质及酸碱平衡。患儿皮肤中度黄染,达光疗指征,则行光疗退黄。

2.抗病原菌治疗:首先考虑细菌感染,GBS或大肠杆菌感染可能性大。经验性治疗,需要覆盖常见的革兰阳性或革兰阴性细菌,如青霉素、氨苄西林联合头孢噻肟100mg/(kg·d)静滴;待培养和药敏结果调整敏感抗菌药物治疗。

3.评估和治疗并发症:因首先考虑细菌感染,需评估是否存在合并症,如脑膜炎、感染性休克、呼吸衰竭等,所以需作相应检查,如腰椎穿刺脑脊液检查、血气分析、乳酸等检查。若存在并发症,则予以对症治疗。

【诊治经过】

1.入院后完善相关检查

(1)入院急诊胆红素提示总胆红素320μmol/L,光疗8小时后复查总胆红素230μmol/L,入院第二天胆红素复查正常;入院第一次血培养GBS阳性,对青霉素、头孢曲松、万古霉素等敏感,抗感染治疗3天后复查血培养转为阴性。

(2)脑脊液常规＋生化、脑脊液培养、痰涂片染色找细菌、痰培养＋药敏、尿培养均阴性。前降钙素、血常规＋CRP逐渐恢复正常。

(3)其他血液检查:血气＋电解质＋血糖、血生化五类、凝血谱检测、尿常规、便常规等检测结果无特殊。

(4)影像学检查:头颅超声、心脏超声、腹部超声无特殊。

2.入院后予以"青霉素＋头孢噻肟"静滴抗感染治疗,光疗退黄治疗,入院第三天体温降至正常,吃奶情况好转,住院第五天气促好转,住院第八天复查血常规、CRP、PCT正常,住院2周治愈出院。

【出院诊断】　1.新生儿败血症;2.新生儿肺炎;3.新生儿高胆红素血症。

【出院建议】

1.出院监测黄疸变化,2～3天复查经皮胆红素。

2.1周门诊随访,注意体温,吃奶情况等。

Ⅱ 新生儿化脓性脑膜炎

一　概　述

新生儿化脓性脑膜炎是指脑膜和中枢神经系统的严重感染,但新生儿脑膜炎尤其是早产儿细菌性脑膜炎症状较不典型,常导致诊断延误。在大多数情况下,感染是脑膜和中枢神经系统的血行播散所致;此外,在中枢神经系统或脊柱异常(如脊髓脊膜膨出)的情况下,也可通过皮肤或环境中的菌群直接感染。新生儿脑膜炎常伴有脑室炎,这使得治疗更加困难;也有血管炎的倾向,这可能导致出血、血栓形成和梗死。硬膜下积液和脑脓肿也可能使病程复杂化。按脑膜炎的发生时间可分为早发型脑膜炎和晚发型脑膜炎两种。早发型脑膜炎常见于出生后48～72小时内,与母体产道感染有关,常合并呼吸窘迫或败血症等,死亡率高;而晚发型脑膜炎则常发生于出生1周左右及以后,死亡率亦不低,因此早期诊断和治疗是改善新生儿脑膜炎预后的关键。

大多数与新生儿败血症有关的微生物也会引起新生儿脑膜炎。B组链球菌(GBS)(尤其是Ⅲ型)和革兰阴性杆菌(尤其是带有K1抗原的大肠杆菌)是最常见的病原体。如果是晚发性大肠杆菌脑膜炎,则应排除半乳糖血症。其他致病生物包括单核细胞增多李斯特菌简称李斯特菌(血清型Ⅳb)、其他链球菌

（肠球菌、肺炎链球菌）、其他革兰阴性肠道杆菌（克雷伯氏菌、肠杆菌和沙雷氏菌属），但很少包括脑膜炎奈瑟菌。在极低出生体重婴儿中，凝固酶阴性葡萄球菌应被视为细菌性脑膜炎的致病微生物。而且，中枢神经系统异常涉及开放性缺损、留置装置（如脑室腹腔分流术）时，葡萄球菌感染（金黄色葡萄球菌和表皮葡萄球菌）更常见，其他皮肤菌群引起的疾病也更常见，包括链球菌和类白喉菌。其他的少见微生物，包括脲原体、真菌、厌氧菌等，也有病例报告。

新生儿脑膜炎的临床表现通常是非特异性的，与败血症的临床表现难以区分。任何被评估为败血症或感染的新生儿都必须排除脑膜炎。脑膜炎的症状和体征包括体温不稳定（最常见）、嗜睡、易怒、尖叫、惊厥发作、喂养不耐受、呕吐、呼吸窘迫、呼吸暂停或发绀发作。脑膜炎的晚期表现包括前囟隆起和昏迷，少数也可能伴随抗利尿激素分泌不当综合征。

二 诊断与评估

（一）诊断和检查

1.诊断

对于有胎膜早破、产程延长、脑脊膜膨出、皮肤窦道的新生儿，如果出现难以解释的体温不稳定，精神、哭声、面色不好及拒奶等，应仔细检查有无激惹、易惊、尖叫、嗜睡、凝视或前囟紧张、饱满、骨缝增宽等提示颅内感染的表现。但诊断脑膜炎必须行脑脊液检查，如此才能明确病原菌，也可通过脑脊液培养明确药物的敏感性。因为，脑膜炎在新生儿尤其是早产儿并无特定的症状，所以，当怀疑脑膜炎的可能性时，需积极行脑脊液（cerebrospinal fluid，CSF）检查，以免延误诊治；当然，对于脑膜炎患儿也应追踪脑脊液的变化，以了解治疗的效果。一旦怀疑是急性细菌性脑膜炎，必须及时采血送细菌培养，同时做腰穿；但进行腰穿检查前要评估患儿是否需进行颅脑影像学检查如头颅CT，以判断患儿是否可行腰穿检查。

2.实验室检查

新生儿化脓性脑膜炎的临床表现是非特异性的。因此，疑似脑膜炎的新生儿应接受全面的感染评估，包括血细胞计数、血培养、尿液培养（如果日龄>3～5天）和腰椎穿刺检查脑脊液的革兰氏染色、培养、蛋白质、葡萄糖和细胞计数。脑脊液检查是诊断脑膜炎的关键，也是确认诊断的唯一方法。有15%～50%的脑脊液细菌培养阳性的婴儿血液培养呈阴性，脑脊液培养是诊断细菌性脑膜炎的金标准。

3.脑脊液分析

新生儿尤其早产儿，因为胎龄和日龄不同，正常脑脊液的细胞计数和蛋白等至今没有统一的标准。

（1）细胞计数增多：通常革兰阴性杆菌的细胞计数比GBS感染的细胞计数多。正常值范围为0～35个白细胞，其中一些可能是多形核细胞。脑脊液革兰氏染色涂片有助于更快速地作出明确诊断和确定病原体的初步分类。

（2）脑脊液葡萄糖降低：脑脊液葡萄糖水平必须与血糖水平相比较。正常CSF值为血清值的1/2～2/3。通常患有脑膜炎的新生儿脑脊液葡萄糖水平小于20～30mg/dl。

（3）脑脊液蛋白：通常升高（>100～150mg/dl），尽管婴儿（尤其是早产儿）的正常值可能远高于足月儿（>200～300mg/dl），且检测可能因样本中存在血液而混淆。

4.影像学检查

建议进行影像学研究，以检查脑膜炎的并发症，尤其是当临床过程复杂时，如感染枸橼酸杆菌和阪崎肠杆菌易患脑脓肿。最有用和无创的成像方法是超声检查，可了解脑室大小、炎症（回声束）和出血情况等。计算机断层扫描（CT）或磁共振成像（MRI）可用于进一步明确脑内并发症，如脑脓肿和脑软化等。

（二）临床管理步骤

2004年的美国感染性疾病学会（infectious Diseases Society of America，IDSA）细菌性脑膜炎管理

指南和 2016 年的欧洲临床微生物与感染性疾病学会（European Society of Clinical Microbiology and Infectious Diseases，ESCMID）细菌性脑膜炎诊治指南对疑似急性细菌性脑膜炎的患者，初始处理措施包括：脑膜炎症状的尽早识别、快速诊断、及时的抗菌治疗和辅助治疗；评估心肺功能和是否存在感染性休克情况等。

怀疑细菌性脑膜炎婴幼儿患者的初步处理步骤如下。首先判断是否存在以下情况：①局灶神经系统缺陷（除脑神经Ⅵ、Ⅶ瘫痪外）；②新出现的惊厥；③严重的意识障碍（格拉斯昏迷评分<10 分）；④严重的免疫抑制状态；⑤特别的中枢系统疾病史（如 CSF 分流、脑积水、创伤、神经外科术后或颅内占位性疾病等）、其他不能立即腰穿的情况。如果存在上述情况应先行头颅 CT 等影像学检查，同时行血培养和予地塞米松和经验性抗菌治疗，检查结果阴性者再行腰穿检查；否则就马上行血培养和腰穿检查，予以地塞米松和经验性抗菌治疗。

（三）鉴别诊断

新生儿化脓性脑膜炎需与病毒性脑膜炎（肠道病毒、单纯疱疹病毒等）、真菌性脑膜炎、结核性脑膜炎等其他病原的脑膜炎进行鉴别。

三 治疗与管理

除了抗菌治疗，一般支持措施如通气、氧合、心血管支持、静脉注射葡萄糖和抗惊厥治疗，被认为是治疗新生儿化脓性脑膜炎的重要组成部分。

（一）抗菌治疗

目前尚缺乏足够的证据来明确遇到患者与给予第一剂抗菌治疗的时间间隔指南；适当治疗应在可能的诊断后尽快启动。原则上选用敏感和易通过血-脑屏障的抗生素，静脉滴入。①当病原菌尚未明确前，经验性治疗可根据本地区化脑的常见病原菌选用抗生素。因致病菌以大肠埃希菌和 B 组溶血性链球菌（GBS）最常见，故先试用氨苄西林，但有些地区对此种抗生素已产生耐药，故有人已采用易进入脑脊液的第三代头孢类药物；但有时也会发生产超广谱 β-内酰胺酶（ESBLs）阴性菌感染，此时需采用碳青霉烯抗菌药物。②当致病菌和药敏已明确，则应根据病原体的培养和敏感性结果选择最佳抗生素。

氨苄西林和庆大霉素通常作为国外早期败血症的经验治疗首选药物；如果怀疑脑膜炎，则应添加头孢噻肟。对于晚发症状的住院婴儿，经验性治疗包括万古霉素（包括革兰阳性菌，尤其是凝固酶阴性葡萄球菌）和庆大霉素；当脑脊液发现提示脑膜炎时，则应加用头孢噻肟（扩大革兰阴性杆菌的覆盖范围）。对于革兰阳性脑膜炎（如 GBS 和李斯特菌），青霉素或氨苄西林是首选药物。对于葡萄球菌感染，由于耐甲氧西林葡萄球菌在医院环境和社区中的流行率增加，万古霉素应取代青霉素或氨苄西林作为初始药物。对于革兰阴性脑膜炎，大多数临床医生会使用氨苄西林加头孢噻肟作为初始治疗，进一步治疗取决于药敏结果，联合药物覆盖革兰阴性菌保持 10 天，待脑脊液无菌后，头孢噻肟可继续单独使用，以完成 21 天的治疗。此外，近年来多重耐药微生物（尤其是肺炎克雷伯菌）感染越来越多，此时应首选药物是美罗培南。

建议在抗生素治疗 48 小时后重复腰椎穿刺，以明确脑脊液是否无菌。如持续感染可能提示存在病灶，如梗阻性脑室炎、硬膜下脓肿或多发性小血管病变、血栓。在开始使用适当的抗生素后，脑脊液培养重复阳性的婴儿有发生并发症和不良结局的风险。一般来说，革兰阴性脑膜炎患儿的脑脊液无菌需要约 3 天，而革兰阳性脑膜炎患儿的脑脊液无菌通常在 36～48 小时内完成。建议进行后续 CSF 检查，直到培养无菌。抗菌治疗应持续至培养阴性后 14 天或 21 天，甚至更长。

（二）辅助治疗

与儿童脑膜炎相反，地塞米松似乎不能改善新生儿脑膜炎的预后。2015 年，关于新生儿激素治疗的

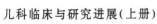

Cochrane 系统回顾共纳入 2 个研究,均为低级别证据,其中 1 项研究发现使用激素可降低死亡率(RR 0.46,95%CI 0.24~0.88;132 例),但不减少 2 岁时感音神经性聋(RR 1.80,95% CI 0.18~18.21);另 1 项研究发现地塞米松可减少短期内(出院后 4~10 周复查)的听力损伤(RR 0.41,95% CI 0.17~0.98;59 例)。因此,目前认为使用地塞米松治疗新生儿脑膜炎可使死亡率和听力损失有所降低。目前还没有证据表明这种疗法能减少神经后遗症。

其他增强新生儿免疫系统的疗法,如血浆输注、生长因子或静脉注射免疫球蛋白,似乎也没有帮助。

(三)抗菌药物治疗

根据日龄不同,推荐的常用抗菌药物剂量与间隔时间也不同(见表 2-5-1)。抗菌疗程约 3~4 周,如疗效出现较晚,则疗程相应延长至 4 周以上;不同病原菌的抗菌疗程供参考(见表 2-5-2)。

表 2-5-1　细菌性脑膜炎推荐的常用抗菌药物剂量和用法

抗菌药物	不同日龄的每日总量与间隔时间			
	0~7 天	间隔时间(h)	7~28 天	间隔时间(h)
氨苄西林	150mg/kg	8	200mg/kg	6~8
头孢噻肟	100~150mg/kg	8~12	150~200mg/kg	6~8
头孢他定	100~150mg/kg	8~12	150mg/kg	8
头孢曲松	—	—	80~100mg/kg	12~24
美罗培南	—	—	120mg/kg	8
奈夫西林	75mg/kg	8~12	100~150mg/kg	6~8
苯唑西林	75mg/kg	8~12	150~200mg/kg	6~8
青霉素 G	15 万 U/kg	8~12	20 万 U/kg	6~8
利福平	—	—	10~20mg/kg	12
万古霉素	20~30mg/kg	8~12	30~45mg/kg	6~8
丁胺卡那霉素	15~20mg/kg	12	30mg/kg	8
庆大霉素	5mg/kg	12	7.5mg/kg	8
妥布霉素	5mg/kg	12	7.5mg/kg	8
氯霉素	25mg/kg	24	50mg/kg	12~24

注意:①体重<2kg 的早产儿胎龄越小需延长间隔时间;②使用氨基糖甙类药物需监测血浆峰浓度;③万古霉素最佳血药浓度为 15~20μg/ml。

表 2-5-2　不同病原菌的建议抗菌疗程

细菌	疗程(天)
脑膜炎双球菌	7
流感嗜血杆菌	7
肺炎链球菌	10~14
无乳链球菌	14~21
需氧革兰阴性菌	21
李斯特菌	≥21

注意:革兰阴性菌脑膜炎至少首次脑脊液无菌后 2 周或疗程 3 周及 3 周以上,甚至更长。

(四)特殊药物的抗菌治疗进展

1. 碳青霉烯药物(carbapenems)

近年来认为美罗培南(meropenem)是最适合治疗中枢感染的药物,经验性治疗效果等同于头孢噻肟或头孢曲松;对李斯特菌和多种肠球菌及假单胞菌属有效,因此可与万古霉素联合作为院感脑膜炎的经验性治疗;或单用治疗青霉素过敏的社区获得性脑膜炎患者。

2. 达托霉素(daptomycin)

对于脑室炎患者,脑脊液有一定的药物浓度,亦可以脑室内注入。对治疗多重耐药革兰阳性细菌脑膜炎或脑室炎有病例报道。

3. 氟喹诺酮类(fluoroquinolones)

氟喹诺酮类为第三代喹诺酮类药物,对敏感菌中枢神经系统治疗成人报道较多。但儿童使用极少,一般只用于其他药物无效者。

4. 利奈唑胺(linezolid)

利奈唑胺容易进入脑脊液,对中枢神经系统感染的耐多药菌有效,如 MASA、凝固酶阴性葡萄球菌以及耐万古霉素肠球菌(VRE)等,但利奈唑胺与万古霉素不同,易发生耐利奈唑胺菌株,因此不作为经验性治疗药物,不应该用于未证实敏感性的脑膜炎/脑室炎。

5. 替加环素(tigecycline,泰阁)

广泛覆盖革兰阳性和阴性菌,但不容易进入脑脊液;有报道替加环素能成功治疗多重耐药不动杆菌属中枢神经系统感染,但机制不清楚。

(五)脑室炎的治疗

不管是通过外部脑室穿刺术,还是分流贮液囊,直接滴注的抗菌药物进入脑室偶尔是有必要的,尤其在分流患者感染难以根除或者不能接受手术治疗者。脑室内用药选择或剂量如下(成人剂量供参考):庆大霉素 5mg/24h;妥布霉素 5mg/24h;丁胺卡那霉素(阿米卡星)30mg/24h;链霉素 1mg/[kg·(24~48h)];万古霉素 10~20mg/24h;达托霉素 5~10mg/72h 等。注意:为减少细菌的耐药性,强烈推荐在脑室内用药时加用同一药物静脉治疗;上述这些药物存在耳毒性或肾毒性等,使用中要密切监测药物的副作用。

(六)支持措施和并发症监测

应每天测量头围,并应经常进行神经系统检查。影像学研究(尤其是 MRI)有助于预后和指导治疗时间。所有患有脑膜炎的新生儿都应进行听力和视力评估。所有患者都应接受长期的神经发育随访。

(七)预 后

在过去 15 年中,死亡率下降到了 3%~13%,相比之下,几十年前的死亡率为 25%~30%。幸存者神经发育后遗症的发生率较高(20%~50%),而且这一数字多年来没有改变。死亡或严重后遗症的预测因素包括早产、中性粒细胞减少、住院后持续 72 小时以上的癫痫发作、局部神经功能缺损、病初呼吸机支持、脑脊液延迟无菌以及神经影像学上的实质性病变(脓肿、血栓、梗死和脑软化)。

四 研究热点

新生儿细菌性脑膜炎是一种高死亡率和长期预后不良的疾病,关键取决于迅速开始有效的抗生素治疗。近年来,由于社区获得性细菌性脑膜炎和医院获得性细菌性脑膜炎中对抗菌药物耐药的病原体的发病率进一步增加,因此选择最佳的初始经验性抗生素方案将具有重要意义。在这种情况下,使用杀菌但不分解细菌的抗生素可能成为一种治疗选择。相反,皮质类固醇减少亲水性抗菌药物进入脑脊液,作为辅助治疗的作用可能会随着引起脑膜炎的细菌耐药性的增加而减弱。同时,由于细菌培养阳性率低,各种病毒性颅内感染也容易与细菌性脑膜炎相混淆;近年来,高通量病原学基因检测在不明原因颅内感染中有较多的研究。

近年来,关于细菌性脑膜炎的发病机制主要集中于病原体渗透、NF-κB 激活和白细胞迁移。尽管抗生素和监护护理有所改善,但预后仍不令人满意。伴随着病原体穿过血-脑屏障后中枢神经系统炎症的严重"副作用",中性粒细胞经内皮的迁移机制越来越受到重视。对不同的病原体的研究发现有不同的分子和细胞机制。大肠杆菌 K1 中的 cglD 细胞质蛋白通过激活脑微血管内皮细胞中 NF-κB 信号通路的机制等,其他常见病原体对中性粒细胞迁移的影响也不同。新生儿脑膜炎中发生的中性粒细胞跨内皮迁移是由脑膜炎病原体和脑微血管内皮之间的相互作用驱动的。新生儿脑膜炎这些相互作用的分子和细胞机制,以及关键的细菌致病决定因素和宿主因素等是发病的关键。此外是否有影响中性粒细胞转归的共同机制,如波形蛋白等,将是一种新的治疗策略;以及调节中性粒细胞的迁移是否可以预防细菌性脑膜炎的进展等。

（五）推荐文献阅读

1. Tunkel AR, Hartman BJ, Kaplan SL, et al. Practice guidelines for the management of bacterial meningitis[J]. Clin Infect Dis, 2004, 39(9): 1267-1284.

2. Van de Beek D, Cabellos C, Dzupova O, et al. ESCMID study group for infections of the brain (ESGIB). ESCMID guideline: Diagnosis and treatment of acute bacterial meningitis[J]. Clin Microbiol Infect, 2016, 22 Suppl 3: S37-S62.

（六）病例剖析

【一般情况】 患儿,男,18 天。

【主诉】 发热、少吃 1 天,抽搐 1 次。

【现病史】 1 天前患儿不明诱因出现发热,体温最高 38.7℃,有少吃,气促,无发绀,无咳嗽,无呕吐,无腹泻,半天前出现抽搐,表现为双眼凝视,四肢强直,持续约 2 分钟左右,今来院急诊就诊,查血常规:WBC 32.1×10⁹/L,N 77%,Hb 138g/L,PLT 450×10⁹/L,CRP 86mg/L。急诊拟"新生儿败血症、化脓性脑膜炎"收住入院。

起病来,患儿精神反应欠佳,胃纳有减少,睡眠可,大小便无特殊。出生至今体重增加 330g。

【既往史】 第三天出现黄疸,第十天消退。

【出生史】 G2P1 孕 39 周单胎自然分娩产,出生体重 3500g,否认窒息复苏史。

【喂养史】 生后 3 小时开奶,母乳喂养。

【预防接种史】 未接种。

【家族史】 否认家族过敏性疾病、遗传病等病史。

【体格检查】 T 38.3℃,P 175 次/min,R 68 次/min,BP 76/37mmHg,SpO₂ 98%,反应欠佳,呼吸急促,皮肤无黄染,前囟稍隆起,举颈啼哭,咽红,无明显三凹征,双肺呼吸音粗,未及明显干湿啰音,心率 175 次/min,心律齐,心音中,未闻及病理性杂音,腹软,脐轮无红肿,肝肋下 1cm 可及,质软,脾肋下未及,四肢肌张力增高,原始反射存在。

【辅助检查】 血常规:WBC 32.1×10⁹/L,NEUT% 77%,Hb 138g/L,PLT 450×10⁹/L,CRP 86mg/L。

【入院诊断】 1.新生儿败血症;2.新生儿化脓性脑膜炎。

【进一步检查】

1.病原学检查:血培养、脑脊液培养、尿培养、粪便肠道病毒检测、脑脊液肠道病毒、单纯疱疹病毒检测等。

2.其他检查:脑脊液常规＋生化、前降钙素、血气＋电解质＋血糖、血生化五类、凝血谱检测、血常规＋CRP(复查)、尿常规、便常规等。

3.辅助检查:头颅超声、心脏超声、腹部超声、头颅 CT、MRI、脑电图等。

【诊疗计划】

1.一般治疗及护理:保持正常体温,提供足够营养能量和液体,并维持电解质及酸碱平衡。

2.抗病原菌治疗:首先考虑细菌感染,经验性治疗,需要覆盖常见的革兰阳性和革兰阴性细菌,如青霉素、氨苄西林或头孢噻肟静滴;有病原学依据后,根据具体菌株分离培养和药敏结果选用敏感抗菌药物治疗。

3.评估和治疗并发症:治疗过程中需评估是否存在并发症,如硬膜下积液、脑室炎、脑脓肿、听力损害、癫痫发作、脑积水等,所以需作相应检查,如影像学检查、脑电图、脑干听觉诱发电位等。若存在并发症,则予以对症治疗,必要时神经外科干预。

【诊治经过】

1.入院后完善相关检查

(1)入院后脑脊液常规:WBC $6600 \times 10^6/L$,多核细胞 85%;脑脊液生化:Glu 1.2mmol/,蛋白 3580mg/L;入院 24 小时血培养和脑脊液培养 GBS 阳性,对青霉素、头孢曲松、万古霉素等敏感。

(2)脑脊液肠道病毒检测,HSV-DNA、尿培养均阴性。前降钙素、血常规＋CRP 逐渐恢复正常。

(3)其他血液检查:血气＋电解质＋血糖、血生化五类、凝血谱检测、尿常规、便常规等检测结果无特殊。

(4)影像学检查:定期复查头颅超声、脑电图、头颅 MRI 等无特殊。

2.入院后予以"青霉素＋万古霉素"静滴抗感染治疗、苯巴比妥止痉、甘露醇降颅压等对症治疗,入院第三天体温降至正常,吃奶情况好转;住院第五天复查复查血培养和脑脊液培养,复查血和脑脊液培养转阴性,脑脊液常规提示细胞数进行性好转;住院第八天复查血常规、CRP、PCT 正常;住院第 21 天复查脑脊液细胞计数和生化正常,住院 24 天治愈出院。

【出院诊断】 1.新生儿败血症;2.新生儿化脓性脑膜炎。

【出院建议】

1.出院监测体温变化,注意神经系统发育情况,定期评估。

2.门诊随访,定期检查头颅 B 超、脑电图、MRI、BAEP 等。

Ⅲ 新生儿感染性肺炎

 一 概 述

肺炎是新生儿期常见的感染性疾病,也是引起新生儿严重并发症和死亡的重要原因,尤其在发展中国家。2005 年我国对住院新生儿流行病学调查显示肺炎占 46.2%,是新生儿住院的主要疾病之一。新生儿肺炎可发生在宫内、分娩过程中或生后,由细菌、病毒、原虫及真菌等不同的病原体引起。根据发病时间分为早发型肺炎和晚发型肺炎。一般认为生后 1 周内发生的肺炎为早发型肺炎,生后 1 周后出现的肺炎为晚发型肺炎。

二　诊断与评估

新生儿肺炎的诊断主要基于高危因素、临床症状和体征、影像学、微生物学检查的结果进行综合判断。有呼吸系统症状和(或)其他感染征象,及胸片有肺炎的特征性改变可诊断新生儿肺炎,可参考表2-5-3和表2-5-4。血培养或气管抽吸物培养阳性,炎性标志物异常有助于确诊,但不是诊断新生儿肺炎必需的。

表2-5-3　美国疾病预防控制中心(CDC)定义的1岁以下婴儿肺炎的诊断标准

影像学检查	临床症状或体征
1.肺部影像学检查2次或2次以上有新发或进展的持续病变,如浸润、肺实变、肺空洞形成、肺气肿、肺大疱; 2.对于没有合并心肺基础疾病(如RDS、BPD、肺水肿等)的患者,1次肺部影像学改变即可	气体交换障碍如氧饱和度下降、氧需求增加、呼吸机参数要求增高,并有以下至少3项: 1.体温不稳定; 2.白细胞减少($\leqslant 4\times10^9$/L)或者白细胞增多($\geqslant 15\times10^9$/L)并伴有核左移; 3.新出现的脓痰或者痰液性状改变或者呼吸道分泌物增多或者需要吸痰的次数增加; 4.呼吸暂停、气促、鼻翼扇动并胸壁凹陷或呻吟; 5.喘鸣音、湿啰音、干啰音; 6.咳嗽; 7.心动过缓(心率<100次/min)或者心动过速(心率>170次/min)

表2-5-4　布莱顿协作新生儿感染工作组制定的新生儿呼吸道感染标准

Ⅰ级	胸部X线发现新发的或进展的持续性的浸润、阴影、胸腔积液或叶间裂积液; 且上呼吸道样本病毒检测阳性,或无菌部位病原体检测阳性; 且有3个及3个以上以下症状: 1.体温≥37.5℃或体温<35.5℃; 2.呼吸急促,或鼻翼扇动,或胸壁凹陷,或呻吟; 3.氧饱和度下降,或氧气需求增加,或呼吸机需求增加,或血氧饱和度<95%; 4.呼吸暂停; 5.呼吸道分泌物增加,或吸痰次数增加; 6.咳嗽,或气喘,或捻发音; 7.CRP或PCT升高
Ⅱ级	胸部X线发现新发的或进展或持续性的浸润、阴影、胸腔积液或叶间裂积液; 且有4个及4个以上以下症状: 1.体温≥37.5℃或体温<35.5℃; 2.呼吸急促,或鼻翼扇动,或胸壁凹陷,或呻吟; 3.氧饱和下降,或氧气需求增加,或增加呼吸机需求,或血氧饱和度<95%; 4.呼吸暂停; 5.呼吸道分泌物增加,或吸痰次数增加; 6.咳嗽,或气喘,或捻发音; 7.CRP或PCT升高
Ⅲ级*	有2项及2项以上呼吸困难或呼吸急促的症状,如严重胸部凹陷、鼻翼扇动、呻吟、喘鸣、喉鸣、发热

(*:级别越高,诊断新生儿呼吸道感染的敏感性越高;级别越低,诊断新生儿呼吸道感染的特异性越高。)

(一)高危因素评估

1. 早发型肺炎

新生儿早发型肺炎与早发型脓毒症的危险因素相同,包括早产和低出生体重、母亲绒毛膜羊膜炎、胎膜早破时间≥18 小时、母亲有无乳链球菌定植、母亲产时发热等。

2. 晚发型肺炎

晚发型肺炎的危险因素包括早产和低出生体重、有创机械通气(尤其是长时间机械通气)、气道畸形(如鼻后孔闭锁、气管食管瘘等)、严重的肺部基础疾病、住院时间较长、神经功能受损导致误吸胃肠内容物等。

(二)临床表现

宫内感染性肺炎是胎儿吸入污染的羊水、母亲的病原体通过胎盘循环传播引起的,常常是全身感染的一部分。患儿常有出生时窒息史,复苏后可出现气促、呻吟、呼吸暂停、体温不稳定、反应差、心动过速、灌注不良等表现,严重者可出现休克、呼吸衰竭、心力衰竭、持续肺动脉高压。

分娩过程中胎儿吸入被病原体污染的羊水或者孕母阴道分泌物也可引起感染性肺炎,发病时间因不同病原体而不同。细菌感染多在生后 3～5 天内发病,可伴有败血症;Ⅱ型疱疹病毒感染多在分娩后 5～10 天出现症状;衣原体肺炎常在生后 3～12 周发病。

出生后感染性肺炎发生率最高,呼吸系统可有咳嗽、气促、发绀、口吐泡沫等表现,全身可出现发热、体温不升、反应差等症状。常见感染途径有①接触传播:与呼吸道感染患者接触;②血行传播:脐炎、败血症等时病原体经血行传播至肺而导致肺炎;③医源性感染:住院新生儿接触医护人员或环境感染源所致水平传播引起的感染性肺炎。

(三)病原学

细菌、病毒、真菌均可引起新生儿肺炎。

1. 细　菌

主要有大肠埃希菌、克雷伯菌属、B 族链球菌、金黄色葡萄球菌、肺炎链球菌、李斯特菌等。先天性肺炎、早发型肺炎以感染孕母阴道内的细菌为主,晚发型肺炎以感染金黄色葡萄球菌、大肠埃希菌等多见。有文献报道我国新生儿肺炎最常见的细菌为金黄色葡萄球菌、大肠埃细菌、肺炎克雷白杆菌、阴沟肠杆菌。

2. 病　毒

巨细胞病毒、风疹病毒、单纯疱疹病毒等可引起先天性肺炎、早发型肺炎。晚发型病毒感染常见病原体包括呼吸道合胞病毒、副流感病毒、流感病毒、肠道病毒、腺病毒等。

3. 真　菌

主要有念珠菌、曲霉菌、隐球菌等。白念珠菌是引起新生儿肺炎最主要的真菌,曲霉菌在新生儿肺炎中较为少见。

(四)辅助检查

1. 影像学检查

(1)胸部 X 线片:胸部 X 线片对肺炎的诊断具有重要价值,并且有助于和其他引起呼吸窘迫的疾病鉴别。宫内感染性肺炎生后第一天肺部 X 线可无改变,应动态随访肺部 X 线变化。细菌性肺炎以支气管炎表现为主,而病毒性肺炎以间质性肺炎为主。

(2)肺部 CT:肺部 CT 分辨率高,可显示早期病变,对于肺部其他疾病的鉴别诊断有较大帮助。

(3)肺部超声:以 B 线、异常胸膜线、肺部斑片状弱回声影等为主要特点。肺部超声对新生儿常见的其他呼吸系统疾病如 RDS、气胸、新生儿湿肺等也有较好的鉴别价值,肺部超声无辐射、易操作、便于随访,是肺部疾病较好的辅助诊断手段。

2.病原学检查

(1)细菌学检查:采集患儿血、气管吸取物、胸腔积液等标本进行涂片、细菌培养、PCR 检测,有助于病原学诊断。

(2)病毒学检查:采集患儿咽拭子、鼻咽分泌物、气管吸取物涂片、培养;PCR 检测呼吸道分泌物中的病毒;病毒抗体检测。

(3)其他病原学检查:核酸探针及 PCR 检测沙眼衣原体;怀疑真菌感染的新生儿,除细菌培养外,还需进行真菌培养。

3.其他实验室检查

(1)新生儿肺炎临床表现不具有特异性。对于突然出现呼吸窘迫或全身性疾病表现的患儿,应进行全面的评估,包括血培养、血常规、CRP、腰椎穿刺、尿培养(日龄≥7 天)等。

(2)血气分析有助于判断有无呼吸衰竭。

(五)鉴别诊断

1.新生儿呼吸窘迫综合征

新生儿呼吸窘迫综合征为肺表面活性物质缺乏所致,多见于早产儿,表现为生后数小时出现呼吸窘迫,并进行性加重。X 线具有特征性改变:两肺透亮度降低、毛玻璃样改变、支气管充气征、白肺。

2.新生儿湿肺

新生儿湿肺又称新生儿暂时性呼吸增快,多见于足月儿或剖宫产儿,是由于肺内液体吸收及清除延迟所致,呈自限性,X 线表现以肺泡、间质、叶间胸膜积液为主。

3.新生儿胎粪吸入综合征

新生儿胎粪吸入综合征常见于足月儿或过期产儿,多有宫内窘迫、出生窒息史,是胎儿在宫内或产时吸入胎粪污染的羊水导致,以呼吸道机械性阻塞和肺组织化学性炎症为特征,生后不久即出现呼吸窘迫,易并发肺动脉高压和肺气漏。

4.先天畸形

先天畸形如膈疝患儿,生后不久出现呼吸困难,腹部凹陷,患侧胸部呼吸音减弱,可闻及肠鸣音,X 线显示胸腔内有胃泡影或肠曲影,肺组织受压,纵隔向对侧移位。

三 治疗与管理

1.呼吸道管理

吸痰、雾化吸入、体位引流、拍背,保持呼吸道通畅。

2.抗病原体治疗

细菌性肺炎应早期静脉应用敏感抗生素。明确肺炎病原体前,根据病情选择经验性方案,多先采用青霉素类和头孢菌素类,确定病原体后根据药物敏感试验调整抗生素。对于无并发症的肺炎,疗程一般为 7～14 天。沙眼衣原体肺炎首选红霉素治疗;巨细胞病毒性肺炎可用更昔洛韦;单纯疱疹病毒性肺炎选用阿昔洛韦抗感染治疗。

3.氧 疗

有缺氧表现时,可根据病情给予鼻导管、面罩、CPAP 供氧,严重者气管插管、机械通气。

4.支持治疗

保暖,保持适中环境温度;保证能量和营养供给;维持水、电解质、酸碱平衡。

5.对症治疗

若并发脓胸、脓气胸,行胸腔穿刺或者胸腔闭式引流排气排脓。

四 研究热点

新生儿肺炎是导致新生儿死亡的重要原因,新生儿肺炎的早期预警、早期诊断,对提高救治率、降低病死率至关重要。近年来,研究人员一直致力于寻找新生儿肺炎相关的生物学标志物。Endocan 又称为内皮细胞特异性分子-1,是活化的内皮细胞分泌的一种可溶性蛋白聚糖,主要表达于肺组织血管内皮细胞及和肾小管上皮细胞,在肺部炎症过程中具有重要作用。Yıldırım E 等发现 Endocan 是一种安全有效地预测新生儿早发型肺炎的生物标志物(AUC 为 0.767)。髓系细胞触发受体-1(trigeering receptor expressed on myeliodceus-1,TREM-1)是一种跨细胞膜糖蛋白,属于免疫球蛋白超家族成员,由激活的成熟粒细胞和单核巨噬细胞等上调表达,与炎性反应密切相关。感染过程中可溶性 TREM-1 可以释放入体液,且与感染严重程度密切相关,是新近发现的炎症标志物。新生儿呼吸机相关性肺炎患儿血清、支气管灌洗液中可溶性 TREM-1 水平明显升高,有助于新生儿呼吸机相关性肺炎的诊断。Presepin,即可溶性 CD14 分子亚型(sCD14-T)。CD14 与脂多糖-脂多糖结合蛋白结合,激活 Toll 样受体-4,将内毒素的信号下传,活化炎症级联反应,激活转录因子 NF-κb,诱导多种细胞因子的产生,进一步促进全身严重的炎症反应。Presepin 在新生儿败血症诊断中有较高的敏感性和特异性,还可以监测临床治疗疗效及疾病预后。有研究发现,早发型肺炎患儿的气道分泌物中 Presepin 的水平明显升高,诊断意义优于 C-反应蛋白。其他如 CD64,miRNA 等可能以多种方式调控炎症通路,值得进一步研究。也有致力于新生儿肺炎病原体检测的研究,尤其是当临床常规方法无法检测出病原体及临床疗效欠佳时,基因芯片、高通量测序技术有助于进一步明确肺部感染的病原体。

五 推荐文献阅读

1. Duke T. Neonatal pneumonia in developing countries[J]. Arch dis child fetal neonataled,2005,90(3):F211-F219.

2. Nissen MD. Congenital and neonatal pneumonia[J]. Paediatr respir rev,2007,8(3):195-203.

3. Hooven TA,Polin RA. Pneumonia[J]. Semin fetal neonatal med,2017,22(4):206-213.

4. Centers for disease control and prevention (CDC). Pneumonia (ventilator-associated [VAP] and non-ventilator-associated pneumonia [PNEU])event. CDC website,2021. www.cdc.gool.

5. Vergnano S,Buttery J,Cailes B,et al. Neonatal infections:Case definition and guidelines for data collection,analysis,and presentation of immunisation safety data[J]. Vaccine,2016,34(49):6038-6046.

六 病例剖析

【一般情况】 患儿,女,24 天。

【主诉】 咳嗽 4 天,加重伴气促 1 天。

【现病史】 患儿 4 天前无明显诱因下出现咳嗽,渐增多,无发热,无犬吠样咳嗽,无声嘶,无气促发绀,无口吐泡沫,予以"头孢克洛及易坦静"口服,未见明显好转,1 天前出现咳嗽加重,伴气促,无发绀,遂来院急诊就诊,测氧饱和度 90%,予以鼻导管吸氧,急诊拟"新生儿肺炎"收住入院。

起病来,患儿神志清,精神可,目前奶量 80ml/次,3 小时 1 次,近日吃奶时有停顿,睡眠正常,大小便正常,病来体重未见明显变化。

【既往史】 生后 10 天结膜炎史,否认其他重大疾病史,否认药物食物过敏史。

【个人史】 G1P1,孕 38 周经阴道自然分娩,出生体重 3kg,羊水清,否认胎盘、脐带异常,否认窒息抢救史。

【家族史】 父母亲均 29 岁,体健。

【入院查体】 T 36.4℃,P 124 次/min,R 66 次/min,BP 74/45mmHg,体重 3.9kg,神志清,精神可,呼吸促,三凹征阳性,两肺呼吸音粗,肺部闻及湿啰音,心律齐,心音有力,未闻及杂音,腹软,肝肋下 1.5cm,脾肋下未及肿大,四肢肌张力适中,生理反射引出,四肢末梢温。

【辅助检查】

1. 血常规:WBC $22.0×10^9$/L,NEUT% 56.3%,LY% 24.1%,HB 134g/L,PLT $200×10^9$/L,超敏 CRP<1mg/L.

2. 血气+电解质:pH 7.377,PCO_2 46mmHg,PO_2 48.0mmHg,K^+ 4.1mmol/L,Na^+ 135mmol/L,HCO_3^- 26mmol/L,ABE 1.5mmol/L。

3. 胸片:支气管肺炎。

【入院诊断】 新生儿肺炎。

【进一步检查】

1. 三大常规、心电图。

2. 血生化、血培养、前降钙素等。

3. 病原学检查:痰培养+药敏、病原体 DNA 测定(沙眼衣原体、肺炎支原体、解脲脲原体)、呼吸道病毒免疫荧光检测等。

【诊疗计划】

1. 新生儿监护,雾化、吸痰,保持呼吸道通畅。

2. 抗感染治疗:考虑该患儿为非典型病原体感染,予以红霉素抗感染治疗。

3. 鼻导管吸氧,必要时机械通气。

4. 支持治疗:维持水、电解质、酸碱平衡;保证能量、营养供给;密切关注患儿呼吸、咳嗽等情况,根据病情变化及时调整治疗方案。

【诊疗经过】

1. 辅助检查结果

(1)沙眼衣原体 DNA 测定阳性。

(2)复查血常规:WBC $15.35×10^9$/L,NEUT% 60.6%,LY% 24.8%,HB 114g/L,PLT $280×10^9$/L,超敏 CRP<1mg/L。

(3)痰培养、呼吸道病毒免疫荧光检测、肺炎支原体及解脲脲原体 DNA、血培养阴性;TORCH、前降钙素、生化、大小便常规未见异常。

2. 疾病转归

患儿入院后鼻导管吸氧 3 天,红霉素泵注抗感染。入院第五天起咳嗽好转,住院治疗 2 周出院。

【出院诊断】 新生儿肺炎(沙眼衣原体)。

【出院建议】 合理喂养,注意保暖,尽量避免前往人员密集场所。

Ⅳ 新生儿先天性梅毒

一 概 述

梅毒是由梅毒苍白螺旋体引起的一种慢性传染性疾病,主要通过性传播感染。螺旋体进入人体后,迅速播散至全身各器官,产生各种症状和体征,也可呈潜伏状态,还可通过胎盘传给下一代。先天性感染可对胎儿和新生儿造成严重后果,包括围产期死亡、早产、低出生体重、先天性畸形、活动性先天性梅毒、长期后遗症,如耳聋和神经损伤等。先天性梅毒的预防有赖于对患有梅毒的孕妇的识别和适当治疗。

梅毒的传染多数通过性接触传染,但患梅毒的孕妇可通过胎盘或产道传染胎儿,少数可通过哺乳、输血、接触污染的衣物、毛巾和医疗器械等传染。

梅毒母婴传播途径如下:①胎盘传播,患梅毒的孕妇可通过胎盘而使胎儿感染梅毒。孕妇患有梅毒,未经及时发现和治疗,或治疗不彻底,梅毒苍白螺旋体可通过胎盘的血液循环传染给胎儿,使胎儿感染梅毒。②产道传播,当胎儿通过感染有梅毒的产道时,产道部位的梅毒苍白螺旋体可感染给胎儿,导致新生儿发病。

影响梅毒母婴传播的因素包括:①孕妇未经治疗、与孕妇感染梅毒的时间有关;②未经治疗的一期、二期梅毒母婴传播的概率超过80%;③早期潜伏梅毒的传播风险较有症状的梅毒稍弱;④晚期潜伏梅毒及三期梅毒传染性低;⑤传播风险和非梅毒螺旋体血清学试验(RPR)滴度有关,1∶8及以上风险性大;⑥与孕妇的治疗时间有关,孕28周前用苄星青霉素可有效预防先天性梅毒。

二 诊断与评估

(一)先天性梅毒诊断

应根据病史、临床症状、体检、实验室检查综合分析;要注意各期梅毒临床表现不同,也应注意感染史、婚姻史、妊娠史、生育史等,胎传梅毒应了解母亲梅毒史。另外,梅毒的潜伏期为10～90天,多数在6周,梅毒感染时间不足2～3周者,血清学试验结果可以呈阴性。如初筛试验阳性,确诊试验阴性,无临床表现,则考虑梅毒血清学假阳性,应于4周后复查。新生儿梅毒血清反应结果要综合评估,母血抗体可在婴儿体内存留至生后15个月,需定期复查,直到为阴性或持续弱阳性;如婴儿未感染梅毒,初生时接受母体抗体,快速血浆反应素试验(rapid plasma regain test,RPR test)结果呈阳性,4～6个月应逐渐转为阴性。如婴儿感染梅毒,可初生时RPR结果呈阳性,之后一度转为阴性,后又再次呈阳性或RPR结果持续呈阳性。出生时血清反应结果不可靠,应1～个2月复查一次,如婴儿感染梅毒,一般4个月内可见抗体滴度上升或出现体征。

(二)诊断标准

梅毒感染孕产妇所生儿童符合下列任何一项,则可诊断为先天梅毒:①儿童的皮肤黏膜损害或组织标本病原学检查阳性(病原学检测方法包括暗视野显微镜、镀银染色镜检和核酸扩增试验)。②出生时梅毒螺旋体IgM抗体检测阳性。③出生时非梅毒螺旋体血清学试验定量检测结果阳性,滴度大于等于母亲分娩前滴度的4倍(2个稀释度),且梅毒螺旋体血清学试验结果呈阳性。④出生时不能诊断先天梅毒的儿童,任何一次随访过程中非梅毒螺旋体血清学试验结果由阴转阳或上升4倍滴度(2个稀释度),

且梅毒螺旋体血清学试验结果呈阳性。⑤18月龄前未能诊断先天梅毒的儿童，18月龄后梅毒螺旋体血清学试验结果仍呈阳性。

（三）鉴别诊断

先天梅毒的症状和体征与其他新生儿感染相似，包括弓形虫病、单纯疱疹、巨细胞病毒、风疹和新生儿败血症等。根据母亲的临床特点、体检和实验室检查有助于做出诊断。

三 治疗与管理

对先天梅毒婴儿的诊断和治疗方法取决于：①母亲梅毒的鉴定；②母亲治疗的充分性；③母亲对治疗的血清学反应；④母亲和婴儿血清学滴度的比较；⑤婴儿的体格检查和实验室检查结果：如脑脊液检查、血常规、长骨 X 线片、胸片、肝功能、神经影像学检查、眼科检查和听觉脑干反应等。

参考国家卫生健康委员会发布的预防艾滋病、梅毒和乙肝母婴传播工作规范（2020 年版），建议治疗方案如下。

（一）儿童预防性治疗

（1）治疗对象：所有梅毒感染孕产妇所生的新生儿。

（2）治疗方案：苄星青霉素，5 万 U/kg，1 次肌内注射（分两侧臀肌）。

（二）先天梅毒治疗

有条件的地区应进行脑脊液检查，包括常规检查及脑脊液梅毒血清学试验，以判断是否有神经系统损害。确诊先天梅毒可以选择以下任意一种方案；治疗期间如果遗漏治疗 1 日、超过 1 日，需重新计算治疗疗程，再次开始治疗。

（1）青霉素：每次 5 万 U/kg，q8h（7 日内新生儿，q12h），静脉滴注，连续 10～14 日。

（2）普鲁卡因青霉素：每次 5 万 U/kg，每日 1 次，肌内注射，连续 10～14 日。

（三）儿童感染状况监测和随访

1.梅毒感染孕产妇所生儿童的随访

梅毒感染孕产妇所生儿童自出生时开始，定期进行梅毒血清学检测和随访，直至排除或诊断先天梅毒。具体如下：①婴儿需在 3、6、9、12、15 和 18 月龄时进行严密随诊。未获感染者，非梅毒螺旋体抗体滴度从 3 月龄应逐渐下降，通常至 6 月龄时消失。若发现其检测结果由阴转阳，或滴度上升 2 个稀释度，则应对患婴重新行梅毒螺旋体试验，若呈阳性则按先天梅毒治疗。②对于婴儿 6、9、12、15 及 18 月龄的任一次随访，梅毒螺旋体试验结果为阴性者，可排除先天梅毒，停止随访。③18月龄后梅毒螺旋体试验结果呈阳性者，诊断为先天梅毒，并应进行随访。

2.孕妇经过充分治疗后的婴儿随访

（1）出生时 RPR 结果呈阳性，但未超过母亲的血清滴度，应每 2 个月复查 1 次；6月龄时，如呈阴性，且无先天性梅毒的临床表现，则可停止观察。有时梅毒螺旋体颗粒凝集试验（treponema pallidum particle assay，TPPA）持续到 18 月龄，一直随访到阴转。

（2）出生时 RPR 结果呈阴性，应于出生后 3 个月、6 个月复查，至 6 个月时仍呈阴性，且无先天性梅毒的临床表现，则可排外梅毒。如感染梅毒，一般生后 4 个月滴度上升。

（3）随访中如滴度上升，或出现先天梅毒症状，应立即治疗。6 个月后如 RPR 仍呈阳性，应每 3 个月检测 TPPA 至生后 18 个月，若 TPPA 结果转阴，则可排除感染，否则，可以诊断为先天梅毒。梅毒感染产妇所生儿童经过随访，明确诊断先天梅毒后上报。

3.疫苗接种

根据《国家免疫规划疫苗儿童免疫程序及说明（2021 版）》，梅毒感染不作为疫苗接种禁忌，梅毒孕产妇分娩婴儿原则上可按照免疫程序进行疫苗接种。如婴儿发生先天梅毒,则需要根据具体症状情况进行判断和安排后续疫苗接种。

(四)感染控制和预防

1.隔离住院患者

建议所有患者采取标准预防措施,包括疑似或证实患有先天梅毒的婴儿。当护理患有先天性、原发性和继发性梅毒并伴有皮肤和黏膜病变的患者时,应佩戴手套,直到治疗完成24小时,因为潮湿的开放性病变、分泌物和可能的血液在所有梅毒患者中都会传染。

2.控制措施

所有在确定疾病之前或治疗前24小时内,与早期先天梅毒患者密切无保护接触的人,应在接触后2~3周进行临床检查,以确定是否存在病变;应在接触后3个月或出现症状时更早进行血清学检测并重复检测;应评估有梅毒风险或感染梅毒的婴儿及其母亲是否患有其他性传播疾病,如乙型肝炎、淋病、衣原体感染和艾滋病。

3.梅毒母婴传播的预防

①足够的产前保健;②合理的梅毒筛检;③对所有孕妇在孕早期或第一次产前检查时常规进行梅毒筛查;④在梅毒流行区或高危人群,推荐在妊娠初3个月和妊娠末3个月各做一次血清学检查。

(五)研究热点

近年来发现,大多数被诊断为先天性梅毒的婴儿都是由接受产前护理的母亲所生,这表明需要更好地提供教育和遵守孕期梅毒管理指南。梅毒筛查应该在第一次产前检查时进行,在孕7~9个月期间进行两次。同时应根据梅毒的阶段进行治疗,在分娩前30天开始治疗时,新生儿的预后最好。应用苄星青霉素仍然是妊娠期梅毒的唯一推荐治疗方法。在妊娠过程中,建议进行超声检查,以确定胎儿感染的超声证据,并应通过持续胎儿监护开始治疗,以评估可能导致早产和胎儿窘迫的赫氏反应。但一直以来关于先天性梅毒的研究很少,这很可能是将婴儿作为研究参与者存在相关的伦理问题。未来的研究可能集中于关注先天性梅毒母婴传播的生物学机制。

虽然螺旋体引起的局部炎症反应被认为是梅毒所有临床表现的根本原因,但导致组织损伤的机制以及宿主防御机制尚不明确。梅毒螺旋体难以体外培养,以及由此导致的无法利用遗传技术来描述其毒力决定因素仍然是进展的主要障碍;此外,其外膜的脆弱性和低蛋白质含量使表征暴露于表面的分子的工作受到干扰。目前动物模型的模拟研究主要是兔子模型,由于兔子对梅毒螺旋体感染高度敏感,皮内接种后会出现与下疳大体和组织病理学相似的病变,并产生与人类相似的抗体反应,因此兔子是研究内源性和外源性保护性免疫的首选模型,但兔子模型也不能很好地再现人类疾病的许多临床和免疫学方面机制。目前对梅毒致病机制的理解也远远落后于其他常见细菌性疾病。

梅毒螺旋体表达丰富的脂蛋白,但这些分子主要存在于膜表面以下。因此表面暴露病原体相关分子模式的缺乏使螺旋体能够避免触发宿主固有的监测机制,促进局部复制和早期传播;其抗原性不足导致的免疫逃避,使疾病表现为持久性,因此消除梅毒需要通过梅毒疫苗的开发和实施举措加强公共卫生筛查和治疗等。如何根据梅毒螺旋体的致病机制选择最佳候选疫苗,梅毒疫苗定制的开发包括首选产品特征、疫苗原选择策略等,这些都是将来的研究方向。

目前关于梅毒螺旋体表面暴露蛋白质的相关研究如下。

1.脂蛋白

螺旋体表面有少量的脂蛋白,如TP0751(也称为苍白溶解素)是一种层粘连蛋白结合脂蛋白和锌依赖性金属蛋白酶,能够降解血栓和细胞外基质;脂蛋白Tpp17(也称为TP0435)通过其N端脂质及其蛋白质部分内的两个螺旋附着到外膜的内小叶上,可作为细胞黏附素发挥作用。

2. β-桶组装机械 A

梅毒螺旋体基因组仅鉴定出一种与革兰阴性细菌外膜蛋白序列相关的蛋白质:TP0326(也称为 β-桶组装机械 A,BamA)。BamA 具有双结构域结构,由 16 股外膜插入的 C 端 β-桶和周质内的 5 个串联多肽转运相关重复序列组成。BamA 是催化新出口的外膜蛋白插入外膜 86 的分子机器的重要中心部件。

3. Tpr 蛋白

梅毒螺旋体重复序列(Tpr)蛋白是一个 12 个成员组成的同源蛋白家族(TprA-TprL),其序列与口腔共生齿锥虫的主要外鞘蛋白同源;其中,TprK(TP0897)因其在螺旋体免疫逃避中的作用而受到最大关注;已经证明,它在 7 个被认为是含有 B 细胞表位 89-92 的细胞外环的区域发生抗原变异。另外两种 Tpr 蛋白——TprC 和 TprI,它们形成三聚体插入脂质体后导致通透性大幅增加,是梅毒螺旋体的表面暴露调理靶点。TPR 作为革兰阴性孔蛋白的功能同源物,利用其通道形成 β-桶的底物特异性的变化,可能伴随着差异表达,将螺旋体的营养需求从血液和体液导入胞质空间。

4. 生物合成机制

苍白螺旋体已经进化到不需要在其他细菌病原体中发现的大量生物合成机制。苍白螺旋体维持着一个复杂而简约的 ABC 转运体和共转运体,以将必需分子从周围空间转移到胞质,通过两种 ABC 转运蛋白(Tro 和 Znu)完成这一任务;通过一个小而强大的酶中和超氧化物和过氧化物,以抵御宿主对感染的反应。

(五) 推荐文献阅读

1. 国家卫生健康委. 预防艾滋病、梅毒和乙肝母婴传播工作规范(2020 年版). www. nhc. gov. cn/fys/s3581/202011/fc7b46b2b48b45a69bd390ae3a62d065. shtml

2. Wolff T, Shelton E, Sessions C, et al. Screening for syphilis infection in pregnant women: evidence for the U. S. preventive services task force reaffirmation recommendation statement[J]. Ann Intern Med,2009,150:710-716.

3. Walker GJ, Walker D, Molano Franco D, et al. Antibiotic treatment for newborns with congenital syphilis[J]. Cochrane database syst rev,2019,2(2):CD012071.

4. Cooper JM, Sánchez PJ. Congenital syphilis[J]. Semin perinatol,2018,42(3):176-184.

(六) 病例剖析

【一般情况】 患儿,男,1 天。

【主诉】 发现皮肤出血点半天。

【现病史】 患儿系 G2P2 孕 39 周单胎自然分娩产,出生体重 3400g,否认窒息抢救史。半天前(生后 10 小时左右)患儿不明诱因出现皮肤针尖样出血点,进行性增多,无发热,无少吃,气促,无发绀,无抽搐,无咳嗽,无呕血黑便,无面色苍白等,今来院急诊就诊,查血常规:WBC 27.1×10⁹/L,NEUT% 77%,Hb 168g/L,PLT 20×10⁹/L,CRP 16mg/L;急诊拟"新生儿血小板减少症"收住入院。

起病来,患儿精神反应欠佳,胃纳可,睡眠可,大小便无特殊。

【出生史】 G2P2 孕 39 周单胎自然分娩产,出生体重 3400g,否认窒息抢救史。

【喂养史】 生后 2 小时开奶,混合喂养。

【预防接种史】 未接种。

【家族史】 否认家族过敏性疾病、遗传病等病史。母亲孕期检查发现梅毒血清学 TPPA 阳性,TRUST 1:2,孕期曾接受苄星青霉素治疗 1 次。

【体格检查】 T 36.3℃,P 145 次/min,R 48 次/min,BP 66/35mmHg,SpO_2 98%,反应欠佳,呼吸平稳,皮肤无黄染,面部、躯干部可见针尖样皮疹,压之不褪色,前囟平软,咽不红,无明显三凹征,双肺呼吸音粗,未及明显干湿啰音,心率 145 次/min,心律齐,心音中,未闻及病理性杂音,腹稍胀,肝肋下 3cm,质中,脾肋下 2.0cm,四肢肌张力正常,原始反射存在。

【辅助检查】 血常规:WBC $27.1×10^9$/L,NEUT% 77%,Hb 168g/L,PLT $20×10^9$/L,CRP 16mg/L。

【入院诊断】 1.新生儿血小板减少症;2.先天性梅毒。

【进一步检查】

1.病原学检查:血培养、TORCH 抗体、CMV-DNA、梅毒血清学检查,其他病原如粪便肠道病毒检测、EBV 检测等。

2.其他检查:血气+电解质+血糖、血生化五类、凝血谱检测、血常规+CRP(复查)、尿常规、便常规、脑脊液常规+生化等。

3.辅助检查:四肢长骨片、胸片、头颅超声、腹部超声、眼底检查,听力检查等。

【诊疗计划】

1.一般治疗及护理:保持正常体温,提供足够营养能量和液体,并维持电解质及酸碱平衡。

2.抗梅毒治疗:青霉素 5 万 U/kg,q8h(7 日内新生儿,q12h),静脉滴注,连续 10~14 日。

3.评估和治疗并发症:输注血小板提高血小板计数,丙种球蛋白治疗减少血小板破坏。评估其他合并症,如肝功能异常、神经梅毒、听力损害等,进行相应检查,如脑脊液检查、脑干听觉诱发电位等。若存在并发症,则给予对症治疗。

【诊治经过】

1.入院后完善相关检查

(1)入院后梅毒血清学检查:TPPA 阳性,TRUST 1:64。

(2)四肢长骨片,脑脊液检查等正常;予治疗后血小板逐渐恢复正常。

(3)其他检查:血气+电解质+血糖、血肝肾功能、凝血谱检测、尿常规、血培养,TORCH 抗体等检测结果无特殊。

(4)影像学检查:查头颅超声、脑干听觉诱发电位、头颅 MRI 等无特殊。

2.疾病转归

入院后予以"青霉素"静滴抗感染治疗,输血小板、丙种球蛋白等对症治疗,入院第十天血小板恢复正常,予以出院。

【出院诊断】 先天性梅毒。

【出院建议】

1.出院 2 个月复查梅毒血清学检查,每 2~3 个月评估。

2.门诊随访,定期脑脊液检查等。

Ⅴ TORCH 感染

宫内感染又称先天性感染或母婴传播疾病,是指孕妇在妊娠期间受到感染而引起胎儿的宫内感染。过去临床常用的 TORCH 感染是指弓形虫(toxoplasm)、风疹病毒(rubella virus)、巨细胞病毒(cytomegalo virus)、单纯疱疹病毒(herpes virus)及其他病原体所致的宫内感染的总称。许多病原体可以在新生儿引起共同的临床特征,包括小头畸形、肝脾大、瘀点、眼睛异常等,也会导致远期的后遗症。但由于许多其他的病原体如梅毒螺旋体、HIV、肠道病毒、结核分枝杆菌等都能引起类似的疾病,因此对于怀疑 TORCH 感染的婴儿，诊断不应仅限于最初的 4 个病原体。感染的途径包括：①致病微生物经胎盘垂直传播给胎儿；②孕妇下生殖道致病微生物的逆行扩散；③胎儿分娩时的围产期感染。感染的病原、感染时的胎龄以及感染的方式（宫内、生殖道感染或母乳等）不同将导致不同的先天性感染的症状和表现。有时，先天性感染的症状在婴儿期可不明显，可在随后的几年内出现表现。

先天性弓形虫病

一 概 述

弓形虫病（toxoplasmosis）是由刚地弓形虫（toxoplasma gondii）引起的一种人畜共患传染病，一般是由于环境中卫生不洁或水污染，人畜通过肉或肉制品获得感染。虽然人类的感染常常是无症状或有轻症表现，但胎儿感染会导致严重病变。据报道，美国 12～49 岁人群血清学抗体阳性率为 15.8%，而全世界不同国家报道孕期妇女的血清学抗体阳性率为 4%～80%。研究表明，孕妇原发感染弓形虫者即使治疗胎儿的感染率也高达 25%～30%，但国内报道的先天性弓形虫病发病率却是较低的。美国近 20 年报道的先天性弓形虫病发病率为每万分之 1～10，因此估计每年有 500～5000 的先天性弓形虫病患儿。大多数先天性弓形虫病的患儿在后期会发生眼睛和神经系统病变，但最初往往是无症状的。典型的症状是脉络膜视网膜炎、颅内钙化和脑积水，其他的表现包括贫血、黄疸、肝脾肿大、淋巴结病变以及小头畸形等。但临床症状往往是非特异性的，而且与其他病原感染如单纯疱疹病毒、巨细胞病毒及风疹病毒等难以区别。

先天性弓形虫感染最常继发于妊娠期间的急性母体感染，而免疫功能低下母亲既往感染的重新激活则不太常见。母体寄生虫血症导致寄生虫侵入胎盘，随后进入胎儿循环和组织，导致胎儿感染。宫内感染的风险随着胎龄的增加而增加。一项分析表明，在妊娠 13 周时，母体寄生虫症向胎儿传播的概率为 6%，在妊娠 26 周时为 40%，在妊娠 36 周时为 72%。然而，孕妇感染发生在妊娠早期，对胎儿的影响更为严重。61% 的婴儿在孕 13 周时出现血清学异常时会有临床表现，与妊娠 36 周时的约 9% 形成对比。妊娠早期感染可导致宫内胎儿死亡和自然流产。几乎所有在妊娠晚期感染的婴儿都将无症状，占产前感染婴儿的 67%～80%。有弓形虫感染史的免疫能力强的妇女受到保护，不会将感染传染给胎儿。如果存在免疫抑制（如 HIV 感染、淋巴瘤、免疫抑制治疗等），既往感染弓形虫的免疫功能低下的孕妇可能会将感染传染给胎儿。

二 诊断与评估

（一）先天性弓形虫病表现特点

1. 亚临床/无症状感染

大多数（70%～90%）患有先天性弓形虫病的婴儿在出生时没有明显的感染迹象。如果不治疗，很大一部分人在几个月到几年后会出现视觉、中枢神经系统缺陷，包括听力障碍、学习障碍或智力迟钝。

2. 新生儿症状性感染

出生时先天性疾病的症状包括斑丘疹，淋巴结、肝脾肿大、黄疸、肺炎、腹泻、低温、瘀点和血小板减少；中枢神经系统症状包括脑钙化、脑积水、癫痫发作、脑脊液异常、脑膜脑炎和脉络膜视网膜炎。

3. 迟发性起病

最常见于早产儿，可发生在 3 月龄左右。临床表现与新生儿症状性感染类似。

4. 从婴儿期到青春期前未经治疗的感染后遗症或复发

高达85%的青少年、年轻成人先天性感染未经治疗,会发生脉络膜视网膜炎。

(二)诊断与鉴别诊断

临床和实验室检查结果常常与风疹、巨细胞病毒、梅毒、新生儿单纯疱疹病毒、HIV和淋巴细胞性脉络膜脑膜炎病毒引起的先天性感染类似。其他需要考虑鉴别的疾病包括乙型肝炎、水痘、细菌性败血症、溶血病、代谢紊乱、免疫性血小板减少症、组织细胞增多症和先天性白血病等。

孕期诊断通过检测弓形虫特异性IgG和IgM抗体明确,弓形虫特异性IgM抗体在原发感染后2周左右出现,1个月左右达高峰,但可持续12个月,因此IgM抗体阳性不一定提示近期感染。但在婴儿期,存在弓形虫特异性IgM抗体、弓形虫特异性IgG持续超过12个月阳性则表明先天性弓形虫感染。此外,有报道用弓形虫膜抗原作ELISA法,对于近期感染的标本,检出特异性IgA抗体和IgM抗体,而慢性感染者仅检出IgG抗体。近年来,弓形虫特异性DNA探针技术及PCR技术已用于弓形虫感染的诊断,具有较高的特异性和敏感性。对于急性弓形虫感染血症期,其阳性率明显高于免疫学诊断,提高了弓形虫感染的诊断水平。

(1)孕期检测:孕期弓形虫IgM和IgG抗体的检测和定量可以确定是否发生感染,以及可能何时发生感染。建议妊娠早期(即首次妊娠)进行血清学检查,与妊娠18周后的血清学检查相比,更有助于确定是否在妊娠期间感染。如果在妊娠晚期之前进行,则阴性结果或阳性IgG和阴性IgM(既往感染)应能排除当前妊娠期间的感染。

(2)IgM结果:IgM可在感染后2周呈阳性,并在1个月内达到峰值。通常在6~9个月内呈阴性,但可持续一年以上。因此,IgM阳性患者提示最近或很久以前是否感染,对IgM阳性或可疑IgM试验可进一步行确认试验:IgG、IgM、IgA和IgE;通过一系列的IgG测试有助于区分急性感染和远期感染。此外,弓形虫IgG亲和力试验与差异凝集(AC/HS)试验联合使用有助于进一步明确感染。高亲和力抗体在感染后至少12~16周产生。如果在怀孕的头几个月呈阳性,则表明感染发生在怀孕之前;AC试验检测的是感染急性期形成的急性IgG抗体;IgA和IgE抗体比IgM抗体更早。

(3)胎儿检测:对于怀孕期间或怀孕前被怀疑患有急性感染的妇女,建议每月超声检测,以发现胎儿有无异常包括脑积水、脑、脾和肝钙化、脾肿大和腹水等。羊水PCR检测被推荐用于诊断胎儿感染。如果有急性感染的血清学证据或不能排除妊娠期间获得的感染,有胎儿异常的证据,或者孕妇免疫功能明显受损并有再激活的风险,则应进行羊水PCR检测。进行羊水PCR检测的最佳时间是妊娠18周或更晚。母亲感染时的胎龄显著影响PCR检测的敏感性和阴性预测值。当母亲感染发生在妊娠17~21周时(93%敏感),PCR检测的敏感性最高。在妊娠早期感染或后遗症更严重的病例中可以发现高水平的弓形虫DNA。羊水PCR阴性并不能排除胎儿感染。

(4)新生儿的诊断评估:应评估所有根据症状怀疑患有先天性弓形虫病的新生儿、孕期母亲急性弓形虫感染或有慢性弓形虫感染史的HIV母亲。可通过血清学、PCR进行诊断,较少通过病理学进行诊断。弓形虫血清学检测包括IgG、IgM、IgA;同时还应在新生儿出生后对母亲进行血清学检测,以确定她是否可能在怀孕期间感染。先天性弓形虫病IgG抗体在1~2周内出现,在1~2个月达到峰值,并在整个生命周期内持续存在。经胎盘IgG抗体在6~12月龄时消失。12月龄时IgG阳性可诊断为先天性弓形虫病。出生后至少10天IgM或IgA抗体阳性也是诊断先天性弓形虫病的依据,在未经治疗的先天弓形虫病的婴儿中,IgM的阳性率为86.6%,IgA阳性率为77.4%;当同时结合IgM和IgA时,93.3%为阳性。但需注意的是在先天性弓形虫病中,抗体的产生差异很大,并且受到治疗的影响。

(5)PCR检测:疑似先天性弓形虫感染的婴儿应进行血液、脑脊液和尿液检测。PCR阳性可诊断感染。当CSF PCR结果与IgM和IgA抗体结果相结合诊断先天性弓形虫病时,诊断的敏感性增加,此外应在开始治疗前获取样本。

(6)先天性弓形虫病的其他评估:包括脑脊液细胞计数、脑脊液嗜酸性粒细胞增多和(或)蛋白升高;其他常规实验检查包括异常的血常规、转氨酶和胆红素水平;颅脑影像学检查首选头部 CT,CT 扫描上的病变、神经症状和母亲感染之间有明确关系,CT 扫描可发现超声检查未能发现的单个或多个钙化;脑积水通常是由导水管周围阻塞所致,大量脑积水可能在一周内迅速发展。另外,病理检查有助于诊断,如可在任何组织上进行弓形虫特异性免疫过氧化物酶染色,细胞外抗原和存在周围炎症反应。

(7)随访:出生后 18 个月内每 3 个月进行一次眼科检查,然后至 18 岁每 6～12 个月进行一次眼科检查;在 3 月龄通过听觉脑干反应或耳声发射筛查有无听力损失;24 月龄时进行全面的听力评估,以及定期进行神经发育行为的评估。

三 治疗与管理

(一)孕期治疗

对于妊娠<18 周时确认或怀疑发生的母亲感染,建议使用螺旋霉素治疗,以防止弓形虫病通过胎盘传播。对于在以下时间确诊或获得性感染的母亲:妊娠≥18 周或羊水 PCR 阳性或先天性弓形虫病超声检查异常者,建议使用乙胺嘧啶、磺胺嘧啶和叶酸治疗,以预防和治疗胎儿感染;同样,适用于患有急性感染的母亲和有既往感染证据的免疫功能低下的母亲进行治疗。

(1)螺旋霉素:可预防弓形虫的胎盘传播,但不会穿过胎盘,因此不会治疗胎儿感染。由于没有进行明确设计的前瞻性试验,因此对其疗效存在一些争议。在一些回顾性研究中,先天性感染的发生率降低了 60%。这种大环内酯类抗生素通过高水平的胎盘药物减少或延迟弓形虫向胎儿的垂直传播。对于羊水 PCR 阴性的患者,应持续使用螺旋霉素,直到分娩,因为理论上,妊娠早期获得的母体感染可能会在妊娠后期发生胎儿传播。

(2)乙胺嘧啶、磺胺嘧啶和叶酸:该药物组合用于治疗胎儿感染和(或)用于妊娠≥18 周防止母婴传播。乙胺嘧啶具有致畸潜力,不应在妊娠 18 周前使用。乙胺嘧啶会导致骨髓抑制,因此患者在治疗期间应进行全血计数监测。

(二)新生儿先天性弓形虫感染的药物治疗

1 年乙胺嘧啶＋磺胺嘧啶的联合治疗可降低神经、认知、听觉和视网膜后遗症的发生率,急性症状的缓解以及改善后果。患者应每周称重,并相应调整剂量。也应每周进行一次毒性监测。如果婴儿在出生后第一年接受治疗,结果会有所改善。未接受治疗、接受短期治疗的受感染新生儿预后较差,包括将来发生新的脉络膜视网膜病变以及其他长期后遗症的高风险。

(1)剂量用法:①乙胺嘧啶 2mg/kg,qd,持续 2 天;然后 1mg/kg,qd,持续 6 个月;然后 1mg/kg,tiw(qod),以完成 1 年的治疗。②磺胺嘧啶 50mg/kg,q12h,持续 1 年。③叶酸 10mg,tiw,服用至完成乙胺嘧啶后 1 周。④如果脑脊液蛋白超过 1g/dl 或病变非常接近黄斑的活动性脉络膜视网膜炎,可添加泼尼松(q12h,0.5mg/kg),直到病变稳定。

(2)副作用监测:乙胺嘧啶(二氢叶酸还原酶抑制剂)最常见的副作用是中性粒细胞减少。血小板减少和贫血也是可能的。应每周对患者进行全血计数监测。如果中性粒细胞绝对计数低于 500,可能需要暂时停用乙胺嘧啶。磺胺嘧啶的副作用包括 G6PD 缺乏的婴儿溶血、骨髓抑制、肾功能衰竭和过敏。对磺胺嘧啶过敏的婴儿可使用克林霉素。对于同时感染 HIV 和弓形虫的母亲所生的婴儿,建议采用相同的治疗方案。然而,将这些药物与齐多夫定等抗反转录病毒药物联合使用可能会增加骨髓毒性。

(3)其他药物:螺旋霉素剂量每天 100mg/kg,分 2～4 次口服。适用于孕妇患者和先天性弓形虫病患儿。眼部弓形虫病亦可用螺旋霉素。若病变涉及视网膜斑和视神经乳头时,可加用短程肾上腺皮质激素。此外,乙胺嘧啶与阿奇霉素、克拉霉素、罗红霉素等合用均曾用于治疗 HIV 感染伴弓形虫脑炎患者并取得疗效。

四　研究热点

先天性弓形虫病对世界范围内的人类有很大的影响,从胎儿到成年都会造成严重后果。因此近年来的研究方向是疫苗的研制;目前还没有预防这种感染的人类疫苗。大多数针对弓形虫感染的疫苗接种研究使用了通过外源性接种建立感染的动物模型。迄今为止,这一领域的研究表明,先前发现的能够保护机体免受外源性感染的活疫苗或亚单位疫苗可以部分地保护胎儿免受垂直传播的感染。然而,对于更充分的免疫反应来保护先天性感染的胎儿,目前尚无共识。大多数疫苗接种研究依赖于对母体系统免疫反应的评估、对胎儿寄生虫负荷的量化以及新生儿的存活指数和(或)脑寄生虫负荷。必须进行更多的研究,不仅要探索新的疫苗,还要进一步研究母胎界面诱导免疫保护的性质。特别是,由免疫诱导的母胎界面的细胞和分子效应机制仍然不明确。对该特定部位免疫反应的深入了解必将有助于完善疫苗诱导免疫,从而提供最有效和最安全的预防弓形虫垂直感染的保护。

关于先天性弓形虫病的发病机制方面研究有很多不足。首先对于弓形虫生物学的理解上仍然存在不足,包括控制寄生虫发育的基因、大脑和肌肉中弓形虫的细胞内在免疫机制以及感染对宿主体内平衡的长期影响。因此,研究方向主要是促进弓形虫持续感染的细胞类型和分子介质,包括宿主和寄生虫的免疫调控;慢性感染对组织特异性病理学的影响,以及宿主弓形虫相互作用的分子机制等。研究发现,慢性感染宿主的感染再激活是由 CD4-T 细胞衰竭引起的 CD8-T 细胞功能障碍的结果;此外,用抗原特异性未耗尽的 CD4-T 细胞治疗慢性感染宿主可恢复 CD8-T 细胞功能并防止潜在感染的再激活。CD4-T 细胞的耗竭状态由转录因子 BLIMP-1 的表达增加介导,该分子的缺失导致 CD4-T 细胞功能的恢复、CD8 耗竭的逆转和潜在感染的再激活的预防。也发现慢性感染动物的 CD4-T 细胞表达 miR-146a 水平增加,表明 microRNA(尤其是 miR-146a)对弓形虫感染宿主的免疫系统具有强烈的影响。这些分子是否在这些细胞的 BLIMP-1 上调和功能失调中起作用有待研究。此外,关于先天性感染对视网膜祖细胞/未成熟细胞生物学的影响以及这种感染如何影响该组织的发育也是了解不足的,先天性感染可能对发育中的视网膜以及这些疾病的细胞和分子方面造成的影响等。最近的证据亦表明,弓形虫在感染过程中会引起强烈的先天免疫反应,也认为弓形虫已经进化出成功绕过或操纵免疫系统的策略,并在受感染的宿主中建立终身感染。如弓形虫通过控制宿主基因转录和导致细胞黏附和迁移、免疫调节细胞因子分泌、杀微生物分子产生和凋亡的信号通路失调来操纵宿主免疫,弓形虫逃避宿主固有免疫机制也是近年来的研究热点。

五　推荐文献阅读

1. Kota AS,Shabbir N. Congenital Toxoplasmosis. 2021 Jul 25. In:StatPearls [Internet]. Treasure Island (FL):StatPearls Publishing,2021 Jan-. PMID:31424812

2. Dunay IR,Gajurel K,Dhakal R,et al. Treatment of toxoplasmosis:historical perspective,animal models,and current clinical practice[J]. Clin Microbiol Rev,2018,31(4):e00057-17.

先天性风疹病毒感染

一　概　述

风疹病毒是一种人类特异性 RNA 病毒,是 Togavirus 家族的一员。它在易感儿童和成人中引起轻

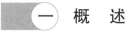

微的自限性感染，但对胎儿的影响可能是非常严重的。先天性风疹病毒感染是最早发现的新生儿垂直感染的疾病之一，会导致先天性风疹综合征(congenital rubella syndrome)，在发展中国家的发病率为每1000活产儿的0.6～2.2，这与西方发达国家的报道类似，这也与风疹疫苗的应用有关。但非免疫的母亲妊娠3个月内原发风疹病毒感染后，发生垂直传播的危险性高达80％～90％。在孕12周以后，由于胎儿器官发育接近完全，耳聋可能是先天性风疹感染唯一症状。2/3的先天性风疹者出生时无症状，但在5岁内出现一定的后遗症。先天性风疹病毒感染的典型表现者常累及全身各器官系统，故临床表现复杂，典型的先天性风疹综合征以白内障、感音神经性聋和先天性心脏病为特征。最常见的心脏缺陷是动脉导管未闭和肺动脉狭窄。先天性风疹综合征的常见早期特征为宫内生长迟缓、视网膜病、小眼症、脑膜脑炎、脑电图异常、肌张力减低、皮纹异常、肝脾肿大、血小板减少性紫癜、骨骼异常和糖尿病。某些先天性风疹综合征异常的发病可能延迟数月至数年。还有一些其他罕见并发症，如心肌炎、青光眼、小头畸形、慢性进行性全脑炎、肝炎、贫血、低丙种球蛋白血症、胸腺发育不全、甲状腺异常、隐睾和多囊肾病。在对20世纪60年代流行的125例先天性风疹患者的随访研究发现，眼部疾病是最常见的疾病(78％)，其次是感音神经性听力缺陷(66％)、精神运动障碍(62％)、心脏异常(58％)和精神发育迟滞(42％)。

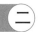 二　诊断与评估

(一)妊娠期感染

妊娠期急性风疹的诊断需要血清学检测，因为风疹的临床症状是非特异性的，并且跟其他病毒(例如肠道病毒、麻疹和人类细小病毒)的感染类似，此外大量个体也可能存在亚临床感染。通过检测风疹特异性抗体进行明确，也可通过鼻咽分泌物和(或)尿液中分离病毒，但这种方法比较昂贵，在大多数情况下并不实用。临床症状通常在接触后2～3周开始，包括不适、低热、头痛、轻度鼻炎以及皮疹出现前1～5天发生的结膜炎。皮疹是一种红斑或斑丘疹，开始于面部和耳后，并在1～2天内向下扩散。皮疹在发病后5～7天内消失，颈后淋巴结肿大很常见。大约1/3的妊娠期妇女可能患有关节痛，但不伴有关节炎。在怀疑患有急性风疹感染的妊娠期妇女中，当在症状出现时和大约2周后进行测量时，通过血清IgG滴度升高四倍或更高来确诊。

(二)妊娠期已确认或怀疑接触风疹

如果已知接触风疹的妊娠期妇女血清抗体呈阳性，则是免疫的，胎儿被认为是没有感染的风险。如果已知接触的妊娠期妇女血清抗体阴性，应在接触后3～4周采集血清样本，以测定滴度。阴性滴度表示未发生感染，而阳性滴度则表示已发生感染。免疫状态不确定且已知接触风疹的妊娠期妇女应在接触风疹后尽快获取血清样本。如果在接触后7～10天内完成，且滴度呈阳性，则患者对风疹免疫，无需进一步检测。如果第一次滴度为阴性，或在接触后7～10天以上的血清中测定，则需要重复试验(约3周后)和仔细的临床随访。如果当免疫状态和暴露时间不确定，则应每隔3周获取用于滴度测定的血清样本。如果两次滴度均为阴性，则未发生感染。如果观察到血清抗体转为阳性或滴度增加四倍，则确认感染。如果滴度结果不确定，则需要进一步检测和密切的临床随访。在这种情况下，特异性IgM测定可能会有所帮助。需要强调的是，在测定滴度随时间变化时，所有血清样品应在同一实验室同时进行检测。

(三)先天性风疹感染

在妊娠的前16周，母亲急性风疹感染的胎儿严重畸形风险最高。然而，并非所有妊娠早期感染都会导致不良妊娠结局。当母体风疹发生在妊娠的前12周时，大约20％的胎儿可能不会被感染，而当母体风疹发生在妊娠的近16周时，多达45％的胎儿可能不会被感染。但目前还没有绝对可靠的方法来确

定怀孕早期的胎儿是否受到感染。虽然通过经皮脐带血取样获得的胎儿血液中特异性 IgM 的测定来明确,以及在绒毛膜活检标本中直接检测风疹抗原和 RNA,但检测的灵敏度和特异性有待提高。产后新生儿先天性风疹感染的诊断是通过以下方法进行:①风疹病毒(口咽分泌物、尿液)的分离;②脐血或新生儿血中风疹特异性 IgM 的检测;③随着时间的推移,风疹特异性滴度持续存在(即经胎盘来源的母体 IgG 的滴度没有预期下降)。此外,如果存在先天性缺陷,则有助于先天性风疹综合征的诊断。

(三) 治疗与管理

无特异治疗,主要是对症处理。

无论是母亲还是先天性风疹感染都无特效疗法。

母亲的风疹病毒感染往往是轻微和自限性的。如果原发性母亲感染发生在妊娠期的前 5 个月,应与母亲讨论终止妊娠,因为超过一半的先天性风疹新生儿在出生时可能无症状。如果已知感染发生在妊娠 20 周以后,则不太可能出现任何异常情况,父母可放心,但儿童时期应反复进行听力评估。如果怀疑妊娠早期感染或感染时间未知,则需要进行更密切的随访。无症状婴儿和有明显先天性风疹综合征的婴儿也是如此。密切随访的主要原因是确定迟发性异常或进行性疾病,如青光眼。不幸的是,目前还没有特效疗法来阻止先天性风疹综合征大多数并发症的进展。

儿童、育龄妇女风疹病毒疫苗接种是预防先天性风疹感染的关键。怀孕期间意外免疫接种的数量太少,无法确定会不会发生不良妊娠结局,因此仍然建议在怀孕期间不要进行免疫接种;但有文献报道在 3000 名意外接种疫苗的孕妇中,没有出现严重不良反应的报告。

(四) 研究热点

风疹病毒是一种空气传播的人类病原体,通常在儿童或成人中引起轻微的麻疹样症状。然而孕妇感染风疹病毒可导致流产或先天性风疹综合征;虽然世界范围的疫苗接种活动显著减少了风疹病毒感染的数量,但最近在致病性风疹病毒的研究,重点放在病毒粒子、其结构成分及其进入、融合和组装机制上。将风疹病毒的重要特征与来自其他家族的病毒进行比较。使用比较基因组学、人工治疗和蛋白质同源性建模来研究风疹病毒保守区域的不同特征;揭秘风疹病毒对人类具高致病性和传染性的机制。

临床上对风疹病毒感染无特异治疗,因此加强儿童和妇女的疫苗接种是唯一的预防措施。与传统的通过皮下注射进行麻疹、风疹疫苗接种不同,目前正在开发微针贴片进行风疹疫苗接种,可以简化供应链、减少冷链储存需求、消除疫苗重组、减少疫苗浪费以及降低疫苗接种的总成本等。此外,通过对啮齿动物和非人灵长类动物的免疫研究,开发风疹疫苗贴片的临床前工作已经在开展,为今后麻疹、风疹消除工作打下基础。

(五) 推荐文献阅读

1. Camejo Leonor M, Mendez MD. Rubella. 2021 Aug 11. In: StatPearls [Internet]. Treasure island (FL): statPearls publishing, 2021 Jan-. PMID: 32644466.

2. Zaratti L, Franco E. Strategies for elimination of rubella in pregnancy and of congenital rubella syndrome in high and upper-middle income countries[J]. J Prev Med Hyg, 2020, 61(1): E98-E108.

新生儿单纯疱疹病毒感染

一 概　述

单纯疱疹病毒(herpes simplex virus,HSV)是一种终生感染的双链包膜 DNA 病毒,有两种不同的病毒类型,分别为 HSV-1 型和 HSV-2 型。HSV 感染是一种较为常见的产道感染,以前的报道表明 HSV-2 型是引起新生儿疱疹的主要原因,但近年来发现 HSV-1 型也是其主要原因,两种类型的病毒都会产生临床上难以区分的新生儿综合征。新生儿在宫内(5%)、产时(85%)或产后(10%)3 个时期之一获得 HSV,因此在孕早期发生宫内 HSV 感染是罕见的,多数新生儿 HSV 感染是由于围产期接触母亲产道内感染灶而获得的。我国的一项流行病学研究表明,通过 HSV-PCR 检测,20～49 岁女性人群阳性率为 2.5%,其中 HSV-1 型和 HSV-2 型的感染率分别为 11.9% 和 88.1%。新生儿感染往往是直接接触病毒造成的,最常见的是在围产期从母体生殖器疾病或无症状病毒脱落接触感染。国外研究报道新生儿感染 HSV 的发病率约 4.5/10000,但我国新生儿 HSV 感染的发病率不清楚。

感染途径包括产时传播、产前传播和产后传播。①产时传播是新生儿 HSV 感染的最常见原因。主要是与分娩时子宫颈或外阴病毒的主动脱落有关,高达 85% 新生儿感染是由产时传播引起的。②产前传播,即宫内发生 HSV 感染并不常见。胎儿感染可能通过胎盘或上行途径发生,常发生在原发性和罕见的复发性母性疾病中。③产后传播,即少数新生儿 HSV 感染是出生后 HSV 暴露引起的(约 10%)。可能的来源包括父母、医院人员或其他接触者有症状和无症状的口咽病毒脱落,以及母亲的乳腺病变等。

二 诊断与评估

HSV 感染在新生儿疾病的鉴别诊断中应引起重视,包括中枢神经系统异常、发热、休克、DIC 和(或)肝炎。在没有明显细菌感染原因或以早产儿难以解释的呼吸窘迫病程等,也应考虑 HSV,以及早产婴儿的其他常见问题合并 HSV 感染的可能性。进行病毒分离或 PCR 检测病毒 DNA 是诊断的关键。对于有皮肤黏膜损伤的婴儿,应从囊泡中刮取组织迅速进行培养和(或)PCR;也可以从口咽和鼻咽、结膜、大便、尿液和脑脊液中分离或 PCR 技术检测 HSV-DNA。脑炎患者常出现脑脊液蛋白水平升高和红细胞增多,但初始值可能在正常范围内,因此需连续的脑脊液检查。脑电图和 CT/MRI 对 HSV 脑炎的诊断也很有用。据报道,从脑脊液中分离病毒成功率高达 40%,PCR 检测率可达 70%～100%。HSV-1型和 HSV-2 型血清学联合检测的价值很小,因为许多妇女感染了 HSV-1 型,并且这些检测通常具有相对缓慢的时间;婴儿单纯疱疹病毒特异性 IgM 检测对早期诊断价值不大,因为 IgM 抗体往往是很迟才出现的。播散性感染的实验室异常包括转氨酶水平升高、直接高胆红素血症、中性粒细胞减少、血小板减少和凝血障碍等。在婴儿单纯疱疹病毒性肺炎的 X 线片上,常可见弥漫性间质性改变。

新生儿 HSV 的发病率和死亡率与疾病的表现类型密切相关:

(1)SEM 感染:局限于皮肤、眼、口腔(skin-eye-mouth,SEM)的感染:大约 50% 的 HSV 患儿有局限于皮肤、眼睛或口腔黏膜的疾病。疱疹通常出现在出生后 6～9 天,90% 的局部皮肤黏膜感染患儿出现疱疹,反复发作较为常见。尽管在诊断时没有播散性感染的迹象,这些婴儿仍可能发生严重的病变。高达 10% 的婴儿后来出现神经功能损害,而患有角膜结膜炎的婴儿可发展为脉络膜视网膜炎、白内障和视网膜病变。对所有患有皮肤黏膜 HSV 感染的婴儿都需要进行眼科和神经科的评估随访。有 3 次或 3 次以上疱疹复发的婴儿,可能提示对病毒复制的免疫控制不良,将增加神经系统并发症的风险。

（2）CNS感染：大约1/3的HSV感染新生儿在没有播散性感染的情况下出现脑炎，而这些婴儿中多达60%没有皮肤黏膜疱疹，通常在出生后10～14天出现症状，表现为嗜睡、惊厥发作、体温不稳定和肌张力过低等。在播散性感染的背景下，HSV被认为是通过血行播散侵入中枢神经系统的。然而在没有播散性感染的情况下，中枢神经系统感染也可能会发生。大多数情况下，婴儿体内含有经胎盘获得的病毒中和抗体，这种抗体可以防止广泛传播，但不会影响神经内病毒的复制。未经治疗的中枢神经系统HSV感染死亡率很高，经治疗的死亡率约为15%。延迟治疗与死亡率增加相关，因此在怀疑新生儿HSV感染时需要早期治疗。大约2/3的存活婴儿神经发育受损。急性单纯疱疹病毒性脑炎的长期后遗症包括小头畸形、脑积水、脑囊肿、癫痫、失明、耳聋、脉络膜视网膜炎和学习障碍等。

（3）播散性HSV感染：这是新生儿HSV感染的最严重形式，约占新生儿HSV感染的22%，可导致半数以上的死亡，肺炎和重型肝炎与较高的死亡率相关。症状通常在出生第一周内开始，肝脏、肾上腺和其他内脏器官通常受累。大约2/3的婴儿也患有脑炎。临床表现包括休克、呼吸窘迫、弥散性血管内凝血和呼吸衰竭。20%的婴儿可能没有典型的疱疹，存活者中约40%预后不良。

（4）先天性HSV感染：先天性HSV感染的症状与围产期获得性HSV感染的表现是不同的（见表2-5-5），表现为宫内生长迟缓、小头畸形、脉络膜视网膜炎等，生后皮肤可见疱疹或瘢痕。

表 2-5-5　先天性 HSV 感染与围产期获得性 HSV 感染的不同特点

	SEM 感染	CNS 感染	播散性 HSV 感染	先天性 HSV 感染
传播	围产期	围产期	围产期	宫内
发病时间	1～2 周	2～4 周	1～2 周	出生时
临床特征	皮肤、口腔疱疹 角膜结膜炎	昏迷 惊厥 喂养困难 呼吸暂停	黄疸 凝血障碍 肺炎 败血症样表现	宫内生长迟缓 小头畸形 脉络膜视网膜炎
疱疹	100%	50%	20%	皮肤疱疹、瘢痕
预后不良	0	70%	40%	100%

三　治疗与管理

1.治　疗

对 PCR 检测 HSV-DNA 阳性或者病毒培养阳性或者有 HSV 感染症状者都需要治疗，早期抗病毒治疗非常有效，但治疗时机至关重要。临床常用的有阿昔洛韦（acyclovir）、阿糖腺苷（vidarabine）、更昔洛韦（ganciclovir）等。这些药物均能抑制病毒 DNA 合成，使病毒在细胞内不能复制，从而减轻临床症状，但不能彻底防止潜伏感染的再发。①阿昔洛韦：60mg/（kg·d），分 3 次，或眼部局部以 5% 外用；②阿糖腺苷：每天 30mg/kg，浓度<0.7mg/ml，每 12 小时一次静滴。建议病变局限于 SEM 的婴儿，阿昔洛韦每 8 小时 20mg/kg，持续 14 天；治疗 CNS 感染 HSV 的婴儿，持续至少 21 天，如果脑脊液病毒阳性，则持续更长时间。眼部受累的婴儿应进行眼科评估，除了进行抗病毒治疗外，还应使用局部眼科抗病毒药物进行治疗。初次治疗不推荐口服治疗，然而阿昔洛韦抑制治疗后，口服治疗剂量为 300mg/（m²·次），每天 3 次，为期 6 个月，有利于改善新生儿 HSV 感染婴儿的发育结局。此外，研究认为在围产期感染的婴儿中，使用高剂量口服阿昔洛韦进行抑制性治疗的效果良好。

2.孕期预防

对于在怀孕期间原发性疱疹病毒感染或反复发作的妇女，给予 10 天疗程的阿昔洛韦（口服治疗或更严重疾病时静脉注射），可提高剖宫产的有效性和安全性。

3．产时预防

建议对分娩时有活跃性生殖器损伤或前驱症状的妇女进行剖宫产,当羊膜破裂超过 4 小时,剖宫产预防感染的效果可能会减弱,尽管如此一般还是建议即使胎膜破裂持续时间较长也应考虑剖宫产。对于有生殖器疱疹病史的妇女,应仔细检查以确定分娩时是否有损伤。如发现病变,应行剖宫产术;如果没有发现病变,可以阴道分娩,但应进行宫颈拭子培养和(或)PCR,以及母体血清学检测。

4．HSV 高危新生儿的管理

目前还没有证据支持预防性使用抗病毒药物或免疫球蛋白可以防止传染给新生儿。如果发现母亲近期有原发性、非原发性、首次感染和生殖器损伤,即使婴儿没有症状、没有检测到病毒,一些专家仍建议给予 10 天疗程的阿昔洛韦治疗。有来自任何部位的阳性培养物或 PCR 结果、临床症状有变化的婴儿应立即重复培养或 PCR 检测并开始抗病毒治疗。在开始阿昔洛韦治疗之前,应对婴儿进行结膜、鼻咽、肛拭子培养/PCR、血浆病毒载量、CSF 评估和 CSF HSV-DNA 检测。

5．产后预防

患有 HSV 病变的婴儿和母亲应进行接触隔离。应注意仔细洗手,防止婴儿直接接触看护者身上的任何损伤。

四　研究热点

侵袭性 HSV 感染与死亡率相关,但使新生儿易患这些疾病的病毒和宿主因素尚不清楚。近年来研究热点主要有独立于宿主免疫因子的病毒适应性,不同培养细胞中的病毒生长特点与不同的体外表型等。通过对新生儿 HSV 的完整病毒基因组进行了测序,发现了广泛的宿主间和宿主内基因组多样性,包括超过 90％的病毒蛋白质组中的氨基酸差异。编码糖蛋白 G(gG;US4)、糖蛋白 I(gI;US7)和糖蛋白 K(gK;UL53),以及病毒蛋白 UL8、UL20、UL24 和 US2 的基因含有与 CNS 分离物相关的变体。在中枢神经系统疾病的小鼠模型中,这些病毒蛋白有助于增强病毒的细胞间传播和神经毒力。而且发现从患有脑炎的新生儿中分离的病毒在培养基中的传播增强,这些病毒含有导致非侵入性疾病的病毒中未发现的蛋白质编码变异,在已知影响神经毒力和细胞间病毒传播的蛋白质中发现了许多这种变异,这些研究结果表明新生儿群体中 HSV 多样性及其如何影响疾病结局的机制。

五　推荐文献阅读

1. Pinninti SG,Kimberlin DW. Neonatal herpes simplex virus infections[J]. Semin Perinatol,2018,42(3):168-175.

2. Samies NL,James SH. Prevention and treatment of neonatal herpes simplex virus infection[J]. Antiviral Res,2020,176:104721.

先天性巨细胞病毒感染

一　概　述

巨细胞病毒(cytomegalovirus,CMV)是疱疹病毒家族的一种双链 DNA 病毒,在人群中广泛存在,呈潜伏感染状态,当宿主免疫功能低下时可呈活动性感染。免疫功能低下群体,如新生儿易发生母婴垂直传播造成先天感染,也容易通过母乳喂养、密切接触病毒携带者或输血等途径导致生后获得性感染。CMV 感染是导致先天性感染和儿童长期神经发育障碍的常见原因。我国有较高的 CMV 感染发生率,孕妇血清 CMV-IgG 抗体阳性率达到 90.0%～96.3%;而美国 40 岁以下人群血清抗体阳性率为 50%～85%,而且母亲血清抗体的高阳性率也与先天性感染的高发生率相关。母亲原发的 CMV 感染是新生儿 CMV 先天性感染的高危因素,与母亲再发激活感染者相比感染率分别为 30%～40% 和 1%～3%。先天性 CMV 感染是指 CMV 感染的母亲所生育的子女于出生 21 天内证实有 CMV 感染,是宫内感染所致,感染率为 0.6%～8.5%。在妊娠早期感染,胎儿的损伤将可能是严重的。若出生 3 周内 CMV 病原阴性、3 周后阳性则属于生后感染。无症状感染指可在患儿体液中检出 CMV 病原体,但无明显临床症状及理化改变;症状性感染指不仅可从体液中检出病原体且有相关临床表现和理化异常。

先天性 CMV 感染的临床表现和经典的临床特征包括早产、宫内生长迟缓、黄疸和肝脾肿大等,神经系统表现包括小头畸形、惊厥、肌张力低下、意识不清、视网膜脉络膜炎和颅内钙化等。通过头颅 B 超、CT 或 MRI 等影像学检查进一步评价先天性 CMV 感染的中枢神经系统损伤,研究认为先天性 CMV 感染导致中枢神经系统损伤的特殊表现有中重度脑室扩大、颅内钙化、皮质萎缩、皮层发育不良、大脑非对称性发育不良等以及 2 次以上不同年龄的听力丧失(>30dB);而孤立的单侧脑室扩大、室管膜下囊肿、豆纹血管病变不认为是先天性 CMV 的特征性病变。先天性 CMV 感染者仅 10% 左右在出生时就出现症状,10%～25% 左右患儿在以后出现听力和视力障碍或神经发育异常。

二　诊断与评估

新生儿 CMV 感染的诊断可通过 3 周内尿液病毒培养,尿液、血液、唾液和脑脊液的 CMV-DNA PCR 检测,或血液 CMV-IgM 抗体检测等进行。对于一些以前无症状的患儿,若随访发现有感染的证据,也可以通过新生儿期进行血筛查时收集和保存的干血片样本进行 CMV-DNA 的检测来进行回顾性诊断。

对于诊断先天性 CMV 感染的患儿,应该进行详细的体格检查和各种实验室检查,如头颅 MRI、CT 扫描、眼科检查、听力检查等,以及血常规、肝功能和脑脊液检查等。需要注意的是有症状的 CMV 感染者若神经影像学异常,大约 90% 可能出现神经系统后遗症;但即使神经影像学正常者,也有约 30% 的患儿可能出现神经系统后遗症。

大多数先天性 CMV 感染的婴儿出生时是无症状的,然而,特别是感音神经性听力损失最终在约 10% 的 CMV 阳性患儿中发展,相当比例的患儿并没有通过新生儿听力筛查来诊断,所以应对新生儿进行常规 CMV 感染的筛查,早期识别感染的婴儿,以便进行有针对性的监测和干预。随着医疗水平的提高,目前在诊断先天性 CMV 感染时可采用多种方法,如血清 CMV-IgM/IgG 检测、血清 CMV-pp65 抗原检测、CMV 培养、CMV-DNA 检测等,尿液和唾液标本 CMV 培养是婴儿先天性 CMV 感染诊断的金标准。然而此方法不容易实现自动化,因此无法适应大规模的新生儿筛查。有研究表明,液态唾液实时 PCR 检测的敏感性可达 100%,特异性可达 99.9%;干唾液的敏感性也能达到 97.4%,特异性达到 99.9%,而且唾液比尿液等更容易采集,但要考虑到母乳 CMV 污染的可能,一般应在喂奶后 30 分钟采集唾液更为合理。目前,欧洲专家共识建议应使用出生后 21 天内(但最好在出生后 14 天内)获得的尿液进行 CMV PCR 检测,其敏感度为 100%,特异度为 99%,一个阴性尿液标本足以排除 CMV 感染,唾液的 CMV PCR 检测是一种替代方法,但需同时进行尿液检测。血清标本 CMV 病毒分离检测、定量 PCR 检测结果阳性提示活动性 CMV 感染,但血清标本检测阴性不能除外 CMV 局部感染和潜伏感染;脑脊液、腹腔液、气管灌洗液等体液病毒 DNA 阳性(≥1000 拷贝数/ml)提示脑、消化道、肺脏受累;PCR 检测尿液 CMV-DNA 高度敏感而特异,但尿液 CMV-DNA 阳性提示 CMV 感染,不能确定为病毒活动性感染状态还是潜伏感染状态。

三 治疗与管理

(一)治 疗

目前多数研究支持对有重度症状性先天 CMV 感染、原发免疫缺陷特别是严重联合免疫缺陷病(任何感染级别)患儿进行积极的抗病毒治疗。先天感染需要在出生 1 个月内开始治疗,严重感染者尽早开始治疗(如有脓毒症样综合征、肺炎、严重的难治性血小板减少、视网膜炎、结肠炎、小头畸形等表现)。抗病毒治疗可以改善听力和神经损伤,随机对照研究显示中枢神经受累患儿接受 6 周的更昔洛韦静脉输注治疗,患儿的神经和听力预后均得到不同程度的改善。对于仅听力筛查未通过的先天感染患儿是否需要治疗还存在争议,尚缺失随机对照研究证据。孕妇用更昔洛韦预防和治疗宫内垂直传播的有效性及安全性尚不确定,目前不主张对胎儿宫内感染进行抗病毒治疗。国外虽有研究提示母亲应用、胎儿腹腔注射特异性高效价免疫球蛋白可能减轻胎儿宫内感染程度、改善预后,但结论尚不确定。先天无症状性感染且通过听力筛查者和后天无症状性感染足月儿预后良好,不建议治疗。免疫缺陷患儿和部分生后 CMV 感染损伤严重的极低出生体重早产儿,可能死亡,重度感染表现为脓毒症样表现、呼吸暂停、中性粒细胞减少、血小板减少、肺炎、重型肝炎、NEC、出血性肠炎等,近期和远期预后差,对该部分极低出生体重早产儿有治疗指征。先天 CMV 感染符合治疗指征者特别是存在危及生命的感染(脓毒症样症状、肺炎、心肌炎、严重肝炎、NEC、反复严重血小板减少、严重视网膜炎、严重神经受累、免疫缺陷基础疾病),应在出生 1 个月内开始治疗,为避免耐药发生,要足量治疗,严重患儿初始治疗尽量选择静脉制剂,原则上疗程不少于 4～6 周。

更昔洛韦剂量 6mg/(kg·次),12 小时给药一次,建议深静脉给药,经外周静脉给药时药物浓度不超过 1g/L,避免药物外渗。口服制剂缬更昔洛韦剂量 16mg/(kg·次),12 小时给药一次。口服缬更昔洛韦和静脉更昔洛韦生物利用度相近,骨髓抑制和肾功能受损时需要调整剂量或暂停用药,更昔洛韦静脉疗程不超过 6 周,可过渡到口服缬更昔洛韦,先天重症感染总疗程可持续 6 个月,需要监测病毒负荷量并根据病毒负荷量决定疗程。非危及生命的重症感染,耐受经口喂养、体重增长良好、症状轻不需要呼吸支持患儿,可在家口服缬更昔洛韦治疗。更昔洛韦耐药是由 CMV 的 UL97 磷酸转移酶基因突变导致,而膦甲酸和西多福韦耐药是由病毒 UL54 聚合酶基因突变导致,对病毒 UL97 基因和(或)UL54 基因测序,可以检测出患儿体内 CMV 的耐药基因型。

25%～60%更昔洛韦使用者和 20%缬更昔洛韦口服者出现粒细胞减少,两种药物使用中丙氨酸氨基转移酶>250U/L、血小板减少(<5×10^9/L)发生率约 6%,停药后 1 周内基本缓解,缓解后可继续原剂量用药;如果不能恢复需要停药,恢复正常后可重新用药,两种药物肾毒性发生率均小于 1%,但肾衰竭时需要调整剂量。抗病毒治疗前及治疗中需要评估监测指标,分析病毒载量可评估疗效。治疗开始前 1 周进行全血或血清 CMV-DNA 定量 PCR、治疗中间隔 1～2 周进行全血或血清 CMV-DNA 定量 PCR 检测。治疗中间隔 1～2 周评估 1 次药物不良反应,监测全血细胞计数、白细胞分类、血小板计数、凝血功能、肝肾功能等;另外,需要进行视觉和听觉脑干诱发电位检查(auditory brainstem response, ABR)、眼科检查和必要的神经影像学检查,如颅脑超声、CT 和(或)MRI,评估损伤程度和损伤进展情况。

(二)随访管理

由于一些先天性 CMV 感染者在出生时未出现症状,而在以后出现听力和视力障碍或神经发育异常。因此,先天性 CMV 感染者需长期随访至学龄期。

听力随访:宜监测脑干听觉诱发电位。

随访时间:新生儿期,一岁以内每 3 个月一次,1～3 岁半年一次,4 岁以后一年 1 次至学龄期。

眼底检查:新生儿、12 月龄、3 岁及学龄前期。

而神经系统发育及体格生长发育也需要儿科医生综合评估和长期随访。

(三)关于母乳喂养

虽然母乳喂养是新生儿 CMV 感染的常见原因,但对于足月新生儿发生有症状的感染是罕见的。由于早产儿未能获得足够的胎传 IgG,可能不能很好地起到保护作用,因此有学者建议需要进行母乳的 CMV 检测,再决定是否母乳喂养。若母乳 CMV 检测呈阳性,可将母乳进行巴氏消毒法或冰冻处理,以减少 CMV 的含量,但尚不能清除病毒;但在目前仍没有一个循证的方法来减少早产儿尤其是极早期的早产儿暴露于 CMV 感染母乳的危险。

四　研究热点

CMV 感染是非遗传性不良出生结局的主要原因,包括听力和视力丧失、神经功能缺损和宫内生长迟缓,并可能导致死产和早产等结局。然而,CMV 可能导致不良出生结局的机制尚不完全清楚。近年来的围产期研究集中于 CMV 在死产、早产和 IUGR 中作用的潜在机制。体外研究利用实验室适应的低传代 CMV 菌株和各种人类胎盘模型,探讨了包括滋养层祖细胞分化和功能受损、绒毛外滋养层侵袭性受损、细胞滋养层中 Wnt 信号通路失调、肿瘤坏死因子-α 介导的滋养层细胞凋亡、CMV 诱导的胎盘细胞因子变化、抑制吲哚胺 2,3-双加氧酶活性,并下调滋养层 I 类主要组织相容性复合物分子等机制。但该领域的研究关键在于如何确定合适的活体动物模型。

先天性 CMV 感染与中枢神经系统(CNS)的损伤机制也是研究热点,由于 CMV 具有严格的物种特异性,限制了 CMV 在实验动物中的应用。新生小鼠腹腔注射小鼠巨细胞病毒(MCMV)后的感染可再现中枢神经系统先天性 HCMV 感染,发现巨细胞病毒会攻击所有的脑细胞,从而导致广泛的组织病理学改变和炎症。神经细胞和浸润性免疫细胞的效应功能可有效解决中枢神经系统中的急性 MCMV 感染。然而,宿主介导的炎症因子也可以介导 CMV 感染大脑免疫病理学的发展。CMV 感染导致小胶质细胞衍生的趋化因子 CXCL9/CXCL10 的表达显著增加,这些趋化因子以 CXCR3 依赖的方式将自然杀伤细胞(nature killer cell,NK)和天然淋巴细胞 1(innate lymphoid cell 1,ILC1)招募到大脑;NK 和 ILC1 细胞是免疫病理学的主要介质,介导了发育中的中枢神经系统对 CMV 病毒感染的免疫反应。此外,研究认为 HCMV 引起的听力损失主要涉及免疫反应、NK 细胞释放炎症因子、耳蜗螺旋神经节细胞凋亡以及血管功能障碍引起的潜在变化。

近年来,开发一种有效和安全的 hCMV 疫苗是临床上预防 CMV 感染的研究热点,包括 hCMV 活疫苗,如减毒活疫苗、嵌合疫苗、病毒疫苗和非活疫苗亚单位疫苗、RNA 疫苗、病毒样颗粒疫苗、质粒DNA 疫苗。近年来进行了一些临床试验,有较好的研究数据,但 hCMV 疫苗尚未获得许可。目前研制疫苗的主要困难包括 hCMV 逃避免疫反应的能力、免疫保护相关性不明确、可用动物模型数量少以及普遍认识不足,以及对于确定哪些人群可能是接种疫苗的最佳目标人群等。

五　推荐文献阅读

1. Luck SE,Wieringa JW,Blázquez-Gamero D,et al;ESPID Congenital CMV group meeting,leipzig 2015. Congenital Cytomegalovirus:a european expert consensus statement on diagnosis and management.[J]Pediatr Infect Dis J,2017,36(12):1205-1213.

2.中国医师协会新生儿科医师分会,中国医师协会新生儿科医师分会感染专业委员会,中华新生儿科杂志编辑委员会.新生儿巨细胞病毒感染管理专家共识[J].中华新生儿科杂志,2021,36(6):1-7.

(六) 病例剖析

【一般情况】 患儿,男,18天。

【主诉】 发现皮肤黄染15天。

【现病史】 患儿系G2P1孕39周单胎自然分娩产,出生体重3500g,否认窒息复苏史,生后母乳喂养。生后第3天起患儿出现皮肤黄染,呈进行性加重,无发热,无少吃少哭少动,无面色苍白,无陶土样大便,无气促,无发绀,无咳嗽,无呕吐,无腹泻,半天前当地测经皮胆红素16mg/dl;查肝功能:总胆红素275μmol/L,直接胆红素45μmol/L,丙氨酸氨基转移酶78U/L等,考虑胆汁淤积性肝炎,为进一步诊治来院急诊就诊。查血常规:WBC 12.1×10^9/L,NEUT% 47%,Hb 138g/L,PLT 60×10^9/L,CRP 6mg/L;急诊拟"新生儿胆汁淤积性肝炎,血小板减少症"收住入院。

起病来,患儿精神反应欠佳,胃纳有减少,睡眠可,大便色黄,尿量可。出生至今体重增加130g。

【既往史】 第3天出现黄疸,至今未消退。

【出生史】 G2P1孕39周单胎自然分娩产,出生体重3500g,否认窒息复苏史。

【喂养史】 生后3小时开奶,母乳喂养。

【预防接种史】 未接种。

【家族史】 否认家族过敏性疾病、遗传病等病史。

【体格检查】 T 36.3℃,P 135次/min,R 48次/min,BP 76/37mmHg,SpO₂ 98%,反应可,皮肤巩膜黄染,前囟平,咽不红,呼吸平稳,无明显三凹征,双肺呼吸音粗,未及明显干湿啰音,心率135次/min,心律齐,心音中,未闻及病理性杂音,腹软,脐轮无红肿,肝肋下3cm可及,质中,脾肋下2.0cm,四肢肌张力正常,原始反射存在。

【辅助检查】

1.当地医院肝功能:总胆红素275μmol/L,直接胆红素45μmol/L,丙氨酸氨基转移酶78U/L。

2.本院血常规:WBC 12.1×10^9/L,NEUT% 47%,Hb 138g/L,PLT 60×10^9/L,CRP 6mg/L。

【入院诊断】 1.新生儿胆汁淤积性肝炎;2.新生儿血小板减少症。

【进一步检查】

1.病原学检查:血培养、TORCH抗体、CMV-DNA、梅毒血清学检查,其他病原如粪便肠道病毒检测、EBV检测等。

2.其他检查:血气＋电解质＋血糖、血生化五类、凝血谱检测、血氨、血常规＋CRP(复查)、尿常规、便常规,脑脊液常规＋生化等。

3.辅助检查:脊柱片、胸片、头颅超声、头颅CT,头颅MRI,腹部超声、眼底检查、听力检查等。

【诊疗计划】

1.一般治疗及护理:保持正常体温,提供足够营养能量和液体,并维持电解质及酸碱平衡。

2.护肝利胆对症治疗:美能针5ml/d,静脉滴注;熊去氧胆酸口服,10~15mg/(kg·d)。

3.评估和治疗并发症:若血小板计数<20×10^9/L,则予以输血小板提高血小板计数,丙种球蛋白治疗减少血小板破坏,评估其他合并症,如肝功能异常、颅内病变、眼底病变、听力损害等,所以需作相应检查,如脑脊液检查、头颅影像学检查,脑干听觉诱发电位(BAEP)等。若存在并发症,则予以对症治疗。

【诊治经过】

1.入院后完善相关检查

(1)入院后查 TORCH 抗体,CMV-IgM 阳性,尿 CMV-DNA 1.56×10^5 拷贝数/ml。

(2)脊柱片、脑脊液检查等正常;予以治疗后血小板逐渐恢复正常。

(3)其他检查:血气、电解质、血糖、血氨、凝血谱检测、尿常规、血培养,梅毒血清学检查等检测结果无特殊。

(4)影像学检查:查头颅超声、头颅 MRI 等异常。脑干听觉诱发电位:左耳 45dBHnL,右耳 35dBHnL。

(5)眼底检查:未见异常。

2.入院后予以"更昔洛韦 6mg/(kg·次),q12h"静滴抗 CMV 感染治疗,护肝利胆等对症治疗,入院第 10 天血小板恢复正常,复查肝功能:总胆红素 135μmol/L,直接胆红素 25μmol/L,丙氨酸氨基转移酶 48U/L,较前好转;予以更昔洛韦治疗 2 周,予以带"缬更昔洛韦 16mg/(kg·次),q12h"出院。

【出院诊断】 1.先天性巨细胞病毒感染;2.胆汁淤积性肝炎;3.血小板减少症;4.听力损害。

【出院建议】

1.出院后每周复查血常规,肝肾功能,注意缬更昔洛韦药物副作用。

2.出院 2 周复查脑干听觉诱发电位,根据脑干听觉诱发电位情况,建议缬更昔洛韦疗程 6 周～6 个月。

3.门诊随访,定期 3 月进行血、尿 CMV-DNA 检查,评估神经行为发育情况。

第六节 新生儿坏死性小肠结肠炎

一 概 述

新生儿坏死性小肠结肠炎(neonatal necrotizing enterocolitis,NEC)是新生儿期常见的严重胃肠道疾病,多见于早产儿,临床以腹胀、呕吐、便血为主要表现,腹部 X 线检查以肠壁囊样积气为特征,NEC 的总体发病率为 $(0.5 \sim 5.0)/1000$ 活产婴儿,90%～95%发生于胎龄<36 周的早产儿。近年来,随着低出生体重儿存活率的明显提高,NEC 的发病率也逐年上升,在出生体重 500～1500g 早产婴儿中,其发生率为 7%,病死率为 20%～30%,后遗症发生率约为 25%。据不完全统计,目前我国 NEC 的病死率为 10%～50%。

二 诊断与评估

(一)NEC 的诊断

NEC 的诊断主要依据为临床表现与腹部 X 线片,目前临床仍采用修正 Bell-NEC 分级标准(见表 2-6-1):Ⅰ期为疑似病例,临床表现为非特异性;Ⅱ期为确诊病例;Ⅲ期为严重期。Bell 分期诊断有助于 NEC 的早期诊断,具有典型症状的患儿诊断不难;但 Bell Ⅰ期仍然是非特异性的,很难做出明确诊断,需要与自发性肠穿孔、肠扭转、感染性小肠结肠炎、结肠囊样积气症等相鉴别。

表 2-6-1　NEC 严重程度分期(Bell 标准)

分期	全身症状和体征	肠道症状和体征	腹部 X 线表现
Ⅰ期:疑诊期	体温不稳定,呼吸暂停,精神萎靡	胃残留奶增加,中腹部膨胀,呕吐胆汁或咖啡样物,大便潜血阳性	肠充气或正常,肠功能性梗阻(轻)
Ⅱ期:确诊期	Ⅰ期表现+轻度代谢性酸中毒,轻度血小板降低	Ⅰ期表现+肠鸣音消失,可能出现腹壁红肿,大便带血或黑色	肠胀气,肠功能性阻塞,肠壁囊样积气,伴或不伴腹水
Ⅲ期:严重期	Ⅱ期表现+低血压,重度呼吸暂停,重度呼吸性或代谢性酸中毒,可能出现 DIC	同Ⅱ期。腹膜炎体征,压痛明显,腹胀明显,伴或不伴肠穿孔,大便黑色或鲜血	Ⅱ期表现+可出现腹水,伴或不伴气腹

资料来源:Walsh MC,Kliegrnan RM. Necrotizing enterocolitis:treatmeat hased on stging critaia. Pediatr Clin North Am,1986.33(1):179-201.

(二)辅助检查

腹部 X 线是诊断 NEC 的主要辅助检查,血常规、CRP 等炎症指标可以帮助诊断以及判断病情严重程度;腹部超声检查和近红外光谱(near-infrared spectroscopy,NIRS)是无创的监测技术,近年来逐步应用于临床,协助诊断和评估。

1.腹部影像学检查

腹部 X 线检查是诊断 NEC 的主要手段,一旦怀疑 NEC,应立即摄腹部 X 线正侧位平片。应每隔 6~8 小时随访腹部平片,以观察动态变化。由于腹部平片诊断存在一定的主观性,不同医师对腹部平片的认识和判断存在差异,美国杜克大学(Duke University)库西(Coursey)等建立杜克腹部 X 线评分量表(Duke abdominal assessment scale,DAAS),将腹部 X 线平片根据量表进行评分,对腹部 X 线表现定为 0~10 分(见表 2-6-2)。评分越高病情越严重,评分≥7 分,提示可能发生肠坏死,需要手术治疗。通过腹部 X 线评分量表,将腹部 X 线表现进一步细化和量化,有助于判断 NEC 的严重程度。

表 2-6-2　腹部 X 线诊断量表

分数	腹部 X 线表现
0	肠腔充气正常
1	肠腔轻度扩张
2	肠腔中度扩张或正常充气伴有粪便样球状透明影
3	局部肠袢中度扩张
4	局部肠间隙增厚或肠袢分离
5	多发肠间隙增厚
6	肠壁积气可能伴有其他异常表现
7	肠袢固定或持续扩张
8	肠壁积气(高度怀疑、肯定)
9	门静脉积气
10	气腹

2.炎症指标

血常规通常提示白细胞异常升高或降低,粒细胞总数、淋巴细胞和血小板减少,中性粒细胞出现核左移现象,杆状核中性粒细胞占粒细胞总数的比例升高,C 反应蛋白持续升高。血常规的异常是反映病情严重程度和进展的重要指标。如伴有难以纠正的酸中毒和严重的电解质紊乱,则提示存在败血症和肠坏死,即使缺乏肠穿孔的 X 线表现,也提示有外科手术指征。此外,血培养阳性者仅占 1/3。

3.血浆特异性指标

近年来,国外有报道将血浆中肠脂酸结合蛋白(intestinal fatty acid binding protein,I-FABP)和肝脂酸结合蛋白(liver fatty acid binding protein,L-FABP)作为 NEC 发生及其严重程度的早期判断指标,早期 I-FABP 明显升高者,提示 NEC 程度较重,而 L-FABP 为更敏感的早期诊断指标。但是,炎症标记物血清水平不稳定,特异性较差,在临床实际上应用比较少。

4.腹部超声检查

腹部超声检查(abdominal ultrasonography,AUS)因其无创、无辐射、可床旁动态监测等特点,已在临床逐步应用。2017 年国际新生儿联盟会议提出将腹部超声作为 NEC 诊断的重要影像学诊断标准之一。AUS 可很好显示肠壁回声、肠蠕动、肠壁血流灌注、肠壁积气、腹腔积液、游离气体等征象,灵敏度、特异度分别达 70%、80%。研究显示 AUS 在判断肠坏死(76.9% vs.38.5%)、肠穿孔(61.5% vs.15.4%)的灵敏度均高于 X 线检查。

5.近红外光谱

近红外光谱(near-infrared spectroscopy,NIRS)也是一种无创的,可以连续床旁监测局部组织氧合及血流动力学的技术。有前瞻性队列研究发现,NEC 早产儿肠道氧饱和度明显降低,因此显示腹部 NIRS 监测可作为早产儿 NEC 早期诊断和指导治疗的有效工具。在超低出生体重儿中,肠道氧饱和度<30% 的患儿发生 NEC 的风险明显增高。但现在研究纳入样本量较少,还需要多中心 RCT 来证实 NIRS 在 NEC 诊断中的作用。

三　治疗与管理

一旦怀疑发生 NEC,应立即开始内科治疗,内科治疗是基础,必须积极采取各种措施。

1.禁　食

禁食是 NEC 的关键治疗措施之一,停止喂养可减轻肠道内容物对肠道的压力。但对于禁食时间尚有争议,多推荐禁食 7~10 天。对有可能发生 NEC 或一旦怀疑 NEC 患儿应立即停止肠内喂养,可先禁食 1~2 天,观察病情的发展,计划下一步治疗。对于确诊的患儿,症状轻的,一般禁食 3~5 天,重症者则禁食 7~10 天。大部分患儿同时需要胃肠减压。禁食期间营养和液体由肠外营养液补充,可以从周围静脉或中心静脉滴入。

目前,对 NEC 患儿重启肠内营养的研究比较少。临床上待腹胀、呕吐消失、肠鸣音恢复、食欲恢复,可开始重新喂养。重启喂养时推荐首选人乳喂养,初始喂养量<20ml/(kg·d),根据患儿情况,可按照 10~20ml/(kg·d)的速度增加喂养量。如人乳缺乏或不足,可采用标准配方奶喂养。当患儿不能耐受标准配方奶时,可选用深度水解蛋白配方奶。

2.密切监护和对症治疗

应 24 小时密切监护生命体征和观察腹部情况,监测血常规、生化、血气分析、CRP 等,动态随访腹部 X 线平片,随时评估病情变化,为进一步治疗提供依据。血小板明显下降和 CRP 明显升高是病情恶化的主要指标。根据血压、末梢循环、尿量等情况,观察是否有休克发生,必要时给予扩容,使用血管活性药物。早产儿扩容量既要足够,但又要注意避免过量,以免发生心功能不全和肺水肿。如有心功能状态不稳定及出现呼吸暂停、高碳酸血症或低氧血症的患儿,需要进行气管插管、机械通气。

3.抗感染治疗

感染是 NEC 的主要病因。据报道,30%~40% 的 NEC 患儿可合并败血症。NEC 患儿感染的病原多为耐药菌,毒力强,加强抗感染治疗至关重要。应用抗生素应覆盖常见病原菌。在国内,抗生素多选择甲硝唑、碳青霉烯类、头孢类,如考虑肠球菌感染需选用万古霉素。抗生素疗程一般为 7～10 天,重症则需要 14 天或以上。

4.外科治疗

30%～50% 的 NEC 患儿需要外科手术治疗,但手术指征和手术时机一直存在争论。肠穿孔是手术的绝对指征。当肠穿孔在 X 线检查气腹征象不明显时,可结合腹部超声检查结果,必要时行诊断性腹腔穿刺检查。

NEC 相对的手术指征主要包括肠袢固定、腹壁红肿、腹部触到包块、内科保守治疗无效、病情进展等。但这些相对的手术指征临床较难确定,不同医院、不同医生对这些手术相对指征的把握度也有不同。目前,还没有非常明确的量化指标决定手术时机,只能通过内科和外科密切合作,仔细观察和随时评估病情变化,根据患儿的实际情况,尽可能把握好的手术指征和时机。

NEC 主要手术方式包括腹腔引流术、肠造瘘术、肠切除吻合术。一般对于病情严重无法耐受剖腹探查等进一步手术的患儿、超低出生体重儿等,可考虑选用腹腔引流术。还应根据患儿病变肠道坏死程度和范围选择手术方式。

四 研究热点

至今 NEC 的发病机制并不明确,目前研究认为是多因素综合作用所致,主要与早产、肠黏膜缺氧缺血、感染以及肠道微生态的失调相关。随着近年来肠道菌群的研究热潮,脑肠轴的研究炙手可热,尤其是生命早期因素,如剖宫产、母乳喂养、抗生素应用等对肠道菌群的影响被普遍认可。对于给予益生菌、益生元的补充是否可以预防 NEC 的发生,也是研究的热点。NEC 的长期预后,包括生长发育与神经系统预后,也是临床研究的重点,其中也涉及脑-肠轴的研究。

目前在 ClinicalTrials.gov 网站登记注册的以 neonatal necrotizing enterocolitis 为关键词的临床研究共有 80 余项,处于受试者招募阶段的临床研究有 17 项,这些研究面向 NEC 的诊断、预防、发病机制、手术治疗等各个方面。其中,涉及手术治疗的主要有 NEC 的关瘘时机、NEC 造瘘术与吻合术;诊断方面主要是关于 NEC 的生物标记物、早期的预测指标、手术评分系统等。部分研究着眼于 NEC 的肠道菌群变化,还有部分研究关于 NICU 中抗生素的应用与早发败血症和 NEC 的关联等。

五 推荐文献阅读

1. 中国医师协会新生儿科医师分会循证专业委员会. 新生儿坏死性小肠结肠炎临床诊疗指南(2020)[J]. 中国当代儿科杂志,2021,23(1):1-11.

2. Frost BL,Modi BP,Jaksic T,et al. New medical and surgical insights into neonatal necrotizing enterocolitis:a review[J]. JAMA Pediatr,2017,171(1):83-88.

3. Neu J. Necrotizing enterocolitis:the future[J]. Neonatology,2020,117(2):240-244.

4. Neu J,Walker WA. Necrotizing enterocolitis[J]. N Engl J Med,2011,364(3):255-264.

5. 林慧佳,施丽萍,罗芳,等. 腹部 X 线量表在新生儿坏死性小肠结肠炎中的应用价值[J]. 中国当代儿科杂志,2012,14(2):97-100.

六 病例剖析

【一般情况】 患儿,男,15 天。

【主诉】　腹胀伴血便1天。

【现病史】　患儿系胎龄27周,出生体重1400g,因胎膜早破4天行剖宫产娩出。分娩前母亲接受了完整的产前激素的治疗。Apgar评分1分钟5分,5分钟9分。生后因呼吸衰竭行气管插管,因早产、呼吸窘迫综合征、怀疑败血症以及需要营养支持而被送入NICU。生后1周撤离了呼吸机,但仍需要氧浓度30%～40%的高流量鼻导管支持。生后第2天开始肠道微量喂养,开始的喂养量为20ml/(kg·d),母乳喂养,缓慢加量,2周达全肠内喂养,母乳加强化剂至81kcal/100ml。1天前,患儿出现腹胀,伴奶汁潴留,同时出现解血便2次,为暗红色,量中等。为求进一步诊治,转来我院,拟"新生儿坏死性小肠结肠炎? 早产儿"收治入院。

起病来,患儿反应差,精神软,吃奶差,睡眠一般,小便正常,大便如上述,体重无明显下降。

【入院查体】　T 36.4℃,P 142次/min,R 54次/min,BP 80/29mmHg,体重1500g,鼻导管吸氧下SpO$_2$ 95%,反应欠佳,早产儿貌,前囟平,呼吸稍促,两肺呼吸音粗,未及啰音,心音中,心律齐,未及明显病理性杂音,腹部膨隆,腹壁紧张,静脉显露,脐周皮肤偏红,可及压痛,四肢肌张力低,四肢末梢凉,毛细血管再充盈时间3秒。

【辅助检查】　外院血常规+超敏CRP:WBC 3.46×10^9/L,NEUT% 46.1%,Hb 98g/L,Plt 81×10^9/L,CRP 140.96mg/L;大便常规:OB+++。

【入院诊断】　1.新生儿坏死性小肠结肠炎;2.早产儿。

【进一步检查】

1.三大常规及心电图等。

2.血气分析+电解质、血培养、大便培养、生化五类、PT+APTT等。

3.胸腹平片、B超等。

【诊疗计划】

1.新生儿监护;持续高流量鼻导管吸氧,必要时机械通气。

2.禁食、胃肠减压,肠外营养支持。

3.抗感染:美罗培南20mg/(kg·次)联合万古霉素15mg/(kg·次)q8h,静脉泵注。

4.对症治疗:维持水电解质及酸碱平衡,监测血压、尿量,密切关注患儿生命体征、腹部等情况,动态复查胸腹平片或腹部侧位片,根据病情变化及时调整治疗方案。

5.新生儿外科会诊。

【诊疗经过】

1.辅助检查结果

(1)血气+电解质:pH 7.278,pCO$_2$ 37.7mmHg,PO$_2$ 78.1mmHg,K$^+$ 3.7mmol/L,Na$^+$ 139mmol/L,HCO$_3^-$ 17.1mmol/L,ABE -8.6mmol/L。

(2)血常规+CRP:WBC 2.62×10^9/L,L 35.6%,NEUT% 55.4%,Hb 99g/L,Plt 86×10^9/L,CRP 248.12mg/L;心电图:窦性心动过速。

(3)PT+APTT:PT 12.8s,APTT 50.3s,INR 1.13;生化五类:总蛋白35.4g/L,白蛋白20.6g/L,球蛋白14.8g/L,总胆红素68.0μmol/L,直接胆红素40.8μmol/L,间接胆红素27.2μmol/L,ALT 10U/L,AST 31U/L,Ca 1.83mmol/L,P 1.43mmol/L,Mg 0.65 mmol/L,肌酐21μmol/L,尿素5.08mmol/L。

(4)血培养、大便培养、尿常规等基本正常。

(5)胸腹平片(见图2-6-1),腹部侧位片(见图2-6-2)。

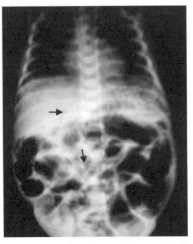

图 2-6-1 胸腹平片可见门静脉积气
和肠壁积气(黑色箭头)

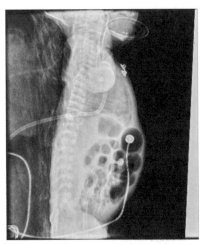

图 2-6-2 腹部水平侧位片,肠管
积气扩张,可见液平

2.疾病转归

入院后因患儿呼吸暂停频繁,高流量鼻导管吸氧下氧饱和度维持欠佳,予以改气管插管,呼吸机支持治疗。入院第2天起患儿腹胀加剧,腹围增加,予以复查胸腹平片(见图2-6-3)及腹部侧位片提示气腹(见图2-6-4)。遂予行剖腹探查,术中见回盲部及升结肠炎症坏死穿孔,予以切除升结肠5cm,回盲部、阑尾及末端回肠5cm,近端90cm小肠于右下腹行单管造瘘。术后3天予以撤离呼吸机,改无创辅助通气;术后5天重新开奶,母乳喂养,逐渐加奶至全肠内营养;美罗培南和万古霉素应用8天,血常规、CRP恢复正常后停用。住院治疗6周出院。

出院时患儿无发热,无气促,无发绀,吃奶好,能自主完成奶量。查体:反应可,精神可,体重2300g,呼吸平稳,两肺呼吸音粗,未闻及干湿啰音,心律齐,未及明显病理性杂音,腹软,造瘘口血运好,神经系统检查阴性,四肢温,毛细血管再充盈时间2秒。

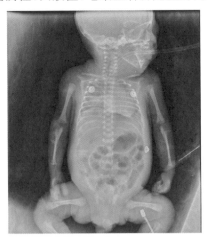

图 2-6-3 上腹部见大片状透亮影,部分
肠管扩张,形态僵硬,可见点
状肠壁积气,提示气腹

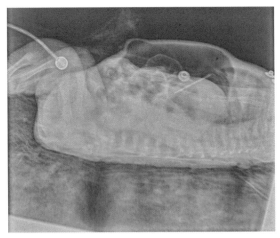

图 2-6-4 水平侧位示腹壁下见大量游离
气影,肠管形态僵硬

【出院诊断】 1.新生儿坏死性小肠结肠炎(术后);2.回肠造瘘;3.早产儿;4.极低出生体重儿。

【出院建议】

1.维生素AD滴剂1粒口服qd,维生素D滴剂1粒口服qd,蛋白琥珀酸铁口服溶液1.8ml饭前口服bid。

2.注意造瘘口的护理,记录造瘘口每日排出大便量。

3.定期新生儿外科和早产儿随访门诊复诊,行神经发育评估。

第七节　新生儿液体与电解质异常

 概　述

新生儿液体和电解质治疗的管理具有挑战性,因为在新生儿,尤其是早产儿时需要考虑胎龄、肾功能的生理变化和全身液体变化,以及临床环境。评估新生儿重症监护室内早产儿和危重足月患儿的水代谢和电解质平衡在其早期治疗中至关重要。生后最初几天经静脉或动脉输入的液体在包括脑室内出血、坏死性小肠结肠炎、动脉导管未闭和支气管肺发育不良等疾病的预防中起到了重要作用。因此,新生儿医师必须密切监测新生儿体液、电解质平衡,进行精细的液体治疗管理。体液平衡是指机体维持体内水分、水摄入及水丢失的功能。胎龄越小、体液量占体重的比例也越高。出生时体内水分反映了肾功能、不显性失水以及神经内分泌调节功能的成熟度,新生儿医师必须对这些因素进行综合考虑。

 诊断与评估

1.病　史

着重了解母亲产前补液及用药情况,如过多滴注催产素、利尿剂或低张液可引起胎儿低钠血症,并记录监测期间所有的摄入量及排出量(包括尿量、大便量、呕吐物量、医源性失血量等)。

2.体格检查

(1)体重监测:可反映体液总量的变化,第一周每天测定1次,生理性体重下降幅度与胎龄有关。对于ICU中的所有婴儿应该使用卧式体重计每日测量体重,极低和超低出生体重儿应每日测两次。出生3～5天内,足月儿生理性体重减少占体重的5%～10%,早产儿可达10%～15%。生后第一周体重降低超过出生重的15%视为过度降低,需要重新评估体液平衡;而如果体重减少小于出生体重的2%,可能是摄入液体过多。

(2)皮肤黏膜:皮肤黏膜是否干燥、湿润,有无水肿及弹性,前囟张力等,可较粗略反映体液(细胞外液)不足或过多。处于中性温度的早产儿生后一周不显性失水量见表2-7-1。

表2-7-1　处于中性温度的早产儿生后一周不显性失水量

出生体重(g)	不显性失水[ml/(kg·d)]
<750	100～200
750～1000	60～70
1001～1250	50～60
1251～1500	30～40
1501～2000	20～30
>2000	15～20

资料来源:Dell KM,Davis ID. Fluid and electrolyte management[M]. 8th ed. Philadephia,PA:Mosby Elsevier,2006.

(3)心血管系统:密切监测心率、血压及末梢组织毛细血管充盈时间或尿量等动态变化。心率增快可由细胞外液过多引起,但也可能是血容量不足所致。毛细血管再充盈时间延长提示心排血量不足,最后导致血压下降。

3.实验室指标评估

(1)血电解质、血浆渗透压以及红细胞比容测定:每天 1 次,可反映细胞外液的组成及张力,指导临床补液的量及性质。正常人体内血清钠浓度保持在 135～145mmol/L,新生儿尤其是早产儿肾脏发育不全,调节功能差,容易发生钠代谢紊乱。当血清钠浓度小于 130mmol/L 时称为低钠血症,高于 150mmol/L 时称为高钠血症。钾主要分布于细胞内,血液中钾浓度维持在 3.5～5.5mmol/L,新生儿钾紊乱包括低钾血症(<3.5mmol/L)和高钾血症(>5.5mmol/L)。

(2)尿常规、尿比重测定:可反映肾脏浓缩和稀释能力,尿比重维持在 1.005～1.02 最为合适。尿糖阳性时应降低葡萄糖液浓度或速度。必要时测定尿渗透压。

(3)尿量:每小时尿量<1ml/kg 提示细胞外液量不足。

(4)血尿素氮和肌酐测定:可间接地反映细胞外液和肾小球滤过率,两者升高提示液体量不足、肾小球滤过率降低。

(5)动脉血气分析:血管内容量不足时,组织灌注不良,导致乳酸性酸中毒和低氧血症,此时 pH、PO_2 和 HCO_3^- 降低。

三 治疗与管理

1.新生儿液体疗法原则及注意事项

液体的量和种类以及速度必须根据实际情况随时调整,保证正常需要,防止全身各脏器负荷过重。原则为除扩容液外,维持液应在 24 小时内均匀输入。

(1)需要液体治疗的足月儿:①生后第 1 天,10%葡萄糖以 60～80ml/(kg·d)的速度输注,同时提供 6～7mg/(kg·min)的糖以提供能量。生后第 1 天不需要补充钠和钾,除非有已知的异常体液丢失存在。②生后 2～7 天,一旦通过监测体液总量[如尿量 1～2ml/(kg·h)]证明患儿对液体治疗的耐受性建立时,可以调整补液的速度和成分。液体治疗的目标包括使体重降低小于 5%,维持正常的血清电解质以及尿量[2～3ml/(kg·h)]。

具体的液体治疗:a.补液量:80～120ml/(kg·d),若机体耐受,一周后可增至 120～160ml/(kg·d),或根据监测结果提供所需量。b.葡萄糖的补充:用于维持血糖>60mg/dl,使用 10%或 12.5%的葡萄糖溶液,糖速可增至 8～9mg/(kg·min)。c.每日所需钠:为 2～4mmol/(kg·d),血清钠目标值为 135～140mmol/L。d.每日所需钾:为 1～2mmol/(kg·d),血清钾目标值为 4.0～5.0mmol/L。生后第 2～3 天开始补钾,且需要尿量和血清电解质正常,肾功能正常。

(2)早产儿:①生后第 1 天,在生后的短时间内,对于存在休克或酸中毒等病情危重的早产儿需要进行液体复苏。②生后 2～7 天,在保证体液和电解质平衡的基础上,液体管理的目标是使生后一周内体重下降维持在出生体重的 10%～15%以内。

具体的液体治疗:a.补液量:早产低体重儿(>1500g)所需液体量第 1～2 天为 60～80ml/(kg·d),第 3～7 天为 100～150ml/(kg·d);极低出生体重儿(1001～1500g)需液体量第 1～2 天为 80～100ml/(kg·d),第 3～7 天为 80～150ml/(kg·d)。超低出生体重儿(<1000g)所需液体量第 1～2 天为 80～150ml/(kg·d),第 3～7 天为 100～150ml/(kg·d)(暖箱湿度 80%)。b.胰岛素:改善葡萄糖耐量,允许提供更多的热量,并促进早产儿生长,在降低葡萄糖输注速度时仍存在高血糖的早产儿,建议使用胰岛素。胰岛素治疗的确切适应证目前尚未明确。我们一般会对持续血糖>200～250mg/dl(11.1～13.9mmol/L)的早产儿进行胰岛素输注。c.钠:在生后第 1 周,每日补液根据体重和血清钠的变化进行 20～40ml/(kg·d)的增减,使血清钠维持在 135～140mmol/L。在生后的 2～3 天内一般不需要补钠,通常在生后的 3～5 天,出现体重降低以及血清钠轻度降低时,需开始静脉补钠,为 2～3mmol/(kg·d)。

d.钾：补充方式同足月儿，1～2mmol/(kg·d)，前提是肾功能良好，尿量正常。

2.常见电解质紊乱的处理

(1)低钠血症：①失钠性低钠血症：补钠，如果患儿发生低钠血症(通常血钠<120mmol/L)，则应该给予高张钠盐(3%氯化钠)。一旦症状缓解，血钠>120mmol/L，则应在24小时缓慢纠正(每天不超过8mmol/L)。补钠量=[(130～135mmol/L)－患者血钠]×0.6×体重；先予以计算量的1/2，若同时存在脱水或异常损失，则同时补给；有明显症状性低钠血症，可给3%氯化钠2ml/(kg·h)[按2mmol/(L·h)提高血钠]，直至血钠>120mmol/L。其中另1/2量在12～24小时给予。②稀释性低钠血症：限水，降低总液体量20ml/(kg·d)，应每6～8小时监测血钠。明显症状性低钠血症可给3%氯化钠提高血清钠达125mmol/L，同时用利尿剂，寻找原发病。

注意对新生儿低钠血症，一定要根据临床及必要的辅助检查判断为失钠性还是稀释性低钠血症，再进行相应处理，不要盲目补3%氯化钠，尤其是早产儿，以免血渗透压波动过大，造成颅内出血。

(2)高钠血症：①细胞外液减少伴高钠血症：输液时需要保证血清钠值降低不超过0.5mmol/(L·kg·h)或10mmol/(L·d)，目标纠正时间为24～48小时，以免引起脑水肿及颅内出血，起始阶段选5%葡萄糖、0.25%生理盐水的糖盐水。②细胞外液增加伴高钠血症：判断心功能、识别液体过量以及控制和维持液量，然后控制钠的摄入直到血清钠恢复到正常范围。

(3)低钾血症：①一般治疗：利尿剂使用增多，NICU患儿低钾血症发生增加，治疗目标是增加钾的摄入，维持正常血清水平。建议缓慢纠正，通常大于24小时。应该每4～6小时监测血钾水平直至完全纠正。一旦血钾水平达到正常高限，减少钾的摄入。大部分病例可以通过补充1～2mmol/(kg·d)的钾而得到纠正。症状性低钾应该静脉补钾治疗。缺乏的钾(mmol/L)=(正常钾－测得钾)×体重(kg)×0.3。②紧急治疗威胁生命的心律失常或血钾低于2.5mmol/L：心电监护，不要推注，仅限于紧急情况下，考虑每次给予0.5～1mmol/kg，经中心静脉给予，大于2小时。③特殊治疗：任何特殊的问题(肾脏、肾上腺疾病或代谢异常)需要特殊评估和治疗。

(4)高钾血症：首先，复查1次血钾验证确实高钾血症。记录心电图变化。①血钾为6～6.5mmol/L，心电图正常，停用含钾药物，检查静脉钾含量，给排钾利尿剂。②血钾>6.5mmol/L，停止含钾液，给10%葡萄糖酸钙0.5～1ml/kg，葡萄糖＋胰岛素[0.5g/(kg·h)葡萄糖＋0.1～0.2U/(kg·h)胰岛素]，或同时给排钾利尿剂，顽固性高钾上述治疗无效，可考虑腹膜透析。

四 研究热点

离子交换树脂是用苯乙烯或丙烯酸(酯)，通过聚合反应生成具有三维空间立体网络结构的骨架，骨架上导入不同类型的化学活性基团(通常为酸性或碱性基团)，高钾血症中使用的阳离子交换树脂常为强酸型阳离子交换树脂，主要含有强酸性的反应基团如磺酸基(－SO_3H)，此离子交换树脂可以交换所有的阳离子，而弱酸性的阳离子交换树脂仅可交换高价阳离子，无法结合钠钾离子。由于新生儿口服和直肠给药时可能会引起黏膜糜烂、结肠溃疡和粪便嵌塞等不良反应，故限制了其在新生儿中的使用。有学者通过体外研究，对患儿的配方奶粉或母乳进行处理，避免其直接服用阳离子交换树脂，但需要注意的是因强酸性阳离子交换树脂可交换所有的阳离子，在离子交换过程，处理后的配方奶粉、母乳中的钙和镁含量降低，钠含量显著增加，其他营养成分也可能随此过程而改变，故其使用仍受限，需进一步研究。

五 推荐文献阅读

1.邵肖梅,叶鸿瑁,丘小汕,等.实用新生儿学(5版)[M].北京:人民卫生出版社,2018.

2.Robert M,Bonita F,Nina F,et al.Nelson Textbook of Pediatrics(20th edition)[M].Canada:

Elsevier Inc,2016.

3. Yıldızdaş HY,Demirel N,İnce Z. turkish neonatal society guideline on fluid and electrolyte balance in the newborn[J]. Turk Pediatri Ars,2018,53(Suppl 1):S55-S64.

4. Tricia LG,M. Douglas C,Fabien G. E. Management procedures on-call problems diseases and drugs (7th edition)[M].上海科学技术出版社,2021.

（六）病例剖析

【一般情况】 患儿,男,20 天。

【主诉】 咳嗽 3 天。

【现病史】 患儿 3 天前受凉后出现咳嗽,每次咳嗽 1～2 声,可闻及喉间痰响,无发热或体温不升,无呕吐腹胀,无抽搐,未诊治。

起病来,患儿反应尚可,吃奶一般,睡眠一般,大小便无异常,体重较出生时增加 200g。

【个人史】 G1P1,40 周足月顺产,出生体重 2.9kg,Apgar 评分 10 分钟 10 分,否认难产史及窒息抢救史。生后纯母乳喂养,按需喂养。

【家族史】 母亲 27 岁,体健;父亲 28 岁,体健。

【入院查体】 WT 3.0kg,T 36.6℃,P 136 次/min,R 60 次/min,BP 71/42mmHg。

嗜睡状,面色红润,皮肤弹性可,无花斑纹,无皮疹,呼吸促,两肺呼吸音粗,可闻及散在湿啰音,心音有力,心律齐,未及明显病理性杂音,腹软,无包块,肝脾肋下未及肿大,四肢肢端暖,原始反射减弱,CRT 2 秒。

【辅助检查】 血气＋电解质:pH 7.3,PCO_2 51.4mmHg,PO_2 58.0mmHg,K^+ 4.1mmol/L,Na^+ 120mmol/L,HCO_3^- 24.9mmol/L,Glu 3.4mmol/L,Ca^{2+} 1.2mmol/L。

【入院诊断】 1.新生儿肺炎;2.低钠血症。

【进一步检查】 三大常规、血生化、痰病原学检查、胸片等。

【诊疗计划】

1.心电监护。

2.予以头孢噻肟抗感染,雾化,吸痰,合理喂养。

3.补充钠缺失量:钠缺失量[0.6×3.0×(130－120)＝18mmol],首先补 1/2 钠缺失量:3%NaCL 1ml＝0.5mmol,予以 5.0ml 10%NaCl＋13.0ml 5%葡萄糖注射液静脉输注 4 小时复查血钠,根据结果调整。

【诊疗经过】

1.辅助检查结果

(1)血常规＋超敏 CRP:WBC $17.0×10^9$/L,LY% 17.6%,NEUT% 73.8%,Hb 140g/L,PLT $320×10^9$/L,hsCRP 20mg/L。

(2)血气＋电解质:Na^+ 120mmol/L,余未见异常。

(3)胸片:新生儿肺炎。

2.疾病转归

入院后予雾化、抗感染等治疗,合理喂养,补钠等对症支持治疗。

患儿住院治疗 1 天复查血钠 127mmol/L,住院治疗 2 天复查血钠 131mmol/L。肺炎治疗 1 周后,患儿出院。出院时患儿一般情况好,无发热咳嗽等不适,大小便正常。查体:神清,精神可,呼吸平稳,两肺呼吸音粗,未闻及干湿啰音,心音有力,心律齐,未及明显病理性杂音,腹软,肝脾肋下未及肿大,原始反射顺利引出。

【出院诊断】 1.新生儿肺炎;2.低钠血症。

【出院建议】 合理喂养,定期随访。

第八节　新生儿出血性疾病

一　概　述

出血性疾病是新生儿常见危重急症,发病率不高,但一旦发生往往危及生命,因此掌握新生儿出血性疾病极为重要。

新生儿期止血机制与成人相同,由血管收缩、血小板止血及血液凝固三个阶段构成。凝血机制与成人也相同,但新生儿凝血因子水平较低,特别是维生素 K 依赖的凝血因子Ⅱ、Ⅶ、Ⅸ、Ⅹ明显减低,故新生儿易发生出血性疾病。

二　诊断与评估

(一)新生儿出血性疾病诊断

新生儿活动性出血的诊断线路图见图 2-8-1。

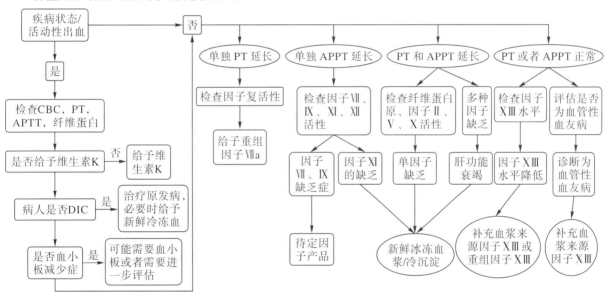

图 2-8-1　新生儿出血的诊断和资料线路图

资料来源:Julie Jaffray,Guy Young,Richard H. Ko. The bleeding newborn:A review of presentation,diagnosis,and management. Semin Fetal Neonatal Med,2016,21:44-49.

1.病史及体格检查

(1)病史:①母亲妊娠分娩过程及合并症;②母亲妊娠药物使用史;③有无出血性疾病家族史;④患儿有无先天性或遗传性疾病、感染、药物使用史。

(2)体格检查:局部瘀点提示局部发生静脉压增高;小而表浅的瘀点提示发生血小板减少症;大而深的瘀斑提示凝血因子异常;黄疸提示感染、肝脏疾病或者大的血肿吸收;视网膜出血提示可能有病毒的感染;新生儿出血症多见胃肠道出血、脐带残端渗血;弥散性血管内凝血(disseminated intravascular coagulation,DIC)出血多表现为针刺处出血不止及发展较快的皮肤、黏膜出血;颅内出血多见于重症血小板减少症。

2.实验室检查

(1)Apt试验:用来鉴别血液来自母体还是新生儿,取婴儿呕吐物或血便,1份样本与5份生理盐水混合搅匀,离心后取粉红色上清液于试管内加1‰碳酸氢钠,观察结果若混合液由粉红色转变为黄棕色提示血液来自母体,如仍为粉色则提示血液来自新生儿。

(2)外周血涂片:也用于观察外周血细胞种类、数目、形态,DIC时可见碎裂的红细胞,血小板体积增大多见于幼血小板(提示免疫因素、损伤因素导致的血小板减少症)或者先天性巨核细胞血小板减少。

(3)凝血功能检测:凝血酶原时间(PT)延长提示外源性凝血功能障碍,部分凝血活酶时间(APTT)延长示内源性凝血功能障碍,纤维蛋白原(FIB)减少提示可能患有DIC。

(4)出、凝血时间:出血时间(bleeding time,BT)延长提示血小板计数减少、质量异常及毛细血管情况变差;凝血时间(clotting time,CT)对DIC诊断具有参考意义。

(5)D-二聚体:D-二聚体升高提示DIC或静脉血栓。

(6)特定凝血因子及血管性血友病因子检测:有出血性家族史的新生儿可用脐带血或生后静脉血进行该项检测。

(7)血小板功能检测:可使用血小板功能分析仪对血管性血友病和血小板功能不全进行筛查。

(8)血小板抗体与抗原检测:对诊断同种免疫性血小板减少性紫癜有意义。

(9)PIVKA-Ⅱ测定:PIVKA-Ⅱ是无凝血活性的凝血酶原前体蛋白,其半衰期长达60~70小时。维生素K缺乏时,PIVKA-Ⅱ因凝血因子不能羧化而出现在循环血液中,在常规凝血实验未发生变化之前即可检出,在患儿使用维生素K后2~3天,且PT恢复正常后仍可测得,为目前反应患儿机体维生素K缺乏状况和评估维生素K疗效准确而敏感的生化指标。一般认为,PIVKA-Ⅱ≥2μg/L提示维生素K缺乏。

(10)维生素K测定:血清维生素K可直接反映人体维生素K的营养状态,可采用高效液相色谱技术检测,由于血液循环浓度极低,所需血量较大,在新生儿临床应用有一定困难。

(二)病因分类

1.血小板异常

(1)引起血小板减少的母体疾病:如慢性宫内缺氧、子痫前期、感染、药物、抗血小板抗体等。

(2)引起血小板减少的新生儿疾病:如血小板生成减少、血小板破坏增加、血小板功能障碍。

2.凝血因子异常

(1)维生素K依赖的凝血因子缺乏:凝血因子Ⅱ、Ⅶ、Ⅸ、Ⅹ在肝脏合成活化需要维生素K参与,新生儿在胚胎时期及出生后维生素K摄入不足,肝脏功能不完善,导致维生素K依赖的凝血因子Ⅱ、Ⅶ、Ⅸ、Ⅹ和促进凝血的蛋白C和蛋白S的短暂缺乏。以下因素存在导致新生儿维生素K缺乏加重:①早产儿;②出生后纯母乳喂养,未预防性应用维生素K;③母亲孕期服用抗癫痫药物(如苯巴比妥、苯妥英钠)或抗凝药(华法林)等干扰维生素K依赖因子合成。

(2)凝血机制紊乱:休克、感染、缺氧导致的DIC、NEC、肾静脉血栓,或者内置导管的使用均可以导致凝血机制紊乱;肝严重疾病可以导致凝血因子产生减少,导致凝血障碍。此外,新生儿由于严重的心肺疾病接受体外膜肺的治疗也可以因为旁路循环消耗大量凝血因子以及抗凝治疗导致凝血障碍。

(3)遗传性凝血因子缺乏:①X性连锁隐性遗传病,重型血友病A(Ⅷ因子缺乏)、血友病B(Ⅸ因子缺乏)可在新生儿期即发生出血症状;②常染色体显性遗传,血管性血友病、异常纤维蛋白原血症;③常染色体隐性遗传,凝血因子Ⅺ、Ⅶ、Ⅴ、Ⅻ,以及纤维蛋白原的缺乏。严重的Ⅶ和Ⅻ因子缺乏可导致严重的新生儿颅内出血。

(三)常见新生儿出血性疾病的临床特点

1.维生素 K 缺乏性出血

维生素 K 缺乏性出血(vitamin K deficiency bleeding,VKDB),也称新生儿出血病(hemorrhagic disease of the newborn,HDN),指由于维生素 K 缺乏,维生素 K 依赖性凝血因子Ⅱ、Ⅶ、Ⅸ、Ⅹ 活性不足,出现自发性出血,是新生儿、婴儿出血的主要原因之一,本病出血部位不定,轻重程度不一,经典表现为胃肠道与(或)脐残端出血,补充维生素 K 是预防和治疗的根本措施。

(1)分类:1999 年国际血栓和凝血协会儿科和围产委员会根据发病年龄,将 VKDB 分为早发型(生后～24 小时)、经典型(2～7 天)和晚发型(8 天～6 个月)。

①早发型 VKDB:出生后 24 小时内(包括分娩时)发病,通常与孕妇维生素 K 吸收不良和产前应用影响维生素 K 活性药物相关,出血程度轻重不一,轻者仅有皮肤出血、脐带残端渗血,严重者表现为胃肠道大量出血、胸腔或腹腔内出血、致命性颅内出血,早发型较罕见。

②经典型 VKDB:出生后 2～7 天发病,通常与通过母乳摄入的维生素 K 含量较低、乳汁喂养不良、维生素 K 预防措施不足、肠道菌群紊乱以及肝脏发育不完善相关,出血部位主要为胃肠道、脐带残端、皮肤受压处,呈自限性,预后良好。但亦有个别胃肠道或脐残端大量出血、肾上腺皮质出血可导致失血性休克。颅内出血多见于早产儿,可致死亡,成活者可有脑积水后遗症。近年由于维生素 K 预防工作的推行,经典型 VKDB 已极少发生。

③晚发型 VKDB:出生 8 天后至 6 个月发病,本型死亡率达 20%～50%,通常与肝脏继发的吸收不良或胆汁淤积致维生素 K 摄入不足有关,多发生于纯母乳喂养儿,本型主要累及胃肠道、皮肤和中枢神经系统,颅内出血发生率高达 65%～85%,发生隐蔽,出血之前常无任何先兆,临床表现为惊厥和颅内压增高。治疗后部分患儿可成活,但大多留有神经系统后遗症(如发育迟缓、运动功能障碍、脑瘫或癫痫等)。

(2)诊断:PIVKA-Ⅱ是诊断 VKDB 的金标准,直接血清测定维生素 K_1 也是诊断的可靠指标。诊断标准:VKDB 应当具有 PT≥4 倍标准值,并且至少满足下列一项标准:①血小板计数正常或升高,纤维蛋白原水平正常,缺乏纤维蛋白降解产物;②静脉注射维生素 K 后 20～30 分钟内 PT 恢复正常,一般情况下不需要补充凝血因子;③PIVKA(通常使用 PIVKA-Ⅱ)水平超过正常范围。

2.血小板减少症

血小板减少症(thrombocytopenia)定义为血小板计数<150000/μL。血小板减少症的严重程度定义如下:①轻度:血小板计数 100000～149000/μL;②中度:血小板计数 50000～99000/μL;③重度:血小板计数<50000/μL。新生儿血小板减少症也可以根据出现时间进行分类,用于诊断评估:早发血小板减少症发生在生命的最初 72 小时内、迟发血小板减少症发生在分娩 72 小时后。

评估的第一步是通过重复全血细胞计数验证血小板计数低。诊断方法以血小板减少症的发作、血小板减少症的严重程度、婴儿的临床状况以及产妇和新生儿病史为中心。基于这一初步评估,通常可以确定血小板减少症的病因。

以下基于临床背景和病史的因素指导诊断评估:

(1)发病时间:出生后 72 小时内出现的新生儿血小板减少症(早发)更可能由妊娠并发症(胎盘功能不全)或分娩(围产期窒息)或母体抗体介导的疾病引起血小板破坏(例如新生儿同种免疫性血小板减少症)。相比之下,出生 72 小时后出现的新生儿血小板减少症(迟发)通常是由于产后获得性病症,例如细菌性败血症或坏死性小肠结肠炎(NEC),尤其是早产儿。

(2)临床症状:患有免疫介导的血小板减少症的新生儿除了与血小板减少症相关的临床表现(例如瘀点和黏膜出血)外,通常表现良好。相比之下,表现不佳的婴儿更容易出现与全身性疾病相关的血小板减少症(例如败血症、NEC 和严重窒息)。应检查婴儿的出血证据和程度。皮肤出血是患者最常见的表现之一,可能包括瘀点、紫癜和瘀斑。此外,新生儿出血可能表现为更严重的出血,包括头颅血肿、脐带或穿刺部位渗出、呕血、黑便和血性分泌物。有这些表现时,应该考虑输注血小板。

三 治疗与管理

(一)治疗原则

积极寻找出血原因,积极治疗原发疾病,根据患儿临床表现、实验室检查等因素,预防出血,防止严重临床症状的产生。

(二)有出血表现新生儿的治疗

1.维生素K

出生后没有给予维生素K应给予维生素K 1~2mg肌肉或静脉注射。外周静脉营养或者使用抗生素超过2周,可每周给予维生素K 0.5mg,以补充维生素K的消耗。对于存在维生素K缺乏症的新生儿,若出血不是太严重,以PT和APTT延长为主,可仅给予维生素K治疗。由于补充维生素K后凝血因子恢复需要12~48小时,因此如严重出血,则需要使用新鲜冰冻血浆。

2.新鲜冰冻血浆

有活动性出血的新生儿,可以给予新鲜冰冻血浆10~20ml/kg,每隔8~12小时可以重复给予,新鲜冰冻血浆可以立即补充凝血因子。

3.血小板

大多数新生儿血小板输注是预防性应用于有出血风险的患儿。

在我们的实践中,对有以下情况和血小板计数阈值的有出血风险的患儿进行预防性血小板输注:①没有活动性出血的患儿,血小板计数<20000/μL;表现不佳的患儿,例如灌注不良、嗜睡、呼吸窘迫和(或)呼吸暂停,血小板计数<50000/μL;极早早产儿(出生体重<1000g或孕周<28周)在生后的第一周,血小板计数<50000/μL;大手术前,血小板计数<100000/μL。

接受会导致血小板功能障碍的药物(如吲哚美辛或布洛芬)或有弥散性血管内凝血的新生儿可能需要更高的目标水平(例如血小板计数<50000/μL)。浓缩血小板每次输注量为0.1~0.2U/kg,输注时间为30~60分钟;由于血小板半衰期仅为1~2天,故常需2~3天输注1次;每次输注血小板1小时后复查血小板计数以观察疗效,直至稳定于100×10^9/L以上。

4.浓缩红细胞

可以给予10~20ml/kg,如出血量多,可以输入更多浓缩红细胞、血小板和新鲜冰冻血浆。

5.凝血因子浓缩物

如果确诊Ⅷ或Ⅸ因子缺乏,可以输注重组DNA来源的因子Ⅷ或Ⅸ。如果考虑严重血管性血友病,可以使用含有血管性血友病因子的血浆来源因子Ⅷ浓缩物。其他因子的缺乏可以使用新鲜冰冻血浆10ml/kg补充,冷沉淀可以补充纤维蛋白原。

6.静脉输注免疫球蛋白

IVIG能减少新生儿血小板破坏数量,延长不相容血小板寿命,缩短血小板减少症时间。患儿血小板计数在$(30\sim50)\times10^9$/L,并且没有明显出血征象时,可单独使用IVIG治疗。使用剂量为0.4g/(kg·d)×5d或1g/(kg·d)×2d,总剂量为2g/kg。IVIG输注后通常需要20小时后才能发挥最大效用,因而临床上发现患儿有出血倾向、重要脏器出血或活动性出血时,应尽快输注血小板制品。

四 研究热点

关于严重新生儿血小板减少症和血小板输注的影响数据有限,大型观察性研究表明,大多数患有严重血小板减少症的新生儿根据先前推荐的阈值接受血小板输注。然而,目前尚不清楚输注血小板是否对大多数没有或仅有轻微出血症状的婴儿有益,因为迄今为止没有研究表明输注血小板可以减少新生儿的出血。

五 推荐文献阅读

1. 邵肖梅,叶鸿瑁,丘小汕,等. 实用新生儿学[M]. 5 版. 北京:人民卫生出版社,2018,125-127.

2. Peterson JA, McFarland JG, Curtis BR, et al. Neonatal alloimmune thrombocytopenia: pathogenesis,diagnosis and management[J]. Br J Haematol,2013,161(1):3-14.

3. Araki S,Shirahata A. Vitamin K Deficiency Bleeding in Infancy[J]. Nutrients,2020,12(3):780.

4. Resch E, Hinkas O, Urlesberger B, et al. Neonatal thrombocytopenia-causes and outcomes following platelet transfusions[J]. Eur J Pediatr,2018,177(7):1045-1052.

5. Araki S,Shirahata A. Vitamin K Deficiency Bleeding in Infancy[J]. Nutrients,2020,12(3):780.

6. Ng E,Loewy AD. Position Statement:Guidelines for vitamin K prophylaxis in newborns:A joint statement of the Canadian paediatric society and the College of family physicians of Canada[J]. Can Fam Physician,2018,64(10):736-739.

7. Mihatsch WA, Braegger C, Bronsky J, et al. Prevention of Vitamin K deficiency bleeding in newborn Infants:a position paper by the ESPGHAN committee on nutrition[J]. J Pediatr Gastroenterol Nutr,2016,63(1):123-129.

六 病例剖析

【一般情况】 患儿,男,36 天。

【主诉】 呕吐 1 天,抽搐 2 小时。

【现病史】 患儿 1 天前喂奶后突然出现呕吐,表现为口腔及鼻腔吐奶,呕吐量较大,呈喷射状,无抽搐,无腹泻,无便血,无发热,呕吐物未见血性液体,予趴肩拍背后情况好转,未予以重视未就诊,2 小时前出现全身抽搐,表现为双眼凝视,口周发绀,持续 1~2 分钟,哭声变弱,无发热,无咳嗽,遂来院急诊,拟"晚发型维生素 K 缺乏症,颅内出血"收住入院。

起病来,患儿神志清,精神一般,食欲差,大小便未见异常,体重无明显改变。

【既往史】 患儿既往体健,出生 5~6 天因"新生儿黄疸"在我院行光疗,否认食物药物过敏史,否认血制品使用及输血史,否认传染病接触史。

【个人史】 G1P1,孕 38 周顺产,出生体重 3.2kg,Apgar 评分 10 分钟 10 分,1 分钟 5 分,否认难产史及窒息抢救史。出生后 1 小时开奶,纯母乳喂养。生长发育与同龄人相仿,已接种乙肝疫苗及卡介苗。

【家族史】 父亲母亲体健,非近亲结婚,否认家族遗传病史及传染病史。

【入院查体】 体重 5kg,神志清,精神差,皮肤未见出血,头部外观未见畸形,前囟饱满稍膨隆,双侧瞳孔等大等圆,对光反应略迟钝,颈抵抗阳性。心音强,心律齐,未及病理性杂音,双肺呼吸音粗,未及干湿啰音。腹平软,肝肋下 2cm,脾未触及。神经系统查体未见异常,病理征阴性。

【辅助检查】 血常规:RBC $2.68×10^{12}$/L,WBC $8.5×10^9$/L,N 0.36,L 0.54,Hb 82g/L,PLT $233×10^9$/L;PT 17s(正常 11~13s);头颅 CT 示:左侧额颞叶出血,同侧脑室受压移位。

【入院诊断】 1.晚发型维生素 K 缺乏性症;2.颅内出血(左侧额颞叶)。

【进一步检查】

1.三大常规、血气电解质、血生化、CRP、降钙素原、凝血功能、PIVKA、交叉配血等。

2.脑电图、胸片等。

【诊疗计划】

1.支持:卧床休息,头部制动,监测生命体征,维持水电解质平衡,预防感染。

2.对症:维生素 K 2mg 肌内注射,苯巴比妥止痉。

3.新鲜冰冻血浆 50～100ml 静脉滴注补充凝血因子,红细胞悬液 0.5U 输注纠正贫血,呋塞米和甘油果糖交替降颅压。

4.脑外科会诊。

【诊疗经过】

1.入院后辅助检查结果

(1)血常规＋CRP:WBC 7.9×10⁹/L,LY% 34%,NEUT% 66%,Hb 78g/L,PLT 180×10⁹/L,CRP 5.3mg/L。

(2)凝血功能:PT 27s(正常 11～13s),APTT 50s(正常 25～35s),余未见明显异常;PIVKA-Ⅱ 4μg/L(正常＜2μg/L);生化:未见异常。

(3)脑脊液常规:WBC 9×10⁶/L,RBC 2×10⁶/L,蛋白 1g/L,葡萄糖 2.9mg/dl。

(4)头颅 MR:左侧脑室受压移位,SWI 可见左侧额颞叶不规则斑片状低信号影,提示出血可能。

(5)脑电图:连续正常电压,睡眠-觉醒周期成熟,监测范围内未见惊厥波。

2.手术治疗后复查头颅 CT:左侧额颞叶高密度影消失。凝血功能、血常规等恢复正常。

【出院诊断】 1.维生素 K 缺乏性出血(左侧额颞叶);2.重度贫血。

【出院建议】 合理喂养,定期随访。

第九节　新生儿高血糖症和新生儿低血糖

新生儿高血糖症

 一　概　述

新生儿高血糖诊断标准尚未统一。目前多认为全血血糖＞7.0mmol/L(125md/dl))或血浆葡萄糖＞8.4mmol/L(150mg/dl)诊断为新生儿高血糖。

二　诊断与评估

新生儿高血糖无特异临床表现,诊断主要依据辅助检查(血糖和尿糖测定),并结合病史和临床表现,以及时发现引起血糖升高的原因,及早治疗。

(一)病 史

1.胎龄、出生体重异常

胎龄越小、出生体重越低、日龄越小,对糖的耐受性越差,如极低出生体重儿,即使输糖速率为 $4\sim6mg/(kg \cdot min)$,也易发生高血糖。另外,新生儿的胰岛 β 细胞功能不完善,胰岛素活性差,对高血糖及输入的葡萄糖反应迟钝(缺乏成人所具有的 Staub-Traugott 效应,即重复输入葡萄糖后血糖水平递降和葡萄糖的消失率加快),葡萄糖清除率较低,易导致高血糖的发生。且存在相对性的胰岛素抵抗,使肝脏产生、输出葡萄糖与胰岛素浓度之间失衡,从而导致高血糖的发生。

2.应 激

在窒息、缺氧、严重感染、创伤、休克或寒冷损伤等应激状态下,血中儿茶酚胺、皮质醇、胰高血糖素水平明显升高,糖异生作用增强,使血糖升高;而新生儿本身胰岛细胞对高血糖反应迟钝,胰岛素对葡萄糖负荷反应低下,或存在相对性胰岛素抵抗等,可使患儿血糖升高。

3.用药史

输注高浓度葡萄糖、脂肪乳,尤其输注速率过快时,可致血糖升高;氨茶碱可抑制磷酸二酯酶使 cAMP 升高,从而促进糖原分解,使血糖升高;麻醉诱导剂和镇静剂可抑制胰岛素的作用,导致血糖升高;肾上腺素、糖皮质激素、咖啡因及苯妥英钠等也可使血糖升高。

4.新生儿糖尿病

罕见,包括暂时性(假性)糖尿病(持续 $3\sim4$ 周)、暂时性以后复发和永久性(真性)糖尿病。可能与基因突变或胰岛 β 细胞功能低下有关,约 1/3 患儿有糖尿病家族史,多发生在小于胎龄儿。

(二)临床表现

轻者可无临床症状,血糖增高显著或持续时间长的患儿出现高渗性利尿,表现为多尿、体重下降;严重者甚至出现酮症酸中毒。患儿呈特有面容:眼闭合不严,伴惊恐状。血浆渗透压增高,新生儿当血浆渗透压超过 $300mOms/L$,出现渗透性利尿从而导致早产儿脱水、电解质紊乱,当血糖 $>25mmol/L$,水自细胞内向细胞外转移,可发生颅内出血。有人报道早产儿血糖 $>33.6mmol/L$ 时,易发生脑室内出血。患儿可出现尿糖阳性,而尿酮体可为阳性或阴性。

暂时性糖尿病少见,一般在生后 6 周内发病,血糖常高达 $14mmol/L$,可出现消瘦、脱水和尿糖阳性,而尿酮体可为阴性或弱阳性,一般持续 $3\sim4$ 周消失,但部分患儿可复发。永久性糖尿病罕见。

(三)辅助检查

血糖及尿糖测定:全血血糖 $>7.0mmol/L$(125md/dl)或血浆葡萄糖 $>8.4mmol/L$(150mg/dl),尿糖可为阳性,尿酮体阴性或弱阳性。

三 治疗与管理

积极寻找并去除病因,治疗原发病,如停用激素、纠正缺氧、恢复体温、控制感染和抗休克等。对早产儿,尤其是极低出生体重儿,尽早开始肠内喂养,应用 5% 的葡萄糖,输糖速率应不超过 $5\sim6mg/(kg \cdot min)$,并监测血糖水平,根据血糖水平调节输糖速率。轻度、短暂(24~48 小时)高血糖可通过减慢葡萄糖输注速率纠正。

医源性高血糖症应根据患儿病情暂时减少或停用葡萄糖输入,严格控制输糖速率,并监测血糖及尿糖。肠外营养应从葡萄糖基础量开始,逐步增加。32~34 周胎龄的早产儿应每天增加基础量的 1%,较大早产儿和足月儿每天增加基础量的 2.5%。肠外营养补充能量不能单纯靠提高葡萄糖浓度,应同时加用氨基酸溶液和脂肪乳,以减少葡萄糖用量。

明显高血糖症伴有严重脱水、酮症酸中毒表现时,在积极治疗原发病同时,应及时补充电解质溶液,以迅速纠正脱水、血电解质和酸碱平衡紊乱状态,并降低血糖浓度,减少尿糖和尿酮体。

当葡萄糖浓度降低至5%,葡萄糖输注速度降低至4mg/(kg·min)时,而空腹血糖浓度>14mmol/L、尿糖阳性或高血糖持续不见好转时,可加用胰岛素,具体剂量及用法如下:①间歇胰岛素输注0.05～0.lU/kg,每4～6小时1次,必要时可通过输液泵输注(>15分钟)。②持续胰岛素滴注:滴注速率0.01～0.2U/(kg·h),通常开始剂量0.02U/(kg·h),每30分钟监测一次血糖,以调节胰岛素的滴注速度,直至血糖稳定;如果血糖水平仍然>10mmol/L,增加滴注速率0.01U/(kg·h);若发生低血糖,停止胰岛素滴注,并静脉滴注10%葡萄糖2ml/kg,1次。③新生儿糖尿病可皮下注射胰岛素。④胰岛素滴注期间,每6小时监测血钾水平。

持续高血糖,尿酮体阳性者,进行血气监测以及时纠正酮症酸中毒。

对母亲分娩前短时间内和新生儿在产房复苏时使用过葡萄糖者,入病房后先查血糖,然后决定所需输注葡萄糖速度。

在新生儿有重症感染、窒息及低体温等应激情况时,定时监测血糖,稀释药物用5%葡萄糖为宜。应考虑到处于应激状态时,血糖往往不低,且易有高血糖的可能。

四 研究热点

1.对于更可靠的床旁血糖测试方法以提高临床相关葡萄糖异常的诊断和治疗效率的研究。

2.对血浆葡萄糖浓度、临床症状和长期后遗症进行更加深入的研究,以确定高危儿的最高安全水平的血糖值。

3.对引起高渗血症的血糖值的研究,以及高渗血症的预防和治疗。

五 推荐文献阅读

1.王卫平,孙锟,常立文.儿科学[M].9版.北京:人民卫生出版社,2018.

2.孙锟,沈颖.小儿内科学[M].5版.北京:人民卫生出版社,2014.

3.邵肖梅,叶鸿瑁,丘小汕.实用新生儿学[M].4版.北京:人民卫生出版社,2011.

六 病例剖析

【一般情况】 患儿,女,出生49分钟。

【主诉】 发现血糖高40分钟。

【现病史】 患儿系G1P2,36^{+6}周,出生体重1920g,双绒双羊,双胎之小,因"胎心减速"剖宫产出生。患儿出生时羊水清,哭声响亮,肌张力可,Apgar评分1分钟9分,5分钟10分,脐带、胎盘无异常。生后出现呻吟,呼吸浅、不规则,面色反应差,床旁测血糖20.0mol/L,为求进一步诊治以"早产儿"转入我科。生后未开奶,胎便、小便均未解。

【既往史】 产前3小时出现胎心减速,减速频繁,最低60次/min,可恢复。未出现黄疸。

【出生史】 G1P2,胎龄36^{+6}周,双胎之小,剖宫产,出生体重1920g。宫内窘迫,无胎膜早破,羊水清亮,胎盘正常,无钙化,脐带正常。Apgar评分1分钟9分,Apgar评分5分钟10分。分娩时母亲未用药,出生时未治疗,生后未开奶,未排胎粪,未排尿。乙肝疫苗未接种,卡介苗未接种。

【母孕史】 妊娠糖尿病,否认其他疾病,否认孕期用药史。

【家族史】 父亲体健,母亲体健。否认家族中肝炎、结核等传染病史及肿瘤、高血压等遗传病史。

【入院查体】 T 36.3℃,HR 128次/min,R 45次/min,SpO$_2$ 92%,体重1920g,身长45cm,头围

32cm。发育、营养欠佳,面色发白,反应可,呻吟,皮肤无瘀斑、瘀点及出血点;乳晕呈点状,边缘不突起,直径<0.75cm;指甲已达指尖,足底纹路红痕超过前2/3。头颅五官无畸形,头皮皮肤发红,前囟1.5cm×1.5cm,平软,张力不高;双侧瞳孔等大等圆,对光反射灵敏。口唇红润,口周无青紫,鼻翼无扇动,双侧胸廓对称,呼吸浅,不规则,三凹征阳性,双肺呼吸音清,未闻及干湿啰音,心音有力,心律齐,未闻及杂音。腹软,肝脾未触及肿大,肠鸣音正常。四肢肢端稍凉,股动脉搏动有力,CRT<3秒,四肢肌张力稍减弱,觅食、吸吮、拥抱、握持反射正常引出。简易胎龄评估36周。

【辅助检查】 ① 微量血糖20.0mmol/L;② 入院血气分析:pH 7.33,PaO$_2$ 73mmHg,PaCO$_2$ 39mmHg,FiO$_2$ 21%,P/F 348mmHg,SaO$_2$92%,HCO$_3^-$ 20.6mmol/L,BE −4.9mmol/L,Lac 3.5mmol/L,K$^+$ 4.1mmol/L,Na$^+$ 133mmol/L,Ca^{2+}1.33mmol/L,Hb 171g/L,HCT 51%,Glu18.5mmol/L。

【入院诊断】 1.新生儿高血糖症;2.早产儿(胎龄36^{+6}周,SGA);3.低出生体重儿;4.双胎儿。

【进一步检查】

1.三大常规,血培养、尿培养及心电图。

2.头颅B超。

3.血糖监测。

【诊疗计划】

1.尽早开奶,静脉补液维持血糖及内环境稳定,必要时予胰岛素降血糖,监测血糖情况。

2.置暖箱保暖,保持呼吸道通畅,监测生命体征。

3.完善血培养及血气分析、CRP、血常规等检查。

4.阿莫西林克拉维酸钾防治感染,维生素K肌内注射。

5.监测早产儿相关并发症。

【诊疗经过】

1.辅助检查结果

(1)急诊血常规+CRP+PCT:白细胞8.24×10^9/L,中性粒细胞百分比89.50%,淋巴细胞百分比4.60%,红细胞4.86×10^{12}/L 血红蛋白176g/L,血小板144×10^9/L,超敏C反应蛋白23.80mg/L,降钙素原2.0ng/ml。

(2)大便常规:未见明显异常。

(3)尿培养:未见明显异常。

(4)颅脑B超:未见明显异常。

2.疾病转归

(1)入院予婴儿配方奶5ml,q3h开奶,开奶顺利,胰岛素0.02IU/(kg·h)持续泵入降糖治疗,后监测血糖<12mmol/L,停用胰岛素,夜间血糖波动在9.9~11.2mmol/L;入院第二天加奶至15ml,q3h喂养,血糖逐渐下降;逐渐增加奶量,目前在配方奶55ml,q3h喂养下,喂养耐受,血糖波动在正常范围内。

(2)入院合并败血症,予以阿莫西林克拉维酸钾抗感染治疗,目前患儿无感染相关表现,复查感染指标正常。

(3)患儿呼吸浅快、不规则,伴呼吸困难,予NCPAP(设置参数:PEEP:5cmH$_2$O,FiO$_2$5%)辅助通气2天后撤机离氧,目前未吸氧下呼吸平稳。

【出院诊断】 1.新生儿高血糖症;2.新生儿败血症:3.早产儿(胎龄36^{+6}周,SGA);4.低出生体重儿;5.双胎儿。

【出院建议】

1.强化喂养:继续配方奶喂养,每次55ml,每3小时喂养一次,逐步按需增加奶量,2周后门诊随访指导喂养,监测生长发育。

2.加强早期干预:视觉、听觉刺激,新生儿抚触。

3.出院服药:维生素 AD 滴剂(自备),一次1粒,一天一次,服用至2岁。

4.加强护理,注意保暖,避免受凉。

5.出院后一周内周一至周五(节假日除外)完善新生儿听力筛查。

6.定期至预防保健科门诊行儿童体检,不适随诊。

新生儿低血糖

一 概 述

有关低血糖的界限值存在争议,长期以来新生儿低血糖的定义一直未完全统一。

根据最新指南,新生儿低血糖定义如下。

(1)临床处理阈值:血糖<2.6mmol/L。

(2)过渡期低血糖:生后1～4小时内,血糖1.5～2.6mmol/L,且无低血糖症状。

(3)反复低血糖:连续3次及3次以上监测血糖<2.6mmol/L(包括常规监测及经临床干预后30分钟复测血糖水平)。

(4)持续低血糖:低血糖持续时间超过48小时。

(5)严重低血糖:存在以下情况之一:①血糖<1.5mmol/L;②葡萄糖输注速率≥8mg/(kg·min)仍存在反复或持续性低血糖;③需要药物治疗的新生儿低血糖。

(6)症状性低血糖:出现低血糖相关临床表现,同时监测血糖<2.6mmol/L。由于葡萄糖是新生儿脑细胞的基本能源来源,低血糖可使脑代谢和生理活动障碍,如不及时纠正将会造成永久性的脑损伤。

二 诊断与评估

低血糖的诊断主要依据危险因素(见表2-9-1和表2-9-2)、临床表现和辅助检查。

(一)危险因素

表2-9-1　新生儿低血糖母亲危险因素

母亲用药	β-受体阻断剂(如普萘洛尔、拉贝洛尔); 胰岛素; 口服降糖药(如二甲双胍用于多囊卵巢综合征的治疗); 特布他林(产前48小时作为安胎药使用)
母亲糖尿病	无论哪一型糖尿病,尤其是血糖控制不好和(或)娩出巨大儿
已知的家族史	有遗传性低血糖症、先天性高胰岛素血症或内分泌疾病的家族史; 父母、兄弟姐妹有中链酰基辅酶 A 脱氢酶缺乏或其他的脂肪酸氧化缺陷
分娩时静脉内滴注葡萄糖	静脉内滴注葡萄糖>20g/h,导致暂时性高胰岛素血症
孕母状况	子痫前期、子痫、高血压或其他任何原因所致胎盘功能不全

表 2-9-2　新生儿低血糖自身危险因素

葡萄糖利用增加	T＜36.5℃或体温不稳定； 围产期或出生时窒息、酸中毒：多由感染，先天性心脏病、呼吸系统疾病所致； 出生时复苏； 红细胞增多症； 癫痫
葡萄糖供应不足	延迟喂养或喂养不足
能源储备不足	小于胎龄儿； 早产儿或过期产儿； 严重肝功能障碍
胰岛素水平升高	大于胎龄儿； 高胰岛素血症，见于围产期窒息或缺氧、亮氨酸敏感、胰岛素瘤、Beckwith-Wiedemann 综合征、Kabuki 综合征； 新生儿溶血病； 医源性胰岛素不适当使用
反调节激素的减少	垂体功能减退症； 生长激素缺乏； ACTH 无反应； 胰高血糖素缺乏； 甲状腺功能减退
糖代谢障碍	半乳糖血症； 糖原贮积症Ⅰ、Ⅲ、Ⅳ型； 果糖不耐受
氨基酸代谢障碍	枫糖尿病； 甲基丙二酸血症； 丙酸血症
其他	胎粪吸入综合征

(二)临床表现

新生儿低血糖常无症状。据统计,无症状性低血糖的发生率是症状性低血糖的 10～20 倍。即使出现症状,血糖水平相似的患儿临床表现也可轻重不一。症状性低血糖的临床表现缺乏特异性,多出现于生后数小时至一周内,糖尿病母亲分娩的新生儿症状可出现的更早,临床表现可被伴随的其他新生儿疾病所掩盖。低血糖症状可分为神经性症状和神经低血糖症状,前者出现得更早,出现时血糖值相对较高,代表了交感神经的激活;后者代表了葡萄糖供应不足致脑功能障碍,若不及时补充葡萄糖,可致死亡。有以下临床表现,尤其是经静脉滴注葡萄糖后症状好转或无其他原因可解释的神经系统症状和体征,应考虑本病可能(见表 2-9-3)。

表 2-9-3　新生儿低血糖的临床表现

神经性症状 （交感神经激活）	兴奋性增高,激惹;惊跳,震颤;呼吸增快;多汗;面色苍白;低体温或体温不稳定;心动过速;哭声减弱或音调变高;呕吐;拒食;发绀
神经低血糖症状 （葡萄糖供应不足致脑功能障碍）	精神萎靡,嗜睡;昏迷;肌张力减退;肌肉阵挛性抽搐或癫痫;呼吸暂停或不规则呼吸

(三)辅助检查

1.血糖测定

血糖测定是发现和确诊本病的主要手段。采取标本后应注意:①立即测定,因室温下红细胞糖酵解增加,血糖值每小时可下降 0.83~1.11mmol/L。②新生儿红细胞数相对较多,且还原型谷胱甘肽含量高,红细胞糖酵解增加,故全血血糖值较血清值低 10%~15%。

(1)方法:①床旁血糖仪:对低血糖高危儿常规使用床旁血糖仪进行末梢血糖监测。②己糖激酶法:用于诊断新生儿低血糖。

(2)时机和频率:①无低血糖高危因素的健康新生儿:不常规监测血糖,当出现疑似低血糖症状或体征需立即监测血糖。②无症状的低血糖高危新生儿:首次监测在第一次有效喂养后 30 分钟且不晚于生后 2 小时;随后常规的血糖监测应在喂奶之前。③若最初 2 次血糖≥2.6mmol/L,随后可 3~6 小时监测喂奶前血糖;若连续 3 次血糖≥2.6mmol/L,出生 24~48 小时内可根据具体的低血糖高危因素适当减少血糖监测频次。

(3)发生低血糖后的血糖监测:①在补充喂养、静脉推注葡萄糖或改变葡萄糖输注速率后 30min 复测血糖。②每 1 小时监测血糖直至血糖≥2.6mmol/L;若出生 48 小时内血糖＞2.8mmol/L 或出生 48 小时后血糖＞3.3mmol/L,调整为每 3~6 小时监测喂奶前血糖。③停止补充喂养和(或)静脉输注葡萄糖后,出生 48 小时内连续 3 次喂奶前血糖＞2.8mmol/L 或出生 48 小时后连续 3 次喂奶前血糖＞3.3mmol/L,可停止监测血糖。

2.其他检查

(1)持续性低血糖者,在积极寻找病因的同时应酌情选测血胰岛素、胰高血糖素、生长激素、甲状腺素、TSH、皮质醇等。

(2)发生高胰岛素血症时,可行胰腺 B 超或 CT 检查。

(3)怀疑遗传代谢性疾病时,可行血、尿氨基酸、有机酸或酯酰胆碱检查,必要时可行活体组织检查(如怀疑糖原贮积症可行肝活检测定肝糖原和酶活力)。

(4)怀疑低血糖性脑损伤时,可行头部 MRI(尤其是 DWI)帮助早期诊断。

三 治疗与管理

新生儿血糖监测和低血糖早期治疗对预防脑功能损伤有重要作用,由于无法确定引起脑损伤的血糖阈值,因此低血糖患儿无论有无症状,应及时进行治疗。

(一)发生低血糖后的处理

血糖＜2.6mmol/L,同时存在低血糖症状,应收入 NICU 或新生儿科,并立即进行血浆葡萄糖检测,静脉推注 10% 葡萄糖 2ml/kg(1ml/min)后维持葡萄糖液或肠外营养液输注[葡萄糖输注速率为 5~8mg/(kg·min)]。

首次血糖＜2mmol/L,应立即收入 NICU 或新生儿科,并立即进行血浆葡萄糖检测,静脉推注 10%葡萄糖 2ml/kg(1ml/min),之后维持葡萄糖液或肠外营养液输注[葡萄糖输注速率为 5~8mg/(kg·min)]。

首次 2.0mmol/L≤血糖＜2.6mmol/L,应行补充喂养,30 分钟后复测血糖。①若血糖＜2.2mmol/L,则收入 NICU 或新生儿科,立即进行血浆葡萄糖检测,静脉推注 10%葡萄糖 2ml/kg(1ml/min),之后维持葡萄糖液或肠外营养液输注[葡萄糖输注速率 5~8mg/(kg·min)]。②若 2.2mmol/L≤血糖＜2.6mmol/L,则继续补充喂养,若连续 2 次补充喂养后复测血糖达不到血糖≥2.6mmol/L,则收入 NICU 或新生儿科,立即进行血浆葡萄糖检测,维持葡萄糖液或肠外营养液输注[葡萄糖输注速率为 5~8mg/(kg·min)]。③若 2.6mmol/L≤血糖＜2.8mmol/L,则喂养频次 q2h~q3h。

出生 2 小时内尽早喂养,若无条件喂养或非营养性喂养时,静脉维持葡萄糖输注速率为 5～8mg/(kg·min)。

推荐目标血糖值:出生 48 小时内 2.8mmol/L＜血糖≤5mmol/L;出生 48 小时后 3.3mmol/L＜血糖≤5mmol/L。

(二)顽固性低血糖

1.当葡萄糖输注速率＞8～10mg/(kg·min)仍不能维持正常血糖水平时,需考虑中心静脉置管。

2.当葡萄糖输注速率＞10～12mg/(kg·min),需考虑药物治疗。

(1)胰高血糖素:①适应证:a.有糖原储存的顽固性低血糖新生儿;b.难治的糖尿病母亲;c.高胰岛素血症新生儿低血糖症。②用法:a.静脉,单次 0.2mg/kg,维持 1～20μg/(kg·h),最大量 1mg/d;b.同时静脉补充葡萄糖,避免低血糖反弹。

(2)氢化可的松:①适应证:a.葡萄糖输注速率＞10mg/(kg·min);b.持续性低血糖。②用法:静脉,每次 1～2mg/kg,q6h～q8h。

(3)二氮嗪:①适应证:a.高胰岛素血症导致的持续性低血糖;b.停止输注葡萄糖后长期治疗。②用法:口服,5～20mg/(kg·d),每日 3 次。

(4)奥曲肽:①适应证:a.适用于疑似或确诊的高胰岛素血症;b.不推荐新生儿期使用,需咨询儿童内分泌科医生。②用法:皮下/静脉,5～25μg/(kg·d),q6h～q8h。

3.反复性或持续性低血糖新生儿需进一步寻找病因。

(三)低血糖脑损伤

严重性、反复性、持续性或症状性低血糖新生儿为低血糖脑损伤高危儿,建议出院前通过振幅整合脑电图和头颅 MRI 评估低血糖脑损伤情况,对症处理。

(四)其　他

胰岛细胞增生患儿,考虑行胰腺次全切除术。遗传代谢性疾病患儿,采取特殊饮食疗法,如对亮氨酸敏感者限制蛋白质饮食;半乳糖血症患儿完全停止乳类食品,采取无乳糖饮食等。

四　研究热点

1.对血浆葡萄糖浓度、替代性脑燃料浓度、临床症状和长期后遗症进行更加深入的研究,以确定足月健康和高危婴儿的最低安全水平的血糖值。

2.新生儿的护理和母乳喂养对新生儿低血糖的作用。

3.更可靠的床旁血糖测试方法以提高临床相关葡萄糖异常的诊断和治疗效率的研究。

4.其他葡萄糖替代性燃料的作用及以临床有意义的方式对其进行测量的方法。

5.血糖可能因体重、胎龄、出生后的时间和合并症而异,因此研究增加血糖所需的肠内葡萄糖的数量及形式。

6.低血糖时神经燃料(葡萄糖,酮体和乳酸)、脑微循环的适应性变化以及脑功能改变。

7.母乳增强生酮能力的机制。

五　推荐文献阅读

1. Queensland Clinical Guidelines. Hypoglycaemia-Newborn. Gudeline No. MN19. 8-V10-R24. Queensland Health. 2019.

2. Wight NE; Academy of Breastfeeding Medicine. ABM Clinical Protocol ♯1: Guidelines for Glucose Monitoring and Treatment of Hypoglycemia in Term and Late Preterm Neonates, Revised

2021.Breastfeed Med,2021,16(5):353-365.

3.邵肖梅,叶鸿瑁,丘小汕.实用新生儿学[M].4 版.北京:人民卫生出版社,2011.

4.王卫平,孙锟,常立文.儿科学[M].9 版.北京:人民卫生出版社,2018.

5.巨容,包蕾,母得志,等.新生儿低血糖临床规范管理专家共识(2021)[J].中国当代儿科杂志,2022,24(1):1-13.

（六）病例剖析

【一般情况】 患儿,男,出生 59 分钟。

【主诉】 发现血糖低 30 分钟。

【现病史】 患儿系 G1P1,胎龄 40 周,出生体重 4430g,出生时羊水清,哭声响亮,肌张力可,Apgar 评分 1 分钟 9 分,Apgar 评分 5 分钟 10 分,脐带、胎盘无异常。生后无呻吟、气促、青紫及呼吸困难,床旁测血糖 1.3mol/L,无发热、面色反应差,无少吃、少哭、少动,无激惹、尖叫及抽搐等。为进一步诊治以"新生儿低血糖,巨大儿,糖尿病母亲婴儿"收住我科。生后未开奶,大便、小便均未解。

【既往史】 胎儿期无异常。

【个人史】 G1P1,胎龄 40 周,剖宫产,出生体重 4430g。无宫内窘迫,无胎膜早破,羊水清亮,胎盘正常,无钙化,脐带正常。Apgar 评分 1 分钟 9 分,Apgar 评分 5 分钟 10 分。分娩时母亲未用药,出生时未治疗,未出现黄疸。生后未开奶,未排胎粪,未排尿。乙肝疫苗已接种,卡介苗未接种。

【母孕史】 妊娠糖尿病,肥胖,有胆囊切除术史,无用药史。

【家族史】 父亲体健,母亲肥胖,有胆囊切除术史。否认家族中肝炎、结核等传染病史及肿瘤、高血压等遗传病史。

【入院查体】 T 36.4℃,HR 145 次/min,R 44 次/min,SpO₂ 94%,体重 4430g,身长 52cm,头围 36cm。发育营养正常,面色红润,反应可,无呻吟,皮肤无瘀斑、瘀点及出血点,头颅五官无畸形,头部可触及一大小约 9cm×8cm×1cm 包块,有波动感,越过骨缝,前囟 2.0cm,平软,张力不高,双侧瞳孔等大等圆,对光反应灵敏。口唇红润,口周无青紫,鼻翼无扇动,双侧胸廓对称,呼吸动度一致,三凹征阴性,双肺呼吸音清,未闻及干湿啰音,心音有力,心律齐,未闻及杂音,腹软,肝脾未触及肿大,肠鸣音正常,四肢肢端暖,股动脉搏动有力,CRT<3 秒,四肢肌张力正常,觅食、吸吮、拥抱、握持反射正常引出。

【辅助检查】

1.微量血糖 1.3mmol/L。

2.入院血气分析:pH 7.31,PaO₂ 52mmHg,PaCO₂ 38mmHg,FiO₂ 21%,P/F 248mmHg,SaO₂ 91.2%,HCO₃⁻ 19.1mmol/L,BE −6.5mmol/L,Lac 3.4mmol/L,K⁺ 3.7mmol/L,Na⁺ 134mmol/L,Ca²⁺ 1.4mmol/L,Hb 197g/L,HCT 60%,Glu 1.6 mmol/L。

【入院诊断】 1.新生儿低血糖;2.糖尿病母亲的婴儿;3.巨大儿。

【进一步检查】

1.三大常规及心电图。

2.心脏彩超。

3.血糖监测。

【诊疗计划】

1.静脉推糖,尽早开奶,静脉补液维持血糖及内环境稳定。

2.保暖,保持呼吸道通畅,监测生命体征。

3.完善血培养、CRP、血常规、心脏彩超等。

【诊疗经过】

1.辅助检查结果

(1)血常规+网织红:WBC 20.19×10^9/L,LY% 67.30%,NEUT% 19.70%,HB 197g/L,PLT 141$\times10^9$/L,RET 4.7%。

(2)超敏C反应蛋白:[2021-09-19]<0.5mg/L;[2021-09-20] 15.82mg/L;[2021-09-22] 5.73mg/L。

(3)血培养:阴性。

(4)院感检测:CRE、MRSA检测初筛阴性。

(5)尿常规:比重1.002,余无明显异常。

(6)粪便常规未见明显异常。

(7)心脏彩超:房间隔缺损(双孔型可能)。

2.疾病转归

(1)入院后予以开奶、静脉推注10%葡萄糖2ml/kg(1ml/min)后维持葡萄糖液输注[葡萄糖输注速率为8mg/(kg·min)],半小时后复测血糖为3.6mmol/L,予以足月婴儿配方奶15ml q3h喂养,后根据喂养情况逐渐增加奶量,并根据血糖情况逐渐下调输注速率。至入院第6天予以足月婴儿配方奶70ml q3h喂养,已建立全肠内喂养。目前患儿生命体征正常,血糖在正常范围内。

(2)予以保暖、阿莫西林克拉维酸钾防治感染、维生素K_1预防出血。

【出院诊断】 1.新生儿低血糖;2.糖尿病母亲的婴儿综合征;3.巨大儿;4.房间隔缺损(双孔型)。

【出院建议】

1.合理喂养,注意保暖,预防感染。

2.加强早期干预:视觉、听觉刺激,新生儿抚触。

3.出院服药:维生素D滴剂(自备),一次1粒,一天一次,服用至2岁。

4.次日至门诊测黄疸,若黄疸加重、持续2周不退或退而复现,随时门诊随诊。

5.出院后一周内周一至周五(节假日除外)完善新生儿听力筛查。

6.已完善新生儿筛查,请自行上网查询。

7.心内科随访,择期复查心脏彩超。

8.定期至预防保健科门诊行儿童体检,不适随诊。

第三章 消化系统疾病

第一节 婴儿腹泻病

 一 概 述

婴儿腹泻病(infantile diarrhea)是一组由多病原、多因素引起的,以大便次数增多和大便性状改变为主要表现的消化道综合征,又称腹泻病(diarrhea disease),是我国婴幼儿最常见的疾病之一。6个月~2岁的婴幼儿发病率高,1岁以内患儿约占半数,是造成儿童营养不良、生长发育障碍的常见原因之一。病程在2周以内为急性腹泻,病程2周~2个月为迁延性腹泻,病程在2个月以上为慢性腹泻。

二 诊断与评估

(一)腹泻病的诊断与鉴别诊断

依据发病季节、病史、临床表现、大便性状和实验室检查结果做出诊断,但肠道内感染的病原学诊断比较困难,即使经过常规的检查,仍有相当数量患儿的病原不明。

1.急性腹泻病常与以下疾病进行鉴别

(1)细菌性痢疾:常有不洁饮食史,有呕吐、腹痛、发热,伴里急后重感,大便呈黏冻血样,中毒型有休克表现。

(2)急性坏死性肠炎:中毒症状严重,腹痛、腹胀、频繁呕吐和高热,大便呈"赤豆汤"样,有腥臭味,重者常出现休克。

(3)霍乱:常有食海产品史,无痛性腹泻,腹泻后喷射性呕吐,大便呈米泔水样,常有严重脱水、电解质紊乱甚至休克。

2.迁延性和慢性腹泻需要与生理性腹泻、食物过敏等相鉴别

(1)生理性腹泻:多见于6个月以内婴儿,生后不久即出现腹泻,除大便次数增多外,无其他症状,食欲好,不影响生长发育,添加辅食后大便即逐渐转为正常。

(2)食物过敏:如牛奶蛋白过敏、大豆蛋白过敏、小麦蛋白过敏等,均可导致继发性吸收不良,出现长时间腹泻。

(二)临床分类

1.按病程分类

(1)急性腹泻:病程在 2 周以内。

(2)迁延性腹泻:病程在 2 周至 2 个月。

(3)慢性腹泻:病程在 2 个月以上。

2.按病因分类

(1)感染性腹泻:霍乱、痢疾及其他感染性腹泻。

(2)非感染性腹泻:饮食性腹泻、症状性腹泻、过敏性腹泻及其他腹泻。

3.按病情分类

(1)轻型腹泻:无脱水和中毒症状。

轻型腹泻多由饮食因素、肠道外感染所致。起病可急可缓,以胃肠道症状为主,主要表现为食欲缺乏,偶有溢乳或呕吐,大便次数略为增多,每次大便量不多,稀薄,呈黄色或黄绿色,有酸味,常见白色或黄白色奶瓣和泡沫。大便镜检可见脂肪滴。多在数天内痊愈。

(2)中型腹泻:有脱水或轻度中毒症状。

(3)重型腹泻:脱水明显、中毒症状重。

中型及重型腹泻多由肠道内感染引起。常急性起病,也可由轻型逐渐加重发展而来。主要表现为严重的胃肠道症状,伴有因呕吐、腹泻造成明显的脱水、电解质紊乱和全身感染中毒症状。患儿全身情况较差,高热或体温不升,常有烦躁不安,进而精神萎靡、嗜睡、面色苍白、意识模糊,甚至休克、昏迷。

(三)病因分析

1.肠道内感染

(1)细菌:如志贺菌属、沙门菌属、肠出血性大肠杆菌、弯曲菌属等,细菌主要通过直接入侵结肠黏膜引起炎性和溃疡病变。非入侵性细菌主要有弧菌属、产肠毒性大肠杆菌等,腹泻由细菌所产生的各种毒素所致,肠壁无明显病变。

①侵袭性大肠埃希菌肠炎:潜伏期为 13~24 小时。起病急,高热,腹泻频繁,大便黏冻样含脓血。常伴有恶心、呕吐、腹痛和里急后重。可出现严重的全身中毒症状甚至休克。需做大便细菌培养与细菌性痢疾相鉴别。

②鼠伤寒沙门菌小肠结肠炎:婴幼儿沙门菌感染中最常见者。全年发病,以 6~9 月龄发病率最高,年龄多在 2 岁以下,易在新生儿室流行。常由污染的水、牛奶和其他食物经口感染。潜伏期为 8~48 小时,以胃肠炎型及(或)败血症型(包括感染休克型)多见。起病急,主要症状为发热、腹泻。病情轻重不等,年龄越小,病情越重,并发症越多。大便次数多为每天 6~10 次,重者 10~20 次;大便性质多变,可为黄绿色稀便、水样便、黏液便或脓血便。大便显微镜检查为多量白细胞及数量不等的红细胞。

③出血性大肠埃希菌肠炎:大便次数增多,开始为黄色水样便,后转为血水便,有特殊臭味。伴腹痛,个别病例可伴发溶血尿毒综合征或血小板减少性紫癜。大便显微镜检查有大量红细胞,常无白细胞。

④空肠弯曲菌肠炎:6 月龄~2 岁婴幼儿发病率最高,多见于夏季,经口感染,可由动物或人直接感染人,或通过污染的水、食物传播。临床症状与痢疾相似,患者可有发热、全身不适、恶心、呕吐、头痛和肢体疼痛等症状,大便次数增多,一般每天少于 10 次,初为水样,迅速转变为黏液性或脓血便,有恶臭味。腹痛剧烈或伴血便者,易误诊为阑尾炎或肠套叠。大便显微镜检查可见大量白细胞和数量不等的红细胞。病程约为数天至一周。

⑤产毒性大肠埃希菌肠炎:潜伏期为 1~2 天,轻症仅大便次数稍增多,性状轻微改变,排几次稀便后即痊愈。常伴呕吐,但多无发热及全身症状。病情较重者则腹泻频繁,量多,呈水样或蛋花汤样大便,

可发生脱水、电解质紊乱和酸中毒。粪便显微镜检查可有少量白细胞。一般病程 3～7 天,亦可较长。

⑥耶尔森菌小肠结肠炎:多发生于冬季和早春,动物是重要的感染源,传播途径以粪-口途径为主,由动物或人直接传染或通过污染的水、食物传播。不同年龄的患儿症状有所不同,5 岁以下患儿以肠炎的症状多见。主要表现为腹泻和(或)腹痛,大便为水样、黏液样或脓血便,多伴有发热、头痛、全身不适、呕吐和腹痛。大便显微镜检查有大量白细胞及数量不等的红细胞。病程 1～3 周,少数患者可延续数月。

(2)病毒:如轮状病毒、诺如病毒等,腹泻乃因病毒感染致肠壁未成熟的立方形上皮细胞的电解质转运紊乱和吸收不良所致。

①轮状病毒肠炎:轮状病毒为小儿秋、冬季腹泻最常见的病原,多发生在 6～24 月龄婴幼儿,4 岁以上者少见。呈散发或小流行,经粪-口途径传播,也可通过气溶胶形式经呼吸道感染而致病。潜伏期为 1～3 天,起病急,常伴发热和上呼吸道感染症状,一般无明显中毒症状。病初 1～2 天常先发生呕吐,随后出现腹泻。大便次数多,每天多在 10 次以内,少数达数十次,黄色或淡黄色,粪便含水分多,呈水样或蛋花样,无腥臭味。常并发脱水、酸中毒及电解质紊乱。本病为自限性疾病,数天后呕吐渐停,腹泻减轻,自然病程为 3～8 天,少数较长。近年报道,轮状病毒感染亦可侵犯多个脏器,可产生神经系统症状,如惊厥等;约有 50% 的患儿出现血清心肌酶谱异常,提示心肌受累;亦可引起肺部炎症和肝胆损害等。大便显微镜检查偶有少量白细胞,轮状病毒感染后 1～3 天即有大量病毒自大便中排出,最长排出时间可达 6 天,所以在 3 天内进行病毒检测阳性率较高。

②诺如病毒肠炎:全年散发,暴发易见于寒冷季节(11 月至次年 2 月)。该病毒是集体机构急性暴发性胃肠炎的首要致病原,发病年龄为 1～10 岁,多见于年长儿。多为粪-口传播、人-人之间传播。潜伏期为 1～2 天,急性起病。首发症状为阵发性腹痛、恶心、呕吐和腹泻,全身症状有畏寒、发热、乏力、头痛和肌肉痛等,可有呼吸道症状。大便量中等,为稀便或水样便。吐泻频繁者可发生脱水和酸中毒。本病为自限性疾病,症状持续 1～3 天。病初 1～2 天经大便排出的病毒最多,发病后 3 天则不易检出病毒。大便及血常规检查一般无特殊发现。

(3)原虫:如隐孢子虫、阿米巴等,多呈顽固性腹泻和肠吸收不良。

阿米巴痢疾:急性发热,果酱样大便,腥臭,大便显微镜检查有大量红细胞,新鲜粪便涂片找到滋养体(急性)、包囊(慢性)。无明显全身中毒症状。

(4)真菌:白念珠菌最常见,多因滥用广谱抗生素后发生,大便泡沫多或呈豆腐渣样。2 岁以下婴儿多见。主要症状为腹泻,大便次数增多,黄色稀便,泡沫较多带黏液,有时可见豆腐渣样斑块(菌落)。病程迁延,常伴鹅口疮。大便显微镜检查有真菌孢子和菌丝,真菌培养阳性可确诊。

2.肠道外感染

上呼吸道感染、肺炎等,因发热和毒素的影响,肠内消化酶减少、肠蠕动增快引起腹泻。

3.非感染因素

(1)饮食因素:多见于饮食不当或对某些食物成分过敏引起,或双糖酶缺乏引起腹泻。

(2)气候因素:过冷使肠蠕动增加,过热使胃酸和消化酶分泌减少引起腹泻。

(四)评　估

1.病史询问要点

(1)起病情况:有助于区别急慢性腹泻。

(2)流行病学资料:包括腹泻病原接触史、不洁饮食史、食物过敏史、外出旅游和气候变迁史等。

(3)主要临床表现:急性腹泻多有呕吐、腹痛或发热,迁延和慢性腹泻者有反复胃肠道症状和营养不良。

(4)既往史:有无腹泻史,系何种病原,有无消化系统其他疾病史。

(5)近期用药史:有无长期服用可致肠道功能紊乱、菌群失调的药物,如广谱抗生素。

2.体格检查要点

（1）一般情况：轻型腹泻，每日少于 10 次，患儿精神尚好；中型腹泻，每日腹泻 10 次以上，胃肠道症状较明显，伴轻至中度脱水貌；重型腹泻，每日腹泻 10 次以上，每次大便量多，有重度脱水，精神萎靡伴发热或抽搐，甚至昏迷。

（2）呕吐与腹泻：注意大便的量、质和气味。有腐臭味时常提示蛋白质消化不良；多泡沫提示糖消化不良；外观油腻提示脂肪消化不良。

（3）脱水：中型和重型都有不同程度的脱水，重者出现四肢冰冷、血压下降等休克症状。

（4）电解质紊乱及酸碱平衡失调：多为代谢性酸中毒，低钠、低钾、低钙、低镁血症的表现。

3.门诊资料分析

（1）血常规：细菌性腹泻时白细胞计数和中性粒细胞比例可升高。

（2）大便常规：注意有无脓、血以及细胞数。

（3）尿常规：注意酮体的出现。

（4）大便培养：标本新鲜，及时送检，最好挑取含血、含脓性分泌物处的大便（提高阳性率）。

4.继续检查项目

根据入院后初步印象，针对性地做以下检查：①血气分析测定；②肝、肾功能检查；③血培养、肥达反应；④粪乳糖测定；⑤腹部 X 线检查；⑥病原学检测，如肠道细菌培养及药敏试验、病毒检测。

三　治疗与管理

(一)治疗原则

预防和纠正脱水，继续喂养，合理用药，加强护理，预防并发症。不同时期的腹泻病治疗重点各有侧重，急性腹泻多注意维持水、电解质平衡；迁延性及慢性腹泻则应注意肠道菌群失调及饮食疗法。

(二)急性腹泻的治疗

1.预防脱水和纠正水、电解质紊乱及酸碱失衡

（1）预防脱水：从患儿腹泻开始，就给予口服足够的液体以预防脱水。母乳喂养儿应继续母乳喂养，并且增加喂养的频次及延长单次喂养的时间；混合喂养的婴儿，应在母乳喂养基础上给予口服补液盐（oral rehudration salt，ORS）或其他清洁饮用水；人工喂养儿选择 ORS、流质如汤汁、米汤水和酸乳饮品或清洁饮用水。

（2）轻至中度脱水治疗：口服补液及时纠正脱水，应用 ORS，用量（ml）＝体重（kg）×（50～75）。一般 4 小时内服完；密切观察患儿病情，并辅导母亲给患儿服用 ORS 液。以下情况提示口服补液可能失败：①持续、频繁、大量腹泻；②ORS 液服用量不足；③频繁、严重呕吐。如果临近 4 小时，患儿仍有脱水表现，要调整补液方案。4 小时后重新评估患儿的脱水状况，然后选择适当的补液方案。

（3）重度脱水治疗：静脉输液和鼻饲管补液。

①静脉输液：采用静脉用的糖盐混合溶液（须在医院进行）：首先以 2∶1 等张液 20ml/kg，于 30～60 分钟内静脉推注或快速滴注以迅速增加血容量，改善循环和肾脏功能；在扩容后根据脱水性质（等渗性脱水选用 2∶3∶1 液，低渗性脱水选用 4∶3∶2 液）按 80ml/kg 继续静滴，先补 2/3 量，一般婴幼儿 5 小时，较大儿童 2.5 小时；在补液过程中，每 1～2 小时评估 1 次患者脱水情况，如无改善，则加快补液速度；婴儿在补液后 6 小时，儿童在补液后 3 小时重新评估脱水情况，选择适当补液的方案继续治疗；一旦患儿可以口服（通常婴儿在静脉补液后 3～4 小时，儿童在静脉补液后 1～2 小时），即给予 ORS。

②鼻饲管补液：重度脱水时如无静脉输液条件，应立即转运到就近医院进行静脉补液，转运途中可以鼻饲点滴方法进行补液。采用 ORS，以 20ml/(kg·h) 的速度补充，如患儿反复呕吐或腹胀，应放慢鼻

饲点滴速度,总量不超过 120ml/kg。每 1～2 小时评估 1 次患者脱水情况。

(4)纠正低血钾:有尿或来院前 6 小时内有尿即应及时补钾;浓度不应超过 0.3％;每天静脉补钾时间,不应少于 8 小时;切忌将钾盐静脉推注,否则导致高钾血症,危及生命。细胞内的钾浓度恢复正常要有一个过程,因此纠正低钾血症需要有一定时间,一般静脉补钾要持续 4～6 天。能口服时可改为口服补充。

(5)纠正低血钙及低镁血症:出现低血钙症状时可用 10％葡萄糖酸钙(每次 1～2ml/kg,最大量≤10ml)加葡萄糖稀释后静注。低镁者用 25％硫酸镁,按每次 0.1mg/kg 深部肌内注射,每 6 小时一次,每天 3～4 次,症状缓解后停用。

(6)第 2 天及以后的补液:经第 1 天补液后,脱水和电解质紊乱已基本纠正,第 2 天及以后主要是补充继续损失量(防止发生新的累积损失)和生理需要量,继续补钾,供给热量。一般可改为口服补液。若腹泻仍频繁或口服量不足者,仍需静脉补液。补液量需根据吐泻和进食情况估算,并供给足够的生理需要量,用 1/5～1/3 张含钠液补充。继续损失量是按"丢多少补多少""随时丢随时补"的原则,用 1/3～1/2 张含钠溶液补充。仍要注意继续补钾和纠正酸中毒的问题。

2.继续喂养

强调继续饮食,满足生理需要,补充疾病消耗,以缩短腹泻后的康复时间,要根据疾病的特殊病理生理状况、个体消化吸收功能和平时的饮食习惯进行合理调整。有严重呕吐者可暂时禁食 4～6 小时(不禁水),待好转后继续喂养。

(1)调整饮食:母乳喂养儿继续母乳喂养,小于 6 月龄的人工喂养患儿可继续喂配方乳,大于 6 月龄的患儿可继续食用已经习惯的日常食物。避免给患儿喂食含粗纤维的蔬菜和水果以及高糖食物。

(2)营养干预:

①糖源性腹泻:以乳糖不耐受最多见。治疗宜采用去双糖饮食,可采用去(或低)乳糖配方奶或豆基蛋白配方奶。时间为 1～2 周,腹泻好转后转为原有喂养方式。

②过敏性腹泻:以牛奶蛋白过敏较常见。避免食入过敏食物,不限制已经耐受的食物。母乳喂养者建议母亲回避牛奶蛋白及其制品,配方奶喂养者通常能耐受深度水解蛋白配方奶,如仍不耐受,可采用氨基酸为基础的配方奶,或直接换用氨基酸配方奶。

③要素饮食:适用于慢性腹泻、肠黏膜损伤、吸收不良综合征者。

④静脉营养:用于少数重症病例,不能耐受口服营养物质、伴有重度营养不良及低蛋白血症者。

3.补锌治疗

急性腹泻病患儿能进食后即予以补锌治疗,可以加快肠黏膜修复,缩短病程,减轻症状,降低未来 3 个月内腹泻发生的风险。世界卫生组织和联合国儿童基金会建议,对于急性腹泻患儿如年龄大于 6 个月,每天补充含元素锌 20mg。元素锌 20mg 相当于硫酸锌 100mg、葡萄糖酸锌 140mg。

4.合理使用抗生素

腹泻患儿须行粪便的常规检查和 pH 试纸检测。急性水样便腹泻在排除霍乱后,多为病毒性或产肠毒素性细菌感染,常规不使用抗生素类药;黏液脓血便多为侵袭性细菌感染,须应用抗生素,药物可根据本地药敏情况经验性选用;用药后 48 小时,病情未见好转,可考虑更换抗生素;用药的第 3 天须进行随访;强调抗生素疗程要足够;应用抗生素前应首先行粪便标本的细菌培养和病原体检测,以便依据分离出的病原体及药物敏感试验结果选用和调整抗菌药物。金黄色葡萄球菌肠炎、假膜性肠炎、真菌性肠炎应立即停用原使用的抗生素,根据病原可选用万古霉素、新青霉素、利福平、甲硝唑或抗真菌药物治疗。

5.其他治疗方法

有助于改善腹泻病情、缩短病程的其他治疗方法如下。

(1)应用肠黏膜保护剂:能吸附病原体和毒素,维持肠细胞的吸收和分泌功能,与肠道黏液糖蛋白相互作用可增强其屏障功能,阻止病原微生物的攻击,如蒙脱石散。

（2）应用微生态疗法：有助于恢复肠道正常菌群的生态平衡，抑制病原菌定植和侵袭，控制腹泻。给予益生菌，如布拉酵母菌、鼠李糖乳酸杆菌、双歧杆菌、嗜酸乳杆菌、粪链球菌等。

（3）应用抗分泌药物：脑啡肽酶抑制剂消旋卡多曲，通过加强内源性脑啡肽来抑制肠道水电解质的分泌，治疗分泌性腹泻，如肠产毒素性腹泻。

（4）避免用止泻剂：如洛哌丁醇，因为它抑制胃肠动力的作用，增加细菌繁殖和毒素的吸收，对于感染性腹泻有时是很危险的。

（5）中医治疗：采用辨证方药、针灸、穴位注射及推拿等方法。

（三）迁延性和慢性腹泻治疗

因迁延性、慢性腹泻常伴有营养不良和其他并发症，病情较为复杂，必须采取综合治疗措施。

1. 积极寻找引起病程迁延的原因，针对病因进行治疗，切忌滥用抗生素，避免顽固的肠道菌群失调。

2. 预防和治疗脱水，纠正电解质及酸碱平衡紊乱。

3. 营养干预：此类患儿多有营养障碍，继续喂养对促进疾病恢复、肠黏膜损伤的修复是有益的。

（1）继续母乳喂养。人工喂养儿应调整饮食。

（2）双糖不耐受患儿，食用含双糖（包括蔗糖、乳糖、麦芽糖）的饮食可使腹泻加重，其中以乳糖不耐受最多见，治疗宜采用去双糖饮食，可采用豆浆（每100ml鲜豆浆加5～10g葡萄糖）或去乳糖配方奶粉。

（3）过敏性腹泻：患儿在应用无双糖饮食后腹泻仍不改善时，需考虑蛋白质过敏（如对牛奶或大豆蛋白过敏）的可能性，应回避过敏食物或改用深度水解蛋白配方奶、氨基酸配方奶。

（4）要素饮食：是肠黏膜受损伤患儿最理想的食物，系由氨基酸、葡萄糖、中链甘油三酯、多种维生素和微量元素组合而成。

（5）静脉营养：少数严重患儿不能耐受口服营养物质者，可采用静脉高能营养。推荐方案为：脂肪乳剂每天2～3g/kg，复方氨基酸每天2～3g/kg，葡萄糖每天12～15g/kg，电解质及多种微量元素适量，液体每天120～150ml/kg，热量每天50～90kcal/kg。好转后改为口服。

4. 药物治疗：①抗生素仅用于分离出特异病原的感染患儿，并根据药物敏感试验结果选用。②补充微量元素和维生素，如锌、铁、烟酸、维生素A、维生素C和B族维生素等，有助于肠黏膜的修复。③应用微生态调节剂和肠黏膜保护剂。

5. 中医辨证论治有良好疗效，并可配合中药、推拿、捏脊、针灸和磁疗等。

四　研究热点

腹泻病为常见病、多发病。在发展中国家，病毒性胃肠炎引起的5岁以下儿童死亡在常见的临床疾病中居第二位，仅次于病毒性上呼吸道感染。ORS的成功推广，使腹泻病的死亡率大大降低。但是，ORS不能减少腹泻次数和缩短疗程，因此仍需不断探索降低腹泻病的发病率，提高治愈率的方法，不断开发有效的药物和合理可行的治疗方法。

益生菌是活的有益的微生物，当达到足够数量时，具有抑制病原体作用，通过调节肠道菌群，增加肠道黏膜的屏障功能，降低肠道炎症反应而缩短病程，因此益生菌是小儿急性胃肠炎的主要辅助治疗手段。多项系统评价和Meta分析证实部分益生菌可以减少排便频率并缩短腹泻持续时间，并且未增加不良反应风险。欧美及中国指南强烈推荐布拉氏酵母菌CNCMI-745和鼠李糖乳杆菌LGG。应用益生菌治疗小儿腹泻需要注意菌株、剂量、病原体和使用时机都会影响益生菌的疗效，不能从一种益生菌株推论到其他菌株，疾病的早期足量使用效果更好。

目前由中华医学会儿科学分会消化学组牵头进行全国儿童肠道健康与腹泻病防控大型队列登记战略性创新合作项目，将在全国多省市多家医院进行儿童腹泻病流行病学调查研究，研究成果将对我国儿童腹泻病的防治具有重大指导意义。

（五）推荐文献阅读

1. 中华医学会儿科学分会消化学组.中国儿童急性感染性腹泻病临床实践指南[J].中华儿科杂志.2016,54(7):483-488.

2. 儿童急性感染性腹泻病诊疗规范(2020年版)编写审定专家组.儿童急性感染性腹泻病诊疗规范[J].中国医药科学.2020,10(21):249-256.

3. Florez ID, Niño-Serna LF, Beltrán-Arroyave CP. Acute infectious diarrhea and gastroenteritis in Children[J]. Curr Infect Dis Rep. 2020,22(2):4.

（六）病例剖析

【一般情况】 患儿,女,10个月。

【主诉】 呕吐2天,发热、腹泻1天。

【现病史】 入院前2天患儿出现呕吐,呈非喷射性,为胃内容物,每天2～3次,不伴嗜睡、抽搐、腹胀等症状,未予诊治。1天前患儿出现发热,体温最高达38.6℃,自服百服宁0.6ml,热一过性退后很快再次复升至38.9℃,同时出现腹泻,大便为绿色稀水样便,不含黏液、脓血,每天10次以上,无腥臭味。患儿精神差,食欲缺乏,轻咳,尿少,为进一步诊治转来我院,门诊以"腹泻病"收入院。

【既往史、个人史、家族史】 无特殊。

【入院查体】 T 38.6℃,P 156次/min,R 32次/min,BP 80/45mmHg,体重10kg,身长71cm,头围45cm。神志清,精神可,呼吸平稳,哭时泪少,口唇干,前囟及眼窝凹陷,皮肤弹性稍差,咽充血,双肺呼吸音粗,偶及痰鸣音,心音有力,律齐,各瓣膜未闻及杂音,腹软,肝脾肋下未及,肠鸣音10～15次/min,神经系统查体无异常。

【辅助检查】 血常规及C反应蛋白示:WBC $5.7×10^9$/L,Hb 115g/L,NEUT％ 45％,LY％ 55％,CRP<8mg/L。大便常规未见异常。血气分析:pH 7.37,PaO_2 96mmHg,$PaCO_2$ 22.2mmHg,BE -11.5mmol/L。急诊生化:K^+ 4.1mmol/L,Na^+ 137mmol/L,HCO_3^- 14.3mmol/L,Cl^-、GS、尿素氮、肌酐、总蛋白、白蛋白均在正常范围。

【入院诊断】 1.急性肠炎;2.中度等渗性脱水;3.代谢性酸中毒。

【进一步检查】

1. 轮状病毒抗原。

2. 大便培养。

3. 血气分析。

4. 肝肾功能及心肌酶谱、血常规和尿常规。

5. 心电图。

6. X线胸片。

【诊疗计划】

1. 腹泻病护理常规。

2. 补液纠正酸中毒、补钾。液体总量:120～150ml/kg,患儿体重10kg,实补1200～1500ml。其中累积损失量有500～1000ml,选择1/2张液(如2:3:1含钠液)＋10％KCl 10～20ml静滴,可分2～3批给予,于8～12小时内补完,注意掌握先快后慢的原则。剩余液量为继续丢失和生理需要量所需,可选择1/3张含钾液,于12～16小时内均匀输入。若患儿呕吐明显减轻,剩余液量可改为ORS口服。补液过程中,应根据血生化和血气结果调整钾和碱性液的供给。

3.保护胃肠黏膜,如蒙脱石散 1/3 袋,每日 3 次。

4.调整肠道菌群,如双歧杆菌三联活菌 1 袋,每日 2 次。

【诊疗经过】

1.辅助检查结果

(1)轮状病毒抗原:阳性。

(2)大便培养:无细菌生长。

(3)血气分析:pH 7.37,PaO₂ 87mmHg,PaCO₂ 32mmHg,BE －6.7mmol/L,HCO₃⁻ 16.9mmol/L。

(4)肝肾功能、血常规、尿常规:基本正常。

(5)电解质:K⁺ 3.24mmol/L,Na⁺ 135.6mmol/L,Cl⁻ 106.1mmol/L,Ca²⁺ 2.57mmol/L,P 1.6mmol/L。

(6)心肌酶谱:肌酸激酶-MB 活性 59IU/L,肌酸激酶 412.0IU/L,天门冬氨酸氨基转移酶 87IU/L,乳酸脱氢酶 362.0IU/L,羟丁酸脱氢酶 256IU/L。

(7)心电图示:窦性心动过速,T 波改变。

(8)X 线胸片:两肺纹理增多,模糊,肺门不大,心膈(－)。

2.疾病转归

结合心肌酶及心电图结果,考虑心肌损害加用维生素 C、果糖二磷酸钠口服液营养心肌。患儿入院第 3 天起腹泻渐好转,住院治疗 6 天出院。

出院时患儿无发热,无呕吐,无咳喘,大便外观无异常。查体:精神反应可,呼吸平稳。皮肤弹性好。咽部无充血。双肺呼吸音清,无啰音。心音有力,律齐。腹软,无压痛表现及包块,肝脾未及肿大。

【出院诊断】　1.急性轮状病毒肠炎;2.中度等渗性脱水;3.代偿性代谢性酸中毒;4.低钾血症;5.心肌损害。

【出院建议】

1.出院带药:果糖二磷酸钠口服液,每次 3ml,每天 3 次。

2.3 天后门诊复查,复查心电图、心肌酶谱。

第二节　胃食管反流

一　概　述

胃食管反流(gastroesophageal reflux,GER)是指胃内容物反流入食管甚至口咽部,分为生理性和病理性,大多为生理性。如反流频繁发作或持续发生需考虑病理性,如引起反流性食管炎、吸入综合征、成长障碍或神经精神症状时,称为胃食管反流病(gastroesophageal reflux disease,GERD)。儿童 GER 通常在婴幼儿 8 周前出现,5%患儿每日反流次数≥6 次;生后 4～6 个月内为高峰期,发生率可达 65%,7～9 个月时发生率降至 21%,90%的患儿 1 岁前会缓解,儿童期 GER 可持续至成年期。

二　诊断与评估

(一)临床特点

儿童 GER 的临床表现轻重不一,主要与反流的强度、持续的时间、有无并发症以及患儿的年龄有关。

1. 食管症状

(1)呕吐:新生儿和婴幼儿以呕吐为主要表现,年长儿以反胃、反酸、嗳气等症状多见。

(2)反流性食管炎:可出现胸骨后烧灼感、咽下困难、呕血或便血。

①胸骨后烧灼感:常见于年长儿,位于胸骨下端,服用抑酸药可减轻症状。

②咽下困难:婴幼儿表现为喂养困难、烦躁或拒食,年长儿可有咽下疼痛,如食管狭窄可有严重呕吐和吞咽困难。

③呕血或便血:当食管炎症严重,发生糜烂或溃疡时,可出现呕血或黑便。

(3)巴雷特(Barrett)食管:是食管下端的鳞状上皮被增生的柱状上皮所代替,其主要并发症是食管溃疡、狭窄和腺癌。

2. 食管外症状

(1)生长发育迟缓:最常见,主要表现为体重不增和生长发育落后。伴有反流性食管炎时可致蛋白丢失性肠病而引起低蛋白血症和慢性贫血。

(2)吸入综合征:婴幼儿表现为阻塞性呼吸暂停、喘鸣及有原发病,如喉软化、支气管肺发育不良时的下呼吸道疾病甚至婴儿猝死综合征等。

3. 精神神经症状

患儿可有不安、易激惹、夜惊、婴儿鬼脸及神经系统疾病,在神经功能障碍特别是脑瘫患儿中出现牙蚀症。桑迪费(Sandifer)综合征,是指病理性 GER 患儿呈现类似斜颈样的一种特殊"公鸡头样"的姿势,同时伴有杵状指、蛋白丢失性肠病及贫血。

(二)辅助检查

1. 食管钡剂造影

食管钡剂造影能观察食管形态、运动和食管与胃连接部的组织结构,有助于与食管裂孔疝、贲门失弛缓症、胃扭转等疾病相鉴别。一般将 5 分钟内出现 3 次以上反流作为诊断标准,该方法简便易行,但易致假阳性或假阴性。

2. 食管 pH 动态监测

24 小时食管动态 pH 监测阳性,曾是诊断 GER 的金标准方法。Boix-Ochoa 综合评分＞11.99 和酸反流指数＞4％者诊断为病理性 GER。目前,食管 pH＋阻抗监测可更客观全面诊断 GER,能区分反流物的性质和酸碱度。

3. 食管内镜检查及黏膜活检

食管内镜检查及黏膜活检可确定是否存在食管炎病变及 Barrett 食管,食管黏膜无损伤诊断为非糜烂性反流病,有损伤诊断为反流性食管炎。

4. 食管动力功能检查

胃肠道压力测定是测定动力紊乱的重要方法。可以了解食管运动情况及上、下食管括约肌功能。高分辨食管测压是新近发展的技术,可更直观全面了解食管动力功能。

5. 胃-食管核素闪烁扫描

口服或食管内注入含有 ^{99m}Tc 标记的液体,应用 γ 照相机测定食管反流量,可了解食管运动功能,明确呼吸道症状与 GER 的关系。

(三)国内诊断标准

对于具有 GERD 的临床表现,结合 24 小时食管 pH、胃镜下食管黏膜病变、上消化道钡餐造影结果可作出相应诊断。

（四）评　估

1.临床表现的诊断价值

由于 GER 的临床表现多种多样，且具有一定年龄相关性，单凭临床表现难以诊断。婴幼儿反流问卷调查简单明了、操作方便，可在基层医院推广，但需要家长具备良好的观察能力和准确的描述能力。

2.食管 pH 监测

食管 pH 监测是诊断 GER 的最重要的方法之一，对酸反流的诊断有较高的敏感性和特异性，但无法诊断弱酸反流和非酸反流。监测指标中最具诊断价值的是 Boix-Ochoa 综合评分和酸反流指数，但诊断标准并不一致。国外一般采用酸反流指数，国内把 Boix-Ochoa 综合评分和酸反流指数结合在一起来诊断。

3.食管 pH＋阻抗测定

食管 pH＋阻抗测定是近来诊断 GER 最具价值的方法，可鉴别反流是液体、气体还是混合反流，结合 pH 监测可区分酸反流（pH＜4.0）、弱酸反流（pH 为 4.0～7.0）还是非酸反流（pH＞7.0）。但目前尚无儿童诊断标准，限制了在临床的应用。

除此之外，尚有食管内镜和活组织病理检查、上消化道影像学检查和放射性核素扫描等，但各种方法均有其局限性，临床上应根据实际情况，合理选用。罗马Ⅳ诊断标准适用于婴儿反流的诊断。质子泵抑制剂经验性诊断治疗一般用于较大年龄患儿。

三　治疗与管理

（一）治疗原则

GERD 的治疗方法和效果取决于反流的程度和病因。对无合并症的婴儿可先采用体位和饮食治疗，早产儿喂养不耐受及年长儿有明显症状者应用药物和其他治疗。治疗目的为缓解症状、改善生活质量以及防治并发症（营养不良、贫血和食管狭窄）。

（二）治疗要点

1.体位治疗

将新生儿和小婴儿上身抬高 30°可减少呕吐，保持前倾俯卧位有助于胃排空，但增加婴儿猝死风险，因此目前主张餐后左侧卧位，睡眠时仰卧位。儿童清醒时最佳体位为直立位和坐位，睡眠时左侧卧位。

2.饮食疗法

如果婴幼儿体重超重，则减少喂养总奶量；少食多餐喂养，直至喂养得足够少量而频繁；喂养稠厚食物；考虑牛奶蛋白过敏时，母乳喂养者母亲忌口牛奶及其制品，人工喂养者选用深度水解蛋白奶粉或氨基酸奶粉 2～4 周，症状无改善，则基本不考虑牛奶蛋白过敏因素。

3.药物治疗

药物治疗包括胃肠动力药、抗酸或抑酸药、黏膜保护药三类。

（1）促胃肠动力药：常用多巴胺受体拮抗药，如多潘立酮，常用剂量为每次 0.2～0.3mg/kg，每日 3 次，饭前及睡前 30 分钟口服，但由于多潘立酮的心血管系统副作用，目前已不作为儿童改善胃肠动力的一线药物。

（2）抗酸和抑酸药：①质子泵抑制剂，如奥美拉唑，常用剂量为每次 0.5～1.0mg/(kg·d)，早餐前 30 分钟顿服；还有雷贝拉唑、埃索美拉唑等，要注意儿童用药的适应证。②H_2 受体拮抗剂如西咪替丁，常用剂量为 10～20mg/(kg·d)，每日 4 次，饭前半小时及睡前口服；还有雷尼替丁及法莫替丁等，但要注意药物的适用年龄。

（3）黏膜保护剂：硫糖铝，常用剂量为 10～25mg/(kg·d)，每日 4 次口服；还有铝碳酸镁、L-谷氨酰胺哌仑酸钠（麦滋林）等。

4.外科治疗

绝大多数患儿经体位、饮食、药物治疗后痊愈。具有下列指征者可考虑外科手术治疗,目前多采用 Nissen 胃底折叠术。手术适应证:①内科治疗 6～8 周无效,有严重并发症,如消化道出血、营养不良、生长发育迟缓;②有严重食管炎伴溃疡、狭窄或发现有食管裂孔疝者;③有严重的呼吸道并发症,如呼吸道梗阻、反复发作吸入性肺炎或窒息、伴支气管肺发育不良者;④合并严重神经系统疾病。

四 研究热点

近年来 GERD 的诊断手段不断进步,新进展包括无线 pH(Bravo)胶囊遥测、食管 pH＋阻抗测定。

(1)无线 pH(Bravo)胶囊遥测:胶囊经内镜直视下吸附在下端食管黏膜上,胶囊上缘定位在离齿上线上缘 6cm 处。克服了原先 pH 传感器定位不准和带导线的缺点,并能较长时间监测(可达 48 小时),使无线食管 pH 监测成为一种新的诊断 GER 较有价值的方法。

(2)食管 pH＋阻抗测定:根据物质传导性不同阻抗也不同的原理,多通道腔内阻抗技术得以发展,其可测定反流物中气体、液体的组成。食管腔内阻抗与 pH 同步监测能区分反流成分及酸或非酸反流,也可用于监测食管的蠕动情况。特别对经抑酸治疗后仍有症状的患儿,可评价是否仍存在反流,为进一步确诊或调整治疗方案提供依据。其临床应用价值有待进一步确定。

五 推荐文献阅读

1.《中华儿科杂志》编辑委员会,中华医学会儿科学分会消化学组.小儿胃食管反流诊断治疗方案(试行)[J].中华儿科杂志,2006,44(2):96.

2. Benninga MA,Nurko S,Faure C,et al. Childhood functional gastrointestinal disorders:neonate/toddler[J]. Gastroenterology,2016,150:1443-1455.

3. Katzka DA,Kahrilas PJ. Advances in the diagnosis and management of gastroesophageal reflux disease[J]. BMJ,2020,371:m3786.

六 病例剖析

【一般情况】 患儿,女,9 岁。

【主诉】 咳嗽 2 月余。

【现病史】 患儿 2 月余前在无明显诱因下出现阵发性咳嗽,有痰不易咳出,夜间为主,咳前嗓子发出"咕咕声",随后出现咳嗽,直至呕吐胃内容物,呕吐后咳嗽停止。病程中患儿无反复发热,无气喘,无运动后咳嗽加重,无盗汗乏力,无咳末鸡鸣样回声,无腹泻,曾于当地医院就诊,X 线胸片显示双肺纹理粗,诊断为"支气管炎",先后应用"头孢呋辛钠、阿奇霉素、青霉素"输液等治疗,未见好转。为进一步就诊,遂来我院,门诊拟"慢性咳嗽"收治入院。

起病来,患儿神清,精神可,胃纳佳,睡眠可,大小便无殊。平素患儿易有恶心、反酸、上腹部不适的表现,未予特殊处理。

【既往史】 自诉"慢性咽炎病史"3 年,无特殊治疗,无鼻炎、鼻窦炎病史,无肝炎、结核等传染病病史及其接触史,有青霉素皮试阳性史,否认其他过敏,否认湿疹史,无手术外伤史。

【个人史】 生于辽宁,G1P1,足月顺产,幼时易吐奶,平时活动、感冒后易呕吐,受凉,饮食不当时有腹痛。4 岁来北京,生长发育良好,无不良嗜好,现上小学四年级,成绩良好,按时接种疫苗。

【家族史】 父母体健,非近亲结婚,家庭成员体健,否认患类似疾病,否认结核、肝炎等传染病病史及遗传病病史。家族无过敏体质及哮喘病史。

【入院查体】 T 36.6℃，P 90 次/min，R 20 次/min，BP 100/60mmHg，体重 26kg。发育正常，营养良好，神志清，精神好，呼吸平稳。全身皮肤无皮疹及出血点。浅表淋巴结未及肿大。眼睑无浮肿。咽部无充血，扁桃体无肿大。双肺呼吸音略粗，未闻及啰音，心音有力，律齐，未闻及杂音。腹软，上腹部轻压痛，无反跳痛及肌紧张，肝脾肋下未触及。神经系统查体阴性。

【辅助检查】 血常规示：WBC $8.0×10^9$/L，LY% 50.0%，NEUT% 49.0%，RBC $4.3×10^{12}$/L，Hb 120g/L，Plt $250×10^9$/L，CRP <8mg/L。胸片：双肺及心膈未见异常。

【入院诊断】 慢性咳嗽。

【进一步检查】

1. 三大常规、生化五类。

2. 病原学检查：支原体抗体、呼吸道病毒检测、咽拭子培养、PPD 试验。

3. 血清过敏原特异性 IgE、IgG 抗体检测。

4. 免疫球蛋白。

5. 鼻窦 CT 检查、胸部 CT＋气道重建。

6. 肺功能检查、皮肤点刺试验。

7. 食管 24 小时 pH 监测。

8. 胃镜检查。

【诊疗计划】

1. 一般护理常规，一级护理。

2. 对症治疗：小儿止咳糖浆。

3. 试验性治疗：雾化吸入（布地奈德、异丙托溴铵、沙丁胺醇），每日 2 次。

【诊疗经过】

1. 辅助检查结果

（1）三大常规和生化五类基本正常，PPD 试验、支原体抗体、呼吸道病毒检测、咽拭子培养阴性，过敏原皮肤点刺试验阴性，过敏原血清特异性 IgE 及 IgG 抗体检测均阴性，免疫球蛋白正常，鼻窦 CT 和胸部 CT 检查无异常，肺功能检查正常。

（2）食管 24 小时 pH 监测：Boix-Ochoa 综合评分 88.6，明显高于正常。

（3）胃镜检查：食管黏膜未见明显异常，未取组织活检。

2. 疾病转归

完善辅助检查的同时，试用雾化治疗 5 天无效。结合食管 pH 监测结果，胃食管反流病可诊断，改用多潘立酮 10mg，每日 3 次；铝碳酸镁 0.5g，每日 3 次；奥美拉唑 20mg，每日 1 次治疗。1 周后症状明显改善，带药出院。

【出院诊断】 胃食管反流病。

【出院建议】

1. 出院带药：继续服用奥美拉唑 4 周。

2. 生活饮食指导：睡前 2 小时不予进食，平时避免刺激性调味剂及可致食管下括约肌压力降低的食物（巧克力、咖啡）。

第三节　消化性溃疡

一　概　述

消化性溃疡（peptic ulcer，PU）主要指胃、十二指肠黏膜及其深层组织被胃消化液所消化（自身消化）而造成的局限性组织丧失。主要指胃和十二指肠的溃疡。小儿消化性溃疡发病率不确切。国内的一些资料显示，消化性溃疡的检出率占因疑为上消化道疾病而行胃镜检查小儿的10.5%，以十二指肠溃疡多见。本病可发生于儿童期任何年龄，但以学龄儿童为主，占83.7%。6岁以前，胃溃疡（gastric ulcer，GU）与十二指肠溃疡（duodenal ulcer，DU）发病数基本相等；6岁以后，十二指肠溃疡明显增加，十二指肠溃疡与胃溃疡之比为23：1，男女比例为2：1。消化性溃疡分二大类：原发性（特发性）溃疡，大多为慢性，以十二指肠溃疡为主；继发性（应激性）溃疡，大多为急性溃疡，主要在胃，新生儿及婴幼儿中较容易发生，往往有已知的原发疾病，如缺氧、窒息、严重肺疾患、败血症、中枢神经系统疾病、烧伤、严重创伤、长期应用激素和非甾体抗炎药（non-steroid anti-inflammatory drug，NSAID）、误服腐蚀剂等。

消化性溃疡的发病因素较多，确切的发病机理未明。目前认为消化性溃疡的胃和十二指肠内侵袭因子与黏膜防御失去平衡的结果。消化性溃疡的发生与黏膜损害因素（胃酸、胃蛋白酶）增强，保护因素（胃黏膜屏障、黏液重碳酸盐屏障、前列腺素、细胞生长因子等）的减弱以及幽门螺杆菌（helicobacter pylori，Hp）感染有关。

小儿年龄不同，溃疡部位和类型不同，症状和体征有所不同（见表3-3-1）。

表 3-3-1　各年龄时期消化性溃疡的临床特点

新生儿期	胃溃疡多于十二指肠溃疡，以急性应激性溃疡多见； 通常见于早产儿，有窒息、缺氧史，低血糖，呼吸窘迫综合征，严重中枢神经系统疾病的患儿； 大多在出生24～48小时发生； 上消化道出血及穿孔为主要特征：起病急骤、呕血、便血、腹胀、休克；少数患儿表现为哭吵、拒奶、呕吐等非特异症状
1月龄～3岁	以急性应激性溃疡为多，胃溃疡和十二指肠溃疡发病率相等； 应激性溃疡临床表现危急，呕血、便血、穿孔可以是首发症状； 原发性溃疡则多表现为食欲差，呕吐，进食后阵发性哭闹、腹胀不适，因呕吐和吃奶差引起生长发育迟缓，也可表现呕血和黑便
3岁～6岁	原发性溃疡渐增多； 临床表现多有腹痛，呈不规则间隙性，常位于脐周，与进食无明显关系，有时也表现为"心窝部疼痛"，进食后加重，部分患儿有夜间痛，清晨腹痛； 进食后呕吐是另一常见的临床表现； 黑便、呕血可为主要症状
6岁以上儿童	原发性溃疡和十二指肠溃疡多见； 腹痛为最常见的临床表现。大多呈间歇性，偶尔持续性或周期性间以数周或数月。部位多位于剑突下，也可在脐周。多为隐痛，也可为剧烈烧灼感。与进食无关。有时进食后缓解，但数小时后又再度发作； 可出现嗳气、泛酸、便秘、消瘦； 一些患儿无慢性腹痛，突然呕吐、黑便、昏厥甚至休克。 也有表现为慢性贫血伴大便潜血阳性

消化性溃疡并发症以出血为多见,表现为呕血、黑便或二者兼而有之。穿孔多见于新生儿和婴幼儿急性应激性溃疡,胃溃疡穿孔多发生在胃小弯,十二指肠穿孔多发生在前壁。穿孔时临床症状为突然剧烈腹痛、腹胀、腹肌紧张、压痛及反跳痛、膈下游离气体。幽门梗阻多见于年长儿。

二 诊断与评估

(一)消化性溃疡的诊断

由于小儿时期溃疡病临床表现多样化,各年龄阶段表现又不同,诊断主要有赖于临床医师对该病的认识并提高警惕。对以下表现者应考虑消化性溃疡的可能而做进一步检查予以证实。

(1)剑突下烧灼痛,饥饿时发生,进食后缓解。

(2)反复发作性腹痛、腹胀不适,无寄生虫感染。

(3)反复进食后呕吐,长期食欲不振。

(4)不明原因贫血伴大便潜血阳性。

(5)原因不明呕血、便血、胃肠穿孔。

(6)反复腹部不适且有消化性溃疡尤其是十二指肠溃疡家族史。

患严重疾病的小儿尤其是新生儿和小婴儿,应用肾上腺皮质激素或 NSAID 时,突然上消化道出血或穿孔,临床上应怀疑应激性溃疡的可能。

确诊需要依靠消化内镜检查,胃镜检查同时需常规检测有无 Hp 感染。

(二)鉴别诊断

慢性胃炎临床表现有腹痛、餐后饱胀、嗳气、食欲减退、返酸、恶心、呕吐等,以腹痛多见,非特异性,部位、性质不定,可位于上腹部、脐周,也有表现为下腹痛,间歇性隐痛多见,少数为阵发性剧痛,与饮食关系不大,伴胃黏膜糜烂出血者可有呕血、黑便;小婴儿常体重不增;萎缩性胃炎患者可有贫血、消瘦、舌炎、腹泻等。体检可有上腹压痛。仅从临床表现难以鉴别,鉴别诊断有赖于胃十二指肠镜检查。

(三)辅助检查

1.胃十二指肠镜检查

胃镜检查是诊断消化性溃疡最可靠的方法,具有确诊价值。不仅诊断率高达 95%,而且在确定溃疡的数目、形状、部位和分期情况下更为可靠。溃疡多呈圆形、椭圆形,少数呈线形、不规则形。十二指肠溃疡有时表现为一片充血黏膜上散在小白苔,形如霜斑,称"霜斑样溃疡"(salami ulcer),在小儿不少见。根据部位分胃溃疡、十二指肠溃疡、复合性溃疡(胃和十二指肠溃疡并存)。

根据胃镜所见分三期:①活动期:溃疡基底部有白色或灰白色厚苔,边缘整齐,周围黏膜充血、水肿,有时易出血,黏膜向溃疡集中。霜斑样溃疡属活动期。②愈合期:溃疡变浅,周围黏膜充血水肿消退,基底出现薄苔。③瘢痕期:溃疡基底部白苔消失,遗下红色瘢痕,以后红色瘢痕转为白色瘢痕,其四周黏膜辐射状,表示溃疡完全愈合,可遗留轻微凹陷。

2.Hp 感染的检测

以下两项中任一项阳性可诊断:①胃窦黏膜组织切片染色见到大量典型细菌;②胃黏膜 Hp 培养阳性。以下四项中需两项或两项以上可诊断:①^{13}C 尿素呼吸试验阳性;②胃窦黏膜组织切片染色见到少量典型细菌;③快速尿素酶试验阳性;④粪便 Hp 抗原测定阳性。

3.协助鉴别诊断

(1)组织病理学检查。

(2)上消化道造影。

(3)肝胆胰腺影像学检查。

(4)腹部 X 线平片检查。

三 治疗与管理

消化性溃疡治疗应达到四个目的:缓解症状、促进愈合、预防复发和防止并发症。所有无严重并发症的患儿均应首先进行内科治疗,只有在内科治疗无效的顽固性溃疡病儿或发生大出血、穿孔、器质性幽门梗阻时,才考虑外科手术治疗。内科治疗包括药物治疗、消除有害的因素(如避免应用 NSAID 等)、减少精神刺激、休息。

(一)一般治疗

饮食方面以食用易消化、刺激性小的食物为主;饮食有节制,定时适量;少吃冷饮、糖果、油炸食品,避免含碳酸盐饮料、浓茶、咖啡,酸辣调味品等刺激性食物。培养良好生活习惯,有规律生活,保证充足睡眠,避免过分疲劳和精神紧张。继发性溃疡病者应积极治疗原发病。

(二)药物治疗

消化性溃疡的药物治疗包括抑制胃酸分泌、强化黏膜防御能力、根治 Hp 感染。

1.抑制胃酸治疗

抑制胃酸治疗是消除侵袭因素的主要途径。胃酸降低可使胃蛋白酶活性降低。胃蛋白酶的活性在 pH 1.5～2.0 的最强,在 pH 2.3 以上时开始减弱,pH 3.5～4.0 时显著减弱,至 pH 6.0 时则完全失去作用。胃蛋白酶活性降低导致胃液消化作用减弱,从而对溃疡愈合产生良好影响。质子泵抑制剂(proton pump inhibitor,PPI)作为首选,疗程 4～8 周。也可选择 H_2 受体拮抗剂。

2.强化黏膜防御能力

可选择铝碳酸镁、硫糖铝、胶态次枸橼酸铋钾(colloidal bismuth subcitrate,CBS)等。铝碳酸镁和硫糖铝疗效相当于 H_2 受体拮抗剂,CBS 治疗消化性溃疡不仅有保护胃黏膜,促进溃疡部位再上皮化和溃疡愈合,还具杀灭 Hp 的作用。但 CBS 可导致神经系统不可逆转损害、急性肾功能衰竭,尤其当长期、大剂量应用时,小儿应用时应谨慎,严格掌握剂量和用药时间,最好有血铋监测。其他,如麦滋林-S(marzulene-S)、替普瑞酮(teprenone)、吉法酯(gefarnate)等,主要作为溃疡病的辅助用药,尤其与抗胃酸分泌类药物联合使用,有促进溃疡愈合作用,也用于溃疡疾病恢复期维持治疗,以促进溃疡愈合质量及胃黏膜功能恢复,防止复发。

3.Hp 感染根除治疗

有 Hp 感染的消化性溃疡,不管是初发还是复发,除用抗胃酸分泌的药物外,需用抗菌药物治疗。

针对儿童 Hp 感染,临床上应用的抗菌药物有:CBS 每日 6～8mg/kg、阿莫西林每日 50mg/kg、甲硝唑 25～30mg/kg、替硝唑 20mg/kg、克拉霉素每日 10～15mg/kg。由于 Hp 栖居的部位环境特殊性,不易被根除,应采用联合用药并与 PPI 合用,以达到根除目的。

一线方案:在克拉霉素耐药率低(<20%)的地区,可采取(PPI＋阿莫西林＋克拉霉素)10 或 14 天;青霉素过敏则换用甲硝唑或替硝唑;在克拉霉素耐药率高的地区,可用含铋剂的三联疗法(甲硝唑＋阿莫西林＋铋剂),或序贯疗法(PPI＋阿莫西林,5 天;PPI＋甲硝唑＋克拉霉素,5 天)。

二线方案:一线方案治疗失败可用,PPI＋甲硝唑(或替硝唑)＋阿莫西林＋铋剂,或伴同疗法(PPI＋阿莫西林＋克拉霉素＋甲硝唑)10 或 14 天。

(三)手术治疗

消化性溃疡手术是切除大部分胃液分泌的面积,切断迷走神经以防止胃酸产生。

手术指征:①溃疡病合并大出血、急性穿孔和器质性幽门梗阻;②术后复发性溃疡;③怀疑为恶性溃疡。

四　研究热点

质子泵抑制剂(PPI)的使用正变得越来越普遍。儿童中 PPI 的毒性特征尚不清楚,尤其 PPI 与胃肠道和呼吸道感染、维生素 B_{12} 缺乏、低镁血症、骨折和停药后反跳性胃酸过多的风险增加有关,在婴儿和儿童中仍有待充分研究。尽管 PPI 具有整体有效性和安全性,但一些患者反应不充分或发生与治疗相关的不良事件,这种可变反应部分是由于 CYP2C19 的基因型变异,该基因编码负责 PPI 代谢的 CYP450 (CYP2C19)同工酶,CYP2C19 变异性对 PPI 的影响及其在个体化 PPI 治疗中的潜在作用,但 CYP2C19 药物遗传学尚未广泛应用于临床实践,需要更多数据。

幽门螺杆菌(Hp)被认为是最常见的传染性病原体之一,在全球范围内感染率和复发率都很高。Hp 感染在发展中国家的患病率高达 90%,而年复发率远高于发达国家。复发可以通过复发或再感染发生。与再感染相比,复发的时间窗一般较短,其次是短期内幽门螺杆菌相关疾病的复发。幽门螺杆菌再感染涉及多种因素,如幽门螺杆菌感染的流行程度、生活条件和经济发展状况、健康状况等。以前的研究较少关注幽门螺杆菌复发。因此,幽门螺杆菌复发的影响因素有待进一步探讨。

五　推荐文献阅读

1.中华医学会儿科学分会消化学组,中华儿科杂志编辑部.小儿慢性胃炎、消化性溃疡诊断治疗推荐方案[J].中华儿科杂志,2000,38(4):201-204.

2.中华医学会儿科学分会消化学组,中华儿科杂志编辑部.儿童幽门螺杆菌感染诊治专家共识[J].中华儿科杂志,2015,53(7):496-498.

3.Jones NL,Koletzko S,Goodman K,et al. Joint ESPGHAN/NASPGHAN Guidelines for the Management of Helicobacter pylori in Children and Adolescents (Update 2016)[J]. J Pediatr Gastroenterol Nutr,2017,64(6):991-1003.

4.中华医学会儿科学分会临床药理学组.儿童质子泵抑制剂合理使用专家共识[J].中国实用儿科杂志,2019,34(12):977-981.

六　病例剖析

【一般情况】　患儿,男,12 岁。

【主诉】　反复腹痛 1 年,复发伴黑便 2 天。

【现病史】　1 年前患儿在无明显诱因下出现反复腹痛,以上腹部为主,基本在脐上部位,间歇性,不剧烈,无放射痛,进食后加重,曾服用硫糖铝、麦滋林等药物能缓解,有时伴反酸、嗳气、恶心,无呕吐。近 2 天前腹痛剧烈,部位为上腹,进食后加重,伴呕吐,吐出胃内容物,解黑色糊状便 2 次,每次量约 150ml,伴头晕、面色苍白。无发热,无腹泻,无腹胀,无皮疹,无关节疼痛等,遂来院就诊,急诊拟"便血"收治入院。

起病来,患儿神清,精神可,睡眠可,小便无殊,大便如上所述,体重增加同正常同龄儿。

【既往史】　无殊,否认食物药物过敏史。

【个人史】　G1P1,足月顺产,出生体重 3.5kg,否认难产和窒息史,生长发育良好,按时接种疫苗。无挑食、无不良嗜好,现上小学五年级,成绩良好,活动同同龄正常儿。

【家族史】　父母非近亲结婚,父亲有"十二指肠球部溃疡"病史,母亲身体健康,否认结核、肝炎等传染病史及遗传病家族史。

【入院查体】 T 36.6℃,R 30 次/min,P 100 次/min,BP 96/70mmHg,体重 34kg,身高 150cm。面色苍白,口唇及四肢甲床稍苍白,发育正常,营养良好,神志清,精神软,气略急;全身皮肤无皮疹及出血点;浅表淋巴结未及肿大;眼睑无浮肿;咽部无充血,扁桃体无肿大,双肺呼吸音略粗,未闻及啰音,心音有力,律齐,未闻及杂音;腹软,剑突下和脐上腹压痛明显,无反跳痛及肌紧张,肠鸣音活跃,肝脾肋下未触及;四肢末梢凉,毛细血管充盈时间 3s;神经系统查体阴性。

【辅助检查】 血常规:WBC $8.0×10^9$/L,LY% 50.0%,NEUT% 49.0%,RBC $3.3×10^{12}$/L,Hb 89g/L,Plt $250×10^9$/L,CRP <8mg/L。腹部 B 超:肝胆胰脾未见异常,无腹水。

【入院诊断】 1.消化道出血;2.消化性溃疡疑似;3.中度贫血。

【进一步检查】

1.出血时间、凝血时间。

2.粪潜血试验。

3.肝功能、肾功能、心肌酶等生化项目。

4.血气分析、血电解质。

5.血淀粉酶。

6.急诊免疫四项。

7.胸片+腹部立位片。

8.^{13}C-尿素呼气试验。

9.心电图。

10.胃镜检查。

11.胃黏膜、十二指肠黏膜活检病理检查。

12.胃黏膜 Hp 检测。

【诊疗计划】

1.生理盐水扩容、输液。

2.禁食(待消化道出血停止后停禁食)、留置胃管。

3.奥美拉唑 0.6~0.8mg/kg 静脉注射,q12h。

4.吸氧、密切观察血压等生命体征。

【诊疗经过】

1.辅助检查结果

(1)出血时间、凝血时间、生化项目、血气分析、血电解质、血淀粉酶均正常,急诊免疫四项阴性,胸片和腹部立位片无异常发现,心电图呈窦性心律。

(2)粪潜血试验阳性。

(3)^{13}C-尿素呼气试验阳性。

(4)胃镜检查结果示:十二指肠球部可见圆形黏膜溃疡,1cm×1cm,溃疡表面附薄白苔,周围黏膜隆起。

(5)胃、十二指肠黏膜活检组织病理检查结果示:胃黏膜慢性炎症、HP(++)、十二指肠黏膜慢性炎症。

2.疾病转归

(1)输液、吸氧、卧床休息后头晕症状消失,入院次日精神好转。

(2)奥美拉唑治疗后,腹痛好转,无呕血,无黑便,胃管内无新鲜血液流出,胃镜下未见活动性出血,予以进食,并拔除胃管。

(3)予以铝碳酸镁保护胃黏膜,并给予抗幽门螺杆菌治疗。

(4)住院一周出院,出院时一般情况好,精神好,无头晕,无腹痛,无恶心,无呕吐,查体:神志清,精神好,呼吸平稳,双肺呼吸音清,未闻及啰音,心音有力,律齐,未闻及杂音;腹软,无压痛,肠鸣音正常,肝脾肋下未触及。

【出院诊断】　1.十二指肠溃疡;2.消化道出血;3.慢性胃炎;4.幽门螺杆菌感染;5.中度贫血。

【出院建议】

1.出院带药

(1)抗 Hp 治疗 2 周:阿莫西林 500mg,1 天 3 次＋克拉霉素 250mg,1 天 2 次＋奥美拉唑 20mg,每天早餐前一次。

(2)奥美拉唑 20mg,每天早餐前一次,2 周后开始,4～6 周。

(3)铝碳酸镁 0.25g,1 天 3 次。

(4)葡萄糖酸亚铁 10ml,1 天 2 次。

2.生活饮食指导

(1)选择高热卡高蛋白膳食,软食为主,避免碳酸饮料。

(2)注意每天的休息时间,作息要有规律。

(3)定期复查血色素和大便潜血,最好每两周一次。8 周后复查胃镜。

第四节　婴儿胆汁淤积症

一　概　述

胆汁淤积的定义是不同原因引起的胆汁排泄受损导致血清中胆汁成分升高,如血清胆红素、胆汁酸和(或)胆固醇等,由胆汁肝内合成缺陷、胆汁跨膜运输缺陷、胆汁流出道机械性梗阻等造成,结合胆红素升高是胆汁淤积的主要特征。不同胆汁成分的异常及严重程度与基础疾病有关。结合胆红素升高(或称高胆红素血症)是指血清总胆红素浓度＜5.0mg/dl(85.5μmol/L)时,血清直接胆红素浓度＞1.0mg/dl(17.1μmol/L);血清总胆红素浓度＞5.0mg/dl(85.5μmol/L)时,血清直接胆红素浓度＞血清总胆红素浓度的 20%。婴儿胆汁淤积症指发生在生后 3 个月内的胆汁淤积。主要病因见图3-4-1。

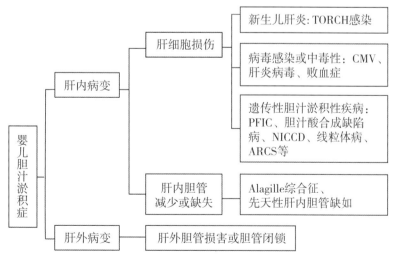

注:进行性家族性肝胆汁淤积积液(progressive familial intrahepatic cholestasis,PFIC);Citrin 缺陷导致的新生儿肝内胆汁淤积症(neonatal intrahepatic cholestasis caused by citrin deficiency,NICCD);关节弯曲-肾功能障碍胆汁淤积综合征(arthrogryposis renal dysfunction and cholestasis syndrome,ARCS)。

图 3-4-1　婴儿胆汁淤积症病因分类以及主要疾病

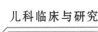
 二　诊断与评估

(一)婴儿胆汁淤积症的诊断

出生 2 周以上的新生儿和婴儿,皮肤巩膜黄染,可伴尿色深、肝脾肿大,胆红素检测血清直接胆红素增高,可诊断婴儿胆汁淤积症。血清直接胆红素增高是指血清总胆红素浓度<5.0mg/dl(85.5μmol/L)时,血清直接胆红素浓度>1.0mg/dl(17.1μmol/L),或者血清总胆红素浓度>5.0mg/dl(85.5μmol/L)时,血清直接胆红素浓度>血清总胆红素浓度的 20%。

(二)婴儿胆汁淤积症的评估

1.评估时机

对于 2 周龄的足月新生儿,如果还有黄疸,建议评估是否存在胆汁淤积即结合型高胆红素血症。对于纯母乳或接近纯母乳喂养而可能存在母乳性黄疸的婴儿,没有深色尿或浅色粪便史,体格检查正常,且能够接受可靠监测,可延迟到 3 周龄再评估。

2.初始筛查

检测血清总胆红素和结合胆红素浓度是评估婴儿黄疸第一步。

如果 2 周龄婴儿存在非结合型高胆红素血症[>2.0mg/dl(34.2μmol/L)],通常考虑为母乳性黄疸所致,但如果总胆红素显著升高时,还需考虑其他原因;如果 2 周龄婴儿存在结合型高胆红素血症,则考虑存在胆汁淤积,应尽快寻找潜在原因。

3.评价阶段

(1)快速诊断,并对可治疗疾病及早开始治疗。

①必须及时发现胆道闭锁,2 月龄前进行早期手术干预可获得较好的预后。

②优先关注并治疗可治疗的疾病,如脓毒症、甲状腺功能减退、酪氨酸血症、半乳糖血症、希特林蛋白缺陷症,以免病情显著进展。

(2)特异性检测:完善相关检测,诊断出特定疾病。

(3)检查肝病的潜在并发症,如凝血功能,血氨,白蛋白等。

(三)婴儿胆汁淤积症的鉴别诊断

1.婴儿胆汁淤积症的常见原因

婴儿胆汁淤积的原因可分为感染性、阻塞性、代谢性或遗传性、中毒性、同种免疫、特发性等(见表3-4-1)。

表 3-4-1　婴儿胆汁淤积的原因

感染性	病毒感染	巨细胞病毒,单纯疱疹病毒,风疹病毒,肝炎病毒,腺病毒,埃可病毒,肠道病毒,人类免疫缺陷病毒,微小病毒 B19
	细菌感染	脓毒血症,梅毒,尿路感染
	原虫感染	弓形虫
阻塞性	胆道闭锁、胆管囊肿、胆石症/胆泥、新生儿硬化性胆管炎	
遗传性/代谢性	糖代谢异常	半乳糖血症、果糖血症,糖原贮积病
	氨基酸代谢异常	酪氨酸血症
	脂质代谢异常	Wolman 病,尼曼-皮克病,Gaucher 病
	胆汁酸代谢异常	胆汁酸合成障碍,Zellweger 综合征,Smith-Lemli-Optiz 综合征
	线粒体疾病	*POLG1*、*DGUOK*、*MPV17* 等基因异常

遗传性/代谢性	遗传性胆汁淤积病	Citrin 缺陷病,Alagille 综合征,进行性家族性肝内胆汁淤积症(PFIC),ARC 综合征(关节弯曲-肾功能障碍-胆汁淤积综合征),Dubin-Johnson 综合征,囊性纤维化,α-抗胰蛋白酶缺陷
中毒性	药物,静脉营养(肠衰竭)相关性肝病	
内分泌	甲状腺功能减退,垂体功能低下	
其他	休克或低灌注,肠梗阻	

2.几种常见胆汁淤积性肝病临床特点

(1)胆道闭锁:为一种进行性、特发性肝外胆管树疾病,是小婴儿结合型高胆红素血症的最常见原因之一,表现为胆道梗阻的临床症状。胆道闭锁婴儿出生时往往是健康的,出生后 8 周内出现进行性黄疸,无胆色粪,肝质地变硬和脾肿大,少数可伴有先天性畸形,包括内脏异位或者无脾等偏侧性缺陷。实验室检查提示血清结合胆红素升高,GGT 常常不成比例地增加,血清转氨酶轻度、中度升高。需要早期识别和发现,早期采用 Kasai 手术干预,来改善结局。

(2)胆管囊肿:是结合型高胆红素血症的一种可治疗的病因,表现为腹痛、腹部肿块和呕吐,可通过超声检查发现。实验室检查提示血清结合胆红素升高,GGT 常常升高明显,血清转氨酶可轻度、中度升高,可在产前通过超声诊断。治疗方法取决于囊肿类型和是否存在胆道梗阻,但大多数婴儿期发病的胆管囊肿需要手术切除囊肿。切除囊肿可预防发生上行性胆管炎或胆管腺癌。

(3)Alagille 综合征:为常染色体显性遗传病,特征为小叶间胆管缺失(肝活检组织病理学检查)伴有以下特点:①慢性胆汁淤积,血清胆红素、γ-谷氨酰转肽酶和碱性磷酸酶水平升高,GGT 常常不成比例地增加;②心脏异常,最常见为肺动脉狭窄;③蝴蝶椎;④眼部角膜后胚胎环;⑤特殊面容,包括宽鼻梁、三角形脸和眼深凹;⑥肾脏受累,最常见的为肾发育不良;⑦其他异常包括身材矮小、生长迟缓、营养不良等。Alagille 综合征大部分由 *JAG1* 基因突变导致,少部分为 *NOTCH2* 基因突变导致,可通过基因检测明确。处理取决于每个受累器官的病变,胆汁淤积性肝病早期采用保守治疗,按需治疗瘙痒及吸收不良,终末期肝病需要行肝移植手术。瘙痒采用熊去氧胆酸或胆汁酸螯合剂考来烯胺等治疗,营养不良可通过补充高能量补充剂和脂溶性维生素来进行积极治疗。

(4)半乳糖血症:是由半乳糖-1-磷酸尿苷酰转移酶(galactose-1-phosphate uridyl transferase,GALT)缺乏引起的。婴儿在开始摄入含半乳糖的母乳或奶粉后,出现混合型高胆红素血症,并常伴发脓毒症样表现,包括呕吐、腹泻、生长迟滞、肾小管酸中毒、白内障和凝血障碍。尿液中存在还原物质提示该诊断,通过检测红细胞、白细胞,或肝脏中的 GALT 活性来确诊,也可以通过基因检测明确诊断。治疗需要剔除饮食中的半乳糖和奶制品,以大豆或水解蛋白配方奶替代。

(5)酪氨酸血症:由延胡素酰乙酰乙酸水解酶缺乏引起,特征为进行性肝病、肾小管性酸中毒和神经系统损伤,小婴儿可表现为胆汁淤积、低血糖和凝血障碍,凝血障碍往往与肝病严重程度不成比例,血清氨基转移酶水平通常仅轻度升高。控制不佳的患儿可见重度神经系统表现,包括重度疼痛伴伸肌张力过高、呕吐或麻痹性肠梗阻、肌肉无力和自伤等。患者血中酪氨酸浓度明显增加及尿中琥珀酰丙酮排泄增加。血液或尿液中琥珀酰丙酮增高具有诊断意义,并可通过基因检测来发现致病突变。治疗上采用不含苯丙氨酸和酪氨酸的饮食来降低血液酪氨酸水平,并早期开始尼替西农治疗抑制代谢途径,减少有毒化合物的形成。

(6)进行性家族性肝内胆汁淤积症:为一组异质性的、以胆汁酸或其他胆汁成分的分泌受损的疾病,通常在婴儿期、儿童期发病。随着基因组检测技术的发展,PFIC 分类越来越多。除了 PFIC-3 型,这类疾病血清 GGT 通常正常或接近正常。PFIC-2 是婴儿期最常见的类型,由 *ABCB11* 基因突变所致,患儿胆汁淤积严重,进展迅速,血清胆汁酸明显升高,伴有顽固性瘙痒和维生素 K 吸收不良引起的凝血功能障碍。PFIC-1 和 PFIC-4 型是较少见类型,前者由 *ATP8B1* 基因突变所致,后者由 *TJP2* 基因突变所致,临床表现同 PFIC-2 型。最少见的为 PFIC-3 型,由 *ABCB4* 基因突变所致,区别其他类型 PFIC 的特征为 GGT 明显升高。

(7)原发性胆汁酸代谢障碍:由于合成胆酸和鹅去氧胆酸所必需的一系列酶存在遗传缺陷,导致胆汁酸生成不足及异常胆汁酸生成增加,表现为从出生就出现重度胆汁淤积性黄疸,进行性肝衰,伴稀便、脂肪便或大便灰白色,也可伴瘙痒。实验室检查提示结合型高胆红素血症和氨基转移酶升高,GGT 正常,气相色谱/质谱分析尿液中存在异常胆汁酸。口服初级胆汁酸(胆酸、非熊去氧胆酸)治疗能使大多数患儿肝功能恢复正常。

(8)希特林(Citrin)缺乏症:即新生儿期发病Ⅱ型瓜氨酸血症,由 *SLC25A13* 基因突变所致,会引起婴儿期暂时性肝内胆汁淤积,低蛋白血症,凝血因子浓度降低,低血糖,弥漫性脂肪肝、肝实质细胞浸润和肝纤维化,低出生体重以及生长迟缓。补充脂溶性维生素,使用无乳糖或含有中链脂肪酸的配方奶可减轻症状,一部分患儿后来可能会出现成人期发作的Ⅱ型瓜氨酸血症。

(9)线粒体疾病:多种线粒体 DNA 耗竭综合征表现为结合型高胆红素血症和肝功能障碍,伴血清转氨酶升高、低血糖、凝血障碍和乳酸酸中毒。临床可表现为嗜酸、呕吐、哭声弱、吮吸无力、肌张力过低、呼吸暂停和抽搐。

(10)脂质代谢障碍:包括沃尔曼(Wolman)病,尼曼-皮克病和戈谢病,也可出现胆汁淤积。

(11)静脉营养相关性胆汁淤积:足月新生儿静脉营养 2 周以上,20%~35% 可发生胆汁淤积,早产儿发生率则可达 30%~50%,主要与氨基酸有关,停用静脉营养 1~4 个月,肝功能及肝脏病理变化一般均可恢复。

(四)辅助检查

1.实验室检查

详见表 3-4-2。

表 3-4-2 婴儿胆汁淤积体格检查实验室检查特点

项目		临床意义
初始检查 (所有黄疸患儿)	生化指标	
	总胆红素和直接胆红素	评估是否存在结合型高胆红素血症还是非结合型高胆红素血症以及程度
	ALT 和 AST	评估肝细胞损伤
	AKP 和 GGT	评估是否胆道受损或胆道梗阻。一些遗传代谢性肝病可分为高 GGT 型和低 GGT 型
	总蛋白和白蛋白	评估肝脏合成功能
	血胆汁酸	增高提示胆汁淤积,降低提示胆汁酸代谢障碍
	葡萄糖、电解质、碳酸氢盐	评估代谢性疾病
	白细胞和分类	评估感染及脾功能亢进
	PT/INR 和 APTT	评估肝细胞合成功能和维生素 K 缺乏症
特异性 检查	尿常规和尿培养	排除尿路感染及评估肾脏是否受累
	血培养	排除脓毒血症
	甲状腺功能	筛查先天性甲状腺功能减退
	代谢谱分析	血氨基酸谱,酰基肉碱谱,尿有机酸,血氨,血乳酸,乳酸/丙酮酸比值
	尿还原物质	筛查半乳糖血症
	尿胆汁酸分析	筛查胆汁酸代谢障碍疾病,往往伴随低 GGT
	遗传检查	检测婴儿胆汁淤泥症中遗传代谢性疾病,进行病因分析

2.影像学检查

(1)超声检查:因无创、容易操作,建议将空腹腹部超声检查作为初始检查,可识别肝胆管和腹部脏器的结构异常,如胆总管囊肿等。超声下某些表现也可能提示胆道闭锁,如胆囊缺失或未显影,存在三角形条索征(门静脉周围呈三角形或带状强回声,厚度>3mm)。超声检查还能发现与胆道闭锁合并存在的内脏位置异常、多脾或心脏和血管异常等。

(2)MRCP 检查:无创检查胆道系统,但对于婴幼儿胆汁淤积的诊断和鉴别诊断敏感性和特异性均较低。

(3)肝胆闪烁成像:通过追踪放射性同位素的排泄评估肝外胆管树的通畅性来判断是否存在胆道闭锁。示踪剂不排泄提示胆道闭锁,但不能完全排除其他胆汁淤积性肝病;相反,如果示踪剂从肝脏向小肠排泄,则提示胆道通畅,胆道闭锁可能性极小,但因为胆道闭锁生后还在进展,如果患儿小于6周龄进行扫描可观察到示踪剂排泄但胆汁淤积仍存在,则应在1～2周后重新扫描。

3.协助鉴别诊断

(1)肝活检:可对疑似胆道闭锁的患儿进行肝活检,明确是否符合相关的组织学改变而决定是否行胆道造影。胆道闭锁的典型组织学特征包括汇管区扩大伴胆管增生、汇管区水肿、纤维化和炎症,毛细胆管栓塞和胆管内胆栓。但胆道闭锁早期的组织学改变可能相对非特异性,过早活检可能导致假阴性。鉴别其他不需要手术的肝内胆汁淤积的病因,如 Alagille 综合征(表现为小叶间胆管缺失)、巨细胞性肝病(表现为无胆管增殖)等。

(2)腹腔镜下胆管造影:目前是诊断胆道闭锁的金标准,如果术中证实胆道梗阻,造影剂没有充盈胆管树或者进入肠道,外科医生可施行肝门空肠吻合术(Kasai 手术)。

三　治疗与管理

婴儿胆汁淤积的治疗目标是改善肝脏功能,缓解症状及延迟疾病进展。治疗原则是祛除病因和对症治疗。根据疾病严重程度,选择治疗药物和疗程,在治疗过程中定期监测肝脏生化指标等。

(一)对症支持治疗

1.护肝利胆治疗

(1)熊去氧胆酸:口服后进入肝内,与甘氨酸或牛磺酸结合,形成无毒性的亲水性胆汁酸,可置换胆汁中有毒性的胆汁酸炎,以减轻胆汁酸的致病作用。常用剂量为 10～20mg/(kg·d),分 2～3 次口服。PFIC-1 型和 Alagille 综合征时剂量需增至 45mg/(kg·d)。

(2)丁二磺酸腺苷蛋氨酸(思美泰):通过依赖腺苷蛋氨酸合成膜磷脂,降低胆固醇与磷脂的比例,恢复细胞膜的流动性;通过转硫基途径合成参与内源性解毒过程的含硫化合物。儿童常用剂量为 30～60mg/(kg·d)。

(3)护肝治疗:可应用甘草单胺、还原性谷胱甘肽、葡醛内酯片等。

2.支持治疗

补充白蛋白,改善低蛋白血症;凝血功能异常,则应补充维生素 K、新鲜血浆、凝血酶原复合物。

3.营养治疗

对于营养不良、生长迟缓的胆汁淤积患儿补充高能量补充剂和补充脂溶性维生素;在无肝性脑病时,给予足够的蛋白质和热量。

(二)病因治疗

1.感　染

根据病原体,给予相应的有效治疗。

2．遗传性代谢缺陷病的治疗

半乳糖血症，应停用一切奶量和奶制品，改用以大豆或水解蛋白配方奶。酪氨酸血症应采用不含苯丙氨酸和酪氨酸的饮食治疗，来降低血液酪氨酸水平，并早期开始尼替西农治疗抑制代谢途径，减少有毒化合物的形成。胆汁酸合成缺陷，应采用胆汁酸替代治疗。

3．手术治疗

根据不同病因，不同的病程，行不同的手术方式，如腹腔镜下胰胆管造影、Kasai 手术、肝移植术等。

四 研究热点

各种基因突变引起的遗传性婴儿胆汁淤积症是儿童期肝病死亡或致残的重要原因之一，总的发病率仅次于胆道闭锁。在过去的十余年间，随着分子医学的发展，一系列的遗传因素引起的婴儿胆汁淤积症及其相关基因突变在世界范围内被发现和认识，包括进行性家族性肝内胆汁淤积症（progressive familial intrahepatic cholestasis，PFIC）1 型（定位于染色体 18q21 的 *ATP8B1* 基因突变）、2 型（定位于染色体 7q21.1 的 *ABCB4* 基因突变）、Alagille 综合征（定位于染色体 20p12 的 *JAGGED1* 基因突变）、Citrin 缺乏症引起的新生儿肝内胆汁淤积症（定位于染色体 7q21.3 的 *SLC25A13* 基因突变）以及各种线粒体肝病等。多种遗传性疾病病因的阐明不仅有利于遗传疾病本身的诊断和个性化治疗，同时也极大地促进了对胆汁酸合成、转运、调节的生理过程的认识和其他非遗传性疾病过程中胆汁淤积发生机理的理解，提供潜在的治疗靶点。

虽然近年来胆汁淤积症的遗传性病因研究取得了长足的进步，许多胆汁淤积症患者在除外感染、免疫、药物、解剖异常以及上述提到的遗传因素之后仍不能明确原因，据报道，低 γ-GT 的进行性肝内胆汁淤积症病例仍有 1/3 不能明确病因，高 γ-GT 的进行性肝内胆汁淤积症病例有 3/4 不能确诊病因，在伴有血氨基酸谱异常的婴儿肝内胆汁淤积症中，也有 1/4 不能明确病因。这些病例中不乏家族史和同胞受累的情况，提示很可能为遗传因素引起。仍有许多疑似遗传性胆汁淤积症病因未明，需要进一步加强对遗传性胆汁淤积症的研究并提高早期诊断水平。

五 推荐文献阅读

1. Fawaz R，Baumann U，EkongUe，et al. Guideline for the evaluation of cholestatic jaundice in infants：joint recommendations of the North American Society for Pediatric Gastroenterology，Hepatology，and Nutrition and the European Society for Pediatric Gastroenterology，Hepatology，and Nutrition[J]. J Pediatr Gastroenterol Nutr，2017，64(1)：154-168.

2. Feldman AG，Sokol RJ. Recent developments in diagnostics and treatment of neonatal cholestasis[J]. Semin Pediatr Surg，2020，29(8)：150945.

3. Kriegermeier A，Green R. Pediatric cholestatic liver disease：review of bile acid metabolism and discussion of current and emerging therapies[J]. Front Med (Lausanne)，2020，7(5)：149.

六 病例剖析

【一般情况】 患儿，男，48 天。

【主诉】 皮肤巩膜黄染 1 月余。

【现病史】 出生后第 3 天发现全身皮肤及巩膜黄染，至今未消退并有加重，大便色黄，小便色略黄，无发热，无少吃少动，无呕吐腹胀，当地医院经皮测胆红素波动于 6.2～13.6mg/dl，2 天前查生化提示

"白蛋白 30.5g/L,总胆红素 211.7μmol/L,直接胆红素 116.4μmol/L,谷氨酸氨基转移酶 31U/L,天冬氨基转移酶 91U/L,γ-谷氨酰基转移酶 188U/L",未经特殊处理转来我院,门诊查凝血功能异常,血氨偏高,予"维生素 K 5mg 肌内注射"后拟"胆汁淤积症"收住入院。

起病来,患儿神清,精神可,胃纳可,睡眠正常,生后 24 小时排便,平常大便 6 次/d,黄糊便,2 个月来体重增长 1.46kg。

【既往史】　无重大疾病和用药史。

【个人史】　G1P1,足月顺产,出生体重 3.14kg,生后纯母乳喂养,目前体重 4.6kg。

【家族史】　父母体健,非近亲结婚,家庭成员体健,否认患类似疾病,否认结核、肝炎等传染病病史及遗传病病史。家族无过敏体质及哮喘病史。

【入院查体】　一般可,T 36.8℃,P 132 次/min,R 32 次/min,BP 74/43mmHg,身高 56.5cm,体重 4.6kg,神志清,精神可,皮肤巩膜中度黄染,双肺听诊无殊,心音强,心前区未及杂音,腹软,肝肋下 2cm,软,脾肋下刚及,神经系统症状阴性。

【辅助检查】

1.血常规示:WBC 11.0×10⁹/L,LY% 64.0%,NEUT% 32.0%,RBC 4.3×10¹²/L,Hb 120g/L,PLT 250×10⁹/L,CRP<8mg/L。

2.血生化:白蛋白 30.5g/L,总胆红素 211.7μmol/L,直接胆红素 116.4μmol/L,谷氨酸氨基转移酶 31U/L,天冬氨基转移酶 91U/L,γ-谷氨酰基转移酶 188U/L。

3.凝血谱检查:凝血酶原时间被检者 16.1 秒,正常对症者 11.6 秒,国际标准化比率(INR)1.45,活化部分凝血活酶时间被检者 43 秒,正常对照者 25.5 秒,凝血酶时间 25.8 秒,正常对照者 19.1 秒,纤维蛋白原 0.59g/L。血氨 68μmol/L。

【入院诊断】　1.婴儿胆汁淤积症;2.低纤维蛋白原血症。

【进一步检查】

1.三大常规、血培养、血气+电解质+乳酸+葡萄糖、血 AFP、铜蓝蛋白、血代谢谱。

2.TORCH 抗体、EBV 抗体等评估是否存在感染。

3.遗传代谢筛查试验(串联质谱)。

4.甲状腺全套。

5.复查生化、凝血功能评估黄疸程度及肝脏功能。

6.复查肝胆胰脾双肾 B 超、心超评估是否存在胆管梗阻及内脏结构异常。

【诊疗计划】

1.完善相关检测进一步评胆汁淤积病因及黄疸程度,评估并发症。

2.口服熊去氧胆酸、静脉输注丁二磺酸腺苷蛋氨酸利胆治疗。

3.肌内注射维生素 K、输注纤维蛋白原以改善并发症。

4.根据当地医院检查结果(血生化白蛋白低,直接胆红素及间接胆红素均升高,谷草转氨酶升高,凝血功能异常),警惕 Citrin 缺乏症可能,待遗传代谢谱结果调整治疗方案,并监测血糖。

【诊疗经过】

1.辅助检查结果

(1)血常规:WBC 17.15×10⁹/L,NEUT% 39.1%,Hb 115g/L,Plt 689×10⁹/L,超敏 CRP 2.14mg/L。

(2)生化五类:白蛋白 24.9g/L,总胆红素 161.6μmol/L,直接胆红素 75.8μmol/L,谷氨酸氨基转移酶 27U/L,天冬氨酸转移酶 86U/L,γ-谷氨酰基转移酶 166U/L,总胆汁酸 287.4μmol/L。

(3)血气+电解质+乳酸+葡萄糖:pH 7.247,乳酸 3.3mmol/L,碳酸氢根 23.3mmol/L,ABE -3.6mmol/L。

(4)凝血谱检查:凝血酶原时间被检者 11.1 秒,正常对照者 11.3 秒,国际标准化比率 1.35,活化部分凝血活酶时间被检者 50.5 秒,正常对照者 25.8 秒,凝血酶时间 25.8 秒,正常对照者 19.0 秒,纤维蛋白原 0.6g/L。

(5)血甲胎蛋白 34261ng/ml。

(6)甲状腺全套 7 项:促甲状腺素 6.658mIU/L,三碘甲状腺原氨酸 1.13nmol/L,甲状腺素 78.6nmol/L,游离三碘甲状腺原氨酸 4.20pmol/L,游离甲状腺素 17.34pmol/L,甲状腺过氧化物酶抗体 52U/L。

(7)TORCH 抗体-IgM 均阴性,EB 病毒抗体阴性。

(8)血遗传代谢病筛查(串联质谱):瓜氨酸 225.96μmol/L,蛋氨酸 49.61μmol/L,精氨酸 68.83μmol/L均升高,余未见异常。

(9)血糖动态监测正常。

(10)腹部肝胆胰脾双肾 B 超及心超正常。

2.疾病转归

结合患儿胆红素增高,直接胆红素及间接胆红素均升高,低蛋白血症,凝血功能异常,甲胎蛋白明显增高,血遗传代谢谱瓜氨酸、蛋氨酸、精氨酸均升高,临床诊断为 Citrin 缺乏症,停母乳喂养改无乳糖高 MCT 配方奶喂养,补充白蛋白、纤维蛋白原及继续利胆治疗。

治疗后皮肤巩膜黄染明显消退,入院第 6 天复查生化五类白蛋白 37.7g/L,总胆红素 108.2μmol/L,直接胆红素 46.0μmol/L,谷氨酸氨基转移酶 20U/L,天冬氨酸转移酶 61U/L,γ-谷氨酰转移酶 94U/L,总胆汁酸 147.6μmol/L。出院继续治疗。出院前行全外显子检查从基因水平精准诊断以修正进一步治疗方案和判断预后。

【出院诊断】　1.Citrin 缺乏症;2.婴儿胆汁淤积症;3.低蛋白血症;4.低纤维蛋白原血症。

【出院建议】

1.出院带药:熊去氧胆酸 62.5mg,口服,一天一次;补充脂溶性维生素,如维生素 A、维生素 D 和维生素 E。

2.生活饮食指导:继续无乳糖高 MCT 配方奶喂养;定期门诊复诊,复查生化五类、血氨、血甲胎蛋白、血气电解质＋乳酸。追踪基因检测报告。

第五节　先天性肥厚性幽门狭窄

　概　述

先天性肥厚性幽门狭窄(congenital hypertrophic pyloric stenosis)是由于幽门环肌的异常增生肥厚,压迫幽门管,使幽门管腔狭窄延长,从而引起上消化道机械性不全梗阻,为新生儿期常见的腹部外科疾病,占消化道畸形的第三位,仅次于直肠肛门畸形和先天性巨结肠。本病的病因尚未完全明确,相关学说较多,普遍认为与下列因素有关。①遗传因素:少数患儿有家族史,如同胞兄弟,或双胎儿患病。目前认为是一种多基因遗传,男性发病率高于女性。②内分泌因素:有研究曾用五肽胃泌素(penta-gastrin)做出肥厚性幽门狭窄动物模型。患儿的血清胃泌素较正常儿明显增高,故认为五肽胃泌素对本病的发病有一定作用。但也有另一些研究并未能证实这一点。③神经支配异常:多数人认为是幽门肌间神经丛减少和神经节细胞发育不成熟,使幽门机能紊乱,幽门肌长时间处于痉挛状态,时间久后引起幽门肌肉肥厚。④起搏系统异常:胃肠道 Cajal 细胞(ICC)具有三个主要功能,即胃肠道平滑肌的起搏细胞、促进电活动的增加、调解神经传递。ICC 缺乏时提示其网络破坏,慢波产生异常,并造成幽门括约肌运动紊乱。

二 诊断与评估

(一)临床表现

1.呕 吐

呕吐是本病的首发症状。多在出生后 2～3 周开始,少数生后开始呕吐,偶有延迟到 7～8 周才出现呕吐,其特点为进行性加重。由开始的溢奶逐渐过渡至每次喂奶后或过 15～30 分钟后发生喷射性呕吐。呕吐物为带凝块的新鲜或陈旧奶汁,有轻微酸臭味,通常不含胆汁,呕吐严重时可呈咖啡色(17%～18%)。患儿呕吐后有很强的饥饿感,呕吐后有觅食反射并仍有良好食欲。

2.胃蠕动波

腹部检查可见上腹部胃型,可见自左向右的胃蠕动波。

3.腹部肿物

80%～90%的患儿在右上腹肋缘下与右侧腹直肌外缘可触到橄榄样包块,质韧,能活动,无压痛。有时患儿哭吵、位置较深被肝脏覆盖,不易触到。

4.水电解质紊乱

由于频繁呕吐,常会出现脱水;丢失大量胃酸和钾离子,导致低氯低钾性代谢性碱中毒;由于血中游离钙离子降低,引起低钙痉挛,表现为手足抽搐、喉痉挛、强直性抽搐等。

5.营养不良

由于长期呕吐,摄入不足,初期体重不增,后体重逐渐下降,呈营养不良貌。

6.黄 疸

2%～3%患儿出现黄疸,主要为未结合胆红素增高,手术后黄疸逐渐消失。

(二)辅助检查

1.B 超

为首选辅助检查。诊断重要参数:幽门肌厚度≥4mm,幽门管长径>15mm,幽门管内径<3mm。

2.上消化道造影检查

已不作为常规检查项目,目前已很少应用。对于临床诊断及 B 超检查不明确时,可行上消化道造影检查明确。表现为胃不同程度的扩张、胃排空时间延长,幽门管细长,管腔狭窄呈线征或双轨征、鸟嘴征。

(三)诊断与鉴别诊断

根据典型病史、胃蠕动波及右上腹肿物,即可确定诊断。对高度怀疑而又未能触及确切肿物的患儿,B 超为首选辅助检查。临床上需与以下疾病相鉴别。

1.幽门痉挛

发病早,一般出生后几天就开始呕吐,为间歇性不规则的呕吐,次数不定,且不呈进行性加重。呕吐量不大,非喷射性,不影响小儿的营养状态,无脱水症状。查体无明显幽门包块,给予阿托品和氯丙嗪等解痉镇静药后呕吐很快消失或缓解,且 B 超检查幽门肌层正常。

2.喂养不当

属于生理性呕吐,与喂奶过频、过急、喂奶过多、喂奶时气体吸入胃内及喂奶后平卧有关,患儿虽有呕吐,但不影响体重增加。定时喂养,喂奶后拍背排出胃内气体,可改善吐奶情况。

3.胃扭转

发病可早、可晚,生后数周内出现呕吐,多在喂奶后,尤其是移动体位后。非喷射性呕吐,呕吐物为奶汁,不含胆汁。腹部无阳性体征,上消化道造影可见胃大弯位于小弯之上,双胃泡和双液平可明确诊断。通过改变体位喂养即喂奶时取半立位,喂奶后头抬高半卧位或右侧卧位。

4.幽门前隔膜

为较少见的先天性发育异常,隔膜多位于幽门前 1.5cm～3.0cm 处或接近幽门处。隔膜中央有孔,直径 3～10mm。主要症状为呕吐,进食后即呕吐,呈喷射状,呕吐物为奶汁,无胆汁。可见胃蠕动波,但腹部触摸不到肿物。

5.胃食管反流

正常新生儿由于食管下括约肌神经肌肉发育未完善可发生生理性胃食管反流,表现为不规则溢奶,多在 6～9 周内食管下括约肌抗反流机制成熟后自愈。

6.食管裂孔疝

与先天性肥厚性幽门狭窄相似。鉴别主要依靠上消化道造影检查。主要表现为食管与胃连接部位异常或贲门、胃底疝入纵隔,腹段食管缩短。

三 治疗与管理

(一)术前处理

对无明显脱水及电解质紊乱的患儿,应完善术前检查后尽早行手术治疗。对有脱水及电解质紊乱的患儿,应纠正脱水及电解质紊乱后进行手术。

严重营养不良患儿术前可予以肠外营养支持。

(二)手术治疗

幽门环肌切开术是该病的标准术式,腹腔镜幽门环肌切开术具有微创美观和恢复快的特点,已经被广泛接受和采纳。

(三)术后治疗

手术当日仍需补充适量液体,术后 2 小时可予以经口摄入少量糖水,如无呕吐可开始喂奶,并逐渐加量至正常喂养。少数患儿仍可能轻微呕吐 3～5 天,以溢奶为主。

四 研究热点

幽门环肌切开术(Ramstedt 手术)开展以来已经取得了良好的治疗效果,成功率接近 100%。近 20 年来,随着腹腔镜技术的推广,由于其创口小、并发症少、术后恢复快等优点,已经被广泛应用于先天性肥厚性幽门狭窄的手术治疗,且获得了良好的治疗效果。

加速康复外科(enhanced recovery after surgery,ERAS)是指在围手术期应用各种循证医学证实有效的方法以减少手术应激及并发症,达到患儿术后快速康复的目的。ERAS 已被成人外科广泛接受,在儿外科领域也被逐渐推广,其在先天性肥厚性幽门狭窄围术期的应用已有报道。采用围术期 ERAS 管理模式可有效加速患儿康复,缩短患儿住院时间,降低住院费用。在我国,由于小儿外科发展不充分不平衡,多学科诊疗可消除入院科室对先天性肥厚性幽门狭窄诊疗的影响,并可作为 ERAS 实施的超前阶段的重要措施,可有效缩短患儿治疗病程、减少住院时间,实现加速康复。

五 推荐文献阅读

1. Huang WH,Zhang QL,Chen L,et al. The safety and effectiveness of laparoscopic versus open surgery for congenital hypertrophic pyloric stenosis in infants[J]. Med Sci Monit,2020,26:e921555.

2. AlmaramhyHamdiH, Al-ZalabaniAbdulmohsen H. The association of prenatal and postnatal macrolide exposure with subsequent development of infantile hypertrophic pyloric stenosis:a systematic review and meta-analysis[J]. Ital J Pediatr,2019,45(1):20.

3. Vermes Gabor,László Daniel,Czeizel Andrew E,et al. Maternal factors in the origin of infantile hypertrophic pyloric stenosis:a population-based case-control study[J]. CongenitAnom (Kyoto),2016, 56(2):65-72.

4. FadistaJoão,Skotte Line,Geller Frank,et al. Genome-wide meta-analysis identifies BARX1 and EML4-MTA3 as new loci associated with infantile hypertrophic pyloric stenosis[J]. Hum Mol Genet. 2019,28(2):332-340.

5. Li Jing,Gao Wei,Zhu Ji-Min,et al. Epidemiological and clinical characteristics of 304 patients with infantile hypertrophic pyloric stenosis in Anhui Province of East China,2012－2015[J]. J Matern Fetal Neonatal Med,2018,31(20):2742-2747.

六 病例剖析

【一般情况】 患儿,男性,1月龄2天。

【主诉】 进行性呕吐10天。

【现病史】 患儿10天前无明显诱因下出现呕吐,呕吐物以胃内容物为主,呈白色豆腐渣样物质,有酸臭味,呈喷射性呕吐;初起为2～3次/d,后逐渐加重至7～8次/d,且呕吐量较前增多,无血性及咖啡色样物质,呕吐后患儿仍胃口好。

起病来,患儿无腹胀腹泻,无血便,无发热,无咳嗽,无气促发绀,无少哭少吃少动等不适,大便及小便较前减少,遂至我院就诊,查B超提示"幽门部可探及宫颈征回声,大小为2.4cm×1.7cm,边界清,回声均匀,幽门肌层厚0.57cm,内可见幽门管腔",急诊拟"先天性肥厚性幽门狭窄"收治入院。

起病来,患儿神志清,精神稍软,胃纳良好,睡眠一般,大小便偏少,体重增加不良。

【既往史】 既往无殊,否认食物药物过敏史

【个人史】 G1P1,足月顺产,出生体重3.35kg,否认难产及窒息抢救史,生后母乳喂养,按卡接种疫苗。

【家族史】 父母亲健康,否认家族中肝炎、结核等传染病史及肿瘤、高血压等遗传病史。

【入院查体】 T 36.4℃,P 134次/min,R 40次/min,BP 86/49mmHg,体重4.1kg,神清,精神稍软,皮肤黏膜干燥,囟门凹陷,呼吸音清,未及啰音,心律齐,未及明显病理性杂音,腹软,肝脾肋下未及肿大,上腹部可见胃蠕动波,右上腹肋缘下可及一橄榄样包块,大小约2.5cm×2cm,活动一般,腹平软,无压痛及反跳痛,神经系统检查阴性。

【辅助检查】 急诊血气＋电解质:pH 7.539,PCO_2 38.6mmHg,PO_2 54.5mmHg,K^+ 2.9mmol/L,Na^+ 135mmol/L,HCO_3^- 32.8mmol/L,ABE 9.5mmol/L,SBE 9.5mmol/L。B超提示"幽门部可探及宫颈征回声,大小为2.4cm×1.7cm,边界清,回声均匀,肌层厚0.57cm,内可见幽门管腔"。

【入院诊断】 1.先天性肥厚性幽门狭窄;2.代谢性碱中毒;3.低钾血症。

【诊疗计划】

1.完善术前检查:血常规、尿常规、便常规,免疫四项,凝血功能,胸片、心电图,肝胆脾胰肾B超。

2.禁食或微量喂养(呕吐不严重者)。

3.予以补钾、补液对症治疗纠正水电解质紊乱及酸碱失衡。

4.排除手术禁忌,复查血气+电解质正常后行腹腔镜幽门环肌切开术。

【诊疗经过】

1.辅助检查结果

血常规、生化五类、大小便常规基本正常。胸片、心电图:正常。肝胆脾胰肾B超未见明显异常。

2.疾病转归

入院后予以禁食、补液,纠正水电解质紊乱及酸碱失衡,复查血气+电解质:pH 7.393,PCO$_2$ 37.6mmHg,PO$_2$ 71.2mmHg,K$^+$ 4.4mmol/L,Na$^+$ 139mmol/L,HCO$_3^-$ 22.4mmol/L,ABE -1.7mmol/L,SBE -1.8mmol/L。血气电解质纠正正常,行腹腔镜幽门环肌切开术。术后2小时后予以口服10ml糖水,确定无不适后术后4小时进食奶10ml,并每两小时逐渐增加奶量至60ml每次,患儿吃奶良好,无呕吐,术后第2天顺利出院。

【出院诊断】 1.先天性肥厚性幽门狭窄;2.代谢性碱中毒;3.低钾血症。

【出院建议】

1.出院后逐渐增加奶量至按需喂养,并注意呕吐情况。

2.出院2周后普外科门诊复诊。

第六节　急性肠套叠

一　概　述

急性肠套叠是指一段肠管套入与其相连的邻近肠腔内导致梗阻,从而引起的呕吐、腹痛及便血等临床表现的疾病,是婴幼儿期常见的急腹症。好发于1岁以内,尤以4~9月龄婴儿多见,3岁以后随着年龄增加,发病率显著减少。好发季节为春末夏初。肠套叠病因尚不明确,目前认为与以下几个因素相关。①回盲部结构:婴儿期回盲部活动性大,回盲部较肥厚,小肠系膜较长,加之该区域淋巴组织丰富,易出现充血水肿,导致肠套叠发生;②肠痉挛及自主神经失调:由于各种因素刺激肠管痉挛,致使肠蠕动节律异常或者肠管逆蠕动进而导致肠套叠;③饮食结构的改变:生后4个月开始,正是添加辅食的时期,饮食结构的改变可能导致肠套叠的发生;④病毒感染:肠套叠的发生可能与肠道内腺病毒、轮状病毒感染相关;⑤遗传因素:国内曾有报道部分患儿有家族发病史。

二　诊断与评估

(一)临床表现

1.呕　吐

发病初期多为呕吐奶汁、奶块,常为就诊的主要症状。随着疾病的进展,呕吐物逐渐转为胆汁样甚至肠内容物。

2.间歇性的哭吵

患儿常表现为阵发的哭吵,伴有拒食、拒按等表现,哭吵发作具有规律性,常与肠管蠕动间期一致。年长儿可能会诉有腹痛。

3.便　血

部分家长以便血为就诊的首要症状,为稀薄黏液、胶冻样果酱色血便,多在发病后6~12小时出现,早发者可以3~4小时就出现,并可重复出现。婴儿肠套80%以上伴有血便,但儿童肠套叠血便发生率只有40%左右。

4.腹部包块

哭吵间歇期触诊时,可在右上腹部触及腊肠样包块,包块沿结肠移动。腹胀严重时,不易触及包块。小肠型肠套叠通常难以触及包块。

5.全身状况

就诊早期通常表现为烦躁不安,晚期患儿出现脱水、嗜睡,精神萎靡等症状。

(二)辅助检查

1.腹部B超

具有灵敏度高、无创、反复操作的优点,是首选的检查方法。典型的影像表现为"同心圆""靶环"征。

2.空气灌肠

空气灌肠是结合诊断与治疗的检查,通过肛门向结肠内注气,在透视检查下明确诊断,同时进行灌肠复位治疗。

3.钡剂灌肠

对慢性肠套叠及复发性肠套叠有一定的诊断价值,目前一般很少使用。

(三)诊断与鉴别诊断

当患儿出现呕吐、间歇性哭吵、便血,腹部可触及腊肠样包块时,即可确定诊断。部分患儿临床症状不典型,可通过腹部B超、空气灌肠协助诊断。

典型的肠套叠诊断并不困难,一些非典型的原发性肠套叠较难诊断,容易误诊,需要特别注意。如非梗阻型肠套叠,此类患儿症状轻,痉挛间歇期精神佳,活动如常,可能会有排气排便,仔细腹部触诊触及肿块,行B超检查明确诊断。还有少部分婴儿肠套叠发作急而紧,肠管持续痉挛,严重阻断肠管血运,很快就出现肠道出血,并进展为肠坏死,要尽早明确诊断,及时施治。部分患儿精神萎靡但尚未出现便血的休克型肠套叠,患儿起病急,时间短,一般无肠梗阻症状,腹部不胀,腹肌不紧,但能触及肿物。临床上遇到类似患儿时,只要考虑到肠套叠可能,应仔细进行腹部查体,多能摸到肿块,如未摸到肿块,但仍怀疑为肠套叠时,行腹部B超检查协助诊断。

若患儿临床症状和体征不典型时,需要与其他疾病相鉴别。

1.急性坏死性肠炎

此类患儿大便呈血性,常有特殊腥臭气味,全身情况较重,有高热,严重脱水,明显腹胀等表现。

2.细菌性痢疾

此类患儿多见于夏季,表现为高热,黏液脓血便伴有里急后重,但腹部触诊无包块,B超亦无肠套叠影像。可行大便常规及细菌培养进一步鉴别。

3.梅克尔憩室

梅克尔憩室出血的患儿常无腹痛,B超检查无肠套叠影像,但梅克尔憩室可引起继发性肠套叠,术前难以鉴别。

4.蛔虫性肠梗阻

目前较为少见,多见于幼儿或年长儿,阵发性腹痛,腹部可触及包块,但便血少见,部分患儿有便虫史,B超可协助明确诊断。

5.过敏性紫癜

腹型紫癜患儿可有阵发性腹痛呕吐,亦可出现便血,部分患儿由于肠管出血水肿增厚,腹部也可触及包块。查体时需仔细检查双下肢是否有出血性皮疹,下肢关节是否有肿痛等不适。还要注意过敏性紫癜引起的继发性肠套。

6.腹腔肿瘤

腹腔内的占位可引起继发性肠套叠,通常无便血,无明显腹胀,患儿精神状态较好,哭吵较少,行 B 超检查如提示腹腔内占位可明确。

三 治疗与管理

治疗方法分为非手术治疗和手术治疗两种。

(一)非手术治疗

(1)适应证与禁忌证:适应证为病程不超过 48 小时,全身情况良好,无明显脱水及电解质紊乱,无明显腹胀和腹膜炎表现者。禁忌证为病程超过 48 小时,全身情况显著不良者;明显腹胀,腹部有压痛,肌紧张,怀疑存在腹膜炎者;反复套叠,高度怀疑或已明确为继发性肠套叠者;小肠型肠套叠;3 个月以下婴儿肠套叠。

(2)空气灌肠:采用自动控制压力的结肠注气机,在透视下通过肛门注入气体,推动套叠肠管逐渐向盲肠退缩,直至完全消失,观察到小肠广泛充气说明肠套叠已复位。

(3)水压灌肠:在腹部 B 超实时监视下,通过肛门注水,随着水量的增加及压力的升高,肠套叠"同心圆"块状影逐渐向盲肠退缩,最后通过回盲部消失,同时注水阻力消失,压力下降,即可说明肠套叠已复位。

(4)钡剂灌肠:为早期复位肠套叠的方法,目前临床一线已很少使用。

(5)灌肠并发症:肠穿孔。任何灌肠复位操作均有肠穿孔风险,如出现肠穿孔,应立即停止灌肠操作,进行腹腔穿刺,抽出腹腔内气体/水,同时迅速做好术前准备,及时手术治疗。

(二)手术治疗

(1)手术适应证:非手术治疗禁忌证的患儿;应用非手术治疗复位失败的患儿;小肠套叠;继发性肠套叠。

(2)手术方式:常规开腹手术复位;腹腔镜手术复位。

继发性肠套叠是以肠道器质性病变引起的肠套叠,继发因素主要有梅克尔憩室、肠息肉、淋巴管瘤、淋巴瘤等。

四 研究热点

肠套叠具有一定的复发率,约有 1/3 在空气灌肠复位后 72 小时内发生,手术治疗后复发的概率比灌肠治疗后复发概率低,接受手术治疗的患儿一般预后良好。一些研究表明,非手术治疗的患儿,灌肠后肠套叠的复发概率为 8%～18%,行手术治疗的患儿中,复发的概率为 1%～8%。

五 推荐文献阅读

1. Rubinstein JC, Liu L, Caty MG, et al. Pathologic leadpoint is uncommon in ileo-colic

intussusception regardless of age[J]. J Pediatr Surg,2015,50(10):1665-1667.

2. Charles T,Penninga L,Reurings JC,et al. Intussusception in Children:A Clinical Review[J]. Acta Chir Belg,2015,115(5):327-333.

3. Karadaĝ ÇA,Abbasoĝlu L,Sever N,et al. Ultrasound-guided hydrostatic reduction of intussusception with saline:Safe and effective[J]. J Pediatr Surg,2015,50(9):1563-1565.

4. Edwards EA,Pigg N,Courtier J,et al. Intussusception:past,present and future[J]. Pediatr Radiol,2017,47(9):1101-1108.

5. Niramis R,Watanatittan S,Kruatrachue A,et al. Management of recurrent intussusception:Nonoperative or operative reduction? [J]. J Pediatr Surg,2010,45(11):2175-2180.

（六）病例剖析

【一般情况】 患儿，男，10 月龄。

【主诉】 间断哭闹伴呕吐半天。

【现病史】 半天前患儿无明显诱因下出现哭闹，间歇性发作，发作时拒按，伴有呕吐，呕吐物为奶汁奶块，不含黄绿色液体，可自行缓解，患儿安静时与平时无异，无发热，无明显腹胀，无腹泻便血等不适。家属携患儿前来就诊，门诊行腹部 B 超检查提示肠套叠，予以空气灌肠治疗未能复位，门诊拟"急性肠套叠"收入院。

起病来，患儿神智清，精神稍软，睡眠可，小便正常，大便如上述，体重无明显下降。

【既往史】 既往无手术史，无重大疾病治疗史。

【个人史】 G1P1，足月顺产，出生体重 3.2kg，生长发育正常，混合喂养，已添加辅食，疫苗按时接种。目前年龄 10 月，体重 9kg。

【家族史】 否认家中有类似疾病，否认家族遗传病。

【入院查体】 神清，精神好，反应可，心脏听诊心律齐，未及杂音，双肺呼吸音清，未及啰音，腹部平、软，肝脏、脾脏肋下未触及，右下腹可触及一腊肠样包块，大小约 5cm×3cm，质韧，活动度差，腹部叩诊呈鼓音，肠鸣音 3～5 次/min。

【辅助检查】

1.腹部 B 超：右侧腹探及一大小 4.7cm×3.5cm×3.0cm 包块，横切面呈同心圆声像图，纵切面呈假肾征声像图。

2.空气灌肠：结肠肝曲段可见套头，随压力移至回盲部未见消失，小肠未见明显充气，膈下未见游离气体影。

【入院诊断】 急性肠套叠。

【诊疗计划】

1.完善术前相关检查，血常规、尿常规、大便常规、生化功能、凝血功能、急诊免疫、血气分析；胸片、心电图。

2.予以禁食、补液等对症治疗。

3.患儿急性肠套叠诊断明确，空气灌肠未能整复，完善术前检查及术前评估，行急诊手术手法复位。

【诊疗经过】

1.辅助检查结果

血常规、生化五类、大小便常规基本正常。胸片、心电图，正常。肝胆脾胰肾 B 超未见明显异常。

2.疾病转归

（1）急诊行肠套整复术：术中见右侧腹肠套包块，可见小肠套入结肠内，套叠头端位于升结肠，予以复位肠管后，证实患儿为回结型肠套叠，末端约 50cm 小肠套入升结肠内，肠套头端可见一梅克尔憩室，套入段小肠充血水肿明显，肠管色泽红，肠系膜血量搏动好，肠管未见明显坏死改变，将梅克尔憩室完整切除，局部肠吻合，关闭腹腔。

（2）术后治疗经过：①术后第 1 天见胃肠减压为少量黄绿色液体，量约 20ml，予以胃肠减压、禁食、补液、抗感染对症治疗。②术后第 2 天胃肠减压液体转为清亮，患儿自解黄色糊便 2 次，予以拔除胃管后即开奶，并逐渐增加奶量，继续以抗感染及少量补液对症支持，切口换药，见切口对合整齐，无明显红肿及异常渗出。③术后第 4 天患儿胃纳逐渐好转，吃奶佳，已恢复至术前水平，无发热，无呕吐及便血等不适，复查血常规及 CRP 无明显异常，切口清洁干燥，予以出院。

【出院诊断】　1.急性肠套叠（继发性肠套叠）；2.梅克尔憩室。

【出院建议】

1.注意休息，术后 2 周外科门诊复查。

2.注意患儿饮食及排便情况；如有发热、呕吐、血便、反复哭吵等情况，及时就诊。

第七节　肠无神经节细胞症

 一　概　述

肠无神经节细胞症（aganglionosis）是新生儿肠梗阻的常见原因，以便秘、腹胀为主要临床表现，其特征是病变肠管中无神经节细胞，又称为先天性巨结肠（congenital megacolon）或希尔施普龙病（Hirschsprung disease，HD）。病变肠管的肌间神经丛和黏膜下神经丛内的神经元均完全消失。80% 以上患者的病变局限于直肠和乙状结肠。在部分患者中，病变段扩展到直肠乙状结肠以外，涉及降结肠和横结肠，或者可能累及整个结肠以及一小段末端回肠。从十二指肠到直肠均不存在神经节细胞的全肠型无神经节细胞症是最罕见的。

HD 的发病率约为 1/5000，HD 发病率存在显著的种族差异，以亚洲地区发病率最高。该病好发于男性，男女比例约为 4∶1。在长段型 HD 中，男女比例约为（1.5～2.0）∶1。HD 的发病与遗传因素密切相关。部分 HD 呈家族性发生。家族性发生率为 3.6%～7.8% 不等。其中，全结肠型无神经节细胞症（total colonic aganglionosis，TCA）的家族发病率为 15%～21%，罕见的全肠型的家族发病率为 50%。

肠神经系统（enteric nervous system，ENS）是周围神经系统中最大、最复杂的部分。它为胃肠道提供了独特的神经支配网络，并且在很大程度上独立于中枢神经系统（central nervous system，CNS）起作用。ENS 比脊髓包含更多的神经元，负责协调正常的肠蠕动和分泌活动。大多数神经元位于肌间、黏膜下，少数散在黏膜内。肠神经节细胞主要来自迷走神经嵴细胞，在正常发育过程中，神经嵴细胞沿着肠壁从头端向尾端方向迁移。在人类胎儿中，神经嵴衍生的神经母细胞在妊娠第 5 周时首先出现在食道中，在妊娠第 5～12 周逐渐向远端迁移至肛管。神经嵴细胞首先在环形肌层外部形成肌间神经丛，然后由肌间膜衍生的纵向肌层形成，在妊娠第 12 周将肌间神经丛夹在中间。另外，在尾端迁移结束后，神经节细胞从肌间神经丛跨过环状肌层迁移进入黏膜下层，形成黏膜下丛。神经嵴细胞迁移失败就会导致远端肠管缺乏神经节细胞。迁移中断的越早，无神经节细胞病变肠管的节段就越长。

二　诊断与评估

(一)临床表现

在所有 HD 病例中,80%～90%会在新生儿期产生临床症状并诊断。HD 新生儿的主要症状是胎粪排出延迟。超过 90%的患者在出生后 24 小时内未排出胎粪,或只有少量胎便排出,必须灌肠、用其他方法处理才有较多胎粪排出。新生儿期 HD 的常见表现是便秘、腹胀和呕吐。在较大的儿童中,主要症状是持续性便秘和慢性腹胀。直肠壶腹空虚感是 HD 患儿肛门指检的典型体征,在新生儿肛检拔指后,有大量排气排便,同时腹胀好转。

小肠结肠炎是 HD 最常见的死亡原因,主要表现为腹胀、呕吐、腹泻、粪便奇臭、发热等,腹部立位片提示肠管扩张伴有液平,直肠检查或插入肛管会爆发性的排气和腥臭味大便排出。小肠结肠炎可以发生在术前,肠造瘘术后甚至巨结肠根治术后。

(二)辅助检查

1.放射诊断

腹部平片可见气液平面和盆腔无气,也可在直肠中看到少量气体,并在其上方可见扩张的结肠。在全结肠型巨结肠患者的腹部平片显示回肠梗阻的特征,包括小肠气液平、小肠肠管的单纯胀气。在 HD 伴发小肠结肠炎患者中,腹部 X 线平片可显示肠壁增厚,黏膜不规则、结肠明显扩张,表明存在中毒性巨结肠。穿孔的患者会发现气腹。

钡灌肠在诊断 HD 中具有重要意义。HD 的典型特征可见钡剂从痉挛的直肠流经圆锥形移行区进入近端扩张的结肠,显示近端扩张的结肠和远端无神经节细胞节段之间过渡。在 24 小时后看到大量钡剂残留可以协助诊断。在合并小肠结肠炎时,钡剂灌肠可表现为痉挛、黏膜水肿和溃疡。

2.肛管直肠测压

在正常情况下,直肠扩张压力升高会引起内括约肌松弛反射,导致直肠压力下降,称为内括约肌松弛反射、直肠肛门抑制反射。

在 HD 患者中直肠肛门抑制反射消失,直肠球囊扩张时,随着压力的增加,没有内括约肌松弛反射。肛门直肠测压法在儿童组中的阳性率在 95%以上,但在新生儿中较低,阳性率仅为 60%～85%。

3.直肠活检

病理学检查肠神经节细胞缺如是 HD 诊断的金标准。正确的直肠活检应取直肠后壁距离齿状线上 1.5～3.0cm 的肠壁组织。太远端的活检可能会错误地从生理性神经节减少区域采集标本,而太近端的活检(≥4cm)可能会错过非常短的无神经细胞段。结合免疫组化检查,对 HD 的判断更具准确性。

(三)诊断与鉴别诊断

HD 的诊断通常基于临床病史,结合放射学检查,肛门直肠测压,尤其是直肠壁的组织学检查。

鉴别诊断包括肠梗阻的其他原因,新生儿期包括先天性肠闭锁、胎粪性肠梗阻、胎粪栓塞和小左半结肠综合征。结肠闭锁可表现为与 HD 相似的平片征象,但可通过钡灌肠排除;末端小肠闭锁显示肠管扩张,梗阻液平较宽。在胎粪性肠梗阻中,可以看到典型的斑驳胎粪,在 X 线片中没有清晰、典型的液平。粪便栓塞具有特征性病史和特征性平片。小左半结肠综合征与母体糖尿病有关,在狭窄的降结肠附近有明显的扩张的近端结肠。

儿童期需与特发性巨结肠、继发性巨结肠和巨结肠类源病相鉴别。特发性巨结肠直肠肛门测压内括约肌松弛反射正常存在。继发性巨结肠主要发生在肛门狭窄后,儿童肛门部外伤后,特别是先天性肛门直肠畸形手术后肛门狭窄多见。巨结肠类源病是神经节细胞质与量上的变化,也表现为便秘,通过病理检查鉴别。

三　治疗与管理

一旦确诊为 HD,就应做好手术准备。如果患儿 HD 合并小肠结肠炎,则需要抗感染治疗、纠正水和电解质紊乱,尽早对肠道进行灌肠减压。一些患儿可能需要结肠造口术,造口的位置由术中的快速冷冻切片确定,须确保拟行的结肠造口处存在正常的神经节细胞。

近年来,绝大多数 HD 病例是在新生儿期被诊断出来的。许多中心对新生儿进行根治手术,在新生儿期进行手术的优势在于,可以通过灌肠冲洗来快速控制结肠扩张,并且在手术中,近远端肠管的口径接近正常,可以实现精确的吻合,从而最大限度地减少吻合口瘘和感染。最常用的四种手术是 Swenson 手术(拖出型直肠、乙状结肠切除术)、Duhamel 手术(结肠切除、直肠后结肠拖出术)、Soave 手术(直肠黏膜剥离、结肠于直肠肌鞘内拖出切除术)和 Rehbein 手术(结肠切除、盆腔内低位直肠结肠吻合术)。近来,许多研究者已经提倡使用微创腹腔镜技术或者达芬奇机器人进行根治手术。

四　研究热点

肠神经系统(ENS)发育不良导致 HD 的理解日益加深,再加上对正常肠道发育和运动方面的进一步理解,推动了在巨结肠新疗法领域的研究不断深入。

设想使用实验室培养的神经干细胞(NSC)在无神经节肠管内定植并恢复肠道运动功能的干细胞移植作为 HD 的治疗方法。目前已研究了几种能够产生肠神经元的潜在细胞以补充 ENS,包括 CNS 衍生的神经干细胞(NSC)、胚胎肠神经嵴细胞、ENS 后代干细胞和羊膜来源的干细胞。最近,Fattahi 等人证明了人类多能干细胞能有效地衍生 ENS 干细胞,并将它们进一步分化为功能性肠神经元。研究显示,体外衍生的 ENS 前体能够在发育中的雏鸡胚胎中进行靶向迁移,并能够在成年小鼠结肠中广泛定植。在无神经节细胞段,植入体外衍生的 ENS 前体,可减少 HD 小鼠(EDNRBs−l/s−l)的疾病相关死亡率。

总之,通过移植 ENS 前体,植入的神经元重新填充并定植到无神经节细胞段,能恢复肠神经丛而直接改善功能。它也可释放营养因子或神经递质,从而改善肠道收缩功能,并最终为 HD 的治疗开辟新领域。

五　推荐文献阅读

1. 中华医学会小儿外科学分会肛肠学组,新生儿学组. 先天性巨结肠的诊断及治疗专家共识[J]. 中华小儿外科杂志,2017,38(11):805-815.

2. 中华医学会小儿外科学分会内镜外科学组. 腹腔镜先天性巨结肠症手术操作指南(2017 版)[J]. 中华小儿外科杂志,2017,38(4):247-254..

3. Ji Y,Tam PK,Tang CS. Roles of enteric neural stem cell niche and enteric nervous system development in Hirschsprung disease[J]. Int J Mol Sci,2021,22(18):9659.

4. Alhawaj AF. Stem cell-based therapy for hirschsprung disease,do we have the guts to treat? [J]. Gene Ther,2022,29(10-11):578-587.

5. Yamataka A,Miyano G. Takeda M. minimally invasive neonatal surgery:hirschsprung disease. [J]. Clin Perinatol,2017,44(4):851-864.

6. Burns AJ,Goldstein AM,Newgreen DF,et al. White paper on guidelines concerning enteric nervous system stem cell therapy for enteric neuropathies[J]. Dev Biol,2016,417(2):229-251.

(六)　病例剖析

【一般情况】　患者,男,21天。

【主诉】　腹胀伴便秘20天,加重伴呕吐1天。

【现病史】　20天前(出生后1天半)胎便未解,伴腹胀,无呕吐,无呼吸暂停,就诊当地妇幼保健院,予以开塞露灌肠排出大量胎便,腹胀缓解,并予以"妈咪爱"口服。此后患儿仍反复腹胀便秘,每3～4天用开塞露灌肠排便一次,腹胀能缓解。1天前,患儿腹胀明显加重,呕吐频繁,呕吐奶汁,非喷射状,伴呛咳。无发热,无尖叫激惹,无嗜睡乏力,无呻吟气促,遂至我院,门诊查腹部立位片"局部肠管充气扩张,下腹部见大气液平面",以拟"新生儿腹胀,便秘,新生儿呕吐"收住入院。

起病来,患儿神清,精神可,反应可,睡眠安,大小便如上述,体重增加0.2kg。

【既往史】　既往腹胀便秘如前述,否认食物药物过敏史。

【个人史】　G2P1孕37周剖宫产,双胎之大,出生体重2.7kg,否认难产史及窒息抢救史。生后母乳喂养。按卡接种疫苗,生长发育与正常同龄儿相仿。

【家族史】　父亲体健,母亲体健。否认家族中肝炎、结核等传染病史及肿瘤、高血压等病史。否认家族类似疾病史。

【入院查体】　神志清,精神可,生命体征平稳,双肺呼吸音清,未及啰音,心音强,心律齐,腹较胀,软,无压痛反跳痛,肛门畅,无狭窄,肛检直肠壶腹空虚,拔指后大量排气排便,腹胀好转。生理反射存在。

【辅助检查】　腹部立位片提示局部肠管充气扩张,下腹部见大气液平面。

【入院诊断】　1.新生儿肠梗阻;2.新生儿巨结肠?

【进一步检查】

1.完善各项检查:胸片、大肠造影、24小时排钡、心电图、肝炎系列、生化五项、凝血谱分析、三大常规等。

2.做好术前准备,必要时行直肠黏膜活检;如明确HD,择期行根治手术。

【诊疗经过】

1.患儿入院后完善相关辅助检查

(1)大肠造影检查所见:造影前透视,见肠管充气可,无明显扩张;肛管插入顺利,经肛管注入适量稀钡,见钡剂顺次充盈直肠、乙状结肠、降结肠、横结肠、升结肠,回盲部位于右下腹,直肠、乙状结肠形态痉挛僵硬;降结肠管壁毛糙,扩张欠佳;15分钟后透视见造影剂部分排出。诊断及建议:直肠、乙状结肠形态痉挛僵硬;降结肠管壁毛糙,扩张欠佳,巨结肠考虑,请结合临床。

(2)24小时排钡检查所见:两膈下未见游离气影,肠道散在充气,乙状结肠及降结肠形态僵硬,结直肠内见对比剂残留较多,未见明显液平,肠间隙不宽,腹脂线不清。诊断及建议:钡剂排出不佳,请结合临床。

(3)行直肠黏膜活检术:术后病理提示(直肠)黏膜下层神经丛增生,未见神经元,提示确诊巨结肠。

(4)胸片、心电图、肝炎系列、生化五项、凝血谱分析、三大常规基本正常。

2.择期手术

完善肠道准备,择期在全麻下行腹腔镜辅助下经肛门巨结肠根治术。术中冰冻病理诊断报告:(降结肠)肌间神经丛神经元存在。术后病理报告提示:符合先天性巨结肠,切缘神经元存在。

3.出院情况

患儿一般情况可,无发热,无咳嗽咳痰,胃纳可,排便可。查体:神志清,反应可,两肺呼吸音粗,未闻及明显干湿啰音,心律齐,心前区未闻及明显杂音,腹平软,肝脾肋下未及肿大,腹部切口干燥清洁,无渗出,肛周无红肿。

【出院诊断】 先天性巨结肠。

【出院建议】

1.合理喂养,密切关注患儿腹胀、排便、胃纳情况。

2.术后2周门诊复查扩肛。

3.如有腹胀、呕吐、发热、大便腥臭等不适,及时就诊。

第四章 呼吸系统疾病

第一节 急性上呼吸道感染

 一 概 述

急性上呼吸道感染（acute upper respiratory infection，AURI），俗称"感冒"，是由各种原因引起的鼻、咽或喉部急性炎症的总称，病原体主要是病毒，少数是细菌，是小儿最常见的急性呼吸道感染性疾病。主要包括急性鼻炎、急性咽炎、急性扁桃体炎、疱疹性咽峡炎、咽结合膜热等。通常病情轻、病程短、多可自愈，但发病率高，有时可伴有严重并发症，需积极防治，避免贻误病情。

二 诊断与评估

急性上呼吸道感染的诊断主要根据临床表现、体征及外周血常规检查来诊断，由于年龄、体质、病原体及病变部位的不同，病情的缓急、轻重程度也不同，一般年长儿症状较轻，婴幼儿则较重。

（一）临床症状

一般是急性起病，主要包括鼻塞、流涕、喷嚏、干咳、咽部不适和咽痛等，可合并发热、头痛、全身不适、乏力、烦躁不安，部分患儿有纳差、呕吐、腹泻、腹痛等消化道症状。

（二）体 征

体格检查可见鼻腔黏膜及咽部充血、水肿，部分有分泌物；扁桃体充血肿大、表面可见黄色脓性分泌物；颌下和（或）颈部淋巴结肿大。肺部常无异常体征。肠道病毒感染者可见不同形态的皮疹。

（三）实验室检查

1.外周血常规

病毒感染时白细胞计数正常或偏低，淋巴细胞比例增高，中性粒细胞比例相对减少；细菌感染时，白细胞计数增高，中性粒细胞比例增高。

2.病原学检查

一般病毒分离和血清学检查可明确病原，免疫荧光及分子生物学技术可对病原作出早期诊断。临床一般不必常规开展急性上呼吸道感染的病毒学检查。

（四）并发症

急性上呼吸道感染若不及时治疗，可出现并发症，以婴幼儿多见，并发症分为三大类：①感染自鼻咽部向邻近器官组织蔓延可引起中耳炎、鼻窦炎、颈部淋巴结炎、咽后壁脓肿、扁桃体周围脓肿、支气管炎和肺炎等；②病原体通过血液循环播散到全身，细菌感染可导致化脓性疾病，如皮下脓肿、脓胸、心包炎、骨髓炎、脑膜炎、脑脓肿和泌尿系统感染等；③病原体及免疫反应对机体的影响，可引起急性肾小球肾炎、风湿热等。

（五）鉴别诊断

急性上呼吸道感染需与初期表现为感冒样症状的其他疾病相鉴别，如各种急性传染病早期（麻疹、流行性脑脊髓膜炎、脊髓灰质炎、猩红热、伤寒等）、过敏性鼻炎、流行性感冒等。

三　治疗与管理

（一）治　疗

治疗原则以充分休息、对症处理、预防并发症为主，一般无需积极抗病毒治疗和使用抗菌药物。

1. 一般治疗

注意休息，居室通风，多饮水，预防交叉感染及并发症治疗首选口服药物，避免无根据的静脉补液。静脉补液适用于以下几种情况：①因感冒导致患儿原有基础疾病加重，或出现并发症，需要静脉给药；②由于患儿严重腹泻或者高热导致脱水、电解质紊乱，需补充水和电解质；③由于胃肠不适、呕吐而无法进食，需要通过补液维持身体基础代谢。

2. 对症治疗

（1）高热：可予以对乙酰氨基酚或者布洛芬，可以采用物理降温。

（2）热性惊厥：发生热性惊厥者可予以镇静、止惊。

（3）鼻塞：先清除鼻腔分泌物，可酌情予以减充血剂。

（4）咽痛：大多数可自行缓解，多饮水。

（5）咳嗽：儿童禁用具有成瘾性的中枢镇咳药物。

3. 病因治疗

（1）抗病毒药物：病毒感染引起的急性上呼吸道感染属于自限性疾病，尚无特异性抗病毒药物，一般无需积极抗病毒治疗。

（2）抗菌药物：细菌性急性上呼吸道感染或病毒性上呼吸道感染继发细菌感染者可选用抗生素治疗，常选用抗生素为青霉素类、头孢菌素类及大环内酯类抗生素。

（二）预　防

（1）均衡饮食，衣着适宜，及时增减衣物，避免受凉或过热。

（2）增强体质，加强体育锻炼，合理安排户外活动。

（3）提倡母乳喂养，积极防治营养不良、贫血及佝偻病。

（4）勤洗手，避免交叉感染，避免被动吸烟，避免去人多拥挤及通风不良的公共场所。

四　研究热点

急性上呼吸道感染不是一个疾病诊断，而是一组疾病的总称，其中两个比较特殊类型的急性上呼吸道感染是疱疹性咽峡炎和咽结合膜热。急性上呼吸道感染的病原主要是病毒，而目前针对这些病毒没有特效药，针对这些病毒的药物一直是研究的热点。目前关于疱疹性咽峡炎病原学的研究较多，研究热点是关于柯萨奇病毒及其亚型的研究，除此外，还有其他病原，病原学研究仍有较大的探索空间。疱疹性咽峡炎的防治目前没有特效药及疫苗，该病的防治仍是较重要的公共卫生问题，加强病原学监测和分析以及特效药物和特效疫苗的研制将是后续研究的重点和热点。

（五）推荐文献阅读

1.陆权.中国儿童普通感冒规范诊治专家共识（2013 年）[J].中国实用儿科杂志,2013,28（9）：680-686.

2.中华医学会,中华医学会杂志社,中华医学会全科医学分会,等.急性上呼吸道感染基层诊疗指南（2018 年）[J].中华全科医师杂志,2019,18（5）：422-426.

3.中华医学会,中华医学会临床药学分会,中华医学会杂志社,等.急性上呼吸道感染基层合理用药指南[J].中华全科医师杂志,2020,19（8）：689-697.

4.中华医学会儿科学分会感染学组,国家感染性疾病医疗质量控制中心.疱疹性咽峡炎诊断及治疗专家共识（2019 年版）[J].中华儿科杂志,2019,57（3）：177-180.

（六）病例剖析

病例 1

【一般情况】　患儿,女,1 岁 5 个月。

【主诉】　发热 2 天,流涎 1 天。

【现病史】　患儿 2 天前出现发热,体温最高 39℃,每天热峰 3 次,口服退热药后体温能降至正常,1 天前出现流涎,无畏寒寒战,无抽搐,无鼻塞流涕,无呕吐腹泻,无咳嗽,无气喘,无呼吸困难。1 天前自行予以"小儿柴桂颗粒"口服治疗,患儿仍有反复发热,流涎,为进一步诊治至本院门诊就诊。

起病来,患儿神志清,精神可,胃纳欠佳,睡眠好,大便正常,小便正常,体重无明显变化。

【既往史】　患儿既往体健,否认食物药物过敏史。

【个人史】　G1P1 足月顺产,出生体重 3.5kg,否认难产史及窒息抢救史。生后母乳喂养,按时添加辅食,目前幼儿饮食。预防接种按卡接种。2 个月会抬头,6 个月会独坐,14 个月会独走,生长发育正常。

【家族史】　父母均体健。否认家族中肝炎、结核等传染病及遗传病史。

【查体】　T 38.0℃,P 124 次/min,R 34 次/min,BP 98/62mmHg,神清,精神可,呼吸平稳,无三凹征,咽部充血,在咽腭弓、软腭、悬雍垂的黏膜上可见疱疹和小溃疡,两肺呼吸音清,未及干湿啰音,心律齐,未及明显病理性杂音,腹软,肝脾肋下未及肿大,神经系统检查阴性,全身无皮疹,手足臀均无疱疹。

【初步诊断】　疱疹性咽峡炎。

【进一步检查】　血常规、超敏 CRP。

【诊治经过】

1.辅助检查结果

血常规＋CRP：WBC 4.8×10⁹/L,LY％ 70.6％,NEUT％ 27.8％,Hb 114g/L,PLT 230×10⁹/L,CRP<1mg/L。

2.疾病转归

嘱患儿多休息,多饮水,清淡饮食,保持口腔卫生,高热时予以布洛芬口服。3 天后患儿体温降至正常,流涎好转,体格检查提示咽部稍红,咽腭弓、软腭、悬雍垂的黏膜上的疱疹好转,无新发疱疹,手足臀均无皮疹。

【最后诊断】　疱疹性咽峡炎。

【预防】　嘱患儿均衡饮食,衣着适宜,避免交叉感染,避免去人多拥挤及通风不良的公共场所。

病例 2

【一般情况】 患儿,男,6 岁 1 个月。

【主诉】 发热 3 天,咽痛 2 天。

【现病史】 患儿 3 天前游泳后出现发热,体温最高 39.3℃,每天热峰 2 次,2 天前出现咽痛,伴有眼部刺痛,无畏寒寒战,无抽搐,无鼻塞流涕,无咳嗽,无呕吐腹泻。曾自行口服"布洛芬"等治疗,患儿仍有反复高热、咽痛、眼部刺痛,为进一步诊治至本院门诊就诊。

起病来,患儿神志清,精神可,胃纳欠佳,睡眠好,大便正常,小便正常,体重无明显变化。

【既往史】 患儿既往体健,否认食物药物过敏史。

【个人史】 G2P2 足月顺产,出生体重 3.1kg,否认难产史及窒息抢救史。生后母乳喂养,按时添加辅食。预防接种按卡接种。生长发育正常。

【家族史】 父母均体健。否认家族中肝炎、结核等传染病及遗传病史。

【查体】 T 39.0℃,P 108 次/min,R 32 次/min,BP 102/60mmHg,神清,精神可,球结膜出血,颈部可及数颗黄豆大小的淋巴结,活动度可,无触痛,咽部充血,可及白色点块状分泌物,两肺呼吸音清,未及干湿啰音,心律齐,未及明显病理性杂音,腹软,肝脾肋下未及肿大,神经系统检查阴性,全身无皮疹。

【初步诊断】 咽结合膜热。

【进一步检查】 血常规、超敏 CRP。

【诊治经过】

1.辅助检查结果

血常规+CRP:WBC $3.9×10^9$/L,LY% 66.7%,NEUT% 29.8%,Hb 112g/L,PLT $330×10^9$/L,CRP<1mg/L。

2.疾病转归

嘱患儿注意休息,多饮水,清淡饮食,高热时予以布洛芬口服。2 天后患儿体温降至正常,咽痛好转,体格检查提示咽部稍红,咽部白色分泌物消失,结膜充血有好转。

【最后诊断】 咽结合膜热。

【预防】 嘱患儿均衡饮食,衣着适宜,避免交叉感染,避免去人多拥挤及通风不良的公共场所。

第二节 急性感染性喉炎

一 概 述

急性感染性喉炎是指喉部黏膜的急性弥漫性炎症,好发于声门下部,以犬吠样咳嗽、声音嘶哑、喉鸣、吸气性呼吸困难为主要临床特征。冬、春季节发病较多,婴幼儿多见。该病常继发于急性上呼吸道感染,也可为急性传染病的前驱症状或并发症。感染是引起该病的主要原因,一般由病毒或细菌感染引起,常见的病毒为副流感病毒、流感病毒和腺病毒;常见的细菌为金黄色葡萄球菌、链球菌和肺炎链球菌。由于儿童喉腔解剖结构特点、咳嗽功能不强、神经敏感等原因,急性感染性喉炎通常起病比较急,病情发展快,白天症状轻,晚上症状重,感染后易引起喉水肿及喉痉挛,并发喉梗阻,喉梗阻者若不及时治疗,可窒息死亡。

二 诊断与评估

急性感染性喉炎的诊断主要根据急性起病的犬吠样咳嗽、声音嘶哑、吸气性喉鸣、吸气性呼吸困难等临床表现,但应与喉或气管异物、急性会厌炎、喉痉挛、声带麻痹等相鉴别。急性感染性喉炎的严重程度主要取决于喉梗阻的严重程度。根据吸气性呼吸困难的严重程度不同可将喉梗阻分为4度,见表4-2-1。

表4-2-1 喉梗阻分度

分度	临床表现
Ⅰ度	安静时没有喉鸣和呼吸困难,活动或哭闹后出现轻度的吸气性喉鸣和吸气性呼吸困难,肺部听诊呼吸音和心率没有改变
Ⅱ度	安静时有吸气性喉鸣和吸气性呼吸困难,活动或哭闹后加重,肺部听诊可闻及喉传导音或管状呼吸音,心率增快,心音没有改变
Ⅲ度	除Ⅱ度喉梗阻症状外,患儿因缺氧而出现烦躁不安、口唇及指(趾)发绀、口周发青或苍白、拒食、双眼圆睁、惊恐、出汗,肺部听诊呼吸音明显降低,心率快,心音低钝
Ⅳ度	患儿渐显衰竭、昏睡或半昏睡状态,由于无力呼吸,三凹征可不明显,面色苍白发灰,肺部听诊呼吸音几乎消失,仅有气管传导音,心律不齐,心音低钝、弱

三 治疗与管理

急性感染性喉炎的治疗目的主要是保持呼吸道通畅和纠正缺氧。

1. 一般治疗

必须注意保持儿童舒适,避免惊吓儿童,以免引起躁动并使症状恶化,保持呼吸道通畅,注意血氧饱和度监测,缺氧者予以吸氧治疗。

2. 对症治疗

维持水、电解质平衡,由于呼吸困难缺氧,若烦躁不安建议及时镇静,若痰多可选用祛痰药物治疗,若体温高可予以物理降温或药物降温。氯丙嗪和吗啡有抑制呼吸作用,不建议使用。

3. 糖皮质激素

病情较轻者可口服糖皮质激素,Ⅱ度以上的喉梗阻应予以静脉滴注甲泼尼松龙、地塞米松或氢化可的松,呼吸困难缓解后即可停药。吸入糖皮质激素能减轻喉部炎症及水肿。

4. 抗感染治疗

若为细菌感染或继发细菌感染,应及时给予抗菌药物治疗,根据经验选择广谱抗生素,待细菌培养及药敏试验得出结果后再选择敏感药物治疗。若为病毒感染者,一般不采用抗菌药物治疗。

5. 气管插管及气管切开

经过上述治疗,患儿仍严重缺氧或Ⅲ度以上喉梗阻者可选择气管插管,呼吸机辅助通气,必要时气管切开。

四 研究热点

急性感染性喉炎随着病程的进展常合并气管支气管炎,在国外的文献上常表述为急性喉气管支气管炎(croup)。目前认为糖皮质激素是急性感染性喉炎的首选治疗,需要进一步研究的是最有效的糖皮质激素的剂量范围以及反复使用糖皮质激素对重症急性感染性喉炎疗效如何。急性感染性喉炎的治疗,国外文献建议重度患者予以肾上腺素雾化治疗,但是关于肾上腺素雾化治疗的大样本数据相对较少,何时选择使用肾上腺素雾化治疗仍存在争议,需要进一步开展相关的临床研究。遗憾的是目前国内没有肾上腺素的雾化吸入剂型。

（五） 推荐文献阅读

1. Borland ML,Babl FE,Sheriff N,et al. Croup management in Australia and New Zealand:a PREDICT study of physician practice and clinical practice guidelines[J]. Pediatr Emerg Care,2008,24(7):452-456.

2. The Royal Children's Hospital Melbourne. Clincal practice guidelines:Croup(laryngotacheobronchitis)[EB/OL][2020－5]. http://www. rch. org. au/clinicalguide_index/Croup_Laryngotracheobronchitis/.

3. 江载芳,申昆玲,沈颖.诸福棠儿科学[M].8 版.北京:人民卫生出版社,2015.

（六） 病例剖析

【一般情况】 患儿,男,2 岁 5 个月。

【主诉】 咳嗽 2 天,声音嘶哑 1 天,气促半天。

【现病史】 患儿 2 天前出现咳嗽,为犬吠样咳嗽,无昼夜区别,运动后无加重,1 天前出现声音嘶哑,无发热,无畏寒寒战,无抽搐,无鼻塞流涕,无呕吐腹泻。1 天前予以"愈酚甲麻那敏糖浆"口服治疗,患儿仍有犬吠样咳嗽和声音嘶哑,半天前出现咳嗽增多,安静时呼吸急促,活动后加重,急至本院急诊就诊,为进一步诊治拟"急性喉炎"收住入院。

起病来,患儿神志清,精神可,胃纳欠佳,睡眠好,大便正常,小便正常,体重无明显变化,否认异物吸入史及结核接触史。

【既往史】 患儿既往体健,否认食物药物过敏史。

【个人史】 G1P1 足月顺产,出生体重 3.5kg,否认难产史及窒息抢救史。生后人工喂养,按时添加辅食,目前幼儿饮食。预防接种按卡接种。2 个月会抬头,6 个月会独坐,13 个月会独走,生长发育正常。

【家族史】 父母均体健。否认家族中肝炎、结核等传染病及肿瘤、高血压等遗传史。

【查体】 T 37.0℃,P 164 次/min,R 44 次/min,BP 98/62mmHg,体重 12.5kg,SPO_2 92%神清,精神可,呼吸促,吸气性三凹征明显,两肺呼吸音清,可闻及喉传导音,心音中等,心律齐,未及明显病理性杂音,腹软,肝脾肋下未及肿大,神经系统检查阴性,全身无皮疹,手足臀均无疱疹。

【入院诊断】 急性感染性喉炎。

【进一步检查】 血常规、超敏 CRP。

【诊疗计划】

1.一般治疗:保持儿童舒适安静,予以血氧饱和度监测,q4h,并予以鼻导管吸氧治疗。

2.予"甲强龙 25mg/次,q12h"静滴、"布地奈德 1mg＋生理盐水 3ml,q8h"雾化吸入治疗。

3.抗感染治疗:该患儿首先考虑病毒感染,不采用抗菌药物治疗。

4.对症治疗:维持水电解质紊乱及酸碱失衡,密切关注患儿呼吸、咳嗽、喉喘鸣及吸气性三凹征等情况,根据病情变化及时调整治疗方案。烦躁不安者必要时予以镇静。

【诊治经过】

1.辅助检查结果

血常规＋CRP:WBC 3.8×10^9/L,LY% 60.6%,NEUT% 37.8%,Hb 118g/L,PLT 313×10^9/L,CRP<1mg/L。

2.疾病转归

入院后鼻导管吸氧×2d,"甲强龙 25mg/次,q12h×2d＋甲强龙 25mg,qd×1d"静滴,"布地奈德 1mg＋生理盐水 3ml,q12h×3d、qd×1d"雾化治疗。患儿入院第 2 天起犬吠样咳嗽、喉喘鸣及吸气性呼吸困难好转,住院治疗 4 天出院。

出院时患儿无明显咳嗽,无声音嘶哑,无呼吸困难。查体:神清,精神好,呼吸平稳,两肺呼吸音清,未闻及干湿啰音,心率 104 次/min,心律齐,未及明显病理性杂音,腹软,肝脾肋下未及肿大,神经系统检查阴性。

【出院诊断】　1.急性感染性喉炎;2.Ⅱ度喉梗阻。

【出院医嘱】　嘱患儿均衡饮食,避免交叉感染,避免去人多拥挤及通风不良的公共场所。

第三节　急性支气管炎

一　概　述

急性支气管炎是由于各种原因引起的支气管黏膜炎症。发生支气管炎时,气管大多同时受累,故也称为急性气管支气管炎。急性支气管炎是儿童时期常见的呼吸道疾病,在婴幼儿时期发病较多、较重,常并发或继发于呼吸道其他部位的感染,或为麻疹、百日咳、伤寒等急性传染病的一种临床表现。急性支气管炎病因主要是感染,病原有病毒、肺炎支原体、细菌,或为其混合感染。病毒感染中以鼻病毒、流感病毒、腺病毒、副流感病毒及呼吸道合胞病毒等占多数。肺炎支原体感染也不少见。凡可引起上呼吸道感染的病毒都可成为支气管炎的病原体,在病毒感染基础上,可继发致病性细菌感染。常见的细菌有肺炎链球菌、A 族 β 溶血性链球菌、葡萄球菌及流感嗜血杆菌等。

二　诊断与评估

（一）急性支气管炎的诊断

根据呼吸道症状、体征结合辅助检查可诊断。

1.症　状

患儿大多先有上呼吸道感染症状,也可先出现频繁而较深的干咳,以后渐有痰。可无热或有发热,偶尔有高热,多 2～3 天热退。婴幼儿可能出现咳嗽后呕吐,也可出现腹泻等消化道症状,有的婴幼儿会出现喘息、气促表现。

2.体　征

双肺呼吸音粗糙,可有不固定的散在的干啰音和粗中湿啰音,喘息的患儿肺部可闻及哮鸣音。婴幼儿有痰常不易咳出,可在咽喉部或肺部闻及痰鸣音。

3.辅助检查

（1）血常规:病毒感染者白细胞计数正常或偏低,可出现中性粒细胞减少,淋巴细胞计数增高。细菌感染者白细胞计数可增高,中性粒细胞增高。

（2）C 反应蛋白:可正常或升高。

（3）胸部 X 线检查:可正常或两肺纹理增粗。

(4)病原学检查:聚合酶链式反应(PCR)、特异性基因探针检测病原体脱氧核糖核酸(deoxyribonucleic acid,DNA)或核糖核酸(ribonucleic acid,RNA)、病原特异性抗原检测有助于病原的早期诊断。

(二)急性支气管炎的鉴别诊断

1.支气管异物

若患儿突然出现频繁干咳或持续性喘息,需要警惕支气管异物,应仔细询问患儿有无异物吸入史。若有异物吸入史,需要进一步行颈胸部 CT 及气道重建检查,支气管镜检查可明确诊断并取出异物。

2.急性肺炎

若患儿咳嗽发热时间长或出现气促,需要警惕肺炎,应行胸部 X 线检查。

(三)急性支气管炎的并发症与合并症

身体健壮小儿急性支气管炎时并发症少见,但合并营养不良、免疫功能低下、先天性气道畸形、佝偻病、原发性纤毛运动障碍等基础疾病患儿可能会并发肺炎、中耳炎、喉炎、鼻窦炎等。

急性支气管炎患儿咳嗽一般延续 7～10 天,症状多在 3 周内缓解。若超过此期咳嗽仍持续存在,应怀疑是否有肺炎、肺不张或存在其他尚未发现的慢性疾病。

三 治疗与管理

(一)治 疗

1.一般治疗

保持良好的周围环境,居室通风,防止交叉感染。注意休息,多饮水,经常变换体位,以利于呼吸道分泌物排出。

2.控制感染

急性支气管炎病原体多为病毒,一般不用抗生素。若有流感病毒感染,可用磷酸奥司他韦口服。若有细菌感染,根据可能感染的细菌选择合适的抗菌药物。若有肺炎支原体感染,用大环内酯类抗生素。

3.对症治疗

痰液黏稠者可用化痰药物,以利于痰液咳出。应避免给予喷托维林、异丙嗪类或含有阿片、可待因等成分的镇咳药物,以免抑制分泌物的排出。目前常用的化痰药有:①愈创甘油醚,为恶心性祛痰药。②氨溴索,为黏液溶解剂,可降低痰液黏度。③乙酰半胱氨酸,可使痰液的黏蛋白双硫键断裂,降低痰液黏稠度。

高热可予对乙酰氨基酚或布洛芬。

喘憋严重可用支气管舒张剂,如沙丁胺醇等 β_2 受体激动剂雾化吸入。喘息严重者可加泼尼松口服。

(二)预 防

加强体格锻炼、增强抵抗力;提倡母乳喂养;防治佝偻病及营养不良;避免去人多拥挤的公共场所,避免与有呼吸道感染的家庭成员接触,减少交叉感染。

四 研究热点

儿童急性支气管炎的病原体有病毒、肺炎支原体、细菌,也可能是混合感染,如何更好地判断可能的病原体以给予更合理的抗感染治疗是研究的热点。急性支气管炎的治疗除了针对病原体的治疗,还包括对症治疗,不同症状患儿需要不同治疗,不同治疗药物的疗效也是研究的热点。引起支气管炎的病毒包括鼻病毒、呼吸道合胞病毒等,这些病毒感染与哮喘的关系也是研究的热点。

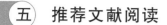

（五）　推荐文献阅读

1. Fleming DM，Elliot AJ. The management of acute bronchitis in children［J］. Expert Opin Pharmacother，2007，8（4）：415-426.

2. Tapiainen T，Aittoniemi J，Immonen J，et al. Finnish guidelines for the treatment of laryngitis，wheezing bronchitis and bronchiolitis in children［J］. Acta Paediatr，2016，105（1）：44-49.

3. Jartti T，Gern JE. Role of viral infections in the development and exacerbation of asthma in children［J］. J Allergy Clin Immunol，2017，140（4）：895-906.

（六）　病例剖析

【一般情况】　患儿，女，5 岁。

【主诉】　咳嗽 7 天，加重 2 天。

【现病史】　患儿 7 天前无明显诱因下出现咳嗽，开始为阵发性干咳，后逐渐有痰，2 天前咳嗽增多，白天夜间均有咳嗽，每次 5～6 声，有痰，夜间咳嗽较多，无喘息，无气促，无发热，无犬吠样咳嗽，无咳末鸡鸣样回声，无声嘶，无鼻塞流涕，无呕吐腹泻，无盗汗，无皮疹。曾在当地医院门诊就诊，考虑存在"急性支气管炎"，予"头孢克肟、氨溴索"口服治疗 3 天，咳嗽无好转，在当地医院查胸片、血常规、CRP 后来我院门诊。

起病来，患儿神志清，精神可，胃纳可，睡眠可，大小便正常，体重无明显下降，否认异物呛咳史及结核病患者接触史。否认其他传染病患者接触史。

【既往史】　既往体健。否认食物药物过敏史。

【个人史】　G1P1 足月剖宫产，出生体重 3kg，否认难产史及窒息抢救史。生后母乳喂养，按时添加辅食，现普食。按卡接种疫苗，2 个月抬头，4 个月翻身，6 个月独坐，1 岁会走，生长发育与正常同龄儿相仿。

【家族史】　父母亲体健。否认家族中肝炎、结核等传染病史，否认家族中遗传病史。

【查体】　T 36.3℃，P 95 次/min，R 22 次/min，BP 90/53mmHg，体重 18kg，神清，精神可，口唇无发绀，呼吸平，未见三凹征，咽稍充血，两肺呼吸音粗，偶及少许痰鸣音，心律齐，心音中，未及病理性杂音，腹软，肝脾肋下未及肿大，神经系统检查阴性。

【辅助检查】

1. 外院血常规＋超敏 CRP：WBC 7.0×10^9/L，LY％ 31.4％，NEUT％ 59.5％，Hb 120g/L，PLT 240×10^9/L，CRP＜1mg/L。

2. 胸片：两肺纹理增多。

【初步诊断】　急性支气管炎。

【诊疗计划】

1. 一般治疗：居室通风，防止交叉感染。注意休息，多饮水，经常变换体位，以利于呼吸道分泌物排出。

2. 抗感染治疗：该患儿考虑肺炎支原体感染可能性大，予以"阿奇霉素每次 0.18g，qd"，口服 3 天。

3. 对症治疗：继续"氨溴索"口服。

4. 3 日内复诊，密切关注患儿病情变化，若咳嗽多、气促、精神差等及时就诊。

【诊疗经过】

患儿经过"阿奇霉素"口服治疗 3 天，来院复诊，咳嗽明显好转，偶有咳嗽。查体：神清，精神可，呼吸平,无三凹征,两肺呼吸音粗,未及明显干湿啰音,心律齐,心音中,未及病理性杂音,腹软,肝脾肋下未及肿大,神经系统检查阴性。

【最后诊断】 急性支气管炎。

第四节　毛细支气管炎

一　概　述

毛细支气管炎(bronchiolitis)是 2 岁以下婴幼儿常见的病毒性下呼吸道感染,是 1 岁以内患儿住院最常见的原因之一。以小气道纤毛上皮的急性炎症、水肿及坏死,黏液分泌增加以及支气管痉挛为特征。典型的临床症状为在上呼吸道感染后出现咳嗽,随之进展为发作性喘憋,咳嗽与喘憋同时发生。查体可见三凹征和(或)鼻翼扇动,肺部可闻及哮鸣音、湿啰音。毛细支气管炎常由病毒感染引起,最常见的病毒为呼吸道合胞病毒(respiratory syncytial virus, RSV);其他,如人类偏肺病毒(human metapneumouirus, hMPV)、流感病毒(influenza virus, Flu)、腺病毒(adenovirus, AdV)和副流感病毒(parainfluenza virus, PIV)等,少数患者可由肺炎支原体(mycoplasma pneumonia, MP)引起。发病季节以每年的 12 月至次年的 3 月为主。毛细支气管炎患儿胸片可见肺气肿、肺纹理增粗表现,一部分患者有散在小实变(肺不张或肺泡炎症),但其与病情严重程度的关系也不确定,因此临床上不推荐常规行胸部 X 线检查。住院患儿若治疗反应欠佳,需进一步评估病情严重程度或怀疑其他诊断时,则应行影像学检查。

二　诊断与评估

临床医师应依据患儿病史和体格检查诊断毛细支气管炎和评估患儿病情的严重程度。大多数毛细支气管炎病例在冬季发病,有上呼吸道感染史,患儿症状、体征包括流涕、咳嗽、呼吸急促、喘息、鼻翼扇动、三凹征,肺部可闻及哮鸣音及湿啰音等。严重病例可出现呼吸暂停、呼吸窘迫,甚至呼吸衰竭。应根据患儿呼吸频率、精神状态、血氧饱和度、进食情况评估病情,并需要连续观察,以充分评估患儿的病情变化。临床医师还应评估有无疾病的高危因素,如年龄<12 周、有早产史、有血流动力学改变的先天性心脏病、免疫缺陷、慢性肺疾病(支气管肺发育异常)、神经系统疾病等。临床医师可依据病史和体格检查诊断毛细支气管炎,不需常规采用 X 线或实验室检查。一些需要入住重症监护病房(ICU)的严重病例,以及出现呼吸道并发症(如气胸)的患儿则需要行胸部 X 线检查。

三　治疗与管理

(一)毛细支气管炎的治疗建议主要是"不推荐"原则

(1)不推荐对毛细支气管炎的婴幼儿使用支气管扩张剂。Cochrane 的系统评价显示,没有证据证明使用支气管扩张剂(α 或 β 受体激动剂)对治疗毛细支气管炎有益,使用这些药物潜在的不良反应(心动过速和震颤)和使用成本超过了其潜在的益处。但实际情况是绝大多数的临床医师会选择使用这一类药物。

（2）不推荐对毛细支气管炎的婴幼儿使用肾上腺素。研究发现，雾化吸入肾上腺素对毛细支气管炎患儿的住院结果无影响，除了作为危重疾病的抢救用药外，不推荐对住院毛细支气管炎患儿使用肾上腺素。

（3）不推荐给予在急诊就诊的毛细支气管炎患儿雾化高渗盐水。对住院患儿可试用雾化高渗盐水，雾化高渗盐水可改善呼吸道黏膜纤毛对黏液的清除，可改善轻中度毛细支气管炎临床症状，缩短患儿住院时间。

（4）不推荐对毛细支气管炎患儿静脉使用糖皮质激素（glucocorticoid，GC）治疗。目前的研究显示，单独使用 GC 对毛细支气管炎患儿没有益处，且会延长病毒排毒时间。但对于有过敏背景的患儿，使用 GC 可能缓解症状。

（5）如果患儿血氧饱和度＞90％，则不需要吸氧。

（6）不推荐对毛细支气管炎患儿使用肺部理疗。Cochrane 的系统评价发现，使用颤动、震动或被动呼气技术等胸部理疗并不能改善患儿的临床症状。

（7）不应对毛细支气管炎患儿使用抗菌药物，除非有细菌感染的依据或肺部出现实变阴影。

（8）对于经口服不能维持液体平衡的毛细支气管炎患儿应给予鼻饲或静脉输液，当患儿呼吸频率＞60～70 次/min 时，尤其是鼻腔分泌物较多时，喂养可能会受到影响，增加误吸的发生风险。患儿轻度呼吸窘迫，喂养不受影响时可以只需要观察，但呼吸窘迫加重影响喂养安全时，可以给予静脉输液或鼻饲。

（二）毛细支气管炎的预防建议

1. 对患有显著血流动力学异常心脏疾病及慢性肺疾病的早产儿（胎龄＜32 周，在新生儿期有吸氧病史，推荐在 1 岁内使用帕利珠单抗（palivizumab）。帕利珠单抗是 RSV 融合蛋白（F 蛋白）的人单克隆抗体，可有效降低 RSV 感染高危婴儿的住院率及 RSV 感染的严重程度。

2. 与患儿直接接触的人员均应在接触患儿前后消毒双手，照顾患儿的人员应该使用乙醇类消毒剂消毒双手，如无法使用乙醇类消毒剂则应用肥皂和水勤洗手。

3. 烟草暴露会增加婴幼儿患毛细支气管炎的风险，并加重毛细支气管炎患儿的病情，因此，对婴幼儿家属进行教育，消除或减少婴幼儿二手烟暴露。

4. 母乳喂养的婴幼儿呼吸道感染住院的风险低于配方奶喂养儿，故应鼓励母乳喂养。

四　研究热点

毛细支气管炎和哮喘的关系是这几年研究的热点，毛细支气管炎患儿再次病毒感染后容易反复喘息发作，一部分患儿发展为哮喘。是否发展成哮喘与其本身的特应质相关，也与之后病毒感染的种类相关。研究表明，毛细支气管炎后感染鼻病毒 C 型与之后的哮喘发作有关。因尚无有效的抗 RSV 的药物，故抗该病毒药物也是研究热点，目前已有国内厂家研制出抗 RSV 感染特效药物，以病毒包膜表面的 RSV F（融合）蛋白为靶点，通过抑制 RSV 病毒包膜表面上的 F（融合）蛋白的融合作用，阻止病毒入侵未感染细胞以及抑制宿主细胞间的融合，起到抗 RSV 病毒感染的作用，期待该药能早日上市造福广大患儿。

五　推荐文献阅读

1. Ralston SL, Lieberthal AS, Meissner HC, et al. Clinical practice guideline: the diagnosis, management, and prevention of bronchiolitis[J]. Pediatrics, 2014, 134(5): e1474-e1502.

2. Kou M, Hwang V, Ramkellawan N. Kou M, et al. Bronchiolitis: From Practice Guideline to

Clinical Practice[J]. Emerg Med Clin North Am,2018,36(2):275-286.

3. Florin TA,Plint AC,Zorc JJ. Viral bronchiolitis[J]. Lancet,2017,389(10065):211-224.

4.《中华儿科杂志》编辑委员会,中华医学会儿科学分会呼吸学组. 毛细支气管炎诊断、治疗与预防专家共识(2014 年版)[J]. 中华儿科杂志,.2015,53(3):168-172.

（六）病例剖析

【一般情况】 患儿,女,2 个月 15 天。

【主诉】 流涕、咳嗽 5 天,气喘 2 天。

【现病史】 患儿 5 天前在家中接触感冒的哥哥后出现流涕、咳嗽,咳嗽为连咳 2～3 声,有痰不易咳出。2 天前出现气喘,哭闹和吃奶时明显,同时咳嗽加剧,阵发性连咳 5～6 声,咳剧有呕吐,病程中无发热,无犬吠样咳嗽,无咳末鸡鸣样回声,无声嘶,无腹泻,无皮疹,当地医院就诊(具体不详),予口服"易坦静"口服治疗,未见好转。

起病来,患儿神志清,精神可,奶量稍下降,睡眠尚可,大小便正常,体重无明显下降,否认奶汁吸入史及结核病患者接触史。

【既往史】 既往体健,有湿疹史,否认药物、牛奶蛋白过敏史。

【个人史】 G2P2 足月剖宫产,出生体重 3.0kg,否认难产史及窒息抢救史。生后母乳喂养,已接种卡介苗及乙肝疫苗,已能抬头。

【家族史】 父亲母亲体健,哥哥 2 岁内喘息 2～3 次,目前 6 岁,有过敏性鼻炎史。否认家族中肝炎、结核等传染病史及肿瘤、高血压等遗传病史。

【入院查体】 T 36.4℃,P 135 次/min,R 55 次/min,体重 5.0kg,神清,呼吸促,可见三凹征,咽红,两肺呼吸音粗,可及明显哮鸣音,呼气相延长,心律齐,未及明显病理性杂音,腹软,肝脾肋下未及肿大,神经系统检查阴性。

【辅助检查】

1. 外院血常规＋超敏 CRP:WBC 6.5×10^9/L,LY% 56.0%,NEUT% 42.8%,Hb 124g/L,PLT 310×10^9/L,CRP <1mg/L。

2. 胸片:两肺纹理增多。

3. 急诊血气＋电解质:pH 7.40,PCO$_2$ 45.0mmHg,PO$_2$ 45.0mmHg,K$^+$ 4.0mmol/L,Na$^+$ 138mmol/L,HCO$_3^-$ 23.2mmol/L,ABE －2.4mmol/L。

【入院诊断】 1.毛细支气管炎;2.Ⅰ型呼吸衰竭。

【进一步检查】

1. 三大常规及心电图等。

2. 血生化五类、前降钙素等。

3. 病原学检查:痰呼吸道免疫荧光检测、痰培养＋药敏、痰沙眼衣原体-DNA 检测等。

【诊疗计划】

1. 入院后测经皮血氧饱和度 89%,予以鼻导管吸氧处理。

2. 予"布地奈德 0.5mg＋沙丁胺醇 2.5mg＋异丙托溴铵 250μg,q12h"雾化吸入治疗。

3. 抗感染:该患儿考虑病毒感染(尤其呼吸道合胞病毒)可能性大,故不使用抗菌药物。

4. 对症治疗:纠正水电解质紊乱及酸碱失衡,密切关注患儿呼吸、咳嗽、气喘、肺部哮鸣音等情况,根据病情变化及时调整治疗方案。

【诊疗经过】

1.辅助检查结果

(1)血常规+CRP：WBC 6.8×10^{9}/L，LY% 50.6%，NEUT% 48.8%，Hb 125g/L，PLT 320×10^{9}/L，CRP <1mg/L。心电图：窦性心动过速。

(2)痰培养、痰沙眼衣原体-DNA、前降钙素、生化五类、大小便常规基本正常。

(3)痰呼吸道病毒免疫荧光检测提示 RSV 阳性。

2.疾病转归

入院后予鼻导管吸氧×2d，"布地奈德 0.5mg+沙丁胺醇 2.5mg+异丙托溴铵 $250\mu g$，q12h×2d，qd×2d"雾化及吸痰等治疗。患儿入院第 3 天起咳喘明显缓解，住院治疗 4 天出院。

出院时患儿偶有咳嗽，安静时气喘不明显，吃奶可。查体：神清，精神可，呼吸平稳，两肺呼吸音稍粗，未闻及明显喘鸣音和湿啰音，心律齐，未及明显病理性杂音，腹软，肝脾肋下未及肿大，神经系统检查阴性。

【出院诊断】　1.毛细支气管炎(呼吸道合胞病毒感染)；2.Ⅰ型呼吸衰竭。

【出院建议】

1.避免去人群聚集地，避免和感冒患者接触。

2.继续母乳喂养，平时做好生活护理，做到尽量少感冒。

第五节　儿童肺炎

一　概　述

肺炎(pneumonia)是指病原体或其他因素(如中毒、吸入油脂类物质或过敏反应)等所引起的肺部炎症。肺炎的主要临床表现为发热、咳嗽、气促、呼吸困难和肺部固定性中、细湿啰音。重症患者可累及消化、循环和神经等肺外系统而出现相应的临床症状，如应激性溃疡、心力衰竭、缺氧中毒性脑病等。世界卫生组织(World Health Orgnization，WHO)资料显示，仅 2016 年肺炎造成 92 万 5 岁以下儿童死亡。同时，肺炎也是当前我国 5 岁以下儿童死亡的主要原因之一，给社会带来沉重负担，应引起高度重视。

二　诊断与评估

(一)肺炎的分类

1.病理分类

大叶性肺炎、支气管肺炎和间质性肺炎。

2.病因分类

最常见为细菌和病毒感染，也可由病毒、细菌"混合感染"。发达国家儿童肺炎病原体以病毒为主，发展中国家则以细菌为主。根据儿童的年龄能较好地预示儿童肺炎的可能病原(见表4-5-1)。

(1)病毒性肺炎：呼吸道合胞病毒、鼻病毒、流感病毒、腺病毒、副流感病毒、偏肺病毒、冠状病毒、博卡病毒等。

(2)细菌性肺炎：肺炎链球菌、流感嗜血杆菌、A 组乙型链球菌、金黄色葡萄球菌、大肠埃希菌等。

（3）非典型病原体肺炎：支原体、衣原体、军团菌等。

（4）真菌性肺炎：白念珠菌、曲霉菌、组织胞浆菌、隐球菌、肺孢子菌等。

（5）其他病原体所致肺炎：如寄生虫（肺包虫、肺线虫、肺血吸虫）、立克次体（Q 热立克次体）、弓形虫（鼠弓形虫等）。

（6）非感染病因引起的肺炎：如吸入性肺炎、药物中毒性肺炎、类脂质肺炎、过敏性肺炎、放射性肺炎等。

表 4-5-1　各年龄段儿童常见的肺炎病原

病原体	年龄＜3 个月	年龄在 3 个月～5 岁	年龄＞5 岁
肺炎链球菌	＋＋＋	＋＋＋	＋＋＋
病毒	＋＋＋	＋＋＋	＋＋
肠杆菌科	＋＋＋	＋	＋
B 族链球菌	＋＋＋	－	－
沙眼衣原体	＋＋＋	＋	±
金黄色葡萄球菌	＋＋	＋	＋
流感嗜血杆菌	＋	＋＋＋	＋
A 族链球菌	－	＋	＋
肺炎支原体	±	＋＋	＋＋＋
肺炎衣原体	±	＋	＋＋

注：＋＋＋非常常见；＋＋较常见；＋常见；±不常见；－无。

3. 病程分类

①急性肺炎：病程＜1 个月；②迁延性肺炎：病程 1～3 个月；③慢性肺炎：病程＞3 个月。

4. 病情分类

①轻症：除呼吸系统外，其他系统仅轻微受累，无全身中毒症状；②重症：肺炎患儿出现通、换气功能障碍或全身炎症反应时。

5. 肺炎发生的地点分类

①社区获得性肺炎（community acquired pneumonia，CAP）指原本健康的儿童在医院外获得的感染性肺炎，包括感染了具有明确潜伏期的病原体而在入院后潜伏期内发病的肺炎；②医院获得性肺炎（hospital acquired pneumonia，HAP），又称医院内肺炎（nosocomial pneumonia，NP），指患儿入院时不存在、也不处于潜伏期而在入院≥48 小时发生的感染性肺炎，包括在医院感染而于出院 48 小时内发生的肺炎。

（二）临床表现

起病多数较急，主要临床表现如下。

1. 主要症状

包括发热，咳嗽，气促，喘鸣，呼吸困难，部分儿童伴全身症状，包括精神萎靡、消化不良、烦躁不安等。

2. 主要体征

包括呼吸频率增快，呼吸困难，并可见呻吟、鼻翼扇动和胸壁吸气性凹陷，发绀，肺部可闻及固定的中细湿啰音。肺部叩诊多正常，病灶融合时可出现实变体征。

重症肺炎的表现：重症肺炎除出现呼吸系统通、换气功能障碍外，可发生循环、神经和消化等系统严重功能障碍。

(1)循环系统:可发生心肌炎、心包炎等,有先天性心脏病者可合并心力衰竭,革兰阴性杆菌感染者可合并微循环障碍。过去重症肺炎合并心力衰竭的诊断较多,目前认为其发生机制较为复杂,具有不同的机制和病理生理过程,难以用同一标准诊断,需结合临床、影像学及生物学标记物等针对心脏的客观指标来判断。

(2)神经系统:缺氧的严重程度不同神经系统的表现不同。轻度时常有烦躁、激惹和嗜睡等表现;脑水肿时表现为意识障碍,惊厥,呼吸不规则,甚至瞳孔对光反射迟钝或消失。

(3)消化系统:严重者发生缺氧中毒性肠麻痹时,表现为频繁呕吐、严重腹胀、呼吸困难加重,听诊肠鸣音消失。重症患儿还可有应激性溃疡的表现如呕吐咖啡样物、大便潜血阳性或柏油样便。

(三)辅助检查

1.外周血感染指标

主要包括血常规、CRP、前降钙素(procalcitonin,PCT)等。细菌感染时,多有外周血白细胞计数升高,中性粒细胞比例增高,CRP增高等表现,严重感染时可有PCT的升高。病毒感染时外周血上述指标一般不会升高,甚至有时会出现白细胞下降。

2.病原学检查

对于门诊轻症肺炎患者,不建议进行常规的病原学检查,对于重症或住院肺炎患者,可进行相应的病原学检查,指导抗菌药物的合理应用。

(1)病毒学检查:①病毒的培养分离:肺组织、支气管肺泡灌洗液、鼻咽分泌物病毒培养分离是病毒病原诊断的可靠方法,为诊断病毒感染的金标准,但耗时耗力,时效性较差。②病毒核酸检测:聚合酶链反应(PCR)或反转录PCR(reverse tiransoription PCR,RT-PCR)检测呼吸道分泌物中的病毒特异性基因片段,具有很高的敏感性,特异性强,有早期诊断价值。实时定量PCR(realtime-PCR)技术的采用大大减少了标本污染的可能性。近年来开展的多重PCR技术,可同时检测多种病毒,大大提高了检测效率。二代测序(next-generation sequencing,nGS)技术的大力开展,为病原学检测提供了又一个强有力的工具。③病毒抗原检测:目前的方法包括免疫荧光法检测呼吸道脱落上皮细胞内的病毒抗原、酶免疫法或金标法检测呼吸道分泌物中的病毒特异性抗原。抗原检测方法较为简单,适合临床实践中病毒感染的早期快速诊断。④病毒抗体检测:病毒特异性的IgM水平的升高对病毒感染的早期诊断有一定的价值;更有诊断价值的是抗体水平的进行性升高,急性期和恢复期(间隔10～14天以上)双份血清特异性IgG抗体比较有4倍以上的升高可作为病毒感染诊断的可靠指标。

(2)细菌性检查:①细菌培养:选取合适的呼吸道标本,如活检肺组织、肺泡灌洗液、痰液等进行。考虑到上呼吸道定植菌群的存在,深部组织来源标本的培养结果可以作为金标准。②核酸检测:方法见病毒部分,由于定植菌的存在,采样部位及临床表现对核酸结果的解读尤为重要。③细菌抗原检测:主要是无菌部位如脑脊液、关节液和胸腔积液等部位的抗原检查具有一定的临床意义。非典型细菌,如肺炎支原体的病原检查,除以上方法外,抗体的检查亦有相当意义,特别是血清学的动态变化尤其如此。

3.影像学

轻症肺炎可不进行影像学检查,而初始抗菌药物治疗失败或重症患者需要胸部X线检查,必要时甚至需行胸部CT检查。临床胸部CT检查的指征包括:①临床高度怀疑肺炎而普通胸片未能显示肺炎征象;②胸片难以明确肺炎部位和范围者;③需同时了解有无纵隔内病变;④胸片显示大叶性肺炎或肺不张;⑤临床怀疑间质性肺炎;⑥鉴别诊断需要。

(四)诊　断

肺炎的诊断根据典型的临床症状:如发热、咳嗽、呼吸急促症状,肺部听诊闻及固定中、细湿啰音和(或)胸部影像学有肺炎的改变均可诊断为支气管肺炎。注意重症肺炎的识别,世界卫生组织推荐2月龄～5岁儿童出现胸壁吸气性凹陷或鼻翼扇动或呻吟之一表现者,提示有低氧血症,为重度肺炎;如果出现中心性发绀、严重呼吸窘迫、拒食或脱水征、意识障碍（嗜睡、昏迷、惊厥）之一表现者为极重度肺炎，这是重度肺炎的简易判断标准，适用于门诊病情判断和急诊室重症患者的识别。实际工作中，重症肺炎主要根据一系列临床特征进行区分，具体见表 4-5-2。

（五）鉴别诊断

肺炎的鉴别诊断疾病很多，大致可以分为两大类。

1.呼吸异常的非肺炎疾病

①肺部疾病：支气管异物、肺部肿瘤和哮喘等；②全身性疾病：纵隔占位、酸中毒、严重贫血、高热、神经肌肉疾病等。

2.全身疾病的肺部表现

如心源性哮喘、肺水肿、恶性肿瘤肺部转移、肺泡弥漫性出血等。

表 4-5-2　肺炎患者的严重程度评估

临床特征	轻症肺炎	重症肺炎
一般情况	好	差
拒食或脱水征	无	有
意识障碍	无	有
呼吸频率	正常或稍增快	明显增快
发绀	无	有
呼吸困难（呻吟、鼻翼扇动、三凹征）	无	有
肺浸润范围	<1/3 的肺	≥2/3 的肺
胸腔积液	无	有
血氧饱和度	正常	<92％
肺外并发症	无	有
测评标准	出现上述所有表现	存在以上任何一项

三　治疗与管理

（一）治　疗

（1）一般治疗：室内空气要流通，以温度 18～20℃、湿度 60％为宜。给予营养丰富的饮食，重症进食困难的患儿可给予肠道外营养。经常变换体位，以减少肺部淤血，促进炎症吸收。注意隔离，以防交叉感染。

（2）对症治疗：①维持正常的氧合，对于缺氧的患者，给予各种程度的吸氧方式，使氧饱和度（oxygen saturation，SaO_2）维持在 92％以上。吸氧方式主要包括鼻导管吸氧、面罩吸氧、头罩吸氧、CPAP 直至气管插管辅助机械通气。②维持正常的水电解质平衡：通过口服补液、静脉输液等方式维持；③退热：对于持续高热的患儿可给予退热药物使用，但需要注意总的使用剂量及患者有无脱水情况的存在。

（3）抗病原体治疗：①就病毒而言，目前除流感病毒有特效药物外，其他病毒无特异性的抗病毒药物；②抗菌药物的选择应根据经验性的判断和实验室检查综合分析。

（4）并发症的治疗：包括肺内肺外并发症的治疗。如肺内并发症包括呼吸衰竭、胸膜炎、ARDS、MODS 和坏死性肺炎。肺外并发症包括循环系统、神经系统和消化系统的症状。根据并发症的类型，选择合适的治疗方式。

(二)预　防

(1)良好的卫生习惯:由于呼吸道疾病的传染方式主要是接触传播、飞沫传播和气溶胶传播等,因此防控措施包括少去密闭及人员拥挤的地方,注意接触传播,公共区域物品减少接触。

(2)特异性抗体:①被动预防型抗体,如针对呼吸道合胞病毒感染的单克隆抗体,帕丽珠单抗;②主动预防型抗体,如流感疫苗、新冠病毒疫苗、b 型流感嗜血杆菌(haemophilus influenzae type b,Hib)疫苗和肺炎球菌疫苗等。

四　研究热点

肺炎是儿童下呼吸道感染最常见的感染形式,也是 5 岁以下儿童最常见的死亡病因。在全球范围内,病毒、非典型病原(特别是肺炎支原体)、细菌是引起儿童肺炎最常见的病原。因此对于这些病原发生的流行病学特征和治疗方案的探索是临床医生关注的重点。同时,在基础研究方面,不同病原的致病机制、分子流行病学、耐药趋势等仍是研究的热点。具体而言,由于肺炎支原体感染成为我国重症肺炎最为主要的病原,特别是近年来难治性支原体肺炎(refractory mycoplasma pneumoniae pneumonia,RMPP)的比例逐步升高,成为研究的热点病原体,包括流行病学、致病机制、耐药情况、RMPP 的预测研究、抗生素治疗策略、糖皮质激素应用的时机和策略、并发症和后遗症的预测与管理等方面,均是近几年的研究热点。

五　推荐文献阅读

1. 中华医学会儿科学分会呼吸学组,《中华儿科杂志》编辑委员会. 儿童社区获得性肺炎管理指南(2013 修订)(上)[J]. 中华儿科杂志,2013,51 (10):745-752.

2. 中华医学会儿科学分会呼吸学组,《中华儿科杂志》编辑委员会. 儿童社区获得性肺炎管理指南(2013 修订)(下)[J]. 中华儿科杂志,2013,51 (11):856-862.

3. 中华人民共和国国家健康委员会,国家中医药局. 儿童社区获得性肺炎治疗规范(2019 年版)[J]. 中华临床感染病杂志,2019,12(1):6-13.

4. Yang ming ming,Lie En-mei. The sdvancement of diagnosis and treatment of severe pneumonia in children[J]. Journal of Pediatric Pharmacy,2009,15(1):53-55.

六　病例剖析

【一般情况】　患儿,男,13 岁 10 个月。

【主诉】　咳嗽胸痛 3 天,发热咯血 2 天。

【现病史】　患儿 3 天前无明显诱因下在家中出现咳嗽,阵发性,渐加重,伴白色泡沫样痰,伴左侧胸痛,阵发性,有时较剧,可自行缓解。2 天前无明显诱因下出现发热,体温最高 38.2℃,予口服"退热药"后体温可下降至正常,数小时后体温复升,多在 38℃左右,伴咯血数次,为痰中带暗红色血液,量较多,每次约 5～10ml。伴胸闷,不能平卧,伴腹痛,脐周部钝痛为主。病程中,无头晕头痛,无午后低热,无消瘦,无皮疹。病后至当地医院就诊,诊断为"急性支气管肺炎",予"阿奇霉素"静滴 1 天,未见好转,昨转来我院,门诊诊为"肺炎",予"鼻导管吸氧、头孢曲松静滴"等处理,患儿体温仍有波动,伴胸痛胸闷。为求进一步诊治,门诊拟"肺炎、胸膜炎"收住入院。

起病来,患儿神志清,精神稍软,胃纳尚,睡眠一般,大小便正常,体重无明显下降。否认异物吸入史和结核接触史。

【既往史】 既往体健,否认手术外伤史,否认食物药物过敏史。

【个人史】 G1P1足月剖宫产,出生体重3.6kg,否认难产史及窒息抢救史。生后母乳喂养,按时添加辅食,现普食。按卡接种疫苗,2月抬头,4月翻身,6月独坐,1岁会走,生长发育与正常同龄儿相仿。

【家族史】 父母体健,否认家族中肝炎、结核等传染病史及高血压、肿瘤等疾病史。

【入院查体】 T 38.5℃,P 136次/min,R 28次/min,BP 129/78mmHg,神志清,双侧瞳孔等大等圆,气促,不能平卧,可见三凹征,左肺呼吸音低,未及明显啰音,心律齐,心音中等,未及明显杂音,腹软,肝脾未及明显肿大,腹部轻压痛,无反跳痛,四肢肌张力适中,肢端温,毛细血管再充盈时间2秒。

【辅助检查】

1.胸片(外院):左下肺片状密度增高影,左侧胸腔积液可能。

2.血常规:WBC 12.89×10⁹/L,NEUT% 88.4%,LY% 10.3%,Hb 135g/L,PLT 455×10⁹/L;CRP>220mg/L。

3.胸部B超:左侧胸腔积液,透声差。

【入院诊断】 1.急性重症肺炎;2.胸腔积液;3.脓毒症。

【进一步检查】

1.三大常规。

2.生化、血气+电解质、PCT、血培养。

3.心电图、胸部CT。

4.病原学检查:痰培养+药敏、痰MP-DNA、痰呼吸道病毒免疫荧光。

5.胸水检查:常规、生化、培养。

【诊疗计划】

1.一般治疗:卧床休息、补液、心电监护。

2.对症处理:退热药、鼻导管吸氧。

3.抗菌药物:万古霉素+头孢曲松。

4.胸腔穿刺:抽取胸水。

5.呼吸内镜检查。

【诊治经过】

1.辅助检查

(1)血常规和CRP结果(见图4-5-1和4-5-2)。

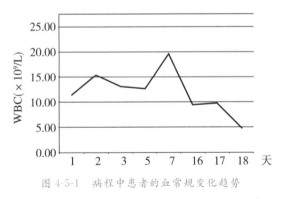

图4-5-1 病程中患者的血常规变化趋势　　图4-5-2 病程中患者的CRP变化趋势

(2)PCT:49ng/ml(第1天);0.35ng/ml(第7天);0.05ng/ml(第15天)。

(3)病原学检查:痰培养阴性;痰病毒性免疫荧光检测阴性;痰MP-CP DNA阴性。

(4)胸水检测:①胸水常规提示外观褐色,浑浊,李凡他试验(+),细胞数4000×10⁶/L,多核85%,

单核 15%。②胸水生化提示总蛋白 52g/L,ADA 80.5U/L,ADH 3922U/L,葡萄糖 0.07mmol/L。③胸水培养:耐甲氧西林金黄色葡萄球菌(MRSA)阳性。

（5）结核感染细胞斑点检测示阴性;结核抗体示阴性。

（6）胸部影像学:①胸部 CT(入院第 1 天见图 4-5-3,入院第 7 天见图 4-5-4,入院第 21 天见图 4-5-5,病程第 105 天见图 4-5-6);②胸片(入院第 2 天见图 4-5-7,病程第 60 天见图 4-5-8)。

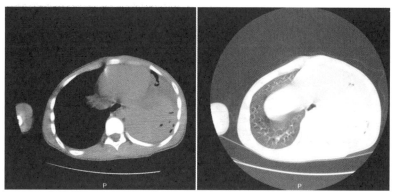

图 4-5-3　入院第 1 天患儿胸部 CT 表现(显示左下叶肺不张,左侧为纵隔窗,右图为肺窗)

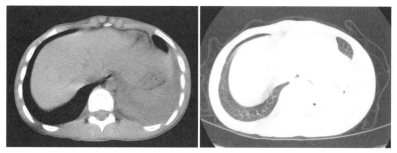

图 4-5-4　入院第 7 天患儿胸部 CT 表现(显示左下叶肺不张伴胸腔积液,左侧为纵隔窗,右图为肺窗)

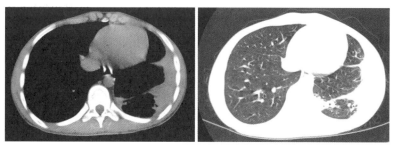

图 4-5-5　入院第 21 天患儿出院时胸部 CT 表现(显示左下叶肺炎逐步吸收,胸膜增厚表现,左侧为纵隔窗,右图为肺窗)

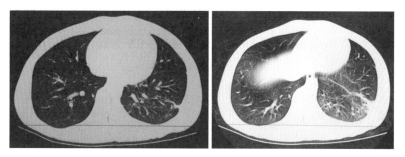

图 4-5-6　病程第 105 天门诊复查胸部 CT 表现(显示肺炎基本吸收)

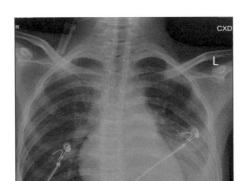
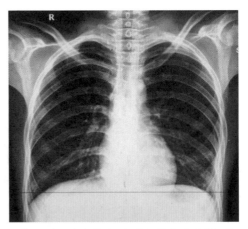

图 4-5-7　入院第 2 天胸片(右下肺　　　图 4-5-8　病程第 60 天胸片复查表现(左下
不张伴胸腔积液)　　　　　　　　叶胸膜增厚表现,肺炎基本吸收)

(7)支气管内镜检查:可见气道内多量脓性分泌物,左下叶痰栓堵塞(见图 4-5-9)。肺泡灌洗液(BALF)检查:培养示 MRSA 阳性;MP-CP DNA 阴性;抗酸杆菌阴性。

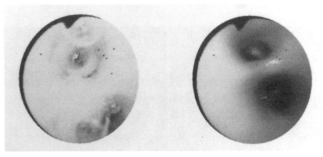

图 4-5-9　左下叶支气管肺泡灌洗前后变化(左图为灌洗前左下叶
开口处痰栓堵塞,右图为灌洗后左下叶气道开口处通畅)

2.诊治经过

入院后,予以吸氧及各项支持治疗,并予以胸腔穿刺引流胸水,予以头孢曲松＋万古霉素抗感染治疗 1 周,病原菌明确为 MRSA 后停用头孢曲松,单用万古霉素抗感染。同时予以支气管内镜清除左下叶痰栓。入院第 8 天起病情好转,体温逐渐降至正常。入院第 21 天好转出院,出院后继续口服利奈唑胺 5 周后停药。3 月后复查肺炎基本痊愈。

【出院诊断】　1.急性重症肺炎;2.左下肺不张;3.MRSA 感染;4.脓毒血症;5.急性胸膜炎。

【出院建议】　出院后继续使用利奈唑胺 5 周,定期门诊复查。

第六节　支气管哮喘

一　概　述

支气管哮喘(bronchial asthma)(以下简称哮喘)是儿童时期最常见的慢性呼吸系统疾病之一,是一种以慢性气道炎症和气道高反应性为特征的异质性疾病,以反复发作的喘息、咳嗽、气促、胸闷为主要临床表现,常在夜间和(或)清晨发作或加剧。呼吸道症状的具体表现形式和严重程度具有随时间而变化的特点,并常伴有可变的呼气气流受限。近 20 年来,我国儿童哮喘的患病率呈明显上升趋势,2010 年我国城区哮喘患儿累积患病率为 0.5%～7.6%,较十年前约增长 50%。哮喘具有反复发作的特点,严重影响患儿的生活质量,同时其对患儿肺功能的损害可持续至成人期,并增加发生慢性阻塞性肺疾病的风险,给家庭和社会造成了沉重的经济负担。

二 诊断与评估

(一)哮喘的诊断

哮喘的诊断主要依据呼吸道症状和体征特征,肺功能检查证实存在可变的呼气气流受限,并排除可引起相关症状的其他疾病。

(1)反复发作喘息、咳嗽、气促、胸闷,多与接触变应原、冷空气、物理、化学性刺激、呼吸道感染、运动以及过度通气(如大笑和哭闹)等有关,常在夜间和(或)清晨发作或加剧。

(2)发作时在双肺可闻及散在或弥漫性,以呼气相为主的哮鸣音,呼气相延长。

(3)上述症状和体征经抗哮喘治疗有效或自行缓解。

(4)除外其他疾病所引起的喘息、咳嗽、气促和胸闷。

(5)临床表现不典型者(如无明显喘息或哮鸣音),应至少具备以下 1 项:①证实存在可逆性气流受限:a. 支气管舒张试验阳性:吸入速效 β_2 受体激动剂(如沙丁胺醇压力定量气雾剂 200～400μg)后 15 分钟第一秒用力呼气量(forced expiratory volume in the first second,FEV_1)增加≥12%;b. 抗感染治疗后肺通气功能改善:给予吸入糖皮质激素和(或)抗白三烯治疗 4 周,FEV_1 增加≥12%。②支气管激发试验阳性。③最大呼气峰流量(peak,expiratory flow,PEF)日间变异率(连续监测 2 周)≥13%。

符合(1)～(4)条或(4)、(5)条者,可以诊断为哮喘。

(二)咳嗽变异性哮喘的诊断

咳嗽变异性哮喘(cough variant asthma,CVA)是儿童慢性咳嗽最常见原因之一,以咳嗽为唯一或主要表现。诊断依据:①咳嗽持续＞4 周,常在运动、夜间和(或)清晨发作或加重,以干咳为主,不伴有喘息;②临床上无感染征象,或经较长时间抗生素治疗无效;③抗哮喘药物诊断性治疗有效;④排除其他原因引起的慢性咳嗽;⑤支气管激发试验阳性和(或)PEF 日间变异率(连续监测 2 周)≥13%;⑥个人或一、二级亲属特应性疾病史,或变应原检测阳性。以上①～④项为诊断基本条件。

(三)6 岁以下儿童哮喘的临床诊断

由于年幼儿童喘息表型多样、肺功能检查实施困难等,目前尚无特异性的检测方法和指标。临床上主要是依据症状发作的频度、严重程度及是否存在哮喘发生的危险因素,评估患儿发展为持续性哮喘的可能性,从而判断是否需要启动长期控制治疗,并依据治疗反应进一步支持或排除哮喘的诊断。喘息儿童如具有以下临床症状特点时高度提示哮喘的诊断:①多于每月 1 次的频繁发作性喘息;②活动诱发的咳嗽或喘息;③非病毒感染导致的间歇性夜间咳嗽;④喘息症状持续至 3 岁以后;⑤抗哮喘治疗有效,但停药后又复发。

(四)哮喘的分期和分级

1.哮喘的分期

根据临床表现,哮喘可分为急性发作期(acute exacerbation)、慢性持续期(chronic persistent)和临床缓解期(clinical remission)。急性发作期是指突然发生喘息、咳嗽、气促、胸闷等症状,或原有症状急剧加重;慢性持续期是指近 3 个月内不同频度和(或)不同程度地出现喘息、咳嗽、气促、胸闷等症状;临床缓解期系指经过治疗或未经治疗症状、体征消失,肺功能恢复到急性发作前水平,并维持 3 个月以上。

2.哮喘的分级

哮喘的分级包括哮喘控制水平分级、病情严重程度分级和急性发作严重度分级。

（1）控制水平分级：哮喘控制水平的评估包括现症哮喘症状控制水平的评估和未来危险因素评估。依据哮喘症状控制水平，分为良好控制、部分控制和未控制（见表4-6-1和表4-6-2）。未来危险因素评估包括未来发生急性发作、不可逆肺功能损害和药物相关不良反应风险的评估。

表4-6-1　儿童哮喘症状控制水平分级(6岁及以上)

评估项目	哮喘症状控制水平		
在过去的4周：	良好控制	部分控制	未控制
日间症状＞2次/周 夜间因哮喘憋醒 应急缓解药使用＞2次/周 因哮喘而出现活动受限	全无	存在1～2项	存在3～4项

表4-6-2　儿童哮喘症状控制水平分级(6岁以下)

评估项目	哮喘症状控制水平		
在过去的4周：	良好控制	部分控制	未控制
持续至少数分钟的日间症状＞1次/周 夜间因哮喘憋醒或咳嗽 应急缓解药使用＞1次/周 因哮喘而出现活动受限（较其他儿童跑步/玩耍时间减少，步行/玩耍时容易疲劳）	全无	存在1～2项	存在3～4项

（2）病情严重程度分级：依据达到哮喘控制所需的治疗级别进行回顾性评估分级。①轻度持续哮喘：第1级或第2级阶梯治疗方案治疗能达到良好控制的哮喘。②中度持续哮喘：使用第3级阶梯治疗方案治疗能达到良好控制的哮喘。③重度持续哮喘：需要第4级或第5级阶梯治疗方案治疗的哮喘。但哮喘的严重度并不是固定不变的，会随着治疗时间而变化。如采用包括吸入型糖皮质激素和长效 β_2 激动剂两种或更多种的控制药物（即 GINA 2014 的第4级治疗方案）规范治疗至少3～6个月仍不能达到良好控制的哮喘可诊断为难治性哮喘。

（3）哮喘急性发作严重度分级：根据哮喘急性发作时的症状、体征、肺功能及血氧饱和度等情况，将发作严重度分为轻度、中度、重度和危重度（见表4-6-3和表4-6-4）。哮喘急性发作经合理使用支气管舒张剂和糖皮质激素等哮喘缓解药物治疗后，仍有严重或进行性呼吸困难者，称为哮喘持续状态；如支气管阻塞未及时得到缓解，可迅速发展为呼吸衰竭，直接危及生命（危及生命的哮喘发作）。

表4-6-3　哮喘急性发作严重度分级(6岁及以上)

临床特点	轻度	中度	重度	危重度
气短	走路时	说话时	休息时	呼吸节律不齐
体位	可平卧	喜坐位	前弓位	不确定
讲话方式	能成句	成短句	说单字	难以说话
精神意识	可有焦虑、烦躁	常焦虑、烦躁	常焦虑、烦躁	嗜睡、意识模糊
辅助呼吸肌活动及三凹征	常无	可有	通常有	胸腹反常运动
哮鸣音	散在，呼气末期	响亮、弥漫	响亮、弥漫、双相	减弱，甚至消失

续表

临床特点	轻度	中度	重度	危重度
脉率	略增加	增加	明显增加	减慢或不规则
PEF 占正常预计值或本人最佳值的百分数(%)	>80	SABA 治疗前:>50～80 SABA 治疗后:>60～80	SABA 治疗前:≤50 SABA 治疗后:≤60	无法完成肺功能
SaO₂(吸空气)	0.90～0.94	0.90	<0.90	

注:幼龄儿童较年长儿和成人更易发生高碳酸血症(低通气);判断急性发作严重度时,只要存在某项严重程度的指标,即可归入该严重度等级;短效 β_2 受体激动剂(short-acting beta 2 receptor agonist,SABA)。

表 4-6-4　哮喘急性发作严重度分级(6 岁以下)

症状	轻度	重度*
精神意识改变	无	焦虑、烦躁、嗜睡或意识不清
SaO₂(治疗前)**	≥0.92	<0.92
讲话方式***	能成句	说单字
脉率	无明显心动过速	>200 次/min(0～3 岁) >180 次/min(4～5 岁)
发绀	无	可能存在
哮鸣音	存在	减弱,甚至消失

注:* 判断重度发作时,只要存在一项就可归入该等级;** 血氧饱和度是指在吸氧和支气管舒张剂治疗前的测得值;
　　*** 需要考虑儿童的正常语言发育过程。

(五)辅助检查

1.协助诊断与评估

协助诊断与评估包括肺通气功能检测、过敏状态检测、气道炎症指标检测。

(1)肺通气功能检测:主要用于 5 岁以上儿童,是诊断哮喘的重要手段,也是评估哮喘病情严重程度和控制水平的重要依据。主要表现为阻塞性通气功能障碍,且为可逆性。对疑诊哮喘儿童,如出现肺通气功能降低,可考虑进行支气管舒张试验,评估气流受限的可逆性;如果肺通气功能未见异常,则可考虑进行支气管激发试验,评估其气道反应性;或建议患儿使用峰流量仪每日两次测定峰流量,连续监测 2 周。如患儿支气管舒张试验阳性、支气管激发试验阳性,或 PEF 日间变异率≥13％均有助于确诊。

(2)过敏状态检测:主要是变应原皮肤点刺试验或血清变应原特异性 IgE 测定,可以了解患者的过敏状态,协助哮喘诊断。也有利于了解导致哮喘发生和加重的个体危险因素,有助于制定环境干预措施和确定变应原特异性免疫治疗方案。但必须强调过敏状态检测阴性不能作为排除哮喘诊断的依据。外周血嗜酸性粒细胞分类计数对过敏状态的评估有一定价值。

(3)气道炎症指标检测:嗜酸细胞性气道炎症可通过诱导痰嗜酸粒细胞分类计数和呼出气一氧化氮(fractional exhaled nitric oxide,FeNO)水平等无创检查进行评估。虽然目前气道炎症指标检测在儿童哮喘诊断中尚无确切价值,但这些指标的连续监测有助于评估哮喘的控制水平和指导优化哮喘治疗方案的制定。

2.协助鉴别诊断

(1)胸部影像学检查:哮喘诊断评估时,不建议进行常规胸部影像学检查。反复喘息或咳嗽儿童,怀疑哮喘以外其他疾病,如气道异物、结构性异常(如血管环、先天性气道狭窄等)、慢性感染(如结核)以及其他有影像学检查指征的疾病时,依据临床线索所提示的疾病选择胸部 X 线平片或 CT 检查。

(2)支气管镜检查:反复喘息或咳嗽儿童,怀疑哮喘以外其他疾病,如气道异物、气道局灶性病变(如气道内膜结核、气道内肿物等)和先天性结构异常(如先天性气道狭窄、食管-气管瘘)等具有纤维支气管镜检查指征的疾病时,应予以纤维支气管镜检查以进一步明确诊断。对于诊断为哮喘并按哮喘治疗效果欠佳的患儿,尤其是喘息、痰鸣等临床表现较明显的婴幼儿,可考虑进行纤维支气管镜检查,了解气道局部病变情况,对气道内黏稠分泌物予以局部冲洗处理。同时可进行支气管肺泡灌洗液病原学、细胞学及其他相关检查,以协助进一步明确诊断。

三 治疗与管理

(一)治疗原则

哮喘控制治疗应尽早开始。要坚持长期、持续、规范、个体化治疗原则。急性发作期应快速缓解症状,如平喘、抗炎治疗;慢性持续期和临床缓解期则重在防止症状加重和预防复发,如避免触发因素、抗炎、降低气道高反应性、防止气道重塑,并做好自我管理。

(二)急性发作期的处理

哮喘急性发作需在第一时间内予以及时恰当的治疗,以迅速缓解气道阻塞症状。儿童哮喘急性发作期的医院治疗流程详见图 4-6-1。

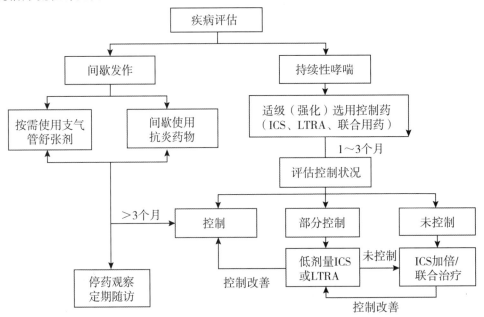

图 4-6-1 儿童哮喘急性发作期的医院治疗流程

注:吸入型糖皮质激素(inhaled corticosteroids,ICS);白三烯受体调节剂(leukotriene receptor modulator,LTRA)。

1.氧 疗

有低氧血症者,采用鼻导管或面罩吸氧,以维持血氧饱和度>0.94。

2.吸入速效 β_2 受体激动剂

吸入速效 β_2 受体激动剂是治疗儿童哮喘急性发作的一线药物。沙丁胺醇或特布他林,体重≤20kg,每次 2.5mg;体重>20kg,每次 5mg;第 1 小时可每 20 分钟 1 次,以后根据治疗反应逐渐延长给药间隔,根据病情每 1～4 小时重复吸入治疗。如不具备雾化吸入条件时,可使用压力型定量气雾剂(pressurized metered dose inhaler,pMDI)经储雾罐吸药,每次单剂喷药,连用 4～10 喷(6 岁以下 2～6 喷),用药间隔与雾化吸入方法相同。快速起效的长效 β_2 受体激动剂(long-acting beta 2 receptor agonist,LABA)(如福莫特罗)也可在 6 岁及以上哮喘儿童作为缓解药物使用,但需要和 ICS 联合使用。

3.糖皮质激素

全身应用糖皮质激素是治疗儿童哮喘重度发作的一线药物,可根据病情选择口服或静脉途径给药。

（1）口服：泼尼松龙 1～2mg/（kg·d），疗程 3～5 天。

（2）静脉：注射琥珀酸氢化可的松 5～10mg/（kg·次），或甲基泼尼松龙 1～2mg/（kg·次），根据病情可间隔 4～8 小时重复使用。若疗程不超过 1 周，可无需减量直接停药。

（3）吸入：雾化吸入布地奈德混悬液 1mg/次，或丙酸倍氯米松混悬液 0.8mg/次，每 6～8 小时 1 次。

4.抗胆碱能药物

短效抗胆碱能药物（short-acting medicinal antagonist，SAMA）是儿童哮喘中-重度发作联合治疗的组成部分，尤其是对 β_2 受体激动剂治疗反应不佳的重症者应尽早联合使用。体重≤20kg，异丙托溴铵每次 250μg；体重＞20kg，异丙托溴铵每次 500μg，加入 β_2 受体激动剂溶液作雾化吸入，间隔时间同吸入 β_2 受体激动剂。

5.硫酸镁

硫酸镁有助于危重哮喘症状的缓解。硫酸镁 25～40mg/（kg·d）（≤2g/d），分 1～2 次，加入 10％葡萄糖溶液 20ml 缓慢静脉滴注（20 分钟以上），酌情使用 1～3 天。不良反应包括一过性面色潮红、恶心等，如过量可静注 10％葡萄糖酸钙拮抗。

6.氨茶碱

一般不推荐，若哮喘发作经上述药物治疗后仍不能有效控制时，可酌情考虑使用，但治疗时需密切观察，并监测心电图、血药浓度。氨茶碱负荷量 4～6mg/kg（≤250mg），缓慢静脉滴注 20～30 分钟，后以 0.7～1.0mg/（kg·h）维持；已口服氨茶碱者，可直接使用维持剂量持续静脉滴注。亦可每 6～8 小时缓慢静脉滴注 4～6mg/kg。

经合理联合治疗，但症状持续加重，出现呼吸衰竭征象时，应及时给予辅助机械通气治疗。在应用辅助机械通气治疗前禁用镇静剂。

（三）临床缓解期的处理

1.长期治疗方案

病情缓解后根据病情严重程度、发作频度及是否有过敏体质等确定长期治疗方案。

（1）初始控制药物的选择：根据年龄分为 6 岁及以上儿童哮喘的长期治疗方案和 6 岁以下儿童哮喘的长期治疗方案，分别分为 5 级和 4 级，从第 2 级开始的治疗方案中都有不同的哮喘控制药物可供选择。对以往未经规范治疗的初诊哮喘患儿根据病情严重程度分级（见图 4-6-2 和图 4-6-3），选择第 2 级、第 3 级或第 4 级治疗方案。

干预措施		第1级	第2级	第3级	第4级	第5级
非药物干预		哮喘防治教育、环境控制				
缓解药物		按需使用速效 β_2 受体激动剂				
控制药物	优选方案	一般不需要	低剂量ICS	低剂量ICS/LABA	中高剂量ICS/LABA	中高剂量ICS/LABA+LTRA和（或）缓释茶碱+口服最小剂量糖皮质激素
	其他方案		·LTRA ·间歇（高）剂量ICS	·低剂量ICS+LTRA ·中高剂量ICS ·低剂量ICS+缓释茶碱	·中高剂量ICS+LTRA或缓释茶碱 ·中高剂量ICS/LABA+LTRA或缓释茶碱	·中高剂量ICS/LABA+LTRA和（或）缓释茶碱+口服最小剂量的糖皮质激素 ·中高剂量ICS/LABA+LTRA和（或）缓释茶碱+抗IgE治疗*

*抗IgE治疗适用于年龄≥6岁儿童。

图 4-6-2　6 岁及以上儿童的哮喘治疗方案

干预措施		第1级	第2级	第3级	第4级
非药物干预		哮喘防治教育、环境控制			
缓解药物		按需使用速效 β_2 受体激动剂			
控制药物	优选方案	一般不需要	低剂量ICS	中剂量ICS	中高剂量ICS+LTRA
	其他方案		· LTRA · 间歇（高）剂量ICS	· 低剂量ICS+LTRA	· 中高剂量ICS+缓释茶碱 · 中高剂量ICS/LABA · 中高剂量ICS+LTRA（或LABA）与口服最小剂量糖皮质激素

图 4-6-3　6 岁以下儿童的哮喘治疗方案

（2）疗效评估与方案调整在各级治疗中，每 1～3 个月审核一次治疗方案，根据病情控制情况适当调整治疗方案。如哮喘控制，并维持至少 3 个月，治疗方案可考虑降级，直至确定维持哮喘控制的最小剂量。如部分控制，可考虑升级或越级治疗直至达到控制。但升级治疗之前首先要检查患儿吸药技术、遵循用药方案的情况、变应原回避和其他触发因素等情况。还应该考虑是否诊断有误，是否存在鼻窦炎、变应性鼻炎、儿童睡眠呼吸暂停综合征、胃食管反流和肥胖等导致哮喘控制不佳的共存疾病。

（3）剂量调整和疗程：单用中高剂量 ICS 者，在达到并维持哮喘控制 3 个月后剂量应减少 25％～50％。单用低剂量 ICS 能达到控制时，可改用每天 1 次给药。联合使用 ICS 和 LABA 者，先减少 ICS 约 50％，直至达到低剂量 ICS 再考虑停用 LABA。如使用最低剂量患者的哮喘能维持控制，并且 1 年内无症状反复，可考虑停药。5 岁及以下儿童哮喘患者每年至少要进行两次评估以决定是否需要继续治疗，经过 3～6 个月的控制治疗后病情稳定，可以考虑停药观察，但是要重视停药后的管理和随访。如果出现哮喘症状复发，应根据症状发作的强度和频度确定进一步的治疗方案。如仅为偶尔出现轻微喘息症状，可以继续停药观察；非频发的一般性喘息发作，恢复至停药前的治疗方案；当出现严重和（或）频繁发作，应在停药前方案的基础上升级或越级治疗。应选择合适的时机调整控制药物的剂量和疗程，避免在气候变化、呼吸道感染、旅行等情况下进行。

2. 过敏原特异性免疫疗法

通过皮下注射或舌下滴服常见吸入过敏原（如尘螨等）提取液，可减轻哮喘症状和降低气道高反应性，适用于症状持续、采取变应原避免措施和控制药物治疗不能完全消除症状的轻、中度哮喘或哮喘合并变应性鼻炎患者。过敏原特异性免疫疗法（allergen specific immune therapy，AIT）存在过敏反应的风险，应在医师指导下进行。舌下给药是替代皮下注射的安全有效的治疗方法，但其长期疗效尚待进一步验证。

3. 病情观察与家庭护理

鼓励患儿坚持每日定时测量 PEF、监测病情变化、记录哮喘日记。注意有无哮喘发作先兆，如咳嗽、气促、胸闷等，一旦出现应及时使用应急药物以减轻哮喘发作症状。根据患儿具体情况，包括了解诱因和以往发作规律，与患儿及其家长共同研究，提出并采取一切必要的切实可行的预防措施，包括避免接触变应原、防止哮喘发作、保持病情长期控制和稳定。

4. 并存疾病治疗

70％～80％的哮喘患儿同时患有过敏性鼻炎，有的患儿并存鼻窦炎、儿童睡眠呼吸暂停综合征、胃

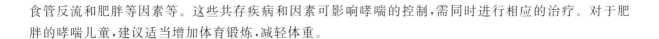

食管反流和肥胖等因素等。这些共存疾病和因素可影响哮喘的控制,需同时进行相应的治疗。对于肥胖的哮喘儿童,建议适当增加体育锻炼,减轻体重。

（四）研究热点

支气管哮喘被认为是一种典型的辅助型 T_2 细胞(TH2)型疾病,而其他细胞在哮喘发生发展中的作用也逐渐被了解,如 B-T 细胞相互作用、肺神经内分泌细胞(PNECs)-2 型固有淋巴细胞(ILC2s)相互作用、肥大细胞(mast cells)介导的过敏反应对哮喘的影响、支气管成纤维细胞在气道重塑中的作用和调节性 B 细胞(Bregs)通过 IL-10 对哮喘的保护作用等均被广泛研究。此外,伴随着肠道菌群的研究热潮,肠-肺轴的研究一时炙手可热,尤其是生命早期因素,如剖宫产、母乳喂养、抗生素应用、毛细支气管炎等对肠道菌群的影响被普遍认可。而近年来,随着精准医学的推进,支气管哮喘患者过敏原的探寻、易感性基因的筛查以及表观遗传学调控受到高度重视。

目前在 ClinicalTrials. gov 网站登记注册的以 Asthma 为关键词的临床研究共有 3800 余项,处于受试者招募阶段的临床研究有 330 余项(约 1/3 的研究着眼于儿童哮喘),这些研究面向哮喘诊断、治疗、管理等各个方面。其中,重症哮喘与难治性哮喘;哮喘的内在分型,尤其是嗜酸性哮喘;诊疗新方法,如肺的定量成像、CT 四维动态通气评价、FeNO 检测、肺功能与气道高反应性等;治疗新药和预防用药的研发和疗效判定,如单克隆抗体等方向为研究的重点。也有部分研究着眼于运动、空气质量、哮喘控制问卷和基于哮喘患者诊疗和管理的电子化控制平台的构建和算法的开发等哮喘日常控制与患者管理教育等方向。

（五）推荐文献阅读

1. 中华医学会儿科学分会呼吸学组. 儿童支气管哮喘的诊断与防治指南[J]. 中华儿科杂志,2016,54(3):167-181.

2. The Global Asthma Report 2022 [EB/OL]. [2023-02-12] http://www. globalasthmareport. org/resourcesl Global Asthma Report 2022. pdf.

3. Hong J, Bao Y, Chen A, et al. Chinese guidelines for childhood asthma 2016: major updates, recommendations and key regional data[J]. J Asthma,2018,55(10):1138-1146.

4. 中华医学会儿科学分会呼吸学组,中国医师协会儿科医师分会儿童呼吸专业委员会. 儿童支气管哮喘规范化诊治建议(2020 年版)[J]. 中华儿科杂志,2020,58(9):708-717.

5. 中华医学会呼吸病学分会哮喘学组. 支气管哮喘防治指南(2020 年版)[J]. 中华结核和呼吸杂志,2020,43(12):1023-1048.

（六）病例剖析

【一般情况】　患儿,男,8 岁 7 个月。

【主诉】　反复咳喘 1 年余,再发 3 天,加重 1 天。

【现病史】　患儿 1 年余前在"感冒"后出现咳嗽,每次咳声不定,无咳痰,夜间和运动后加剧,同时伴有气喘,当地诊断"哮喘性支气管炎",予以"普米克＋爱全乐＋万托林"雾化及静滴抗生素(具体不详)治疗 1 周好转。此后有反复发作,每年 3～4 次,均予雾化治疗 3～5 天后好转。平素未长期规范用药,剧烈运动后常有咳嗽。3 天前无明显诱因下在家中再次出现咳嗽,咳嗽初不剧,渐加重,为阵发性干咳,夜间为主,运动后加剧,同时伴有气喘,无发热,无犬吠样咳嗽,无咳末鸡鸣样回声,无呕吐腹泻,无低热盗汗,自行口服"肺热咳喘口服液"治疗,未见好转。半天前咳喘加重,伴明显呼吸增快,遂来院急诊,测血氧饱和度88%,予以鼻导管吸氧,"布地奈德1mg+沙丁胺醇5mg+异丙托溴铵500μg,q20min×3次"雾化吸入及"甲强龙"静滴治疗,未见好转,遂急诊拟"支气管哮喘、急性支气管炎"收治入院。

起病来,患儿神志清,精神稍软,胃纳尚可,睡眠一般,大小便正常,体重无明显下降,否认异物呛咳史及结核病患者接触史。

【既往史】 既往体健,幼时有湿疹史,否认食物药物过敏史。

【个人史】 G2P1足月剖宫产,出生体重3.5kg,否认窒息抢救和难产史。生后母乳喂养,适时添加辅食,现普食。按卡接种疫苗,生长发育与正常同龄儿相仿,学习成绩良好。

【家族史】 父母亲均有过敏性鼻炎病史。否认家族中肝炎、结核等传染病史及肿瘤、高血压等遗传病史。

【入院查体】 T 36.8℃,P 148次/min,R 46次/min,BP 104/67mmHg,体重28kg,神清,精神软,呼吸促,可见明显三凹征,咽红,两肺呼吸音粗,可及明显哮鸣音,呼气相延长,心律齐,未及明显病理性杂音,腹软,肝脾肋下未及肿大,神经系统检查阴性。

【辅助检查】

1. 血常规+超敏C反应蛋白(外院):WBC 6.4×10⁹/L,LY% 20.4%,NEUT% 70.2%,E 6.8%,Hb 134g/L,PLT 320×10⁹/L,CRP <1mg/L。

2. 胸片:两肺纹理增多。

3. 急诊血气+电解质:pH 7.412,pCO₂ 36.4mmHg,PO₂ 55.0mmHg,K⁺ 4.1mmol/L,Na⁺ 137mmol/L,HCO₃⁻ 22.9mmol/L,ABE 0.4mmol/L。

【入院诊断】 1.哮喘持续状态;2.支气管哮喘;3.急性支气管炎。

【进一步检查】

1.三大常规及心电图等。

2.过敏原+免疫球蛋白检测、血生化五类、前降钙素等。

3.病原学检查:咽拭子培养+药敏、咽拭子MP-RNA、咽拭子呼吸道免疫荧光检测等。

4.肺功能检查(待气喘好转后)。

【诊疗计划】

1.卧床休息,心电监护;持续低流量鼻导管吸氧,必要时机械通气。

2.予"甲强龙40mg,q8h"静滴、"布地奈德1mg+沙丁胺醇5mg+异丙托溴铵500μg,q8h"雾化吸入治疗。

3.抗感染:该患儿考虑病毒感染可能性大,故不使用抗生素。

4.对症治疗:纠正水电解质紊乱及酸碱失衡,密切关注患儿呼吸、咳嗽、气喘、肺部喘鸣音等情况,根据病情变化及时调整治疗方案。

【诊疗经过】

1.辅助检查结果

(1)血常规+CRP:WBC 6.0×10⁹/L,LY% 20.8%,NEUT% 71.8%,E 5.8%,Hb 138g/L,PLT 320×10⁹/L,CRP<1mg/L。心电图:窦性心动过速。

(2)呼吸道病毒免疫荧光检测、咽拭子培养、咽拭子MP-RNA、前降钙素、生化五类、大小便常规基本正常。

(3)过敏原测定+免疫球蛋白测定:屋尘螨/粉尘螨56.81 IU/L,免疫球蛋白G 11.84g/L,免疫球蛋白A 1.11g/L,免疫球蛋白M 1.31g/L,总免疫球蛋白E 216 IU/ml。

(4)肺功能结果示轻度阻塞性通气功能障碍,支气管舒张试验阳性(见图4-6-4)。

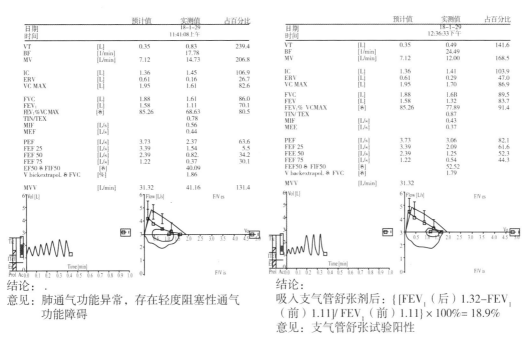

结论：
意见：肺通气功能异常，存在轻度阻塞性通气
功能障碍

结论：
吸入支气管舒张剂后：{ [FEV$_1$（后）1.32-FEV$_1$
（前）1.11]/ FEV$_1$（前）1.11}× 100%= 18.9%
意见：支气管舒张试验阳性

图 4-6-1　患儿肺功能结果示轻度阻塞性通气功能障碍,支气管舒张试验阳性

2.疾病转归

入院后予以鼻导管吸氧×3d,"甲强龙 40mg,q8h×1d、甲强龙 40mg,q12h×2d、甲强龙 40mg,qd×3d"静滴,"布地奈德 1mg＋沙丁胺醇 5mg＋异丙托溴铵 500μg,q8h×2d、q12h×3d、qd×2d"雾化等治疗。患儿入院第 3 天起咳喘渐好转,住院治疗 1 周出院。

出院时患儿体温正常,无明显咳嗽,无气喘。查体：神清,精神可,气平,无三凹征,两肺呼吸音粗,未闻及干湿啰音,心律齐,未及明显病理性杂音,腹软,肝脾肋下未及肿大,神经系统检查阴性。

【出院诊断】　1.哮喘持续状态;2.支气管哮喘(急性重度发作);3.急性支气管炎。

【出院建议】

1.舒利迭(沙美特罗替卡松粉吸入剂)50μg /100μg×1 瓶,每次 1 吸,每天 2 次。

2.定期呼吸科门诊复诊,复查肺功能。

3.患儿有尘螨过敏,建议清洗暴晒被褥,清洁家具、空调、沙发、床垫等,必要时予 AIT 治疗。

第七节　胸腔积液

一　概　述

胸膜腔内液体产生增多或吸收减少可出现胸腔积液。引起胸腔积液的原因很多,包括原发胸膜的疾病(如胸膜肿瘤、创伤)、邻近组织的疾病(如肺部感染、胸壁或横膈下感染、纵隔感染或肿瘤)、全身性疾病(如败血症、肿瘤、血管阻塞、结缔组织疾病、肉芽肿病)及药物(如 β 受体阻滞剂、甲氨蝶呤、胺碘酮、苯妥英钠、呋喃妥因)等。感染是引起儿童胸腔积液的最常见原因。多数胸腔积液消失后胸膜可恢复正常,少数可发生胸膜肥厚粘连。应积极寻找引起胸腔积液的原因并根据病因进行针对性治疗。

二 诊断与评估

(一)胸腔积液的诊断

首先,根据临床症状、体征及辅助检查,确定是否存在胸腔积液。然后,根据伴随症状、体征及各项检查结果判断明确病因。

1.症 状

(1)胸腔积液相关症状:少量胸腔积液患者可有胸痛,可牵涉到腹部、肩部和背部,深呼吸及咳嗽时胸痛加剧,患者喜患侧卧位。当胸腔积液增多时胸痛可减轻或消失。胸腔积液量较大时可出现呼吸困难,甚至端坐呼吸及青紫。若胸腔积液聚集较慢,起病时可无明显症状。

(2)原发病症状:引起胸腔积液的原发病很多,不同原发病症状有所不同。如肺炎患者常有发热咳嗽;心力衰竭患者有心功能不全的症状;肝脓肿者有肝区疼痛。

2.体 征

(1)胸腔积液相关体征:少量胸腔积液时可有呼吸运动受限制,呼吸音减弱及胸膜摩擦音。胸腔积液增多时的阳性体征为:①患侧肋间隙饱满,呼吸运动减弱;②气管、纵隔及心脏向对侧移位;③语音震颤减弱或消失;④叩诊可呈实音(积液较多时)或浊音(积液较少时);⑤听诊呼吸音减弱或消失;⑥积液如在右侧,可使肝脏向下方移位。若积液不多或位于两肺叶间隙时,体征多不明显。

(2)原发病体征:引起胸腔积液的原发病不同,体征有所不同。

3.辅助检查

(1)胸部X线(立位):少量胸腔积液时胸部X线显示肋膈角变钝。胸腔积液量多时,胸部X线显示密度均匀的阴影,正位片上其上界呈弧形曲线,自积液区达胸壁上方,外侧高于内侧。大量积液时胸部X线显示一侧肺呈致密暗影,患侧肋间隙增大,气管、心脏向健侧移位及膈肌下降。同时拍正侧位片可确定积液的位置及是否存在包裹性胸腔积液。局限性胸腔积液或包裹性积液表现为自胸壁向肺野突出的半圆形或梭形致密影,密度均匀,边缘光滑锐利;叶间积液在后前位可见水平裂增宽,略呈棱状影,边缘模糊,侧位可见典型三棱状阴影。

(2)胸部CT:胸部CT在显示胸腔积液的同时,还能显示肺、纵隔和胸膜病变的情况,能帮助判断积液的病因。

(3)胸部超声:胸部超声检查可确定积液的位置、多少,是否有包裹性胸腔积液,还可进行胸腔穿刺定位,鉴别胸膜增厚和胸腔积液。

(4)胸腔穿刺:胸腔穿刺抽液可判断积液的性质,鉴别渗出液、漏出液,判断是否有血性胸腔积液、乳糜性胸腔积液及胸膜腔积脓(脓胸)。胸腔积液还可进行相应的病原体检查,如胸腔积液找抗酸杆菌、细菌培养、病原菌聚合酶链式反应(PCR)检测等。胸腔积液还可查癌胚抗原、肿瘤细胞等。

渗出液特点为外观淡黄、黄绿或粉红色,略浑浊,较黏稠,易凝固,比重多大于1.016,细胞数多高于$0.5×10^9/L$,蛋白定量常高于25~30g/L,胸腔积液蛋白与血清蛋白之比值多大于0.5,糖定量常低于血糖,乳酸脱氢酶(LDH)多超过200U,胸腔积液LDH与血清LDH之比值大于0.6,胸腔积液黏蛋白定性试验阳性。

漏出液外特点为观色淡黄,清,稀薄,不凝,比重多低于1.016,白细胞计数少于$0.1×10^9/L$,蛋白质定量常低于25~30g/L,胸腔积液蛋白与血清蛋白之比值常小于0.5,糖定量约与血糖相等,LDH多低于200U,胸腔积液LDH与血清LDH之比值常小于0.6,胸腔积液黏蛋白定性试验阴性。

根据病史、体格检查,结合影像学检查较易作出胸腔积液的诊断。关键是确定引起胸腔积液的原发疾病,可根据胸腔积液的性质帮助判断。①渗出液:可见于肺结核、支原体肺炎、细菌性肺炎、病毒性肺炎(如腺病毒肺炎)、真菌性肺炎等,少数与肿瘤、风湿性疾病、血管栓塞等有关。结核性胸腔积液腺苷脱氨酶增高。若淋巴细胞占有核细胞50%以上,应警惕结核、恶性肿瘤等。②漏出液:多见于心力衰竭、心包炎、肾病、肝硬化、营养不良、低蛋白血症,同时常见于全身性水肿,胸腔积液常于双侧出现。③血性胸腔积液:可见于结核病或脓胸,由于血管破溃所致。肺和胸膜恶性肿瘤多见,又可见于风湿性疾病及肺梗死。④乳糜性胸腔积液:小儿时期很少见,一般限于一侧,与胸导管的先天性畸形及胸部淋巴结或肿瘤压迫胸导管有关。⑤脓胸:在婴幼儿多见,多见于化脓菌感染引起的肺炎,最常见的是金黄色葡萄球菌,此外革兰阴性杆菌混合感染、肺炎链球菌也可引起脓胸。纵隔炎、膈下脓肿、胸部创伤、手术或穿刺等操作直接污染也可引起脓胸。

(二)胸腔积液的并发症

脓胸可能会出现并发症,最常见的并发症是支气管胸膜瘘和张力性脓气胸。局部扩散可并发心包炎,穿透膈肌可引起腹膜炎,溃向胸壁可致肋骨骨髓炎。脓毒性并发症有化脓性脑膜炎、关节炎和骨髓炎等。慢性脓胸可合并营养不良、贫血、慢性脱水及淀粉样变。

三　治疗与管理

诊断明确后应针对原发病进行相应治疗。原发病不同,胸腔积液的处理有所不同。漏出液以治疗原发病为主,一般不需要穿刺抽液。肺结核应进行抗结核治疗,肺炎支原体肺炎应给予抗肺炎支原体治疗,在抗菌药物治疗基础上可加用糖皮质激素和穿刺抽液。脓胸的治疗原则是排出脓液解除胸腔压迫,控制感染,改善全身情况。脓胸的治疗包括以下几个方面。

1.一般治疗

卧床休息,给予高热量、富含蛋白质、维生素的饮食,高热、剧咳、缺氧等予对症处理。

2.胸腔穿刺

病初为确定胸腔积液性质,应做诊断性穿刺抽液送检;若胸腔积液量多、有呼吸困难等压迫症状,应做穿刺放液减压;脓液稀薄者,3天内可每日用粗针穿刺抽脓使肺复张;任何时间脓液增多或有张力时,均应先穿刺再考虑引流;若效果不明显,可行闭式胸腔引流。脓液黏稠者,可在胸腔穿刺时局部用链激酶或尿激酶以溶解纤维素。若治疗不顺利或诊断可疑,应重复胸穿送化验检查。

3.引流疗法

(1)插管引流:3天内反复穿刺,分泌物增加快、多、稠,宜在3~7天插管行闭式胸腔引流。一般引流1~2周肺可张开;2周不愈者,引流口将漏气,可考虑拔管。

(2)胸腔镜引流:插管引流3天后肺不能张开,宜尽早行胸腔镜探查并清除纤维蛋白沉积,松解粘连,并给予正压使肺膨胀,再继续引流。

(3)胸腔切开探查式引流:慢性脓胸、长期脓液不减少,高热不退疑有异物、坏死组织、脓块粘连成分者,宜切开胸腔清除病变,分离粘连,置管引流。

(4)开放引流指征:脓腔缩小而固定,但脓液量仍大;支气管胸膜瘘形成。

4.抗感染治疗

应选用对病原微生物敏感的抗菌药物,静脉给药。根据药敏试验选用抗生素,未获得培养结果之前,根据经验选择敏感药物。敏感细菌感染,常选青霉素或阿莫西林,疗程4周。青霉素耐药者,根据脓液或血培养及敏感试验选用敏感抗生素,如头孢菌素、万古霉素、利奈唑胺等。疗程一般4周左右。为防止脓胸复发,在体温正常后应再给药2~3周。

5.手术治疗

支气管胸膜瘘行开放引流一般情况好转后可行胸膜肺切除术。胸廓畸形不能自愈者行胸膜剥脱手术。

四 研究热点

感染是引起儿童胸腔积液的常见原因，引起肺炎旁胸腔积液的病原体不同，治疗有所不同，如何通过目前已有的检测指标帮助判断胸腔积液的性质及可能的病原体是研究的热点。随着医学检验技术的提高，如何提高胸腔积液中病原菌检出率也是研究的热点。针对儿童肺炎旁胸腔积液的治疗也是目前的研究热点，比如糖皮质激素的使用、胸腔内注射药物、胸腔镜干预的时机等。

五 推荐文献阅读

1. Davies RJ，Gleeson FV，Pleural Diseases Group，et al. Introduction to the methods used in the generation of The British Thoracic Society Guidelines for the management of pleural diseases［J］. Thorax，2003，58(Suppl 2)：ii1-7.

2. Balfour-Lynn IM，Abrahamson E，Cohen G，et al. BTS guidelines for the management of pleural infection in children［J］. Thorax，2005，60(Suppl 1)：i1-21.

3. Havelock T，Teoh R，Laws D，et al. Pleural procedures and thoracic ultrasound：British Thoracic Society Pleural Disease Guideline 2010［J］. Thorax，2010，65(Suppl 2)：ii61-76.

六 病例剖析

【一般情况】 患儿，男，8 岁。

【主诉】 咳嗽伴发热 6 天。

【现病史】 患儿 6 天前无明显诱因下出现咳嗽，呈连声咳，每次 4～5 声，有痰，为白色黏痰，伴发热，体温最高 40.3℃，无畏寒寒战，无喘息，无气促，无声嘶，无犬吠样咳嗽，无咳末鸡鸣样回声，无鼻塞流涕，无呕吐腹泻，无皮疹。3 天前在当地医院就诊，考虑存在"急性支气管炎"，予"头孢克肟"口服 3 天及"布洛芬"退热治疗，患儿咳嗽仍多，发热无好转，遂来我院。

起病来，患儿神志清，精神可，胃纳可，睡眠一般，大小便正常，体重无明显下降，否认异物呛咳史及结核病患者接触史。否认其他传染病患者接触史。

【既往史】 既往体健。否认食物药物过敏史。

【个人史】 G1P1 足月顺产，出生体重 3.5kg，否认难产史及窒息抢救史。生后母乳喂养，按时添加辅食，现普食。按卡接种疫苗，生长发育与正常同龄儿相仿。

【家族史】 父母亲体健。否认家族中肝炎、结核等传染病史，否认家族遗传病史。

【查体】 T 38℃，P 118 次/min，R 25 次/min，BP 98/56mmHg，体重 30kg，SpO$_2$ 98%，神清，精神可，未见三凹征，双侧颈部未及肿大淋巴结，咽充血，双扁桃体 I 度肿大，未见分泌物，两肺呼吸音粗，左侧呼吸音低，双肺未及明显干湿啰音，心律齐，心音中，未及心杂音，腹平软，肝脾肋下未及肿大，神经系统检查阴性，全身未见皮疹。

【辅助检查】

1. 我院血常规+超敏 CRP：WBC 8.0×10^9/L，LY% 21.4%，NEUT% 72%，Hb 125g/L，PLT 340×10^9/L，CRP 68mg/L。

2. 胸片：左下肺炎，左侧胸腔积液（见图 4-7-1）。

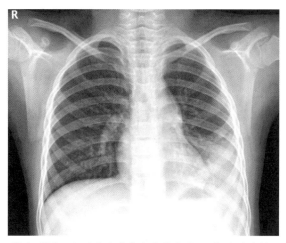

胸片提示两肺纹理增多、模糊,左下肺见片状密度增高影,左侧胸壁内缘见条带样高密度影。

图 4-7-1 患儿胸片

【初步诊断】 1.急性重症肺炎;2.胸腔积液。

【诊疗计划】

1.完善病原学检查,如咽拭子呼吸道病毒免疫荧光染色,咽拭子肺炎支原体 RNA,咽拭子培养,痰结核菌涂片,血肺炎支原体、肺炎衣原体、军团菌抗体,血培养,PPD 试验等。

2.完善胸水 B 超,行胸腔穿刺术,抽胸水行常规、生化、结核菌涂片、肺炎支原体 RNA、胸水培养等检查。

3.完善其他相关检查,如便常规、尿常规、心电图、血生化等检查。

4.抗感染。该患儿为学龄儿童,有发热咳嗽,胸片提示左下肺炎及胸腔积液,血白细胞正常,CRP 升高,考虑该患儿肺炎支原体感染可能性大,故予以阿奇霉素每次 0.3g 每天一次静滴抗感染治疗。根据治疗反应及相关检查结果调整治疗方案。

【诊疗经过】

1.辅助检查结果

(1)胸水常规:胸水颜色淡棕色,透明度浑浊,李凡它试验(+++),有核细胞数 16.0×10^6/L,单个核细胞 68.0%,多核细胞 32.0%。胸水生化:总蛋白 56.1g/L,腺苷脱氨酶 52.5U/L,乳酸脱氢酶 917U/L,葡萄糖 2.88mmol/L,甘油三酯 0.26mmol/L,胆固醇 3.06mmol/L。胸水肺炎支原体 RNA 阳性。胸水结核菌涂片、胸水培养均为阴性。

(2)咽拭子肺炎支原体 RNA 阳性;咽拭子呼吸道病毒免疫荧光染色、咽拭子培养、痰结核菌涂片、血培养均阴性;血肺炎支原体、肺炎衣原体、军团菌抗体阴性,便常规、尿常规、心电图、血生化均正常。PPD 试验(+)。

2.疾病转归

入院后予以"阿奇霉素"静滴抗感染治疗 2 个疗程、胸腔穿刺抽液等治疗,入院第 5 天加"甲强龙"静滴治疗 3 天,入院第 6 天体温降至正常、咳嗽渐减少,入院第 9 天复查 B 超胸水消失,予以带药出院。

【出院诊断】 1.急性重症肺炎支原体肺炎;2.左侧胸腔积液。

【出院医嘱】

1.出院 1 周呼吸科门诊复诊,复查胸片。

2.出院带药:希舒美(阿奇霉素颗粒)每次 0.25g,每日 1 次,口服 3 天。

第五章　心血管系统疾病

第一节　先天性心脏病

房间隔缺损

 一　概　述

房间隔缺损(atrial septal defect,ASD)是由原始心房间隔发育异常所致的先天性心脏病。单发的继发孔型房间隔缺损占所有先天性心脏病的5%～10%。女性较多见,男女发病比例为1:2。在先心病患儿中有30%～50%合并有房间隔缺损。单纯的卵圆孔未闭(patent foramen ovale,PFO)在婴儿超声心动图检查中是常见的,它通常无血流动力学意义,不被认为是房间隔缺损。但如果有其他心脏结构异常时,卵圆孔未闭可能会发挥重要作用。如果其他心脏异常(如肺动脉瓣狭窄或闭锁、三尖瓣异常、右室功能障碍)引起右心房压力升高,静脉血可通过卵圆孔未闭进入左房而引起发绀。由于卵圆孔未闭的解剖结构特点,新生儿期之后左向右分流就很少见。但是当容量负荷过大或左房压力高时(如二尖瓣狭窄),可使卵圆孔充分扩张而导致明显的心房左向右分流。在15%～30%的成人中其卵圆孔是可以探通的,但在功能上是关闭的。单纯的卵圆孔未闭无需外科治疗,尽管它有导致体循环矛盾性栓塞(右向左)的风险。

二　诊断与评估

(一)临床分型

根据胚胎发育及解剖特点,主要存在以下四个类型的房间隔缺损(卵圆孔未闭一般不发生心内分流,本章不做详述),在继发孔型房间隔缺损或者静脉窦型房间隔缺损的患者中,有20%的患者会发生二尖瓣脱垂。

1.继发孔型房间隔缺损

继发孔型房间隔缺损最常见,占所有房间隔缺损的50%～70%。这种缺损发生在隐静脉裂孔(卵圆窝)处,使左心房的血分流到右心房,从而产生左向右分流。约10%的房间隔缺损合并肺静脉异位引流。

2.原发孔型房间隔缺损

原发孔型房间隔缺损也称Ⅰ型房间隔缺损,单纯的原发孔型房间隔缺损约占所有房间隔缺损的15%。当缺损位于房间隔与心内膜垫交界处,常合并二尖瓣或三尖瓣裂缺,此时又称为部分型房室间隔缺损(或称部分型心内膜垫缺损)。

3.静脉窦型房间隔缺损

静脉窦型房间隔缺损约占所有房间隔缺损的5%～10%,分上腔型和下腔型。上腔静脉型缺损位于上腔静脉入口处右上肺静脉常经此缺损异位引流入右心房。下腔静脉型缺损位于下腔静脉入口处,常合并右肺静脉异位引流入下腔静脉,此种情况常见于弯刀综合征(scimitar syndrome)。

4.冠状静脉窦型房间隔缺损

冠状静脉窦型房间隔缺损约占所有房间隔缺损的2%,缺损位于冠状静脉窦上端与左心房间,造成左心房血流经冠状静脉窦缺口分流入右心房。此型缺损常合并左侧上腔静脉残存、房室瓣狭窄或闭锁、完全性房室间隔缺损、无脾综合征、多脾综合征等。

(二)病理生理

非发绀型房间隔缺损,分流方向为左向右,分流量与缺损大小、两侧心室的顺应性有关。生后初期左、右心室壁厚度相似,顺应性也相近,故分流量不多。随年龄增长肺血管阻力及右心室压力下降,右心室壁较左心室壁薄,右心室充盈阻力也较左心室低,故右心房充盈右心室比左心房充盈左心室更容易,所以心室舒张时,左心房血流通过缺损向右心房分流。

房间隔缺损杂音不是心房水平分流产生的。因为心房之间的压差很小,而且在整个心动周期(收缩和舒张期)均有分流,因此分流本身是没有杂音的。房间隔缺损的杂音是由于流经正常大小肺动脉瓣的血流量增加而导致肺动脉瓣相对狭窄产生的。因此,杂音的时限是收缩期,最响部位在肺动脉瓣区。

由于右心血流量增加,舒张期负荷加重,故右心房、右心室增大。肺循环血量增加早期引起动力性压力增高,晚期则可导致肺小动脉肌层及内膜增厚,管腔狭窄,引起梗阻性肺动脉高压,使左向右分流减少,甚至出现右向左分流,临床出现青紫。

(三)临床表现

症状出现的早晚和轻重取决于缺损的大小。缺损小,则可无症状,仅在体格检查时发现胸骨左缘第2～3肋间有收缩期杂音。缺损较大时分流量也大,导致肺充血,由于肺循环血流增多而易反复发生呼吸道感染。另一方面,体循环血流量不足,表现为体形瘦长、面色苍白、乏力、多汗、活动后气促和生长发育迟缓。

多数患儿在婴幼儿期无明显体征,之后心脏增大、前胸饱满、搏动活跃,少数大缺损分流量大者可触及震颤。听诊有以下4个特点:①第一心音亢进,肺动脉瓣第二心音增强;②由于右心室容量增加,收缩时喷射血流时间延长,肺动脉瓣关闭落后于主动脉瓣,且不受呼吸影响,因而第二心音固定分裂;③由于右心室增大,大量的血流通过正常肺动脉瓣时形成相对狭窄,故在左第2肋间近胸骨旁可闻及2～3级喷射性收缩期杂音;④当肺循环血流量超过体循环达1倍以上时,则可在三尖瓣听诊区出现三尖瓣相对狭窄的短促与低频的舒张早中期杂音。随着肺动脉高压的进展,左向右分流可逐渐减少,第二心音增强,固定性分裂消失,收缩期杂音缩短,舒张期杂音消失,但可出现肺动脉瓣及三尖瓣关闭不全的杂音。

(四)辅助检查

1.X线检查

分流较大的房间隔缺损心脏外形轻至中度增大,以右心房、右心室增大为主,心胸比大于0.5。肺动脉段突出,肺野充血明显,主动脉影缩小。透视下可见肺动脉总干及分支随心脏搏动而一明一暗的"肺门舞蹈"征,心影略呈梨形。原发孔型房间隔缺损伴二尖瓣裂缺者,左心房、左心室增大。

2．心电图

典型表现是电轴右偏，轻度右心室肥大或者右束支传导阻滞。V1 导联呈 rsR'型。分流量较大者 R 波可出现切迹。原发孔型房间隔缺损常见电轴左偏及左心室肥大。

3．超声心动图

M 型超声可以显示右心室增大、室间隔矛盾运动等右心室容量负荷过重的征象。二维超声检查在剑突下四腔心切面能最清楚地显示缺损的位置和大小。脉冲多普勒检查，可见发生在舒张期特征性的左向右分流，彩色血流图可提高对房间隔缺损血流动力学的评估。年龄较大的儿童和青少年，尤其是超重者，用普通的经胸超声可能不能获得满意的房间隔影像，可选择经食管超声。

（五）自然病程

出生后 3 个月内诊断的 3mm 以下房间隔缺损患者，在 1 岁半时大多自然闭合。缺损大小为 3～8mm 的患者，80% 以上在 1 岁半之前可以自然闭合。缺损大于 8mm 的，自然闭合的可能性很小。

大部分房间隔缺损的患者无症状，活动不受限。极少数房间隔缺损婴儿可发生充血性心力衰竭。如果大型房间隔缺损不经治疗，在成年后可导致充血性心力衰竭和肺动脉高压。无论是否手术治疗，成年后房性心律失常（房扑和房颤）都有可能发生。单纯房间隔缺损患者不会并发感染性心内膜炎。因房间隔缺损导致的逆行栓塞而发生的脑血管事件是罕见的并发症。

三 治疗与管理

（一）内科治疗

（1）不需要限制活动量。

（2）不需要用药物预防感染性心内膜炎，除非患者发生二尖瓣脱垂或其他缺损。而原发孔型房间隔缺损患者需要用药物预防。

（3）发生充血性心力衰竭的婴儿，需给予药物治疗，其疗效明显，且治疗后部分房间隔缺损仍可自然闭合。

（二）手术治疗

（1）适应证和手术时机：①左向右分流，肺血流量和主动脉血流量比例 1.5∶1，且不适合用封堵器堵闭的房间隔缺损，适合手术治疗。通常选择在 2～4 岁时行外科手术治疗的原因是房间隔缺损有自然闭合的可能性，而且患儿随年龄增长对手术的耐受性增加。②如果婴儿房间隔缺损并发充血性心力衰竭，药物治疗疗效不佳，又不适合用封堵器治疗，应该在婴儿期施行外科手术。③如果伴有支气管肺发育不良的婴儿患者，需要吸氧和其他的内科治疗，而又不适合封堵器治疗，则应在婴儿期施行外科手术。④肺血管阻力过高者（如高于 $10U/m^2$，或使用血管舒张药时高于 $7U/m^2$）不适合外科手术治疗。

（2）手术过程：继发孔型房间隔缺损，通常在体外循环情况下，通过胸骨正中切口进行简单缝合修补或者用心包补片或聚四氟乙烯树脂补片修补。近来微创心脏手术因皮肤切口较小而受欢迎，尤其是女性患者。房间隔缺损（包括单纯的原发孔型房间隔缺损和静脉窦型房间隔缺损），能采用以下手术方式：修补横过剑突的小切口加小的胸骨切开术（此方法较好）；乳房下横向切口加横向或纵向胸骨切开术；正中线皮肤小切口加部分或完全胸骨切开术。微创技术的好处是瘢痕小，有美容的效果。但其并不能减轻痛苦、减少住院日数以及减轻患者经历手术的压力。

不伴肺静脉异常回流的静脉窦型房间隔缺损，可以用自体心包补片修补。当其伴发肺静脉异常回流时，用聚四氟乙烯树脂补片或者心包补片在异常的肺静脉和房间隔缺损之间造一个通道。将一个塑料片或者心包片置于上腔静脉内，以防止上腔静脉阻塞。也可以选用 Warden 手术，这种手术是在肺静脉入口水平之上将上腔静脉切断，缝合上腔静脉的心脏端，并在此放置一个心包补片以引流肺静脉血通过静脉窦型房间隔缺损流入左心房;上腔静脉的近端被缝合到右心耳,引流上腔静脉血进入右心房。

冠状窦型房间隔缺损假如不合并左上腔静脉,可用自体心包补片将冠状窦口闭合,操作时应注意避开传导组织。这样将冠状窦血液引流入左心房。

(3)死亡率:患者死亡率<0.5%;然而小婴儿、肺血管阻力增加的患者手术风险会升高。

(4)并发症:脑血管事件和心律失常可在手术后即刻发生。

(5)术后随访:①X线胸片显示心脏肥大,心超显示右心室内径增大。第二心音分裂在术后1～2年都可能持续存在。心电图表现为典型的右束支传导阻滞图形。②7%～20%的术后患者都会发生房性或窦房结性心律失常。有时会发生病态窦房结综合征,尤其是在静脉窦性房间隔缺损修补术后,这时需要抗心律失常药物或起搏器治疗,或者两者并用。③极少数患者会有残余分流存在,可给予阿司匹林以预防逆行栓塞。

(三)非手术方法关闭房间隔缺损

如符合适应证,经心导管介入堵闭房间隔缺损已成为一种完美的方法。几种经心导管释放的堵闭器可安全有效地闭合房间隔缺损。适合用此方法治疗的是继发孔型房间隔缺损,而且缺损边缘有足够的组织。此类封堵器有 Sideris 纽扣封堵器、Angel 环形封堵器、CerdioSEAL 封堵器、Amplatzer 房间隔缺损封堵器。其中,Amplatzer 房间隔缺损封堵器更受推崇,应用广泛。

(1)封堵器治疗房间隔缺损的适应证:继发孔型房间隔缺损,缺损直径为5～32mm,有明显的左向右分流和右心室容量负荷过重的临床证据(如 Qp/Qs≥1.5 或者右心室扩大),缺损边缘的组织需足够大(4mm),以利于安放封堵器。使用封堵器闭合房间隔缺损的最佳年龄尚不明确。考虑到房间隔缺损自然闭合的可能性,婴儿患者不适合用封堵器治疗,除非有明显的心力衰竭表现。

(2)非手术治疗的优势:可完全避免体外循环的风险,免除疼痛和瘢痕、住院时间短(在美国通常<24 小时),恢复快。但封堵器治疗与手术治疗相比,发生小量残余分流的可能性比手术治疗稍大。

(3)封堵后的随访:封堵治疗后,给予患者阿司匹林口服 6 个月。心超检查有无残余的心房分流、未堵闭的异常分流的肺静脉、冠状窦、腔静脉以及二尖瓣和三尖瓣功能。有残余分流的患者,给予阿司匹林,以预防逆向栓塞形成,但大部分的心脏病学家并不认可此方法。

四　研究热点

我国是出生缺陷的发生大国,先天性心脏病是排名第一的出生缺陷,且发生率呈逐年上升趋势。研究先天性心脏病的遗传机理并以此为基础开展有效的预测预防工作,对于降低我国出生缺陷总体发病率至关重要。众所周知,妊娠早期服用叶酸可以降低 40%～60% 的先天性心脏病发生率。因此,叶酸代谢途径基因多态性与先天性心脏病发生的相关性一直是研究热点。治疗方面简单先天性心脏病的微创治疗及复杂先天性心脏病的镶嵌治疗已成为研究热点。

五　推荐文献阅读

1.王卫平,孙锟,常立文.儿科学[M].9 版.北京:人民卫生出版社,2018.

2.Park MK,桂永浩,刘芳.实用小儿心脏病学[M].5 版.北京:人民军医出版社,2009.

3.杨思源,陈树宝.小儿心脏病学[M].4 版.北京:人民卫生出版社,2012.

4.中国医师协会儿科医师分会先天性心脏病专家委员会,中华医学会儿科学分会心血管学组,《中华儿科杂志》编辑委员会.儿童常见先天性心脏病介入治疗专家共识[J].中华儿科杂志,2015,53(1):17-24.

5.国家卫生健康委员会国家结构性心脏病介入质量控制中心,国家心血管病中心结构性心脏病介入质量控制中心,中华医学会心血管病学分会先心病经皮介入治疗指南工作组.常见先天性心脏病经皮介入治疗指南(2021版)[J].中华医学杂志,2021,101(38):3054-3076.

6.Feltes TF,Bacha E,Beekman RH,et al. Indications for cardiac catheterization and intervention in pediatric cardiac disease:a scientific statement from the American Heart Association[J]. Circulation, 2011,123(22):2607-2652.

(六) 病例剖析

【一般情况】 患儿,男,2岁1个月。

【主诉】 发现心脏杂音2年。

【现病史】 患儿2年前体检时发现心脏杂音,当地医院查心超:房间隔缺损(0.73cm),后每半年在我院复查,一直未闭。平时易感冒,平素无胸闷气促,无活动后发绀,无缺氧发作史,生长发育无落后。今为行介入治疗,门诊拟"先天性心脏病"收住入院。

起病来,患儿神清,精神可,睡眠可,大小便无殊,体重增加同正常同龄儿。

【既往史】 无殊。

【出生史】 G2P2孕35周顺产,出生体重3.6kg。否认出生窒息抢救史。

【预防接种史】 卡介苗已接种,其余疫苗1岁之前按卡接种,1岁以后未接种。

【家族史】 否认家族遗传病及心脏病病史。

【入院查体】 T 37.2℃,P 120次/min,R 28次/min,BP 113/89mmHg,神清,精神可,呼吸平稳,双肺呼吸音粗,未闻及啰音,心律齐,胸骨左缘2~3肋间可闻及Ⅱ级收缩期杂音,未及震颤,腹软,肝脾肋下未及肿大,神经系统检查阴性,周围血管征阴性。

【辅助检查】 心超:房间隔缺损0.8cm,肺动脉瓣稍增厚伴流速稍增快,三尖瓣轻度反流。

【入院诊断】 先天性心脏病:房间隔缺损。

【进一步检查】 完善三大常规(血、尿、大便)、血气分析+电解质、生化五类、心电图、胸片等检查,除外手术禁忌证。

【诊疗计划】

1.保持水电解质内环境稳定,密切监测生命体征、营养支持,完善术前相关检查如三大常规、生化、心电图、头颅CT、脑电图等,排除手术禁忌证。

2.介入治疗:该患儿无右向左分流,不合并肺动脉高压,因此可择期进行心导管治疗。

3.药物治疗:术后需口服阿司匹林3~5mg/kg抗凝,预防血栓形成。

【诊疗经过】 入院后完善相关检查,血常规、大小便正常、生化五类、凝血谱基本正常,胸片示两肺纹理增多,心影丰满(心胸比率约为0.62),心电图示窦性心律,不完全性右束支传导阻滞,T波轻度改变。排除手术禁忌证后,于入院后第3天行右心导管检查造影加经皮房间隔缺损封堵术,术程顺利,术后复查心超提示封堵器位置正常,无残余漏,于入院后第5天出院。

【出院诊断】 先天性心脏病:房间隔缺损。

【出院建议】

1.注意保暖,合理饮食,避免感冒及剧烈运动。

2.阿司匹林每次50mg,每日一次,口服6个月。

3.出院1个月、3个月、半年、1年复查心电图、超声心动图。

室间隔缺损

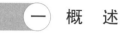 概　述

室间隔缺损(ventricular septal defect，VSD)由胎儿期室间隔发育不全所致，是最常见的先天性心脏病，单独发生的室间隔缺损(不包括作为青紫型先天性心脏缺损的伴发缺陷)占心脏畸形的15%～20%。约40%合并其他先天性心血管畸形。

二　诊断与评估

(一)临床分型

室间隔缺损种类很多，通常根据缺损在室间隔的部位及其与房室瓣、主动脉瓣的关系分类。

(1)膜性室间隔是紧邻主动脉瓣下部的较小的区域。膜部室间隔缺损涉及不同数量的膜部周围的肌肉组织(膜周部室间隔缺损)。根据膜周部肌肉间隔的缺损情况，膜周部室间隔缺损又可分为膜周流入道(房室管型)、膜周小梁部、膜周流出道缺损。膜周部缺损为最常见的室间隔缺损类型，约占70%。

(2)肌性室间隔包括流入道间隔部、小梁间隔部、流出道间隔部(漏斗部或圆锥部)。小梁间隔部(也称为肌部室间隔)又分为前部、后部、中部、顶部。因此，室间隔缺损可分为膜部、流入道部、流出道部(或漏斗部)、小梁中部(或肌部中部)、小梁前部(肌部前部)、小梁后部(肌部后部)、小梁顶部缺损肌部型。

(3)在西方国家，流出道室间隔缺损(漏斗部或圆锥部)占所有室缺的5%～7%；在远东国家占30%。缺损位于流出道间隔部(圆锥部)，缺损的边缘部由主动脉环和肺动脉环组成。缺损可导致主动脉瓣叶脱垂和主动脉瓣关闭不全。这种缺损也被称为嵴下型室缺、圆锥部室间隔缺损、肺动脉下或主动脉下室间隔缺损。

(4)流入道(或房室管)型室间隔缺损占所有室间隔缺损的5%～8%。缺损位于膜周部缺损的后部或下方，三尖瓣隔瓣的下方。

(5)小梁部(或肌部)室间隔缺损占所有室间隔缺损的5%～20%。从右心室面看，小梁部室间隔缺损通常是多发的。小梁中部室间隔缺损位于隔束的后部。小梁顶部室间隔缺损接近心尖部，难以被发现和修补。小梁前部(边缘部)室间隔缺损往往小、多发而且扭曲。"瑞士奶酪"型多发的小梁部室间隔缺损(涉及室间隔的各个部分)进行手术闭合时非常困难。

(二)病理生理

非发绀型室间隔缺损的分流是左向右，分流多少取决于缺损的大小而非部位，以及肺血管阻力。小的室间隔缺损部位左向右分流的阻力很大，分流也不依赖于肺血管阻力，这种情况下肺血管阻力是下降的。大的室间隔缺损部位左向右分流的阻力很小，分流主要取决于肺血管阻力。阻力越低，左向右分流量就越大。这种左向右分流称作"依赖性"分流。即使大的室间隔缺损，新生儿期由于肺血管阻力持续高亦不发生大分流，直到出生6～8周后，分流量增大，出现充血性心力衰竭。

(1)小型室间隔缺损(Roger病)，缺损直径<5mm或缺损面积<0.5cm^2/m^{2}体表面积，左向右分流量少，血流动力学变化不大，可无症状。

(2)中型室间隔缺损，缺损直径5～10mm或缺损面积0.5～1.0cm^2/m^{2}体表面积，分流量较多，肺循环血流量可达体循环的1.5～3.0倍以上，但因肺血管床有丰富的后备容受量，肺动脉收缩压和肺血管

阻力可在较长时期不增高。

(3)大型室间隔缺损,缺损直径>10mm 或缺损面积>$1.0cm^2/m^2$ 体表面积,大量左向右分流量使肺循环血流量增加,当超过肺血管床的容量限度时,则出现容量性肺动脉高压肺小动脉持续出现反应性痉挛,之后肺小动脉中层和内膜层渐增厚、管腔变小、梗阻。随着肺血管病变进行性发展则渐变为不可逆的阻力性肺动脉高压。当右心室收缩压超过左心室收缩压时,左向右分流道转为双向分流或右向左分流,出现发绀即艾森门格综合征。

(三)临床表现

小型缺损可无症状,一般活动不受限制,生长发育不受影响,仅体格检查时听到胸骨左缘第3~4肋间响亮的全收缩期杂音,常伴震颤,肺动脉第二心音正常或稍增强。缺损较大时左向右分流量多,患儿多生长迟缓、体重不增,有消瘦、喂养困难,活动后乏力、气短、多汗,易反复呼吸道感染,易导致充血性心力衰竭等。有时因扩张的肺动脉压迫喉返神经,引起声音嘶哑。心脏搏动活跃,胸骨左缘第3~4肋间可闻及Ⅱ~Ⅳ级粗糙的全收缩期杂音,向四周广泛传导,可触及收缩期震颤。分流量大时,在心尖区可闻及二尖瓣相对狭窄的较柔和的舒张中期杂音。大型缺损伴有明显肺动脉高压时(多见于儿童或青少年期)右心室压力显著升高,逆转为右向左分流,出现青紫,并逐渐加重,此时心脏杂音较轻而肺动脉第二心音显著亢进。漏斗部室间隔缺损,在主动脉根部可闻及减弱的Ⅰ~Ⅲ/6级舒张期杂音,此杂音是主动脉瓣前部脱垂引起的。

(四)辅助检查

1.X线检查

小型缺损心肺X线检查无明显改变,或肺动脉段延长或轻微突出,肺野轻度充血。中型缺损心影轻度到中度增大,左、右心室增大,以左心室增大为主,主动脉弓影较小,肺动脉段扩张,肺野充血。大型缺损心影中度以上增大,左、右心室增大,多以右心室增大为主。肺动脉段明显突出,肺野明显充血。当肺动脉高压转为双向或右向左分流时,出现艾森门格综合征,主要特点为肺动脉主支增粗,而肺外周血管影很少,宛如枯萎的秃枝,此时心影可基本正常或轻度增大。

2.心电图

小型缺损心电图正常或表现为轻度左心室肥大,中型缺损主要为左心室舒张期负荷增加表现,V5、V6导联R波升高伴深Q波,T波直立高尖对称,以左心室肥大为主,大型缺损为双心室肥大或右心室肥厚,可伴有心肌劳损。

3.超声心动图

二维超声可从多个切面显示缺损的部位、数目与大小等。心脏的瓣膜是区分除小梁部室间隔缺损之外的其他类型室间隔缺损的标志。膜周部室间隔缺损与主动脉瓣有关,流入道部室间隔缺损与三尖瓣有关,漏斗部室间隔缺损与半月瓣有关。彩色多普勒超声可显示分流束的起源、部位、数目、大小及方向。频谱多普勒超声可测量分流速度计算跨隔压差和右心室收缩压估测肺动脉压。还可通过测定动脉瓣口和二尖瓣口血流量计算肺循环血流量;测定主动脉瓣口和三尖瓣口血流量计算体循环血流量,借此可计算左向右分流量大小。

(五)自然病程

了解室间隔缺损的自然病程对于制订治疗计划非常重要。在出生后6个月内,30%~40%的膜周部和肌部室间隔缺损可自然闭合。小型缺损自然闭合的可能性更大。缺损随着年龄增长缩小而并非扩大。然而,流入道部和流出道部室间隔缺损没有自然变小或闭合的可能。

大型室间隔缺损的婴儿通常在出生后6~8周龄时会发生充血性心力衰竭。大型室间隔缺损的患儿会发生肺血管阻力增高,最早可发生在出生后6~12个月,但右向左分流一般发生在10岁以后。

大型室间隔缺损的部分患儿可能发生漏斗部狭窄,此可减少左向右的分流量(如无青紫的法洛四联症),偶尔也会发生右向左分流。

三　治疗与管理

(一)内科治疗

(1)如发生充血性心力衰竭,可选用地高辛和利尿药治疗 2～4 个月,观察患儿病情是否改善。加用螺内酯可减少失钾。应用减轻后负荷的药物也很普遍。血管紧张素转换酶抑制药可以提升血钾水平,螺内酯或钾应停用。经常经口或鼻胃管给予高热量饮食是有益的。如果发生贫血,可口服铁制剂治疗。这些措施通常可以延缓手术治疗或者促进自然闭合或使缺损缩小。

(2)无肺动脉高压的患者,不必限制活动量。

(3)保持口腔卫生以及应用抗生素预防感染性心内膜炎非常重要。

(二)手术治疗

(1)适应证和手术时机:①大型室间隔缺损的小婴儿,如果发生充血性心力衰竭和生长延迟,可首先给予地高辛、利尿药及减轻后负荷的药物。如果生长延迟不能改善,应该在出生后 6 个月内手术治疗室间隔缺损。对药物治疗有作用的婴儿,可推迟手术治疗。如果肺动脉压力超过主动脉压的 50%,则应该在 1 岁末施行手术。②1 岁以后,如果左向右分流量大,Qp/Qs≥2∶1,则无论肺动脉压力多高,都应该手术治疗室间隔缺损。③对于有肺动脉高压的证据,但没有充血性心力衰竭或生长受限的患儿,则应该在 6～12 月龄行心导管检查,并在心导管检查后即进行手术治疗。对于月龄较大的患儿若有大型室间隔缺损并且肺血管阻力较高,则应该尽快手术治疗。④对于有小型室间隔缺损的患儿,在接近 6 月龄时,没有充血性心力衰竭或肺动脉高压的证据,通常不行手术治疗。小型室间隔缺损伴 Qp/Qs＜1.5∶1 不是手术的适应证。⑤对于有主动脉瓣脱垂(即使没有主动脉反流)、曾有心内膜炎病史或有左心室扩张的患儿,即使 Qp/Qs＜2∶1,一些医疗中心亦主张手术关闭室间隔缺损。⑥肺循环和体循环血管阻力比值≥0.5,或者患儿肺血管梗阻性病变有明显的右向左分流,为手术禁忌证。

(2)手术方法:①肺动脉环束术是一种姑息手术,在合并其他畸形造成完全修补困难时,可采用此方法。②在低温体外循环下直接关闭室间隔缺损时,通常不做右心室切开。大部分膜周部和流入道部室间隔缺损通常采用跨房修补。流出道部缺损最好通过切开肺动脉主干进行修补。心尖部室间隔缺损可采用心尖部右心室切开进行修补。皮肤切口较小的微创手术在室间隔缺损修补中越来越普遍,创面小、较美观。

(3)死亡率:手术死亡率＜1%。月龄＜2 个月、伴发其他缺损、有多发室间隔缺损婴儿的手术死亡率较高。

(4)并发症:①经右心室切开修补的患者,术后多有右束支传导阻滞,这是手术中切断浦肯野纤维或直接损伤到右束支所致。②右束支传导阻滞伴左前分支半阻滞的发生率＜10%,但对其与猝死之间的关系尚有争议。1%～2%的患者可发生完全性房室传导阻滞,需要安装起搏器。③5%的患者有术后残余分流。术中经食管超声心动图监测可降低残余分流的发生率。④三尖瓣损伤(导致三尖瓣反流)和主动脉瓣损伤(导致主动脉瓣反流)很少发生。⑤神经系统并发症的发生率与循环阻断时间直接相关。

(5)术后随访:①每 1～2 年应到医院体检。②如没有手术并发症,通常不需限制活动。③在行右心室切开术修补室间隔缺损的患者中,有 50%～90%的患者心电图呈右束支传导阻滞,而在经右心房修补室间隔缺损的患者中,有 40%心电图呈右束支传导阻滞。④虽然近年来已罕见,但室间隔缺损伴轻微肺动脉高压,且在 3 岁以后行手术修补的患者,应术后随访是否存在进行性肺血管病变。⑤术后 6 个月内需进行细菌性心内膜炎的预防性治疗。如果有残余分流,需要预防性治疗,直到用药指征消失。⑥有术后暂时心脏传导阻滞的患者,无论是否植入心脏起搏器,都需要长期随访。

(三)非手术方法关闭室间隔缺损

1988 年,Lock 等首次应用封堵伞封堵室间隔缺损。2007 年,美国 FDA 批准 Amplatzer 肌部封堵器上市,目前已在全球广泛应用于肌部室间隔缺损封堵。但是,由于早期 Amplatzer 膜周部室间隔缺损封堵器在临床应用中出现的严重并发症,尤其是完全性房室传导阻滞的发生率偏高,美国 FDA 至今尚未批准该型封堵器上市。

近年来,随着封堵器材的改进,膜周部室间隔缺损介入封堵安全性得到提高,越来越多的研究支持对膜周部室间隔缺损进行介入封堵治疗。有研究纳入 6762 例膜周部室间隔缺损介入封堵的结果,手术成功率为 97.8%,完全性房室传导阻滞发生率仅为 1.1%,其他并发症包括残余分流发生率为 15.9%,心律失常发生率为 10.3%,瓣膜损伤发生率为 4.1%。有分析指出,与外科治疗相比,室间隔缺损介入封堵的手术成功率和并发症发生率两者均无明显差异,但是介入治疗可显著缩短住院时间和减少输血,重症监护病房停留时间和住院时间明显缩短。因而,尽管目前外科手术仍是室间隔缺损治疗的"金标准",但外科手术存在创伤大、围手术期并发症发生率高、住院时间长、疤痕残留等缺点,而经皮室间隔缺损介入封堵术因其创伤小、恢复快、住院时间短和费用低等优势,已逐渐成为解剖条件合适的室间隔缺损的重要治疗方法。2020 年欧洲心脏病协会发布的指南强调,经皮介入封堵室间隔缺损是外科手术有效的替代治疗方法,尤其对于解剖条件合适的膜周部和肌部室间隔缺损、外科术后残余室间隔缺损和无法耐受二次手术的室间隔缺损患者。

目前,Amplatzer 膜部封堵器是在全世界范围内应用最为广泛的膜周部室间隔缺损封堵器。一旦患者体重超过 8kg,患有中等大小的膜部室间隔缺损,而内科治疗某种程度上受限制,则可接受封堵治疗。经胸超声证实左心室和(或)左心房容量负荷过重是选择封堵治疗的必要条件。X 线胸片显示心脏扩大、反复发生的感染性心内膜炎也是使用此类封堵器行室间隔缺损封堵的适应证。室间隔缺损孔边缘和主动脉瓣间有 2mm 以上的距离,是行室间隔缺损封堵的先决条件。另外,使用该封堵器治疗的禁忌证有主动脉瓣脱垂、左心室-右心房通道、败血症、不能耐受抗血小板治疗和并存需要外科修补治疗的复杂型缺损。

四 研究热点

我国先心病介入治疗始于 20 世纪 80 年代,早期全国每年总例数也不到 500 例。经过几十年的发展,特别是自 2001 年 12 月国产对称型镍钛合金膜部室间隔缺损封堵器的问世以来,先心病介入治疗步入快速发展的新时代。室间隔缺损封堵器的创新使中国先心病介入治疗走在国际前列。随着经验的积累、技术的进步和器材的改进,室间隔缺损介入治疗适应证正在不断拓宽。努力推进我国先天性心脏病介入诊疗技术的规范化发展显得尤为重要,全面实现我国先心病介入治疗的跨越式可持续发展。

五 推荐文献阅读

1.王卫平,孙锟,常立文.儿科学[M].9 版.北京:人民卫生出版社,2018.

2.Park MK,桂永浩,刘芳.实用小儿心脏病学[M].5 版.北京:人民军医出版社,2009.

3.杨思源,陈树宝.小儿心脏病学[M].4 版.北京:人民卫生出版社,2012.

4.中国医师协会儿科医师分会先天性心脏病专家委员会,中华医学会儿科学分会心血管学组,《中华儿科杂志》编辑委员会.儿童常见先天性心脏病介入治疗专家共识[J].中华儿科杂志,2015,53(1):17-24.

5.国家卫生健康委员会国家结构性心脏病介入质量控制中心,国家心血管病中心结构性心脏病介入质量控制中心,中华医学会心血管病学分会先心病经皮介入治疗指南工作组.常见先天性心脏病经皮介入治疗指南(2021版)[J].中华医学杂志,2021,101(38):3054-3076.

6.Feltes TF,Bacha E,Beekman RH,et al.Indications for cardiac catheterization and intervention in pediatric cardiac disease:A scientific statement from the American Heart Association[J].Circulation,2011,123(22):2607-2652.

六　病例剖析

【一般情况】　患儿,男,2岁。

【主诉】　气促、乏力2年,加重3天。

【现病史】　患儿生后2年来较同龄小儿少动,稍微活动后便有气促、乏力,需停止活动休息,开始时患儿家长未予以重视,但随着年龄增长患儿症状越来越明显。3天前患儿"感冒"后气促加重,伴四肢乏力、面色苍白、多汗、咳嗽等症状;自行口服感冒药治疗后无效。为求治疗,遂急送至我院门诊就诊。拟"1.室间隔缺损;2.支气管肺炎"收入我科住院治疗。

患儿病后神志清、精神较差,大小便正常,睡眠可,生长发育缓慢。

【既往史】　有反复呼吸道感染病史,均治愈。

【出生史】　G1P1孕38$^+$周自然分娩,出生体重2.2kg。无窒息抢救史。

【预防接种史】　按时接种。

【家族史】　否认家族遗传病及心脏病病史。

【入院查体】　T 36.5℃,P 130次/min,R 40次/min,BP 108/68mmHg,SpO$_2$ 91%。神志清、精神较差,面色苍白。全身皮肤黏膜无黄染、皮疹及出血点。双侧瞳孔等大等圆,对光反射正常,口唇轻度发绀,咽充血,颈软,颈部淋巴结无肿大。胸廓对称,可见明显三凹征,听诊双肺呼吸音粗,可闻及少许湿啰音。心律齐,胸骨左缘3~4肋间可闻及Ⅲ/6级粗糙的全收缩期杂音,肺动脉第二心音亢进,未及震颤。腹平软,肝脾未扪及,肠鸣音正常。四肢肌力、肌张力正常,神经系统检查无明显异常。

【辅助检查】

1.胸片:心影增大,肺纹理增粗,双肺可见斑片状阴影。

2.心超:室间隔缺损(干下型,直径9mm),肺动脉高压。

3.血常规:WBC 13.5×10^9/L,NEUT% 68%,LY% 31%,Hb 97 g/L,PLT 244×10^9/L,CRP 65mg/L。

【入院诊断】　1.先天性心脏病:室间隔缺损,肺动脉高压;2.急性支气管肺炎。

【进一步检查】　完善三大常规(血、尿、大便)、血气分析+电解质、生化五类、心电图、胸片等检查,积极抗感染治疗,纠治肺部感染后,排除手术禁忌证,择期手术治疗。

【诊疗计划】

1.保持水电解质内环境稳定,适当镇静,减轻患儿心功能负担。

2.保持呼吸道通畅,鼻导管吸氧,维持正常的血氧饱和度,监测血气,注意纠正酸中毒。

3.药物治疗:患儿胸片见双肺斑片影,血常规示白细胞计数及CRP升高,不能排除细菌感染,可选用合适的抗菌药物治疗。此外患儿可能出现心功能不全的并发症,需给予强心、利尿、扩血管、降肺动脉压力等治疗,并注意液体平衡。

4.手术治疗:等肺炎好转,排除手术禁忌后,联系心胸外科行室间隔缺损修补术。

【治疗经过】

1.辅助检查

入院后完善相关检查,动脉血气分析示pH 7.352,PaO$_2$ 63.0mmHg,PaCO$_2$ 42.0mmHg,K$^+$ 3.5mmol/L,

Na^+ 134mmol/L，HCO_3^- 12mmol/L；大小便常规、生化五类基本正常。

2.疾病转归

入院后予以血氧饱和度监测，鼻导管吸氧，"布地奈德"雾化吸入，"头孢曲松"静滴抗感染，"螺内酯、氢氯噻嗪"口服利尿，"地高辛"强心，"卡托普利"降低肺动脉压力，并予吸痰补液等对症支持治疗。在上述治疗的基础上，入院第5天患儿停鼻导管吸氧，气促及咳嗽好转，排除手术禁忌证后，于入院一周后行室间隔缺损修补术，术程顺利，术后心超未见残余分流，于入院后第18天出院。

【出院诊断】 1.先天性心脏病：室间隔缺损，肺动脉高压；2.急性支气管肺炎；3.心功能不全。

【出院建议】

1.注意休息，加强营养，预防感染。术后3个月内绝对避免剧烈运动。

2.术后2周、1个月、3个月、6个月、12个月复查心电图、超声心动图，必要时复查胸片。

动脉导管未闭

 一 概 述

动脉导管未闭（patent ductus arteriosus，PDA）为小儿先天性心脏病常见类型之一，占先天性心脏病发病总数的5%～10%，而未成熟儿动脉导管平滑肌发育不良，更由于其平滑肌对氧分压的反应低于成熟儿，故早产儿中动脉导管未闭则普遍存在，出生体重低于1750g和低于1200g的婴儿中，分别约有45%和80%出现动脉导管未闭，而且分别有15%和40%～50%患儿合并心力衰竭。女性发病率高于男性（男：女＝1：3）。胎儿期动脉导管开放是血液循环的重要通道，出生后大约15小时即发生功能性关闭，80%在生后3个月解剖性关闭。到出生后1年，在解剖学上完全关闭。若持续开放即称动脉导管未闭。动脉导管未闭大都单独存在，但有10%的病例合并其他心脏畸形，如主动脉缩窄、室间隔缺损、肺动脉狭窄。在某些先天性心脏病中，如肺动脉闭锁，未闭的动脉导管是患儿生存的必需血流通道，一旦关闭可致死亡。

二 诊断与评估

(一)临床分型

在正常胎儿左肺动脉和降主动脉之间有一持续性的通道，位于左锁骨下动脉起点远端5～10mm。导管通常呈圆锥形，在肺动脉上有一小的开口，可以限制血流量。导管可短可长，呈直线形或弯曲状，形态不一，一般分为三型。

(1)管型：导管连接主动脉和肺动脉两端粗细一致。

(2)漏斗型：近主动脉端粗大向肺动脉端逐渐变窄，临床多见。

(3)窗型：导管很短，但直径往往较大。

(二)病理生理

动脉导管未闭引起的病理生理学改变主要是通过导管引起的分流，分流量的大小与导管的直径以及主肺动脉的压差有关。当导管很细，左向右分流量取决于来自导管的阻力（如直径、长度和扭曲度）；当导管粗大，分流量取决于肺血管阻力水平，由于主动脉在收缩期和舒张期的压力均超过肺动脉，因而通过未闭的动脉导管左向右分流的血液连续不断使肺循环及左心房、左心室升主动脉的血流量明显增加,左心负荷加重其排血量达正常时的2~4倍。长期大量血流向肺循环的冲击肺小动脉可有反应性痉挛形成动力性肺动脉高压。继之管壁增厚硬化导致梗阻性肺动脉高压,此时右心室收缩期负荷过重致右心室肥厚甚至衰竭。当肺动脉压超过主动脉压时,左向右分流明显减少或停止,产生肺动脉血流逆向分流入降主动脉患儿呈现差异性发绀 (differential cyanosis),下半身青紫,左上肢可有轻度青紫而右上肢正常。

在早产儿肺透明膜病恢复过程中,动脉导管未闭是一个特殊问题。随着氧合的增加,肺循环阻力迅速下降,但早产儿的动脉导管因为对氧的敏感性不成熟而保持开放,由此产生的大量左向右分流令肺损伤加重,使得婴儿难以脱离呼吸机和氧疗。

如果婴儿必须通过呼吸机接受很长时间的氧疗,会引起支气管肺发育不良,导致肺动脉高压(肺心病)和右心衰竭。早期诊断和适当的治疗是改善预后的关键。

(三)临床表现

动脉导管细小者临床上可无症状。导管粗大者在婴幼儿期即可有咳嗽、气急、喂养困难、体重不增、生长发育落后等。早产儿动脉导管未闭的早期发现非常重要。患典型肺透明膜病的早产儿在出生后的前几天出现一定程度的病情改善,但在出生后4~7天无法脱离呼吸机或需要增加呼吸机参数设置和需氧量。呼吸暂停或心动过缓可以是未进行机械通气的婴儿动脉导管未闭的早期体征。

分流较大的导管可导致下呼吸道感染、肺不张和心力衰竭(伴呼吸急促和体重减轻),可有心前区突出、鸡胸等现象。胸骨左缘上方闻及连续性“机器”样杂音,占整个收缩期与舒张期,常伴有震颤,杂音向左锁骨下、颈部和背部传导,当肺血管阻力增高时,杂音的舒张期成分可能减弱或消失。分流量大者因相对性二尖瓣狭窄而在心尖部可闻及较短的舒张期杂音。肺动脉瓣区第二心音增强,新生儿期因肺动脉压力较高,主、肺动脉压力差在舒张期不显著,因而往往只听到收缩期杂音。当合并肺动脉高压或心力衰竭时,多仅有收缩期杂音。由于舒张压降低,脉压增大,可出现周围血管征,如水冲脉、枪击音、指甲床毛细血管搏动等。早产儿动脉导管未闭时,出现周围动脉搏动宏大,锁骨下或肩胛间区闻及收缩期杂音(偶闻及连续性杂音),心前区搏动明显,肝脏增大,气促并易发生呼吸衰竭而依赖机械辅助通气。

(四)辅助检查

1.X线检查

动脉导管分流较小时,胸片可以是正常的。动脉导管有中度或重度分流时可发生不同程度的心脏扩大,左心房、左心室或升主动脉扩张,肺纹理增加。随着肺血管阻塞性病变的加重,心脏大小可变为正常,但肺动脉段显著突出,肺门血管影增大。当婴儿有心力衰竭时,可见肺淤血表现。透视下左心室和主动脉搏动增强。肺动脉高压时肺门处肺动脉总干及其分支扩大而远端肺野肺小动脉狭小,左心室有扩大肥厚征象。主动脉结正常或突出。对于没有进行气管插管的较大早产儿,胸部X线片显示心脏扩大。这些婴儿可能呈肺水肿或肺血管影增粗表现,但在发生肺透明膜病变时难以评估。在气管插管,尤其呼吸参数设置较高的婴儿中,X线片示心影正常或轻度增大。

2.心电图

轻到中度的动脉导管未闭出现正常的或左心室增大的心电图。巨大的动脉导管未闭可出现双心室肥厚的心电图。如果发生肺血管阻塞性病变,则表现出右心室肥厚的心电图。

3.超声心动图

二维超声心动图可以直接探查到未闭合的动脉导管。脉冲多普勒在动脉导管开口处可探测到典型的收缩期与舒张期连续性湍流频谱。肺动脉压力低于主动脉压力时,持续的正向血流提示是完全的左向右分流。在完全右向左分流时,血流为离开肺动脉的方向,提示肺动脉压高于主动脉压。双向分流(在收缩期出现反向血流,舒张期出现正向血流)见于动脉导管未闭合并严重肺动脉高压的婴儿。导管内流速高提示肺动脉压力比较低,而导管内流速低提示肺动脉压力高。压力差在下述患者中可能检测不到:动脉导管的肺动脉端较小、动脉导管弯曲、直径<3mm且长度>10mm的隧道样动脉导管(由于血液黏滞而造成能量损失)。如果出现三尖瓣关闭不全,则用三尖瓣反流高峰速度估测肺动脉收缩压的方向最简便、最准确。左肺动脉流速增加提示通过导管的分流量大。肺动脉压力较高而血液流速低[压力差<0.7kPa(5mmHg)]提示肺灌注不足,在出生后24~36小时出现此状况提示预后不良。

(五)自然病程

早产儿动脉导管开放是由于动脉导管对氧的敏感度不够,有自然闭合的可能。足月儿和儿童动脉导管未闭的原因是导管平滑肌结构异常,故通常不易自然关闭。分流较大时,可发生心力衰竭或反复发作性肺炎或两者同时发生。如果较大的动脉导管未闭合并肺动脉高压未及时得到处理,可能发生肺部血管阻塞性病变、感染性心内膜炎。动脉导管未闭还可能并发动脉瘤,但极少见,其在成年后有破裂可能。

三 治疗与管理

(一)内科治疗

(1)吲哚美辛(一种前列腺素合成酶抑制药)对于足月儿的动脉导管未闭无效,不应该使用。早产儿可用吲哚美辛关闭动脉导管。在不同的医疗中心,适应证和剂量用法不同。最常用的方法为吲哚美辛0.2mg/kg,静脉滴注,每12小时1次,共3次。必要时可重复使用。应用吲哚美辛的禁忌证包括高血尿素氮[>8.9mmol/L(25mg/dl)]或高血肌酐[>160μmol/L(1.8mg/dl)]水平、血小板减少($<80\times10^9$/L)出血倾向(包括颅内出血)、坏死性小肠结肠炎以及高胆红素血症。

(2)欧洲多中心前瞻性研究发现,在出生后第3天静脉滴注布洛芬(10mg/kg,分2次给药,每次给予5mg/kg,间隔24小时)可以起到与吲哚美辛同样的关闭早产儿动脉导管的作用。布洛芬的使用可显著降低少尿的发生率,并且其对脑供血无不良影响。布洛芬可以显著降低血浆前列腺素浓度。一项来自加拿大的早期研究指出,在出生后3小时静脉注射布洛芬10mg/kg,随在出生后的24小时和48小时分别按5mg/kg应用,可以有效降低动脉导管未闭的发生率且无明显的药物不良反应。因此,布洛芬被认为是吲哚美辛的替代疗法。布洛芬不仅可以治疗,而且可以预防早产儿动脉导管未闭。另外,布洛芬可能比吲哚美辛有更好的疗效。在欧洲进行的剂量研究证明了10-5-5mg/kg的布洛芬剂量对关闭动脉导管有效。最近来自欧洲的报道认为,在小的早产儿中预防性应用布洛芬是无效的,因为它虽然减少了动脉导管未闭的发生和手术结扎的必要,但它并不能减少脑室内出血的发病率或死亡率。

(3)在充血性心力衰竭发生时,应予抗心力衰竭治疗,给予地高辛和利尿药。

(4)如没有肺动脉高压,则不需要限制运动。

(5)根据适应证预防感染性心内膜炎。

(二)手术治疗

1.适应证和手术时机

在任何年龄,有明显血流动力学变化的动脉导管未闭患儿都需治疗。在许多医疗中心,小的且没有显著血流动力学变化的动脉导管首选介入堵闭。对于不适合非手术治疗的患者才考虑外科手术治疗。肺血管阻塞性病变是外科手术的禁忌证。当婴儿发生充血性心力衰竭、肺动脉高压或反复发生肺炎时,应立即行外科手术关闭动脉导管。

2.手术过程

(1)标准的操作是经左后外侧胸切口进行分离结扎,不需要体外循环。

(2)在胸腔镜(或更为先进的达芬奇手术机器人)辅助下,进行动脉导管的夹闭和结扎,适用于动脉导管有足够长度时(确保能够安全结扎),该术通过在肋间隙打3个小洞而得以施行。

3．死亡率

上述方法的外科手术死亡率均为 0。

4．并发症

并发症罕见。可能会发生喉返神经损伤(造成声音嘶哑)、左膈神经的损伤(造成左侧半膈麻痹)或胸导管损伤(造成乳糜胸)。仅行结扎术的患者(没有行分离术)可能发生动脉导管再通,但发生率很低。

5．术后随访

(1)如无手术并发症,动脉导管结扎术后不需要进行定期随访。

(2)术后 6 个月以上者,不需要进行感染性心内膜炎的预防。

(三)非外科手术关闭动脉导管

外科手术疗效确切,但目前大多首选介入治疗,即利用多种不同装置通过心导管术关闭动脉导管,已取得不同程度的成功。如选择螺旋弹簧圈或 Amplatzer 蘑菇伞等封堵器关闭动脉导管。①非外科手术关闭的优点在于:不需要全身麻醉、缩短住院时间和康复时间、没有开胸手术的伤疤。②缺点和潜在的并发症包括残余漏、弹簧圈造成肺动脉栓塞、溶血、左肺动脉狭窄、Amplatzer 装置脱落阻塞主动脉、股动静脉阻塞等。

值得注意的是,在有些病例中,如完全性大血管转位、肺动脉闭锁、三尖瓣闭锁、严重的肺动脉狭窄中动脉导管对维持患婴生命至关重要,此时应该应用前列腺素 E 或放置支架以维持动脉导管开放。

早产儿动脉导管未闭的处理视分流大小、呼吸窘迫综合征情况而定。症状明显者,需抗心力衰竭治疗,生后 1 周内使用吲哚美辛治疗,但仍有 10% 的患者需手术治疗。

四　研究热点

动脉导管未闭是主肺动脉之间的一种先天性异常通道,是由多种因素参与的复杂的病理生理过程。目前对于动脉导管未闭的发病机制和病理变化认识尚不完全清楚,主要集中在血管活性物质、缺氧、离子通道、遗传因素与动脉导管未闭之间的相互影响和制约关系,这对于早期干预和指导治疗提供一定的理论依据。治疗方面,目前的共识是不对早产儿动脉导管未闭进行预防性治疗,只对血流动力学改变显著的动脉导管未闭进行处理。经导管介入封堵动脉导管未闭因其创伤小、痛苦小、不留疤痕、住院时间短、疗效确切等而得到患儿及家长认可,已成为目前首选的治疗方式。在过去的几十年里,3D 打印技术已经在医疗中得到广泛应用,3D 打印技术使解剖结构直观展现,为设计手术方案提供思路,对于难治、棘手的疾病提供了手术可能,成为治疗先天性心脏病的新工具。

五　推荐文献阅读

1．王卫平,孙锟,常立文.儿科学[M].9 版.北京:人民卫生出版社,2018.

2．Park MK,桂永浩,刘芳.实用小儿心脏病学[M].5 版.北京:人民军医出版社,2009.

3．杨思源,陈树宝.小儿心脏病学[M].4 版.北京:人民卫生出版社,2012.

4．中国医师协会儿科医师分会先天性心脏病专家委员会,中华医学会儿科学分会心血管学组,《中华儿科杂志》编辑委员会.儿童常见先天性心脏病介入治疗专家共识[J].中华儿科杂志,2015,53(1):17-24.

5．国家卫生健康委员会国家结构性心脏病介入质量控制中心,国家心血管病中心结构性心脏病介入质量控制中心,中华医学会心血管病学分会先心病经皮介入治疗指南工作组.常见先天性心脏病经皮介入治疗指南(2021 版)[J].中华医学杂志,2021,101(38):3054-3076.

6. Feltes TF, Bacha E, Beekman RH, et al. Indications for cardiac catheterization and intervention in pediatric cardiac disease: A scientific statement from the American Heart Association [J]. Circulation, 2011, 123(22): 2607-2652.

（六）病例剖析

【一般情况】 患儿,女,1岁10个月。

【主诉】 发现心杂音1年余。

【现病史】 患儿1年余前因"上呼吸道感染"在当地医院就诊时发现心杂音,门诊随诊,未治疗。1个月前来我院查心超示"动脉导管未闭(内径3mm),建议手术治疗"。患儿剧烈哭吵后偶有口周发绀。平素无喘息气促,吃奶可,生长发育无明显落后。现为进一步治疗来我院,门诊拟"动脉导管未闭"收治入院。

起病来,患儿神清,精神可,睡眠可,大小便无殊,体重增长同正常同龄儿。

【既往史】 有3次肺炎病史,均治愈。

【出生史】 G1P1孕39周自然分娩,出生体重2.65kg。无窒息抢救史。

【预防接种史】 卡介苗已接种,乙肝接种1针。

【家族史】 否认家族遗传病及心脏病病史。

【入院查体】 T 36.4℃,P 122次/min,R 28次/min,右上肢BP 108/58mmHg,SpO$_2$ 100%,右下肢BP 114/70mmHg,SpO$_2$ 98%,左上肢BP 98/62mmHg,SpO$_2$ 100%,左下肢BP 96/64mmHg,SpO$_2$ 100%。神清,精神可,呼吸平稳,咽无充血,扁桃体无肿大,双肺呼吸音粗,未闻及啰音,心律齐,心音中,胸骨左缘2～3肋间可闻及Ⅱ～Ⅲ/6级连续性杂音,未及震颤,腹软,肝脾肋下未及肿大,神经系统检查阴性,周围血管征阴性。

【辅助检查】 心超:动脉导管未闭(内径3mm);血常规:WBC 6.5×10^9/L,NEUT% 37%,LY% 62%,Hb 102g/L,PLT 154×10^9/L,CRP<1mg/L。

【入院诊断】 先天性心脏病:动脉导管未闭。

【进一步检查】 完善三大常规(血、尿、大便)、血气分析+电解质、生化五类、心电图、胸片等检查,排除手术禁忌证。

【诊疗计划】

1. 保持水电解质内环境稳定,减轻患儿体力消耗、密切监测生命体征、营养支持,排除手术禁忌证。

2. 该患儿体重>4kg,无右向左分流,不合并肺动脉高压,因此适合进行介入治疗。

【诊疗经过】

1. 辅助检查

入院后完善相关检查,血常规正常,大小便常规、生化五类基本正常;胸片示肺动脉段突出,肺野充血,肺门血管影增粗;心电图示窦性心律,正常心电图。

2. 择期手术

排除手术禁忌证后,于入院后第3天行右心导管检查及动脉导管未闭封堵术,术程顺利,术后心超未见残余分流,于入院后第5天出院。

【出院诊断】 1. 先天性心脏病:动脉导管未闭。

【出院建议】

1. 合理喂养。

2. 术后24小时及1个月、3个月、半年、1年复查心电图、超声心动图,必要时复查胸片。

法洛四联症

 一 概　述

法洛四联症(Tetralogy of Fallot,TOF)是婴儿期后最常见的青紫型先天性心脏病,约占所有先天性心脏病的12%。1888年,法国医师Etienne Fallot详细描述了该病的病理改变及临床表现,故而得名。25%为右位主动脉弓,还可合并其他心血管畸形如永存左上腔静脉、冠状动脉异常、房间隔缺损、动脉导管未闭、肺动脉瓣缺如等。

法洛四联症由以下4种畸形组成,其中右心室流出道狭窄是决定患儿的病理生理、病情严重度及预后的主要因素。狭窄可随时间推移而逐渐加重。

(1)右心室流出道梗阻:狭窄范围可自右心室漏斗部入口至左、右肺动脉分支。可为漏斗部狭窄、动脉瓣狭窄或两者同时存在。常有肺动脉瓣环、肺动脉总干发育不良和肺动脉分支非对称性狭窄。狭窄的严重程度差异较大。

(2)室间隔缺损:为膜周型缺损,向流出道延伸,多位于主动脉下,可向肺动脉下方延伸,为对位不良型室间隔缺损。

(3)主动脉骑跨:主动脉根部粗大且顺时针向旋转右移并骑跨在室间隔缺损上,骑跨范围在15%~95%。

(4)右心室肥厚:一般认为其属于继发性病变。

二 诊断与评估

(一)临床症状

1.发　绀

法洛氏四联症患者均有不同程度的发绀。发绀常表现在唇、指(趾)甲、耳垂、鼻尖、口腔黏膜等毛细血管丰富的部位。出生时发绀多不明显,生后3~6个月渐渐明显,并随着年龄的增长及肺动脉狭窄加重而发绀越重。若在出生时即出现明显发绀,应考虑伴有肺动脉闭锁或广泛的右室流出道发育不良或严重的漏斗部及瓣膜、瓣环狭窄等可能。肺动脉狭窄不严重者一般在静止状态可不出现发绀,活动后出现轻微发绀,至年长后由于漏斗部呈渐进性肥厚,发绀渐加重。少数非发绀型法洛四联症,婴儿期以左向右分流为主临床上不仅可没有发绀,还可有心衰和呼吸道感染等病史,临床酷似单纯大型室间隔缺损。

2.缺氧发作及活动耐力降低

在喂养、啼哭、行走、活动后气促加重。20%~70%患婴有缺氧发作史。表现为起病突然,呼吸深快,神情萎靡,伴发绀明显加重,甚至可发生昏厥、痉挛或脑血管意外。发作可持续数分钟至数小时,常能自然缓解,但也有少数因严重低氧血症与脑血管并发症而导致死亡。发作频繁时期多是生后6~18个月,之后发作减少,可能与侧支循环建立有关。发作一般与发绀的严重程度无关。缺氧发作的机制可能是由于激动刺激右室流出道的心肌使之发生痉挛与收缩,从而使右室流出道完全堵塞所致。

3.蹲　踞

蹲踞是法洛氏四联症患儿活动后常见的症状。蹲踞时下肢屈曲,可增加体循环阻力,减少心室水平右向左分流,使肺血流量增多,同时可使下腔静脉回心血流明显减少,从而使体循环血氧饱和度增加,可防止昏晕感。法洛四联症患儿喜取的几种特殊姿势如婴儿常喜侧卧将双膝屈曲呈胎儿姿势,竖抱时喜将双膝屈曲,大腿贴腹部。年长儿不论站立或坐位均将双足交叉,坐时更喜屈膝,双小腿交叉盘坐。

4.其　他

法洛四联症很少发生心力衰竭,如有心衰发生,可见于婴儿期伴有轻的肺动脉狭窄并伴心室水平为左向右分流、伴有肺动脉瓣缺如、大的体肺侧支血管及室间隔缺损部分闭合等,后者偶可引起左室压大于右室压。另外,法洛四联症可发生的并发症有脑脓肿、脑栓塞和感染性心内膜炎等。

(二)体　征

1.生长迟缓

主要发生于肺动脉严重狭窄患儿,身高体重低于同龄儿,但智力往往正常。

2.青紫、杵状指(趾)

青紫、杵状指(趾)为法洛四联症中常见体征。典型者全身皮肤出现发绀、眼结膜充血、咽部及口腔黏膜青紫、牙釉质钙化不良和牙龈出血。如发绀持续6个月以上,由于长期缺氧,指(趾)端毛细血管扩张与增生,局部软组织及骨组织增生、肥大,出现杵状指(趾),呈鼓槌状。

3.心脏检查

大多数患儿心前区无隆起,心脏搏动不移位,胸骨左缘可扪及右室肥厚所致的右心抬举感。第一心音多正常,第二心音在非发绀型法洛四联症中有时可听到分裂,但在典型患者中多因肺动脉狭窄而出现肺动脉第二音减弱、延长或消失。在左第三肋间可出现单一而亢进的第二音,这是主动脉瓣关闭音。在胸骨左缘三、四肋间可出现由于漏斗部狭窄引起的短促而中等响度的收缩期喷射性杂音,极少数伴收缩期震颤。少数无青紫者在剑突上或胸骨左缘四、五肋间出现室间隔缺损的全收缩期杂音。但多数由于血流呈双向分流,或右向左分流,故室缺多不发出杂音。通常法洛四联症的杂音是右室流出道狭窄所引起,杂音越响、越长,说明狭窄越轻,右室到肺动脉血流量也越多发绀也越轻;反之杂音越短促与柔和,说明狭窄越重,右向左分流越多,肺动脉的血流量也越少,发绀也重。

常见的并发症为脑血栓、脑脓肿及感染性心内膜炎。

(三)辅助检查

1.血液检查

周围血红细胞计数和血红蛋白浓度通常增高,红细胞可达$(5.0\sim8.0)\times10^{12}/L$,血红蛋白$170\sim230g/L$,若血红蛋白低于$150g/L$,考虑有相对性贫血存在;血细胞比容也增高,为$53\%\sim80\%$。严重发绀者,血小板可降低,凝血酶原时间延长。

2.X线检查

肺野清晰,中侧带及外1/3肺血管影较细小。心脏一般正常大小或稍增大,右房可增大,典型者前后位心影呈"靴状",即心尖圆钝上翘,肺动脉段凹陷,上纵隔较宽,肺门血管影缩小,年长儿可因侧支循环形成,肺野呈网状纹理,25%的患儿可见到右位主动脉弓。

3.心电图

电轴右偏,右心室肥厚,狭窄严重者可以出现心肌劳损,较大儿童可见右心房肥大。

4.超声心动图

超声心动图是确诊法洛氏四联症的首选方法。二维超声可见到主动脉内径增宽,骑跨于室间隔之上,室间隔中断,并可判断主动脉骑跨的程度、右心室流出道及肺动脉狭窄。此外,右心室、右心房内径增大,有时还可出现乳头肌及腱索增粗现象,左房、左心室内径缩小。彩色多普勒血流显像可见右心室直接将血液注入骑跨的主动脉内。

5.MRI 和 CT

超高速 CT 和 MRI 可清晰显示室间隔缺损、漏斗部狭窄、右心室肥厚及主动脉骑跨;在进行三维重建后可清楚地显示主动脉、肺动脉的形态,对于外周肺动脉的发育情况显示满意。利用 MRI 电影序列矢状面可显示快速血流通过狭窄漏斗部及肺动脉瓣口而在肺动脉根部产生无信号影。虽 MRI 和 CT 对心内结构的显示略逊于心脏超声,且 CT 成像有一定的电离辐射,但是在显示心外大血管及肺循环血管解剖方面,已能接近心血管造影的图像。

6.心导管和心血管造影

由于超声心动图和 MRI 或 CT 已能对法洛四联症作出明确诊断,一般不需再作心导管造影。但对外周肺动脉分支发育不良及体肺侧支血管存在的患者应做心血管造影。通常作左心室造影,常取长轴斜位,可显示室间隔位置、大小以及有无多发缺损、左室发育情况、主动脉骑跨程度、主动脉弓及头臂血管有无变异和冠状动脉有无畸形;右心室造影,取坐观位,可清楚显示肺动脉及其周围肺动脉和右室流出道的解剖形态及狭窄程度。如左心室造影未能显示冠状动脉解剖或疑有冠状动脉异常、疑有动脉导管未闭及侧支血管,应再行升主动脉根部造影。

三 治疗与管理

(一)治 疗

1.内科治疗

(1)一般护理:平时应经常饮水,预防感染,及时补液,防治脱水和并发症。婴幼儿则需特别注意护理,以免引起阵发性缺氧发作。

(2)缺氧发作的治疗:发作轻者取胸膝位即可缓解,重者应立即吸氧,给予去氧肾上腺素每次 0.05mg/kg 静脉注射,或普萘洛尔每次 0.1mg/kg。必要时也可皮下注射吗啡,每次 0.1~0.2mg/kg。纠正酸中毒,给予 5% 碳酸氢钠 1.5~5.0ml/kg 静脉注射。以往有缺氧发作者,可口服普萘洛尔 1~3mg/(kg·d)。平时应去除引起缺氧发作的诱因,如贫血、感染,尽量保持患儿安静,经上述处理后仍能有效控制发作者,应考虑急症外科手术修补。

2.外科治疗

随着外科手术技术、体外循环技术、婴幼儿麻醉技术及术前术后监护水平的不断提高,本病根治术的成功率大大提高。决定采取根治手术与否,主要取决于左、右肺动脉发育和冠状动脉情况。左心室大小目前已不作为一期矫治手术的判定指标,但左心室舒张末期容积指数过小对于无明显症状的 TOF 患者,术后低心排血量综合征发生率较高。满足一期矫治条件,出生后 6 个月～1 岁进行修复手术,但临床症状明显应在生后 6 个月内行根治术。对重症、无法满足一期矫治手术条件的患者,主要是伴有严重肺动脉分支发育不良,也可先行姑息手术,待一般情况改善,肺血管发育好转后,再行根治术。目前临床常用的姑息手术方法有改良 Blalock-Taussig 分流术、中央分流术及右心室流出道补片加宽。对于部分重症肺动脉瓣狭窄伴肺动脉分支狭窄病例可先行心导管介入治疗,即经皮球囊扩张肺动脉瓣及左右肺动脉分支,从而促进肺血管发育,以取代体-肺动脉分流术,为进行根治术创造条件。对于部分动脉导管依赖的重症法洛氏四联症病例,可考虑予以动脉导管内支架植入增加肺动脉血流,改善缺氧,促进肺血管发育。

四 研究热点

法洛氏四联症(TOF)是最常见的发绀型先天性心脏病(congenital heart disease,CHD)之一,从遗传角度来说，TOF 的病因是多因素的。约 25％ 的患者合并有染色体异常，常见的比如 21 三体综合征、Alagille 综合征（*JAG1* 突变）、DiGeorge 综合征和腭心面综合征（染色体 22q11 缺失）。非综合征 TOF 患者多合并有其他遗传学异常，有研究报道认为有 4％ 的患者存在转录因子 NKX2.5 的突变，约有 10％ 的散发 TOF 病例存在数个染色体位点的新发拷贝数变异，除此之外也有研究显示 MTHFR 多态性会增加 TOF 的发生风险。目前的研究发现若父母一代无患病者，TOF 患儿同胞的再发风险为 3％，若父母一方患病，则后代再发风险可高达 10％，通过进一步研究明确这些突变及多态性在 TOF 发生过程的作用，对于更好地进行遗传咨询和产前诊断具有重要意义。

对外科手术纠治法洛四联症解剖畸形没有争议，但在选择手术的最佳年龄、对有症状的婴幼儿及新生儿是行一期纠治还是行分流手术后再行根治术以及法洛四联症伴肺动脉闭锁或多发体肺侧支血管的处理上仍有争议。越来越多的研究表明，对法洛四联症早期纠治可减少和消除先天畸形对心脏本身的损害作用（如心肌肥厚、纤维化、左心功能的影响及心律失常等），同时还可以促进心脏以外的其他器官正常发育，特别是可清除长期发绀对中枢神经系统的发育影响，早期建立肺部正常血流将会促进肺动脉和肺组织本身的发育。随着保护右心室功能理念的加强，以往经典的跨肺动脉瓣环右心室流出道补片加宽（TAP）矫治术逐步减少，限制性右心室小切口和右心室漏斗部保护技术（RVIS）得到广泛应用。

另一方面，随着外科手术的发展，矫治术后的长期存活极佳，尤其是儿童早期接受手术的患者，其修补术后 25 年的存活率＞90％。因此，术后的心血管并发症成为研究的重中之重，常见如肺动脉瓣关闭不全伴右心室增大、残余右室流出道梗阻、右心室功能不全、主动脉根部扩张及主动脉瓣关闭不全、心律失常（包括房性心动过速和室性心动过速及心脏性猝死。导致心脏性猝死的心律失常和心力衰竭是修补术后远期死亡的最常见原因。而对心律失常患儿的药物、射频消融和外科手术治疗的选择指征和如何通过危险分层降低患儿术后心脏性猝死的发生概率，通过外科手术或介入进行肺动脉瓣置换的术式的选择及置换时机等相关热点受到广泛讨论。此外，随着对 TOF 患儿术后长期随访研究，其认知和运动发育的损害以及与发育行为科的合作治疗也受到了高度重视。

五 推荐文献阅读

1. Villafañe J，Feinstein JA，Jenkins KJ，et al；Adult Congenital and Pediatric Cardiology Section，American College of Cardiology. Hot topics in tetralogy of Fallot[J]. J Am Coll Cardiol，2013，62(23)：2155-2166.

2. Apitz C，Webb GD，Redington AN. Tetralogy of Fallot[J]. Lancet，2009，374(9699)：1462，1471.

3. 王辉山，李守军. 先天性心脏病外科治疗中国专家共识（十）：法洛四联症[J]. 中国胸心血管外科临床杂志，2020，27(11)：1247-1254.

4. 王卫平，孙锟，常立文. 儿科学[M]. 9 版. 北京：人民卫生出版社，2018.

5. 杨思源，陈树宝. 小儿心脏病学[M]. 4 版. 北京：人民卫生出版社，2012.

六 病例剖析

【一般情况】 患者，女，6 月龄。

【主诉】 发现心杂音 6 个月。

【现病史】 患儿 6 个月前体检提示心前区有心杂音，病初时仅剧烈哭闹时有口唇发绀，后发绀渐渐明显，安静状态下亦有口唇发绀，无晕厥，无抽搐，无反复咳嗽，无呕吐，平素胃纳可，无明显吃奶停顿，无多汗，尿量可。门诊心超提示"先天性心脏病：法洛氏四联症"，为进一步治疗，门诊拟"先天性心脏病：法洛氏四联症"收治入院。

起病来,患儿神志清,精神可,胃纳一般,睡眠可,大小便正常,体重增长较同龄儿落后。

【既往史】 既往体健,否认食物药物过敏史。

【个人史】 G1P1 足月顺产,出生体重 3.1kg,否认难产史及窒息抢救史。生后母乳喂养,已添加辅食。按卡接种疫苗,3 个月抬头,生长发育较正常同龄儿稍落后。

【家族史】 父母体健,否认家族中肝炎、结核等传染病史及肿瘤、高血压等遗传病史。

【入院查体】 T36.6℃,P110 次/min,R 30 次/min,BP 89/59mmHg,体重 7.0kg,SpO_2 85%,神清,精神可,口唇发绀,呼吸尚平稳,两肺呼吸音清,未及啰音,心律齐,心音中等,胸骨左缘第 3 肋间可及 Ⅴ/6 收缩期心杂音,可及震颤,腹软,肝脾肋下未及肿大,神经系统检查阴性,可见杵状指趾。

【辅助检查】 本院门诊心超提示先天性心脏病:法洛氏四联症。

【入院诊断】 先天性心脏病:法洛氏四联症。

【进一步检查】

1.三大常规及生化、血气电解质等。

2.乙肝三系、RPR、HIV、凝血谱等。

3.心超、胸片、心电图等。

【诊疗计划】

1.完善术前相关检查。

2.择期行根治术。

【诊疗经过】

1.辅助检查结果

(1)血常规+CRP、生化五类、大小便常规基本正常。

(2)乙肝三系、RPR、HIV、凝血谱基本正常。

(3)心电图:窦性心动过速;胸片:肺纹理清晰,心腰凹陷,心尖上翘,心影呈"靴形"。

(4)心超:先天性心脏病法洛氏四联症主动脉侧支循环形成。

2.疾病转归

入院后完善相关检查,入院第 3 天在全麻体外循环下行法洛氏四联症根治术,术后第 2 天顺利撤离呼吸机,并行术后心超、心电图、胸部 X 线检查,入院第 10 天出院。

出院时患儿无发热,无明显咳嗽,无气喘,胃纳可,二便无殊。查体:神清,精神可,呼吸平稳,胸骨正中见 10cm 手术疤痕,两肺呼吸音清,未闻及干湿啰音,心律齐,心音中等,胸骨左缘第 3 肋间可及 Ⅱ/6 收缩期心杂音,未及明显震颤,腹软,肝脾肋下未及肿大,神经系统检查阴性。

【出院诊断】 先天性心脏病:法洛四联症。

【出院建议】

1.合理喂养。

2.术后 1 个月、3 个月、半年、1 年后复查心超、心电图、胸片。

3.门诊随访观察。

肺动脉瓣狭窄

一 概　述

　　肺动脉瓣狭窄(pulmonary valve stenosis,PVS)是一类常见的先天性心脏畸形,约占活产婴儿的0.5‰,占所有CHD的8%～10%,且其发生率呈稳定上升的趋势,亚洲人群的发生率高于欧美国家;广义的肺动脉狭窄包括漏斗部、瓣膜、肺动脉干及肺动脉分支狭窄。目前多数患者在儿童时期通过介入手段进行矫治,经皮肺动脉瓣球囊成形术已成为PVS的首选治疗方式,但部分患者在长期随访时会出现反流或再狭窄等事件,尤其是解剖结构特殊的PVS患者疗效欠佳。努南(Noonan)综合征患者60%会出现PVS,并且约30%为重度狭窄,80%的该类患者球囊扩张后压差不会显著下降,65%的患者需要再次介入或手术干预。超声心动图和心导管检查是PVS诊断和评估的主要方式。通过超声心动图测量峰值流速、跨瓣压差等评估PVS的程度。心导管可测量肺动脉跨瓣压差、右心室收缩压等血流动力学指标,准确评估狭窄的程度;同时右心室造影可见增厚的肺动脉瓣和收缩期喷射性血流束,呈现"射流征"和"圆顶征"。

　　(一)肺动脉瓣狭窄可分为两种类型

　　1.典型肺动脉瓣狭窄

　　肺动脉瓣三个瓣叶交界处互相融合,使瓣膜开放受限,瓣口狭窄;只有两个瓣叶的交界处融合为肺动脉瓣二瓣化畸形;瓣叶无交界处,仅中心部留一小孔,为单瓣化畸形。瓣环正常,肺动脉干呈狭窄后扩张,有时可延伸到左肺动脉。

　　2.发育不良型肺动脉瓣狭窄

　　肺动脉瓣叶形态不规则且明显增厚或呈结节状,瓣叶间无粘连,瓣叶启闭不灵活,瓣环发育不良,肺动脉干不扩张或发育不良。

二 诊断与评估

　　(一)临床表现

　　轻度狭窄(跨瓣压差<40mmHg)患者可完全无症状;中度狭窄(跨瓣压差40～60mmHg)在2～3岁内无症状,但年长后劳力时即感易疲乏及气促;严重狭窄者(跨瓣压差>60mmHg)于中度体力劳动时亦可出现呼吸困难和乏力,可有昏厥甚至猝死。亦有患者活动时感胸痛、胸闷或上腹痛,可能由于心排血量不能相应提高,致使心肌供血不足或心律失常所致,常提示预后不良。

　　生长发育大多正常,多数患儿呈满月脸,大部分无青紫,面颊和指端可能呈现暗红;狭窄严重者可有青紫,大多由卵圆孔或房间隔缺损的右向左分流所致,如伴有大型房间隔缺损,可有严重青紫;部分严重狭窄的新生儿早期可无明显青紫,随着动脉导管关闭,青紫可渐渐明显,需及时给予持续静滴前列腺素E₁,以维持动脉导管开放,待全身情况稳定后立即行经皮球囊肺动脉瓣成形术(PBPV术)或外科手术治疗;青紫持续的较大婴幼儿可并有杵状指(趾)及红细胞增多。

　　颈静脉有明显的搏动者常提示狭窄严重,该收缩期前的搏动在肝区亦可触及,有心力衰竭时搏动可不明显。

　　体检心前区饱满,明显隆起者少见。左侧胸骨旁可触及右心室的抬举搏动,胸骨左缘第2～3肋间可闻及喷射性收缩期杂音,程度多在Ⅳ/6级及以上,可以摸到收缩期震颤;杂音向左上胸、心前区、颈部、腋下及背面传导;第一心音正常,轻中度狭窄者可听到收缩早期喀喇音,狭窄越重,喀喇音出现越早,甚至与第一心音相重,使第一心音呈金属样。喀喇音系由于增厚但仍具弹性的瓣膜在开始收缩时突然绷紧所致,可为单纯性肺动脉瓣狭窄的特征性体征之一。第二心音分裂,分裂程度多与狭窄严重程度成比例。

(二)辅助检查

1.X 线检查

狭窄后的肺动脉扩张为本病特征性的改变,有时扩张延伸到左肺动脉,但在婴儿期扩张多不明显。有心力衰竭而导致心脏扩大者肺动脉扩张可完全被隐没。轻中度狭窄时心影大小正常;重度狭窄时如心功能尚可,心影仅轻度增大;如有心力衰竭,心影则明显增大,主要为右心室和右心房扩大。除存在心房水平右向左分流致肺血管影减少或存在右心衰竭,肺血管影通常是正常的。

2.心电图

心电图是估测右室流出道梗阻严重程度最有用的实验室检查指标之一,除极少数病例外,正确操作获得的心电图能对梗阻的严重程度作出判断。心电图多显示电轴右偏、右心房扩大、P 波高耸、右心室肥大。右胸前导联显示 R 波高耸,狭窄严重时出现 T 波倒置、ST 段压低。

3.超声心动图

二维超声心动图可显示肺动脉瓣的数目、厚度、收缩时开启情况及狭窄后的扩张。通常采用剑突下及胸骨旁短轴切面显示右室流出道、肺动脉瓣、肺动脉总干及狭窄后扩张,剑突下及心尖四腔切面评估心室腔及三尖瓣形态及功能。多普勒超声可检测肺动脉口血流速度、较可靠地估测肺动脉瓣狭窄的严重程度,彩色血流显像还可观察心房水平有无分流。

4.心导管检查

右心室压力明显升高,可与体循环压力相等,而肺动脉压力正常或降低,心导管从肺动脉向右心室退出时的连续曲线显示明显的无过渡区的压力阶差;如系瓣膜和漏斗部皆有狭窄则可有两个压力梯度,一在瓣膜,另一在漏斗部;在严重的瓣膜狭窄继发漏斗部的管状狭窄时,只可见特征性的漏斗部狭窄的压力波;如狭窄发生于瓣膜之后的肺动脉,压力曲线的阶差出现在肺动脉的左右分支处或在肺动脉的总干。右心室造影时,典型的肺动脉瓣狭窄,瓣膜轻度增厚,在收缩时呈幕顶状,舒张期恢复正常,除严重瓣膜狭窄婴儿可有中度瓣环发育不良外,通常瓣环是正常的,肺动脉总干明显扩张。发育不良型肺动脉瓣狭窄,瓣膜明显增厚,瓣环发育不良,无明显收缩期幕顶征,远端肺动脉发育不良,在收缩-舒张期瓣叶的形态几乎无变化,无收缩期射流,无狭窄后肺动脉总干扩张。在严重肺动脉瓣狭窄者,因漏斗部肌肉肥厚可见弥漫性右心室流出道狭窄。

三 治疗与管理

一般认为,右心室收缩压超过 40～50mmHg 时,可导致心肌损害,因此需要行狭窄解除手术,球囊瓣膜成形术(PBPV 术)是大多数患儿的首选治疗方法,目前有放射线引导经皮肺动脉瓣球囊成形术、超声引导经皮肺动脉瓣球囊成形术等,以前者为首选。对明显肺动脉瓣环发育不良并肺动脉瓣狭窄、右室发育不良、三尖瓣明显反流及右心功能不全者多推荐外科手术治疗。合并房隔缺损可同时行 PBPV 术及经导管房间隔缺损封堵术。重度、极重度狭窄者,在新生儿期即出现严重的低氧血症,建议术前持续静滴前列腺素 E_1 维持动脉导管开放,使肺动脉血流增加,以纠正低氧血症。病情稳定后应即行外科手术或行 PBPV 术。严重肺动脉瓣狭窄可伴有漏斗部狭窄,但大多数患儿一旦肺动脉瓣狭窄解除,漏斗部肥厚将自行消退。

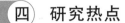

四 研究热点

肺动脉狭窄(pulmonic stenosis,PS)是常见的先天性心脏病,瓣膜性 PS 是最常见的 PS 类型,其在活产儿中发病率为(0.6～0.8)/1000。目前 PS 的基础发病机制尚不明确。有假设认为,瓣膜性 PS 是因妊娠第 5 周圆锥动脉干的远端部分发育不良所致,但尚需进一步研究数据支持该理论。从遗传角度来说,大量关于家族性发病的报道以及 PS 伴随由基础遗传缺陷所致综合征的报道证实 PS 的发生具有遗传易感性,包括 Noonan 综合征(*PTPN11* 基因突变,位于染色体 12q24.1)、Alagille 综合征(*JAG-1* 突变,位于染色体 20p12)、Williams-Beuren 综合征(弹性蛋白基因突变,位于染色体 7q.11.23)。PS 在胎儿期即可逐渐进展,妊娠 7～8 周开始发病,到妊娠 7 个月左右发展成为轻中度 PS 或者重度 PS 甚至肺动脉闭锁。而重度 PS 患儿在生后不久即可出现发绀,严重者可危及生命,作为 PS 的首要确诊方法,不断发展超声新技术和新方法等方式提高产前胎儿 PS 的检出率,减少误诊率,对胎儿肺动脉狭窄的产前诊断、预后评估以及指导 PS 治疗方案的制定方面发挥更加重要的作用。

肺动脉瓣球囊扩张术作为 PS 首选治疗方案,近 40 年来,为改善手术效果,降低二次及多次介入术和瓣膜置换的发生,对手术方式的改进(如球囊大小的选择以及重度 PS 手术时机及手术方式的选择等)受到广泛讨论。此外,对肺动脉瓣球囊扩张术后的随访研究发现,肺动脉瓣反流作为术后常见并发症,其重度反流发生率为 15%～60%,且反流程度随时间不断进展,因此,对球囊扩张术后相关反流的高危因素的研究以及对肺动脉反流外科手术或经皮肺动脉瓣置换术等手术方式的探索也受到了高度重视。

五 推荐文献阅读

1. 杨思源,陈树宝.小儿心脏病学[M].4 版.北京:人民卫生出版社,2012.

2. 王卫平,孙锟,常立文.儿科学[M].9 版.北京:人民卫生出版社,2018.

3. 国家卫生健康委员会国家结构性心脏病介入质量控制中心,国家心血管指南工作组,等.常见先天性心脏病经皮介入治疗指南(2021 版)[J].中华医学杂志,2021,101(38):3054-3076.

4. Morray BH,McElhinney DB. Semilunar Valve Interventions for Congenital Heart Disease:JACC State-of-the-Art Review[J]. J Am Coll Cardiol,2021,77(1):71-79.

六 病例剖析

【一般情况】 患者,女,3 月龄。

【主诉】 发现心杂音 3 个月。

【现病史】 患儿 3 月前(出生后)查体提示心前区有心杂音,剧烈哭闹时有口唇发绀,无晕厥,无抽搐,无咳嗽,无呕吐,平素胃纳可,无明显吃奶停顿,无多汗,尿量可。外院心超提示"先天性心脏病:肺动脉瓣狭窄",为进一步治疗,我院门诊拟"先天性心脏病:肺动脉瓣狭窄"收治入院。

起病来,患儿神志清,精神可,胃纳佳,睡眠一般,大小便正常,体重增长理想。

【既往史】 既往体健,否认食物药物过敏史。

【个人史】 G1P1 足月顺产,出生体重 3.0kg,否认难产史及窒息抢救史。

生后母乳喂养,尚未添加辅食。按卡接种疫苗,2月抬头,生长发育与正常同龄儿相仿。

【家族史】 父母体健否认家族中肝炎、结核等传染病史及肿瘤、高血压等遗传病史。

【入院查体】 T 36.4℃,P 114 次/min,R 40 次/min,BP 84/57mmHg,体重 7kg,神清,精神可,呼吸平稳,两肺呼吸音清,未及啰音,心律齐,心音中等,胸骨左缘 2～3 肋间可及 Ⅴ/6 收缩期心杂音,可及震颤,腹软,肝脾肋下未及肿大,神经系统检查阴性。

【辅助检查】　外院出生后心超提示,先天性心脏病:肺动脉瓣狭窄。

【入院诊断】　先天性心脏病:肺动脉瓣狭窄。

【进一步检查】

1.三大常规及生化、血气电解质等。

2.乙肝三系、RPR、HIV、凝血谱等。

3.心超、胸片、心电图等。

【诊疗计划】

1.完善术前相关检查。

2.择期心导管介入治疗。

【诊疗经过】

1.辅助检查结果

(1)血常规+CRP、生化五类、大小便常规基本正常。

(2)乙肝三系、RPR、HIV、凝血谱基本正常。

(3)心电图:窦性心动过速。

(4)胸片:肺纹清晰,心影饱满。

(5)心超:先天性心脏病肺动脉瓣狭窄(瓣环 10mm,跨瓣压差 65mmHg)。

2.疾病转归

入院后完善相关检查,入院第 3 天在基础麻醉加骶管麻醉下行经皮肺动脉瓣狭窄球囊扩张成形术,第 4 天行术后心超(跨瓣压差降至 20mmHg)、心电图(窦性心律不齐)、胸部 X 线检查,第 5 天出院。

出院时患儿无发热,无明显咳嗽,无气喘,胃纳可,二便无殊。查体:神清,精神可,呼吸平稳,两肺呼吸音清,未闻及干湿啰音,心律齐,心音中等,胸骨左缘第 2～3 肋间可及Ⅲ/6 收缩期心杂音,未及明显震颤,腹软,肝脾肋下未及肿大,神经系统检查阴性。

【出院诊断】　先天性心脏病:肺动脉瓣狭窄。

【出院建议】

1.合理喂养。

2.术后 1 个月、3 个月、半年、1 年后复查心超、心电图。

3.门诊随访观察。

第二节　病毒性心肌炎

 一　概　述

病毒性心肌炎是病毒感染引起的心肌间质炎症细胞浸润和邻近的心肌细胞坏死、变性。病变也可累及心包或心内膜。儿童期的发病率尚不确切,发病机制也尚不清楚。引起心肌炎的常见病毒主要是肠道病毒(特别是柯萨奇病毒 B 组)、腺病毒、流感病毒、EB 病毒、巨细胞病毒及细小病毒 P19 等。

二 诊断与评估

(一)临床表现

1.症 状

轻重不一,取决于年龄和感染的急性或慢性过程,预后大多良好。部分病人起病隐匿,有乏力、活动受限、心悸、胸痛等症状。少数重症患者可发生心力衰竭,并发严重心律失常、心源性休克,此类重症病人死亡率高。少部分患者呈慢性进程,可演变为扩张型心肌病。

2.体 征

心脏可轻度扩大,伴心动过速、心音低钝及奔马律。反复心力衰竭者,心脏明显扩大,肺部出现湿啰音,肝脾肿大,呼吸急促和发绀。重症患者可突然发生心源性休克,脉搏细弱,血压下降。

3.辅助检查

(1)心肌损害的血生化指标:血清肌酸磷酸激酶(creatine phosphokinose,CPK)在早期多有增高,其中以来自心肌的同工酶(creatine kinase-MB,CK-MB)为主。心肌肌钙蛋白(cardiac troponin T or I,cTnI 或 cTnT)的变化对心肌炎诊断的特异性更强。血清乳酸脱氢酶(lactate dehydrogense,LDH)同工酶增高在心肌炎早期诊断有提示意义。

(2)X 线表现:可显示心影增大,但无特异性。

(3)心电图:缺乏特异性,但应强调动态观察的重要性。可见心律失常,包括各种期前收缩、室上性和室性心动过速、房颤、室颤、Ⅱ度或Ⅲ度房室传导阻滞等。心肌受累明显时可见 T 波低平、倒置,ST-T 改变等。

(4)超声心动图:可显示心房、心室扩大,心室壁水肿增厚,心室收缩功能下降,心包积液及瓣膜功能不全。

(5)病毒学诊断:疾病早期可从咽拭子、粪便、血液中分离出病毒,但需结合血清抗体测定才更有意义。恢复期血清抗体滴度比急性期增高 4 倍以上,病程早期血中特异性 IgM 抗体滴度在 1∶128 以上。利用聚合酶链反应或病毒核酸探针原位杂交自血液或心肌组织中查到病毒核酸可作为某一型病毒存在的证据。

(6)心脏磁共振成像(cardiac magnetic resonance,CMR):可以发现心肌组织信号的改变,提供其类型和分布的定性和定量信息,区分缺血性和炎性心肌病。

(7)心肌活检:虽然是诊断的金标准,但由于取样部位的局限性,且为有创性检查,患儿依从性差,从而限制了其临床应用。

(二)主要临床诊断依据

(1)心功能不全、心源性休克或心脑综合征。

(2)心脏扩大。

(3)血清 cTnI 或 cTnT 或血清 CK-MB 升高,伴动态变化。

(4)显著心电图改变(心电图或 24h 动态心电图):以 R 波为主的 2 个或 2 个以上主要导联(Ⅰ、Ⅱ、aVF、V5)的 ST-T 改变持续 4d 以上伴动态变化,新近发现的窦房、房室传导阻滞,完全性右或左束支传导阻滞,窦性停搏,成联律、成对、多形性或多源性期前收缩,非房室结及房室折返引起的异位性心动过速,心房扑动,心房颤动,心室扑动、心室颤动,QRS 低电压(新生儿除外),异常 Q 波等。

(5)心脏磁共振成像呈现典型心肌炎症表现,具备以下 3 项中至少 2 项。①提示心肌水肿:T2 加权像显示局限性或弥漫性高信号;②提示心肌充血及毛细血管渗漏:T1 加权像显示早期钆增强;③提示心肌坏死和纤维化:T1 加权像显示至少 1 处非缺血区域分布的局限性晚期延迟钆增强。

（三）次要临床诊断依据

（1）前驱感染史如发病前1～3周内有上呼吸道或胃肠道病毒感染史。

（2）胸闷、胸痛、心悸、乏力、头晕、面色苍白、面色发灰、腹痛等症状（至少2项），小婴儿可有拒乳、发绀、四肢凉等。

（3）血清乳酸脱氢酶（LDH）、α-羟丁酸脱氢酶（α-hydroxybutyric dehydrogenase，α-HBDH）或谷草转氨酶（AST）升高。若在血清LDH、α-HBDH或AST升高的同时，亦有cTnI、cTnT或CK-MB升高，则只计为主要指标，该项次要指标不重复计算。

（4）心电图轻度异常，指未达到心肌炎主要临床诊断依据中"显著心电图改变"标准的ST-T改变。

（5）抗心肌抗体阳性。

（四）心肌炎临床诊断标准

1. 心肌炎

符合心肌炎主要临床诊断依据3条及3条以上，或主要临床诊断依据2条加次要临床诊断依据3条及3条以上，并除外其他疾病，可以临床诊断心肌炎。

2. 疑似心肌炎

符合心肌炎主要临床诊断依据2条，或主要临床诊断依据1条加次要临床诊断依据2条，或次要临床诊断依据3条及3条以上，并除外其他疾病，可以临床诊断疑似心肌炎。

（五）病毒性心肌炎病原学诊断依据

1. 病原学确诊指标

自心内膜、心肌、心包（活体组织检查、病理）或心包穿刺液检查发现以下之一者可确诊：①分离到病毒；②用病毒核酸探针查到病毒核酸。

2. 病原学参考指标

有以下之一者结合临床表现可考虑心肌炎由病毒引起。①自粪便、咽拭子或血液中分离到病毒，且恢复期血清同型抗体滴度较第一份血清升高或降低4倍以上；②病程早期血中特异性IgM抗体阳性；③用病毒核酸探针自患儿血中查到病毒核酸。

（六）病毒性心肌炎诊断标准

在符合心肌炎诊断基础上：①具备病原学确诊指标之一，可确诊为病毒性心肌炎；②具备病原学参考指标之一，可临床诊断为病毒性心肌炎。

（七）心肌炎分期

（1）急性期：新发病，症状及检查阳性发现明显且多变，一般病程在半年以内。

（2）迁延期：临床症状反复出现，客观指标迁延不愈，病程在半年以上。

（3）慢性期：进行性心脏增大，反复心力衰竭或心律失常，病情时轻时重，病程在1年以上。

三　治疗与管理

（一）休　息

急性期需卧床休息，减轻心脏负荷。

（二）药物治疗

（1）抗病毒治疗：对于仍处于病毒血症阶段的早期患者，可选用抗病毒治疗，对于检出活动性病毒感染的儿童心肌炎患者，即使无足够证据证明存在心肌内病毒感染，使用抗病毒药也是合理的。

(2)改善心肌营养:1,6 二磷酸果糖可改善心肌能量代谢,促进受损细胞的修复。同时可选用大剂量维生素 C、辅酶 Q10、维生素 E 和复合维生素 B、中药生脉饮、黄芪口服液等。

(3)大剂量丙种球蛋白:IVIG 具有抗炎、抗病毒和免疫调节作用,通过免疫调节作用减轻心肌细胞损害。

(4)糖皮质激素:一般不主张使用。对重型患者合并心源性休克、致死性心律失常(Ⅲ度房室传导阻滞、室性心动过速)、心肌活检证实慢性自身免疫性心肌炎症反应者,建议应足量、早期应用。

(5)抗心力衰竭治疗:控制液体入量,酌情应用利尿剂、洋地黄和血管活性药物,注意需适当减少洋地黄的剂量,注意补钾,防止洋地黄中毒。

(6)抗心律失常治疗:随着心肌炎症的控制,部分心律失常会自行好转,无需特殊抗心律失常药物治疗。

(三)后期随访管理

定期复查心电图、动态心电图、心超、心肌酶谱、心肌标志物等相关指标,休息并避免体育活动半年,后续可根据恢复情况逐步循序渐进地参加体育活动。

四 研究热点

病毒性心肌炎的诊断、治疗和预后对临床医生来说是极具有挑战性的,与此相关的研究则较为热门,目前在 ClinicalTrials.gov 网站登记注册的以 Myocarditis 为关键词的临床研究共有 90 多项,处于受试者招募阶段的临床研究有 40 多项,这些研究面向心肌炎发病机制、诊断、治疗、管理等各个方面。如病毒性心肌炎的心脏损伤模式,超声心动图、心电图及磁共振的评估效果,免疫抑制剂治疗心肌炎的疗效判定等。

五 推荐文献阅读

1. Law YM, Lal AK, Chen S, et al. Diagnosis and management of myocarditis in children: a scientific statement from the American Heart Association[J]. Circulation,2021,144(6):e123-e135.

2. 中华医学会儿科学分会心血管学组,中华医学会儿科学分会心血管学组心肌炎协作组,中华儿科杂志编辑委员会,等. 儿童心肌炎诊断建议(2018 年版)[J]. 中华儿科杂志,2019,57(2):87-89.

3. Tschöpe C, Ammirati E, Bozkurt B, et al. Myocarditis and inflammatory cardiomyopathy: Current evidence and future directions[J]. Nat Rev Cardiol,2021,18(3):169-193.

六 病例剖析

【一般情况】 患儿,女,13 岁 9 个月。

【主诉】 胸痛伴胸闷 1 天余。

【现病史】 患儿 1 天余前在学校无明显诱因下出现胸痛,为胸骨及心前区钝痛,休息后缓解,无放射性,伴胸闷恶心,无呕吐腹泻,无发热,有咳嗽咳痰,无其他不适,至当地医院急诊,查血常规未见异常,肌钙蛋白Ⅰ0.5ng/ml,肌酸激酶同工酶 61U/L,心电图提示"1.窦性心律;2.ST 段抬高",考虑"心肌炎",至我院就诊,查心电图提示"1.窦性心律;2.完全性右束支传导阻滞;3.频发室性早搏",急诊心超无特殊异常,胸片心影饱满。门诊拟"病毒性心肌炎"收住入院。

起病 5 天前患儿有头晕、鼻塞、咳嗽,家属自行予中成药口服后症状缓解。

起病来,患儿神志清,精神稍软,胃纳可,睡眠一般,大小便正常,体重无明显下降。

【既往史】 既往体健,无特殊病史。

【个人史】 G1P1 足月顺产,出生体重 3.35kg,否认难产史及窒息抢救史。

生后母乳喂养,按时添加辅食,现普食。按卡接种疫苗,生长发育与正常同龄儿相仿。

【家族史】 父母体健,否认家族类似疾病及遗传病史。

【入院查体】 T 37.3℃,P 90 次/min,R 24 次/min,BP 112/65mmHg,体重 52kg,神清,精神可,咽红,呼吸平,两肺呼吸音粗,未闻及明显干湿啰音,心律不齐,可及早搏,心音强,未闻及明显病理性杂音,腹软,肝脾肋下未及肿大,神经系统检查未见阳性体征,未及明显皮疹。

【辅助检查】

1. 当地医院:血常规:WBC 6.99×10⁹/L,LY% 67.9%,Hb 149g/L,PLT 167×10⁹/L,CRP<1mg/L。肌钙蛋白 I 0.5ng/ml。CKMB 61U/L。

2. 我院心电图示:"1. 窦性心律;2. 完全性右束支传导阻滞;3. 频发室性早搏"。心超:EF 0.64。胸片:心影饱满。

【入院诊断】 病毒性心肌炎。

【进一步检查】

1. 三大常规、血生化、心肌标志物、BNP 等。

2. 病原学检查:呼吸道及肠道病毒检测等。

3. 心电图、动态心电图、心脏彩超、心脏 MRI。

【诊疗计划】

1. 心电监护,嘱卧床休息。

2. 予以大剂量维生素 C、唯嘉能静滴营养心肌。

3. 抗炎:甲强龙 80mg,q12h 静滴。

4. 对症治疗:奥美拉唑 35mg,qd 静滴护胃。

5. 根据病情变化及时调整治疗方案。

【诊疗经过】

1. 辅助检查结果

(1)血常规+CRP:WBC 9.25×10⁹/L,LY% 64.2%,NEUT% 20.2%,Hb 134g/L,PLT 198×10⁹/L,CRP<0.5mg/L。

(2)肝功能:丙氨酸氨基转移酶 73U/L。

(3)B 型钠尿肽测定 530 pg/ml,CKMB 质量 0.80ng/ml,特异性肌钙蛋白 0.18ng/ml,CKMB 活性 73U/L。

(4)粪便肠道病毒三联:肠道病毒通用型阳性。

(5)心电图:窦性心律,轻度 T 波改变。

(6)心脏彩超:三尖瓣轻度反流。

(7)动态心电图:窦性心律,频发室性早搏,占总心搏数的 6.5%,偶发 5 次单发房性早搏。

(8)CMR:T2 加权像显示局限性高信号。

2. 治疗方案

入院后卧床休息,甲强龙静滴抗炎,并逐渐减量,辅以营养心肌药物治疗,护胃护肝,补钾补钙等支持治疗。

3. 疾病转归

入院后患儿逐渐好转。入院 5 天后无胸痛胸闷等不适,住院治疗 2 周后出院。

出院时患儿无胸痛,无胸闷等不适。查体:神清,精神好,咽正常,呼吸平,两肺呼吸音清,未闻及明显干湿啰音,心律欠齐,偶及早搏,心音强,未闻及明显杂音,腹平软,肝脾肋下未及肿大,神经系统检查未见阳性体征,未及皮疹。

【出院诊断】 1.病毒性心肌炎;2.肝功能损害;3.室性期前收缩。

【出院建议】

1.注意休息,避免体育运动,避免感染。

2.出院2周心内科门诊复诊。

3.出院带药

(1)辅酶Q10片每次10mg饭后口服,每天3次。

(2)果糖二磷酸钠口服溶液(瑞安吉)每次10ml口服,每天3次。

第三节　小儿心律失常

概　述

正常心脏激动起源于窦房结,通过心脏传导系统,按一定的频率、顺序及时间扩散,使心脏除极。如心脏的激动来自窦房结以外的起搏点,或激动传导不按正常顺序进行,或传导时间较正常延长或缩短,称为心律失常。小儿心律失常(cardiac arrhythmia)的类型主要有激动起源异常、激动传导异常,以及激动起源和传导异常并存。

儿科的心律失常可能是暂时性的,也可能是永久性的;可以是先天性的,也可以是获得性的,如风湿热、心肌炎;毒物、毒素;药物或心脏手术后。大多数心律失常并无生命危险,如单纯房性、室性期前收缩可存在正常儿童中,有些则可构成威胁,其主要危险是产生严重心动过速或心动过缓引起心搏出量的降低,可能导致晕厥或猝死,因此准确判断至关重要。

诊断与评估

(一)期前收缩

心脏某一起搏点比主导节律(通常是窦性心律)提前发出激动,引起心脏提早除极,称为期前收缩。根据异位起搏点位置的不同,期前收缩可分为房性、房室交界性和室性期前收缩。其中以室性最常见,房性次之,房室交界性少见。

(1)房性期前收缩(premature atrial contraction,PAC)的心电图特征:①P′波(多与窦性P波形态不同,也可与窦性P波形态相似)提前出现,可重叠于前一心搏的ST段、T波上(见图5-3-1);②P′R间正常或延长;③期前收缩后代偿间歇多不完全(合并窦性心律不齐时,可表现为代偿间歇完全的假象);④P′波提前较早时,其后可无继发的QRS波群,为房早未下传(见图5-3-2);⑤期前收缩下传的QRS波可宽大畸形,为室相形差异传导(见图5-3-2)。

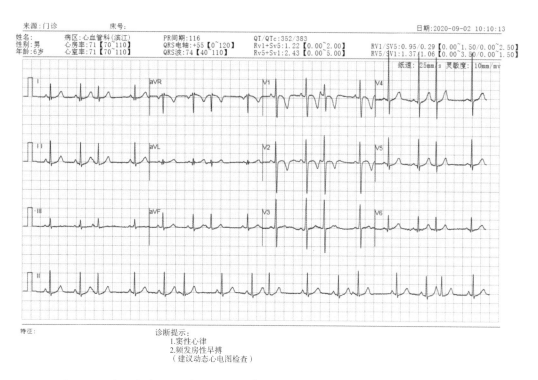

图 5-3-1　房性期前收缩:第 1、3、5 个 P′波重叠于前一心搏的 T 波上,导致 T 波变形

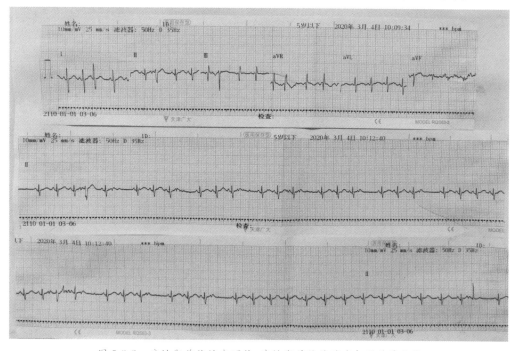

图 5-3-2　房性期前收缩未下传、房性期前收缩伴室相形差异传导

　　(2)交界性期前收缩(atrioventricular junction anterior contraction)的心电图特征:①QRS 波提前出现,形态、时限与窦性下传的 QRS 基本相同;②期前收缩的 QRS 波前或后有逆行 P′波(或可见与其无关的窦性 P 波出现在 QRS 波前、中、后),P′R<0.10 秒,当 P′或窦性 P 波与 QRS 波重叠时不易辨认;③代偿间歇可完全也可不完全(见图 5-3-3)。

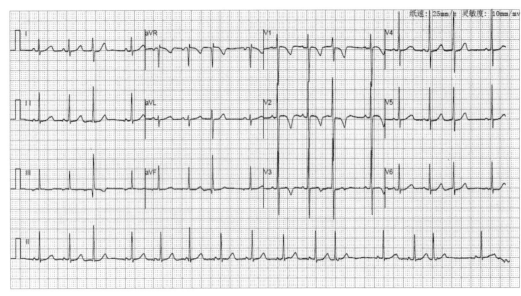

图 5-3-3　交界性期前收缩:第 2 个期前收缩的 QRS 波前可见与其无关的窦性 P 波,
第 3、4 个期前收缩的 QRS 波后有逆行 P' 波

(3)室性期前收缩(ventricular premature contraction,VPC)的心电图特征:①QRS 波提前出现,其前无相关的 P 波,有时可见与其无关的窦性 P 波出现在 QRS-T 波群中,偶可见 QRS 波后有逆行 P' 波。②QRS 波多宽大畸形(见图 5-3-4),T 波与主波方向相反,早搏起源于室间隔高位时,QRS 波的形态可与窦性 QRS 波相似(见图 5-3-5);③代偿间歇多完全。

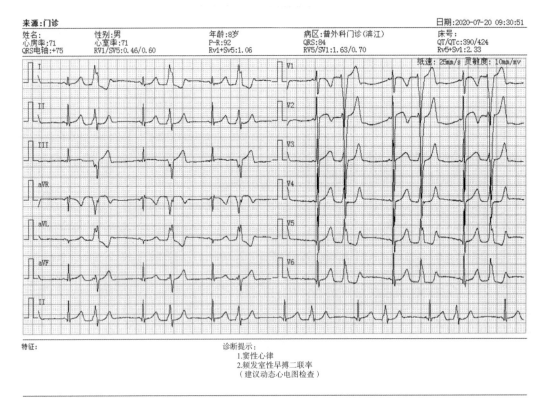

图 5-3-4　室性期前收缩:QRS 波宽大畸形,早搏呈二联律

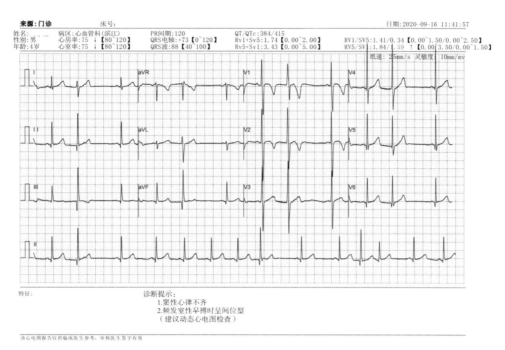

图 5-3-5 室性期前收缩：QRS 波形态与窦性略异，第 1、2 个室性期前收缩的 ST-T 中重叠了与
其无关的窦性 P 波，第 3 个室性早搏为间位性期前收缩

(二)室上性心动过速和心室预激

1.心室预激

正常房室传导系统以外存在先天性房室附加通道(简称旁道)，是心脏在胚胎期发育过程异常所致。旁道的特点是传导速度快，结果是心房激动经旁道下传心室，提前到达旁道附近的心室肌，从而提早激动部分或全部心室肌，并改变了心室肌的正常激动顺序。心室预激是小儿阵发性室上心动过速最常见的原因。

典型的心室预激在心电图上表现为 P-R 间期缩短，QRS 波增宽变形，起始部分有预激波(δ 波)。δ 波是某部分心室肌预先除极形成的波形(见图 5-3-6)。

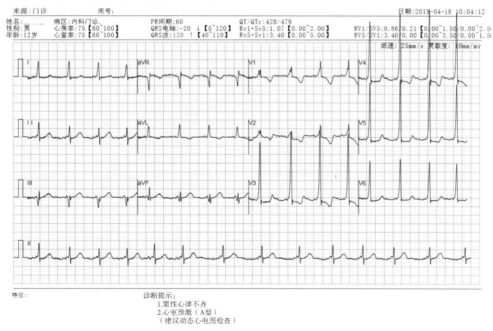

图 5-3-6 心室预激：P-R 间期缩短，QRS 波增宽变形，起始部分有预激波

2.室上性心动过速

室上性心动过速(supraventricular tachycardia,SVT)是指起源于希氏束或希氏束以上的心动过速,是小儿快速型心律失常的主要类型,大部分为折返机制引起,少数为自律性增高或并行心律。儿童室上性心动过速常见类型有房室折返性心动过速、房室结折返性心动过速和房性心动过速,不同类型室上心动过速的心电图表现有所不同,但都有 P 波(或 P'波),QRS 波群形态和时限多正常,有时难以鉴别,最终鉴别需行心内电生理检查。本病可发生于任何年龄,容易反复发作,但初次发病以婴儿时期多见。

心电图特征:心动过速发作时有突发、突止的特点;频率增快多在 160～300 次/min,节律快而规则;P 波常不易辨认;QRS 波群形态与时限一般正常(见图 5-3-7),伴有室相形差异传导时,QRS 波群可宽大畸形(见图 5-3-8)。室上性心动过速因心室率较快,致心室舒张期缩短及冠状动脉灌注不足,常出现缺血性 ST-T 改变。需与窦性心动过速及室性心动过速相鉴别。

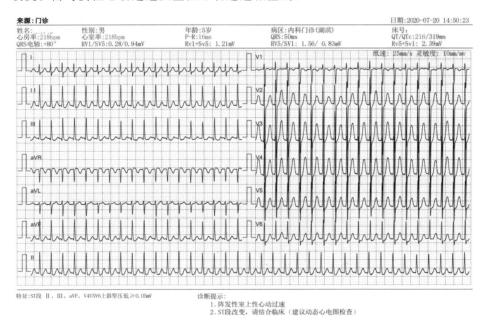

图 5-3-7　阵发性室上性心动过速:QRS 波正常,R-R 间期匀齐,P 波不易辨认,心率 218 次/min,继发 ST-T 改变

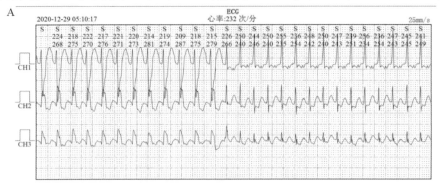

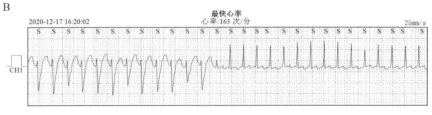

图 5-3-8　阵发性室上性心动过速伴室相形差异传导:QRS 波部分正常,部分宽大畸形

（三）室性心动过速

室性心动过速（ventricular tachycardia,VT）是指起源于希氏束分叉以下的特殊传导系统和（或）心室肌的一组快速性室型心律失常,由连续 3 个或 3 个以上的室性心搏组成。小儿室性心动过速频率在 120～300 次/min。

心电图特征:①异常的 QRS 波多宽大畸形（见图 5-3-9）,且随年龄增长,QRS 波增宽明显,激动起源于室间隔时,QRS 波的形态也可不宽,畸形不明显;②多数情况下,室性心动过速发作时存在室房分离（见图 5-3-10）,亦可见室房逆传（见图 5-3-11）;③Q-T 间期多正常,亦可伴有 Q-T 间期延长,多见于多形性室速;④有时可见室性融合波或心室夺获。

房室分离是确诊室性心动过速的重要指标,但在体表心电图上有时难以辨识重叠于 QRS-T 波群中的窦性 P 波,有时与室上性心动过速伴室相形差异传导难以鉴别,因此需综合病史、临床表现、心电图及动态心电图特点加以区别。

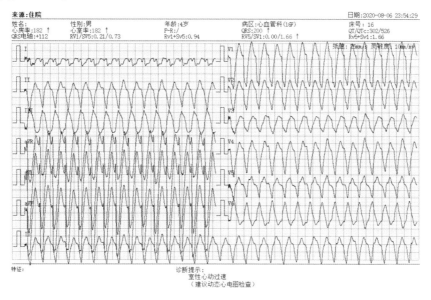

图 5-3-9　阵发性室性心动过速:QRS 波宽大畸形,T 波与主波方向相反

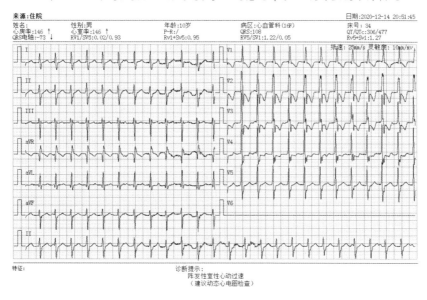

图 5-3-10　阵发性室性心动过速的房室分离现象:窦性 P 波规律出现,心房率慢于心室率

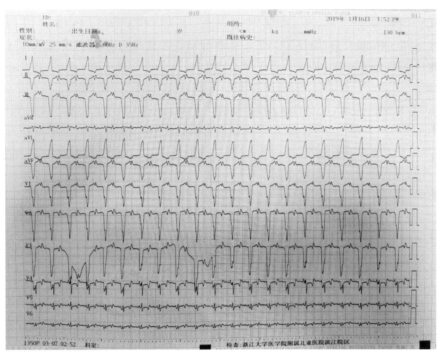

图 5-3-11　阵发性室性心动过速伴室房 1:1 逆向传导:宽大畸形的 QRS 波群后
有逆行 P'波,P'波在 Ⅱ、Ⅲ、avF 导联倒置,RP'间期为 210ms

(四)房室传导阻滞

房室传导阻滞是指由于房室传导系统某部位不应期异常延长,激动自心房向心室传导过程中传导延缓或部分甚至全部不能下传的现象。根据阻滞程度不同分为一度、二度和三度房室传导阻滞。

1.一度房室传导阻滞

房室传导时间延长,但每个心房激动都能下传到心室,心电图表现为房室呈 1:1 传导,PR 间期超过正常范围(见图 5-3-12)。小儿的正常 PR 间期与年龄以及心率有关。

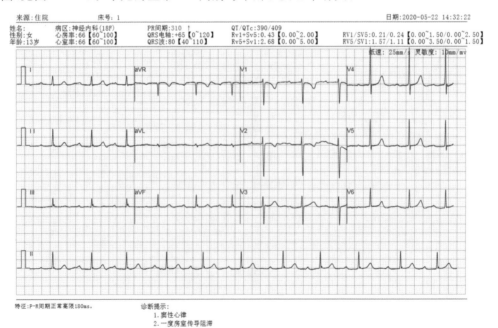

图 5-3-12　一度房室传导阻滞:房室呈 1:1 传导,PR 间期延长

2.二度房室传导阻滞

房室传导系统有效不应期和相对不应期均延长,部分心房激动受阻不能下传到心室,二度房室传导阻滞通常分为莫氏Ⅰ型和莫氏Ⅱ型。

(1)莫氏Ⅰ型(又称为文氏现象)的心电图表现:①PR间期逐步延长,直至P波后脱落一次QRS波,如此周而复始;②RR间期逐渐缩短;③伴有QRS波脱落的长RR间期短于PP间期的两倍(见图5-3-13)。

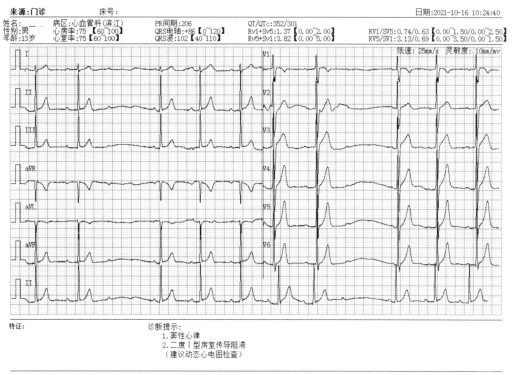

图5-3-13　二度Ⅰ型房室传导阻滞:PR间期逐渐延长,第3、9个P波后无继发的QRS波

(2)莫氏Ⅱ型的心电图表现:①PR间期固定(正常或延长),间歇性P波后脱落一次QRS波;②伴有QRS波脱落的长RR间期为PP间期的两倍(见图5-3-14)。

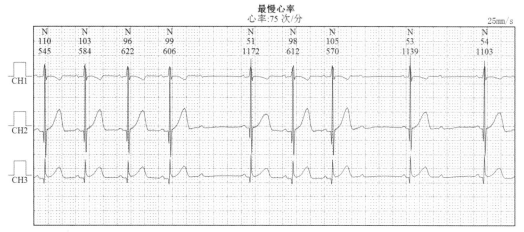

图5-3-14　二度Ⅱ型房室传导阻滞:PR间期固定,第5、9、11个P波后无继发的QRS波

3.三度房室传导阻滞

又称完全性房室传导阻滞,房室间的传导完全中断,心室由低级起搏点控制。心电图表现:①P波

与 QRS 波无关，按照各自的节律顺序发生；②心室率慢于心房率；③心房节律多为窦性心律，心室节律为交界性或室性逸搏心律；④QRS 波形态与起搏点位置有关：逸搏点较高，则 QRS 形态与窦性相似（见图 5-3-15）；逸搏点较低，则 QRS 波宽大畸形（见图 5-3-16）。

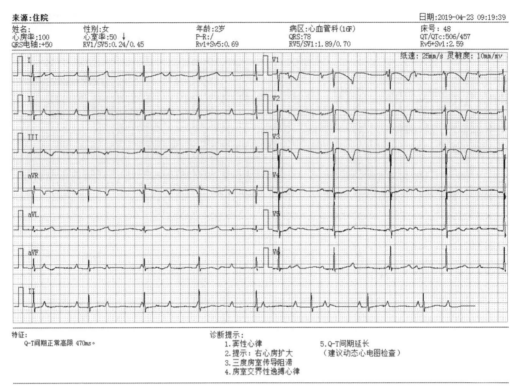

图 5-3-15　三度房室传导阻滞、交界性逸搏心律：P 与 QRS 无关，心房率为 94 次/min，心室率为 50 次/min

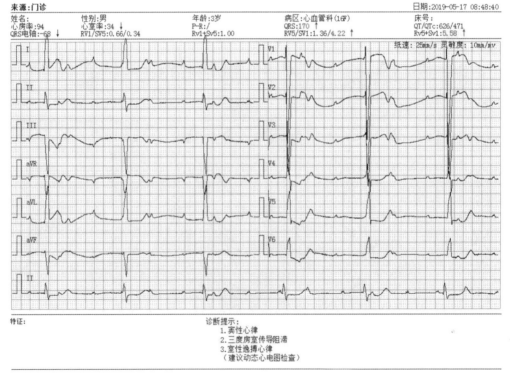

图 5-3-16　三度房室传导阻滞、室性逸搏心律：P 波与 QRS 波无关，心房率为 94 次/min，心室率为 34 次/min

　　在临床实际工作中，做出心律失常的诊断较为容易，根据常规体表心电图或24h动态心电图的特征性改变就可确定，但这只是诊断的第一步，临床医生必需在此基础上进行病因诊断或定性诊断，因为它涉及对患儿的处理和预后的评估。若想对患者作出诊断除了详细地询问病史、进行全面的体格检查外，通常还需要进行与心血管病变有关的常规化验（包括心肌酶谱、肌钙蛋白、血钾、钠、钙等离子检测）以及辅助检查（常规体表心电图、24小时动态心电图、心脏超声、心脏磁共振等），如有原发病（基础病变）还需要对其进行相关的化验检查，作出定性、分类和定量的综合诊断。对于不明原因病例可作心电图运动试验进一步了解心电生理特征及变化情况。

　　期前收缩是儿童最常见的心律失常。期前收缩的临床意义应综合考虑，无器质性心脏病、无电解质紊乱、无症状或有轻微症状、无血流动力学障碍的健康儿童的期前收缩常无重要临床意义，有人称之为功能性或良性期前收缩；症状有时取决于个体对期前收缩的敏感性，有的患者24小时成千上万的期前收缩却毫无症状，而有的偶发的期前收缩都可引起症状，因此单凭有无症状来判定期前收缩的临床意义不一定可靠和准确。

　　期前收缩有无临床意义可根据以下几个方面来判定：①有无器质性心脏病基础或心外病因，如电解质紊乱等；②有无症状和血流动力学障碍；③是否存在潜在的危险性或诱发致命性心律失常而导致严重后果；④期前收缩的频数、形态和复杂程度等。

　　室性期前收缩可参考Lown分级标准来判断，即为：0级，无室性期前收缩；1级，室性期前收缩小于30次/h；2级，室性期前收缩大于30次/h；3级，多形性室性期前收缩；4A级，成对室性期前收缩；4B级，短阵室速（连续3个或3个以上的室性期前收缩）；5级，落在T之上的室性期前收缩（R-on-T）；室性期前收缩达到Lown分级3级以上，即成对室性期前收缩、多形性室性期前收缩、短阵室性心动过速、多形性室性心动过速、持续性室性心动过速多有病理意义。

　　房性心律失常可参考Klciger分类：K0～K4同室性期前收缩；K5房颤、房扑、短律房阵；K6多源房性阵速。

　　存在器质性心脏病基础、心脏扩大及心功能不全及复杂性室性期前收缩（多源性、连发性、R-on-T形室性期前收缩等）者，可造成心排血量进一步下降，导致低血压、休克、心功能衰竭等血流动力学障碍，或诱发恶性心律失常，严重者可致晕厥或猝死，危及患者生命，危险程度很高，临床上应高度重视。

三　治疗与管理

　　缓解或消除心律失常的相关症状，及时纠正心律失常引起的血流动力学异常是心律失常治疗的主要目的。在临床治疗中，需要首先判断心律失常的轻重，是否危及生命，如果是恶性心律失常需要立即进行处理，避免猝死的发生。如果患者无器质性心脏病，出现功能性的室性期前收缩，可以暂时不处理，继续观察；患者若有器质性心脏病如心肌病合并心力衰竭，同时出现频发期前收缩，就需要积极进行干预，及时进行处理。根据患者病情的轻重选择适当的治疗策略是非常关键的。患者出现急性心律失常在对症治疗的同时，如存在原发病，则需要及时予以针对性治疗，寻找心律失常的病因，纠正诱因，如甲状腺激素分泌紊乱、电解质紊乱、感染等。

　　掌握抗心律失常药物的药理作用、用法、剂量、药效出现时间、维持时间、适应证以及不良反应，了解各种心律失常的种类、性质及其发生的电生理机制，才能合理用药，恰到好处。药物治疗的目的是减轻心律失常产生的症状和改善生存。

　　在应用抗心律失常药物治疗过程中，应密切观察药物治疗反应，静脉用药需在心电监护下进行，口服药物应定期心脏听诊、行心电图或24小时动态心电图定期随访心律变化情况，以评估治疗效果，并及时发现可能出现的新的心律失常，同时也需评估心脏基础疾病和心功能。对无器质性心脏病的功能性心律失常，亦需定期随访，了解病情变化情况。

1. 期前收缩

对在器质性心脏病基础上出现的期前收缩或有自觉症状、心电图上呈多源性者,则应予以抗心律失常药物治疗。可服用普罗帕酮或普萘洛尔等β受体阻断药。房性期前收缩若用以上药物无效,可改用洋地黄类。室性期前收缩必要时可选用利多卡因、美西律和莫雷西嗪等。

2. 室上性心动过速

(1)兴奋迷走神经终止发作:对无器质性心脏病、无明显心力衰竭者可先用此方法刺激咽部,以压舌板或手指刺激患儿咽部使之产生恶心、呕吐,使患儿深吸气后屏气。如无效时可试用压迫颈动脉窦法,对于较大的儿童,可教其做一些增加迷走张力的动作,如潜水反射法、体位改良 Valsalva 动作等。

(2)药物治疗:腺苷或三磷腺苷、洋地黄类药物、β受体阻滞剂、选择性钙通道阻滞剂、钠通道阻滞剂。

(3)电学治疗:对个别药物疗效不佳者,尤其是血流动力学不稳定者,首选考虑用直流电同步电击转律。有条件者,可使用经食管心房调搏或经静脉右心房内调搏,终止室上性心动过速。

(4)经导管心脏射频消融术(radiofrequency catheter ablation,RFCA):应用于心律失常需要多个药物联合治疗,或药物副作用不能耐受,或药物治疗无效,发作频繁、逆转型、房室折返型可考虑使用此方法。

3. 室性心动过速

药物可选用利多卡因,此药能控制心动过速,但作用时间很短,剂量过大能引起惊厥、传导阻滞等毒性反应。伴有血压下降或心力衰竭者首选同步直流电复律,转复后再用利多卡因维持。预防复发可用口服普罗帕酮、胺碘酮和索他洛尔等

对多形性室速伴 QT 间期延长者,如为先天性因素,则首选β受体阻断药,禁忌应用Ⅰa、Ⅰc及Ⅲ类药物和异丙肾上腺素。后天性因素所致者,可选用异丙肾上腺素,必要时可试用利多卡因。

对顽固性或曾有致命性发作的患儿,经检测后作射频消融或手术治疗,必要时安装植入式心内复律除颤器(ICD)治疗。

4. 房室传导阻滞

一度房室传导阻滞和二度房室传导阻滞多随病因的去除而痊愈,基本上不需特殊治疗,预后较好。二度Ⅱ型及三度房室传导阻滞可出现心室率过缓、心脏搏出量减少,心功能不全症状或阿-斯综合征表现,需要积极治疗。纠正缺氧与酸中毒可改善心脏传导功能。由心肌炎或手术暂时性损伤引起者,肾上腺皮质激素可消除局部水肿。可口服阿托品、麻黄碱,或异丙肾上腺素舌下含服,重症者应用阿托品皮下或静脉注射、异丙肾上腺素持续注射。

具备以下指征者可考虑安装起搏器:①出现类似进行性心脏扩大的症状;②反复发生阿-斯综合征;③药物治疗无效或伴心力衰竭者。一般先安装临时起搏器,经临床治疗可望恢复正常,若观察 4 周左右仍未恢复应考虑安置永久起搏器。

（四） 研究热点

快速性心律失常是儿童较为常见的心血管疾病,持续或频繁心动过速可引起心脏扩大,心功能减低,严重危害其身心健康。以往治疗主要依赖于抗心律失常药物,药物治疗可能存在依从性差、不良反应多及疗效欠佳等问题,存在一定的局限性。RFCA 是近年来迅速开展的治疗儿童快速性心律失常的根治手术,是目前根治心律失常的有效手段,在解除该类患儿疾苦同时取得良好的经济效益和社会效益。RFCA 是将电极导管经静脉或动脉血管送入心腔特定部位,释放射频电流导致局部心内膜及心内膜下心肌凝固性坏死,达到阻断快速心律失常异常传导束和起源点的介入性技术。目前而言,儿童电生理检查及射频消融治疗起步较晚,虽然操作技术日趋规范,但儿童心脏容积小、心腔壁薄、心肌顺应性差、传动系统发育不成熟、血管细等因素影响下,临床医师应全面评估心律失常对儿童的影响及可能预

后,应严格掌握其适应证。参考2017年中国儿童心律失常导管消融专家共识针对儿童快速性心律失常射频消融适应证,提出推荐意见。建议分类:Ⅰ类、Ⅱ类(Ⅱa类、Ⅱb类)、Ⅲ类。其中尤为注意,对于婴幼儿选择射频消融术需谨慎,心动过速发作频繁药物治疗无效或不能耐受及心功能减低的婴幼儿对手术医师的经验及技能要求高,应在有经验的儿童心脏电生理中心进行射频消融治疗。

在心血管介入治疗过程中,心血管介入工作人员和患者均接受电离辐射,因此标测消融过程X线透视辐射损伤风险是RFCA面对的问题,尤其对儿童这类特殊人群。目前三维标测系统技术的进一步发展,三维标测系统能模拟构建心脏三维空间模型,实时显示出导管在心脏模型运动,可避免或减少X线透视下导管解剖定位,从而进一步显著减少X线曝光时间和辐射剂量,为实现"绿色电生理"提供了有力的技术支撑。

(五)　推荐文献阅读

1. 王卫平,孙锟,常立文.儿科学[M].9版.北京:人民卫生出版社,2018.

2. 江载芳,申昆玲,沈颖.诸福棠实用儿科学[M].8版.北京:人民卫生出版社,2015.

3. 中华医学会心电生理和起搏分会小儿心律学工作委员会,中华医学会儿科学分会心血管学组,中国医师协会儿科分会心血管专业委员会.中国儿童心律失常导管消融专家共识[J].中华心律失常学杂志,2017,21(6):462-470.

4. 李小梅,中国儿童心律失常导管消融专家共识解读[J].中华儿科杂志,2018,56(2):100-102.

5. Philip SJ,Kanter RJ,Abrams D,et a1. PACES/HRS expert consensus statement on the use of catheter ablation in children and patients with congenital heart disease:Developed in partnership with the Pediatric and Congenital Electrophysiology Society(PACES)and the Heart Rhythm Society(HRS). Endorsed by the governing bodies of PACES,HRS,the American Academy of Pediatrics(AAP),the American Heart Association(AHA),and the Association for European Pediatric and Congenital Cardiology(AEPC)[J]. Heart Rhythm,2016,13(6):e251-289.

(六)　病例剖析

病例 1

【一般情况】　患儿,男,4岁11月。

【主诉】　反复胸闷2个月。

【现病史】　患儿于入院前2个月家属发现其颈部跳动,触摸其脉搏发现心率快,不能计数。当时患儿稍感胸闷,无其他不适。当地医院作心电图检查提示"室上性心动过速",予以静推药物好转(具体药物名称、剂量不详)。其间复查心电图2次,均提示"室上性心动过速",发作2~10分钟自行好转。入院当天患儿运动后自感心慌,心悸,无胸痛,无咳嗽,无呕吐、腹痛表现,就诊于我院门诊,查心电图提示"室上性心动过速",心超提示目前心室内未见异常,门诊予以普罗帕酮(心律平)20mg静脉推注后转复为窦性心律,为求进一步诊治入院,门诊拟"阵发性室上性心动过速"收住入院。

发病以来患儿精神尚好,进食可,睡眠可,体重未见减轻,二便正常。

【既往史、个人史、家族史】　无特殊。

【入院查体】　T 37℃,R 24次/min,P 116次/min,BP 92/60mmHg,体重19kg,生长发育良好,神志清,精神可,呼吸平,面色、口唇红润,无口周发绀,咽部不红,扁桃体不大,甲状腺无肿大,两肺呼吸音清,未及啰音,心前区无饱满、隆起,心界不大,心音有力,律齐,未闻及杂音,肝脾肋下未及,四肢无水肿,神经系统查体未见异常。

【辅助检查】

1.血常规:WBC 9.8×10⁹/L,NEUT% 0.499,LY% 0.458,Hb 131g/L,CRP<8mg/L。

2.心电图:室上性心动过速(见图 5-3-17)。

3.心脏超声:目前心内结构未见异常,EF 58%。

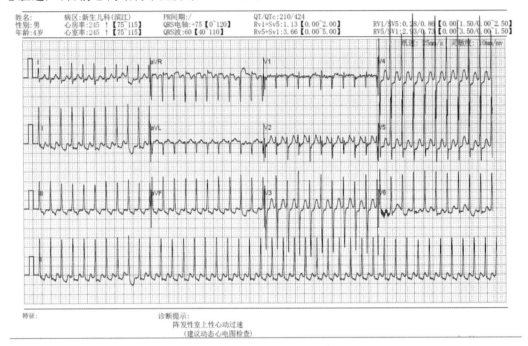

图 5-3-17　室上性心动过速

【入院诊断】　阵发性室上性心动过速。

【诊疗计划】

1.入院后监测患儿心律及心率情况,并行心电图检查。

2.进一步完善 24 小时动态心电图检查了解心动过速发作频率及规律。

3.完善心肌酶、肌钙蛋白、电解质、生化等检查。

4.患儿有多次室上性心动过速发作,排除禁忌后行电生理检查并行射频消融术根治。

【诊疗经过】

1.心电图:窦性心律(见图 5-3-18)。

2.24 小时动态心电图检查:窦性心律;偶发房性早搏(房性早搏单发 1 个)。

3.患儿心肌酶、肌钙蛋白、生化检查、电解质检查结果均未见异常。

4.心内电生理检查及射频消融术:患儿于入院后第 3 天排除禁忌后于导管室进行心电生理检查加射频消融术,术中取股静脉及颈内静脉放入标测电极,发现为房室折返性心动过速(隐匿性右侧后间隔旁道),并应用大头消融导管,在靶点处试消融,消融后观察 15 分钟后未见复发,术后再次电生理检查:未见异常。手术成功。

5.术后观察 3 天患儿无胸闷、无心悸等不适,予以出院。

【出院诊断】　房室折返性心动过速。

【出院建议】　定期心内科门诊复诊。

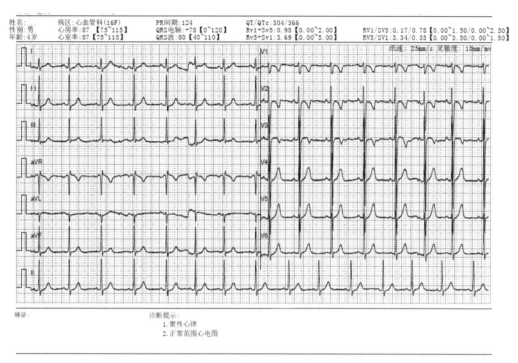

图 5-3-18 窦性心律(正常心电图)

病例 2

【一般情况】 患儿,男,4 岁 5 个月。

【主诉】 发热伴咽痛 2 天,发现心跳快 5 小时。

【现病史】 患儿 2 天前出现发热,体温最高 39℃,热峰 1 天 1 次,伴咽痛,鼻塞,无畏寒寒战,无胸痛,无大汗,无咳嗽、气喘,无呕吐、腹泻,无抽搐,当地诊所就诊,诊断"急性扁桃体炎",予以头孢克肟颗粒口服治疗 2 天,仍有反复发热,5 小时前再次就诊于我院,听诊发现心跳快,查心电图示"室性心动过速",心室率 209 次/min,遂以"室性心动过速"收住入院。

既往患儿多次因"室性心动过速"在我院多次住院治疗,症状缓解后出院,否认有"川崎病"病史,智力、体力发育正常,无高血压、冠心病、糖尿病家族史;家族中无猝死病人。

【入院查体】 T 37.1℃,R 24 次/min,P 193 次/min,BP 93/55mmHg,体重 23kg,营养发育可,神志清楚,精神稍弱,面色稍苍白,咽部充血,扁桃体无肿大,呼吸平,无发绀,双肺呼吸音粗,未及干湿性啰音,心律齐,心音可,各瓣膜听诊区未及杂音,腹软,无压痛、反跳痛,未及包块,肝脾无肿大,眼睑、双下肢无水肿,四肢末端温,CRT 2 秒,神经系统查体未见异常,无杵状指(趾)。

【辅助检查】

1.门诊心电图:室性心动过速(见图 5-3-19);心室率 182 次/min,QRS 200ms。

2.血常规:WBC $15.8×10^9$/L,RBC $4.8×10^{12}$/L,Hb 136g/L,PLT $122×10^9$/L,NEUT% 47.8%,LY% 41%,CRP 17mg/L。

3.血气分析+电解质:pH 7.408,pCO_2 38.4mmHg,pO_2 92mmHg,K^+ 3.9mmol/L,Na^+ 139mmol/L。

4.胸片:两肺纹理稍粗,未见斑片状影,心影不大;

5.心脏超声:目前心内结构未见异常,EF 0.58。

【入院诊断】 1.室性心动过速;2.急性上呼吸道感染。

【进一步检查及诊疗】

入院后监测心率,完善心肌酶、甲状腺功能、心肌标志物、咽拭子培养、呼吸道病毒检测、生化、

Holter 心电图检查。

检查结果提示：生化、心肌酶、甲状腺功能：未见异常。咽拭子培养：未找到致病菌。呼吸道病毒检测均阴性，特异性肌钙蛋白 1.23ng/ml（正常范围＜0.40ng/ml），氨基末端脑利钠肽前体＜300.0pg/ml。

入院后给予利多卡因 20μg/(kg·min) 持续泵注抗心律失常并维持 2 天，入院第 2 天加用索他洛尔（20mg, bid）口服抗心律失常，并予以头孢呋辛（0.75g, bid）静滴抗感染 5 天。入院后第 2 天心律转复，行心电图："窦性心动过速、Ⅰ度房室传导阻滞"（见图 5-3-20）；第 3 天起体温正常，咽痛缓解后出院。

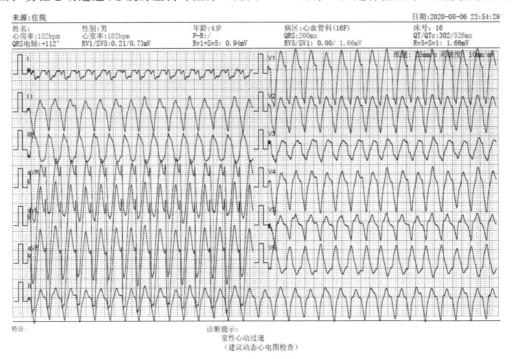

图 5-3-19　室性心动过速

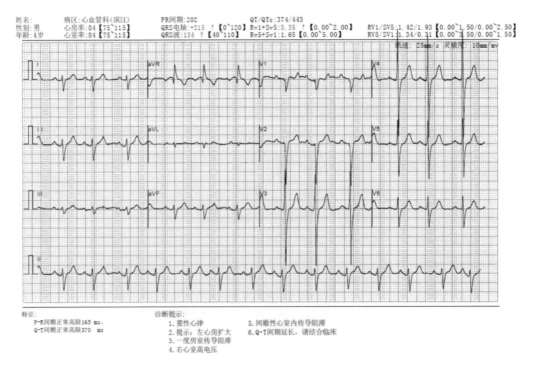

图 5-3-20　窦性心律，一度房室传导阻滞，心室内传导阻滞

【出院诊断】　1.室性心动过速;2.急性上呼吸道感染。

【出院建议】

1.出院后继续索他洛尔口服(20mg,bid)。

2.注意保暖,避免感染。

3.出院定期心血管内科门诊随诊,如发现有心跳增快、面色苍白等不适,及时就诊。

病例 3

【一般情况】　患儿,女,3岁10个月。

【主诉】　呕吐半天。

【现病史】　患儿半天前出现呕吐,为胃内容物,非喷射性,伴面色苍白,无恶心,无抽搐,无发热,无咳嗽,无腹泻,当地诊所就诊,查心肌酶增高(具体不详),未予用药转至我院。

既往体检,否认有"川崎病"病史,智力、体力发育正常,无高血压、冠心病、糖尿病家族史;家族中无猝死病人。

【入院查体】　T 36.1℃,R 35 次/min,P 62 次/min,BP 70/50mmHg,体重 16kg,营养发育可,神志清楚,精神反应弱,平车推入病房,面色苍白,呼吸平,无发绀,双肺呼吸音粗,未及干湿性啰音,心律齐,心音低钝,心界叩诊向左扩大,心左界位于第五肋间左锁骨中线外 1.5cm,各瓣膜听诊区未闻及杂音,腹软,无压痛、反跳痛,未及包块,肝脏肋下 2cm,质地软,边缘锐利,眼睑、双下肢无水肿,四肢末端凉,CRT 3秒,神经系统查体未见异常,无杵状指(趾)。双侧桡动脉搏动减弱,股动脉搏动对称有力。

【辅助检查】

1.门诊心电图:"1.窦性心律;2.交界性逸搏心律;3.Ⅲ度房室传导阻滞;4.完全性右束支传导阻滞;5.左前分支传导阻滞;6.ST 段、T 波改变"(见图 5-3-21)。

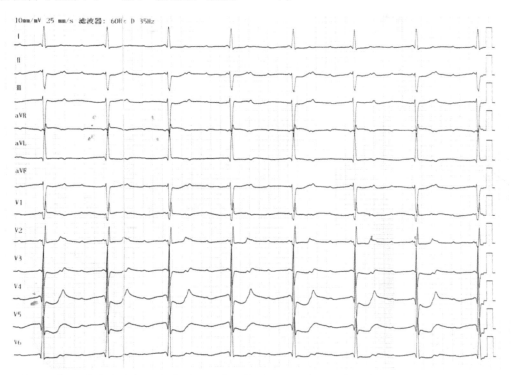

图 5-3-21　窦性心律.Ⅲ度房室传导阻滞.交界性逸搏心律,完全性右束支传导阻滞.左前分支传导阻滞,ST 段、T 波改变

2.心肌标志物:特异性肌钙蛋白1.64ng/ml(正常范围＜0.40ng/ml),肌酸激酶同工酶测定34.7ng/ml(正常范围＜5.0ng/ml),氨基末端脑利钠肽前体:9080.7pg/ml(正常范围＜300.0pg/ml)。

【入院诊断】 1.心肌炎;2.Ⅲ度房室传导阻滞。

【进一步检查及诊治情况】

入院后予以尽快完善血常规、血生化、心电图、超声心动图、胸片及肠道病毒、巨细胞病毒检测等病原学检测;

入院后血常规、肝肾功能:未见异常。病原学检测结果均阴性。心超结果:心内结构未见异常,EF 0.56。胸片:两肺未见斑片状影,心影饱满,心胸比约0.57。

入院后给予告病危,绝对卧床休息,吸氧,大剂量维生素C静滴,丙种球蛋白应用(1g/kg,qd×2d)及大剂量糖皮质激素冲击治疗(甲强龙10mg/kg,qd×3d),随后甲强龙逐步减量,共应用15天,限制患儿液体量,必要时应用镇静剂。入院后患儿出现晕厥1次,面色苍白,呼之不应,无抽搐,当时心率10次/min,血压60/43mmHg,立即予以胸外按压1分钟心率上升至43次/min,意识转清,予以异丙肾上腺素[0.04μg/(kg·min)]持续泵注应用,并紧急行临时起搏器安装,安装后减停异丙肾上腺素,入院后第2天患儿未再呕吐,未再发生晕厥,面色、心音好转,4天患儿自主心律较前明显增多,第8天停临时起搏器,入院后复查心电图:ST段改变,并呈现动态改变,1周复查心电图未见传导阻滞(见图5-3-22),心肌酶逐渐恢复,Holter示"1.窦性心律;2.偶发室性期前收缩",住院治疗20天好转出院。

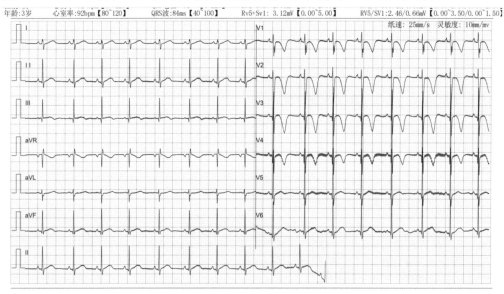

图5-3-22 窦性心律(正常心电图)

【出院诊断】 1.暴发性心肌炎;2.Ⅲ度房室传导阻滞伴阿-斯综合征。

【出院建议】

1.注意休息,避免感染,卧床休息至少3个月,3个月后逐步开始活动。

2.院外继续口服瑞安吉营养心肌治疗。

3.定期心血管内科门诊复诊。

第四节 心力衰竭

一 概 述

儿童心力衰竭(简称心衰)是一种由不同病因引起的复杂的临床综合征,是心血管疾病发展的终末阶段。心衰是多种原因导致的心脏结构和(或)功能的异常改变,使心室收缩和(或)舒张功能发生障碍,心排血量不能满足机体的需求,同时引起神经内分泌调节障碍,对心脏及全身各器官造成影响的一组复杂临床综合征,其临床表现是心脏充盈或泵血功能不全和体内神经激素系统等代偿反应相互影响形成。心衰是儿科临床常见的危重急症之一,如不及时治疗,可危及生命。在美国,每年有11000~14000名儿童因心力衰竭入院,医院内死亡率高达7.4%,而无心力衰竭的儿童院内死亡率为0.4%。

二 诊断与评估

儿童心衰的诊断和评估主要依据病因、病史、临床表现及辅助检查综合判断,首先应明确心衰的诊断与类别,再进一步确定心衰的病因和诱因,评估心衰的严重程度和预后,判断是否存在并发症、合并症。

(一)判断有无心衰

1. 临床表现

心衰的临床表现是诊断的重要依据。心衰的症状和体征是心脏泵血功能不全和为了维持生命功能的病理生理代偿反应相互影响而形成,常兼有体循环淤血、肺循环淤血和体循环灌注不足的表现。年长儿心衰的临床表现与成人相似,而新生儿、婴幼儿则有明显差别。婴幼儿心衰以呼吸困难、多汗、烦躁、喂养困难及生长发育落后为主要表现;而儿童及青少年心衰则以运动后气促、乏力、纳差和腹痛为主。生长发育落后是儿童慢性心衰特有的表现之一,因此临床上对生长发育落后的患儿除关注营养状况及消化系统疾病外,也应注意是否存在心衰。

2. 辅助检查

(1)胸部 X 线检查:有助于确定心脏增大及肺充血。通常心胸比例超过0.5,提示心脏增大。正常婴儿心胸比例可达0.55。急性心衰及舒张性心衰时,不一定有心脏增大表现。肺静脉充血、肺间质及肺泡水肿,提示严重左心功能不全。

(2)心电图检查:明确心律、心率、QRS形态、QRS宽度等。有助于病因诊断和指导洋地黄的应用。怀疑存在心律失常、心肌缺血或心肌病随诊时,应行24小时动态心电图检查。

(3)超声心动图检查:评估心脏结构和功能的首选方法。射血分数(ejection fraction,EF)及短轴缩短率(fractional shortening,FS)是反映心室收缩功能的常用指标。还可评估心室舒张功能、提供瓣膜功能、心脏内血栓和肺动脉压力等信息。

(4)生物标志物:脑钠肽(brain natriuretic peptide,BNP)和氨基末端脑利钠肽原(NT-proBNP)是目前在心衰诊疗中应用最广泛的生物标志物,有助于心衰的诊断和鉴别诊断。心室扩大、心室壁应力增高是刺激脑利钠肽分泌增多的主要因素,并与心衰严重程度相关。出生后1周内血浆BNP及NT-proBNP水平较高,之后降低并稳定在与成人相当的水平。血浆脑利钠肽升高也可见于左心室肥厚、肾功能不全及川崎病急性期等疾病;推荐心衰患儿初次入院时行cTnI或cTnT检测,用于急性心衰的病因诊断和预后评估。

（5）实验室检查：建议将血常规、动脉血气、电解质、肝肾功能、血糖、甲状腺激素水平、血清铁及铁蛋白等作为心衰患儿初诊时的常规检查，有助于判别心衰的原发病和评估心衰的常见并发症及预后。

（6）其他检查：①CMR：能提供准确的心脏解剖与功能信息，可用于心室的容量与质量、收缩与舒张功能、局部心肌功能、心肌缺血及组织特性的评估。CMR能区分组织成分的微小变化，对炎症性心肌病和心肌炎的诊断价值较大，对部分心肌病如心肌致密化不全、致心律失常性右心室心肌病等病变或瘢痕部位有所提示。②代谢筛查：有助于病因诊断和制定针对性治疗方案，对疑诊遗传代谢病的心衰患儿，应行代谢筛查，项目包括血氨基酸、游离肉碱和酯酰肉碱、血氨、乳酸、酮体、黏多糖和低聚糖以及尿有机酸检测等。③基因检测：有助于病因诊断和指导再生育的遗传咨询。建议对心衰患儿应详细询问个人史及至少三代以内的家族史，对疑诊遗传性心脏病患儿或病因不明的心衰患儿，应行基因检测。④核素心室造影及心肌灌注显像：有助于评估心室功能和心肌缺血状况。⑤有创性血流动力学检查：主要用于经过无创性检查而诊断不能明确的病例。

（二）判断心衰类型

1.急性心衰和慢性心衰

（1）急性心衰：由于突然发生心脏结构和功能异常导致的心衰，导致短期内心排血量明显下降，器官灌注不足及受累心室后向的静脉急性淤血。根据是否存在外周组织灌注异常和循环淤血，将儿童急性失代偿性心衰分为A型（干暖型）、B型（湿暖型）、C型（湿冷型）和D型（干冷型）（见图5-4-1）。

（2）慢性心衰：逐渐发生的心脏结构和功能异常，或由急性心衰演变所致，一般均有代偿性心脏扩大或肥厚，心肌重构是其特征。

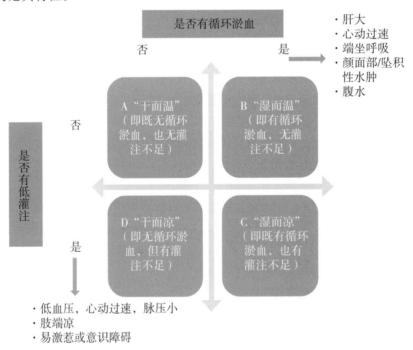

图5-4-1　儿童急性失代偿性心衰的分类

2.左侧心衰、右侧心衰和全心衰

（1）左侧心衰：左心室代偿功能不全，临床以肺循环淤血及心排血量降低的表现为主，其特点为咳嗽、气促、呼吸困难、肺部湿啰音和哮鸣音、奔马律。

（2）右侧心衰：右心室代偿功能不全，临床以体循环淤血表现为主，其特点为食欲减退、腹痛、颈静脉怒张、肝颈反流征阳性、肝肿大有压痛、浮肿、尿量减少。

（3）全心衰：左、右心室同时受累，左侧与右侧心衰同时出现。

3.左心室射血分数

根据左心室射血分数（1eft ventricular ejection fraction，LVEF）不同心衰分为射血分数降低的心衰（heart faihtre with reduced ejection fraction，HFrEF）、射血分数保留的心衰（heart failure with preserved ejection fraction，HFpEF）和射血分数中间值的心衰（heart failure with mid-range ejection fraction，HFmrEF）。2013 年，加拿大心血管协会儿童心力衰竭诊疗指南中将收缩功能障碍定义为射血分数＜55％和（或）短轴缩短率＜25％。

（三）心衰程度的临床评估

纽约心脏协会（New York Heart Association，NYHA）和改良 Ross 心功能分级法均依据患者的症状和活动能力评估心衰的严重程度，为目前临床常用的心衰患儿心功能评估方法（见表5-4-1）。

表 5-4-1　儿童心力衰竭严重程度分级

分级	NYHA 分级	Ross 分级
I	体力活动不受限制	体力活动不受限制或无症状
II	休息时无不适，但一般活动后疲乏、心悸、呼吸困难或胸痛	婴幼儿：轻度呼吸急促，喂养时多汗 年长儿：活动时轻、中度呼吸困难
III	轻微活动即产生症状，影响日常活动	婴幼儿：明显呼吸急促，喂养时多汗，生长障碍 年长儿：活动后明显的呼吸困难
IV	不能从事任何体力活动，休息时亦有心力衰竭症状，且活动后加重	休息时出现症状，如呼吸急促、呻吟、吸气凹陷、多汗

（四）判断心衰的病因

主要依据年龄、病史、临床表现及辅助检查等综合分析判断心衰病因（见图5-4-2）。

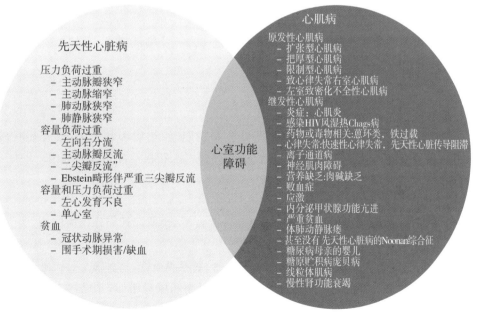

图 5-4-2　儿童心力衰竭的常见原因—心室功能障碍与先天性心脏病和心肌病的关系

（五）判断心衰的合并症

除导致心衰的基础疾病外，心衰患儿可合并心律失常、心源性休克、心腔内血栓形成、水电解质紊乱、贫血及肺部疾病等，需尽早识别并评估，及时判断其与心衰预后的相关性，予以合理转诊、多学科会诊或遵循相关诊疗建议及时治疗。

(六)评估心衰预后

心衰的预后与多种因素相关,病因是否可祛除或缓解、药物治疗及相应干预方法是否有效及患儿的日常管理等均会影响预后。

三 治 疗

(一)病因治疗

积极治疗引起心力衰竭的原发疾病,如婴幼儿大型左向右分流型先心病经药物治疗,心衰不能控制,应及时手术;抗感染、抗风湿、纠正电解质紊乱、治疗贫血等。

(二)一般治疗

1.休 息

卧床休息可以减轻心脏负担。因此,有明显心功能不全的患者应该绝对卧床休息,年长儿宜取半卧位,小婴儿可抱起,使下肢下垂,减少静脉回流。同时保持患者安静,避免患者烦躁、哭闹,必要时可适当应用镇静剂。

2.饮 食

应给予少量多餐易消化和营养丰富的食物,婴儿宜少量多次喂奶。由于严重心衰导致呼吸极度困难、全身情况差而无法吸吮时,可以给予鼻胃管喂养。同时适当控制钠盐的摄入量。

3.吸氧和保持呼吸道通畅

对于有气促和发绀的患者应及时给予吸氧。同时需要保持呼吸道通畅。有严重肺水肿的患者可以应用正压通气。对依赖开放的动脉导管而生存的先心病新生儿,如主动脉弓离断、大动脉转位、肺动脉闭锁等,供给氧气可使血氧增高而促使动脉导管关闭,危及生命。

4.控制液体量

有循环淤血者应限制液体总量(限至生理需要量的80%)及输液速度。同时要注意电解质和酸碱平衡。

(三)急性心衰的治疗

1.治疗目标

治疗目标为稳定血流动力学状态,维护脏器灌注和功能,纠正病因和诱因,改善症状,避免病情进展。治疗原则为减轻心脏前后负荷、改善心脏收缩和舒张功能、积极治疗诱因和病因。

2.药物治疗

(1)正性肌力药

1)β肾上腺素受体激动剂:可增强心肌收缩力和舒张血管,快速起效而作用时间短,为急性心衰的一线抢救药物。

①多巴胺:小剂量[2~5μg/(kg·min)]可兴奋肾血管、肠系膜血管、脑血管及冠状血管等多种脏器的多巴胺受体,引起其血管扩张。肾血流量增加可使肾小球滤过率和尿量增加。中剂量[6~10μg/(kg·min)]直接兴奋心肌的β_1受体,增快心率、增强心肌收缩力,增加心排血量。大剂量[>10μg/(kg·min)]直接兴奋α受体,使所有动脉和静脉收缩。

②多巴酚丁胺:作用于β_1、β_2、α受体,具有强烈的选择性β_1受体作用,增强心肌收缩力,增加心排血量。多巴酚丁胺的适应证为难治性心力衰竭、心源性休克;心脏手术时及手术后急性心力衰竭。常用剂量为5~15μg/(kg·min)静脉注射。多巴酚丁胺应用时注意不能与碱性药物合用;特发性肥厚性主动

脉瓣下狭窄、房颤、房扑患者禁忌。

2)磷酸二酯酶抑制剂:通过抑制磷酸二酯酶增加细胞内 CAMP 浓度,具有明显的正性肌力和扩张周围血管作用。常用于心衰及低心排综合征,特别在心脏手术后。如米力农(milrinone),首先给予负荷量 $50\mu g/kg$ 静脉注射,随后 $0.25\sim0.75\mu g/(kg \cdot min)$ 静脉注射维持。副作用较少,可应用于新生儿。

3)洋地黄制剂:病情危重者可首先给予毛花苷 C 静注,首次给予洋地黄化总量的 1/2,余量分两次,每隔 $6\sim8$ 小时 1 次,多数患者于 $8\sim12$ 小时内达到洋地黄化,12 小时后可以给予维持量,常用地高辛维持量口服。维持量使用时可以保持更稳定的血浓度(见表 5-4-2)。洋地黄制剂应用前应注意的情况:①注意近期内使用情况,以防药物过量引起中毒;②各种病因引起的心肌炎、早产儿、2 周内的新生儿在应用洋地黄制剂时应减 1/3 量使用;③钙剂对洋地黄有协同作用,故用洋地黄制剂时应避免使用钙剂;④测定血电解质水平,避免低血钾。

洋地黄中毒的表现:①最常见的表现为心律失常,如房室传导阻滞、室性早搏以及阵发性心动过速等;②其次为恶心、呕吐等胃肠道症状;③神经系统症状,嗜睡、头昏、色视等较少见。

洋地黄中毒时的处理:①洋地黄中毒时应立即停用洋地黄及利尿剂,同时补充钾盐观察。一般 $12\sim24$ 小时症状即可消失,但肾功能不全及房室传导阻滞时忌用静脉补钾。②钾盐治疗无效并有明显早搏或心动过速时可给予苯妥英钠口服[$5\sim10mg/(kg \cdot d)$,分 3 次]或静脉注射(每次 $1\sim2mg/kg$)。③有明显心动过缓或传导阻滞时,可静脉注射阿托品每次 $0.01mg/kg$,如无效可安装起搏器。

表 5-4-2 洋地黄类药物用法

洋地黄制剂	用法	洋地黄化总量(mg/kg)	每日维持量(mg/kg)	作用时间
地高辛	口服	早产儿 $0.01\sim0.02$	$0.002\sim0.005$	2 小时开始,$4\sim8$ 小时达高峰,持续 $4\sim7$ 天。中毒作用可持续 $1\sim2$ 天
		新生儿 $0.02\sim0.03$	$0.004\sim0.007$	
		婴幼儿 $0.03\sim0.04$ 年长儿 $0.025\sim0.03$	$0.006\sim0.01$ $0.005\sim0.008$	
毛花苷 C	静脉	新生儿 0.02 <2 岁 $0.03\sim0.04$ >2 岁 $0.02\sim0.03$		10~30 分钟开始,$1\sim2$ 小时达高峰,持续 $2\sim4$ 天。中毒作用可持续 1 天

4)钙增敏剂:代表药物为左西孟旦,通过提高肌钙蛋白 C 对细胞内钙的敏感性,发挥其正性肌力作用,同时提高了肌动蛋白与肌球蛋白横桥的结合效率,此外可使血管平滑肌细胞上 ATP 依赖的钾通道开放,导致外周血管扩张,从而降低心脏后负荷。常用剂量为 $0.05\sim0.2\mu g/(kg \cdot min)$ 。

(2)利尿剂:有液体潴留的急性心衰患儿均应使用利尿剂。急性心衰时可使用呋塞米静脉注射。常用利尿剂见表 5-4-3。

表 5-4-3 常用利尿剂及用法

药物	用法及剂量
呋塞米	口服:每次 $1\sim2mg/kg$,每 $6\sim24$ 小时 1 次;静脉:每次 $0.5\sim2mg/kg$,每 $6\sim24$ 小时 1 次;持续静脉滴注:$0.05\sim0.4mg/(kg \cdot h)$
布美他尼	口服或静脉推注:每次 $0.01\sim0.02mg/kg$,$1\sim2$ 次/d,最大剂量为 5mg/d
氢氯噻嗪	口服:$1\sim4mg/(kg \cdot d)$,每 $12\sim24$ 小时 1 次
螺内酯	口服:$1\sim3mg/(kg \cdot d)$,最大量每天 $4\sim6mg/kg$,每天总量不超过 100mg
托伐普坦	口服:$0.02\sim0.076mg/(kg \cdot d)$,1 次/d

(2)血管扩张剂:主要用于心室充盈压增高者,可增加心排血量,而对左室充盈压降低或正常者不宜使用。

1)减轻心脏前负荷:硝酸甘油主要扩张静脉,减少回心血量,从而减轻心脏的前负荷。常用剂量为 1~3μg/(kg·min),静脉注射。

2)减轻心脏后负荷:酚妥拉明为 α 受体阻滞剂,能降低周围血管阻力和肺动脉压,使心搏出量增加,从而减少心室的舒张末容量和降低心室的舒张末压。常用剂量为每次 0.1~0.3mg/kg,最大不超过 10mg/次,稀释后静脉滴注。作用发生迅速,但持续时间短,停药 15 分钟左右作用即消失,可 2.5~15μg/(kg·min)静滴维持。酚妥拉明可以引起患者心率增快和明显鼻塞而导致患者烦躁不安。

3)减轻心脏前、后负荷:硝普钠主要扩张末梢动脉,减轻心脏的后负荷,同时可以扩张静脉减少静脉回流减轻前负荷。常用剂量为以 0.2μg/(kg·min)静脉注射开始,以后根据病情可逐渐加量,最大可达 8μg/(kg·min)。副作用:半衰期非常短,应用时需连续监测动脉压,因为剂量过大可发生低血压。存在低血压的心力衰竭病人禁用硝普钠;当大量的硝普钠被应用后可出现硫氰酸盐中毒的临床表现,如乏力、恶心、定位困难和肌肉痉挛等。如果长期应用硝普钠应监测血硫氰酸盐的水平,当血硫氰酸盐的水平大于 10μg/dl 时,则可出现中毒。

(3)心肌能量代谢药:用于改善心肌细胞能量代谢,常用药物有磷酸肌酸钠、1,6 二磷酸果糖、辅酶 Q10 和左卡尼汀等。

3.急性心衰的治疗流程

急性心衰的治疗流程见图 5-4-3。

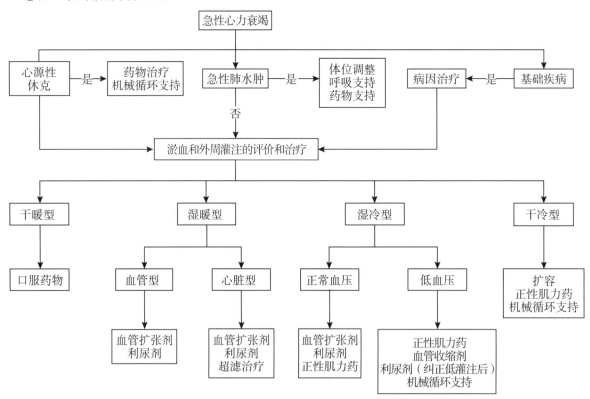

图 5-4-3 急性心衰的治疗流程图

4.非药物治疗

①超滤治疗主要用于临床出现严重肺水肿、严重外周组织水肿、严重电解质紊乱和肾功能进行性下降的急性心衰患儿。②心室辅助装置(VAD):主要用于心衰末期,药物不能控制的心衰,作为心脏移植等待时期的治疗方法。③ECMO:应用指征基本与 VAD 相似,适用于除心功能不全外,还有因肺部疾病显著缺氧者。④主动脉内球囊反搏(IABP):对于心脏手术后或心肌炎、心肌病等并发心衰者,药物不能控制时可选用。

(四)慢性心衰的治疗

1.治疗目标

改善临床症状和生活质量,预防或逆转心脏重构,减少再住院率,降低死亡率。根据 NYHA 或 Ross 心功能分级选择治疗方案,遵循个体化、联合、长期应用的原则。

2.药物治疗

(1)利尿剂:有明显液体潴留的患者,首选袢利尿剂。噻嗪类利尿剂适用于有轻度液体潴留者。

(2)ACEI 类药物:ACEI 类药物的主要作用机制为抑制血管紧张素 Ⅱ 的生成从而抑制心肌重构、扩张动脉减轻心脏的后负荷;扩张静脉并通过抑制醛固酮分泌减少水钠潴留,从而减轻心脏的前负荷;它具有保钾利尿的作用。

1)卡托普利:每次 0.3～0.5mg/kg,每日 2～3 次口服。副作用为可出现低血压,患者可表现为头晕、乏力和嗜睡;在 5%～8% 的患者可以出现斑丘疹、搔痒,但不需要停药,因为皮疹可以随着时间的推移而自动消失;少数患者可出现刺激性咳嗽、中性粒细胞减少和肾功能损害等。

2)依那普利:0.05～0.1mg/(kg·d),日服 1 次。

3)赖诺普利:起始每次 0.07～0.1mg/kg,总量≤0.5～0.6mg/(kg·d)。

(3)AngⅡ受体拮抗剂(ARB):包括氯沙坦和缬沙坦。可同时阻断 ACE 和非 ACE 介导的 AngⅡ 生成,而不影响缓激肽降解和前列腺素合成。

(4)醛固酮受体拮抗剂的应用:现已证明人心肌细胞有 Ald 受体,心衰时血 Ald 增加可导致水钠潴留,低钾和低镁血症,从而导致心肌细胞电不稳定和心肌细胞死亡。Ald 在心肌细胞肥厚和心肌纤维化中也参与作用,上述因素均加重心衰的恶化。螺内酯:每日 1～2mg/kg,分 2～3 次口服。

(5)β受体阻滞剂:国外多中心临床试验已证实 β受体阻滞剂对 CHF 患者可以提高心肌收缩功能,缩小心脏,提高左室功能,逆转心肌肥厚,改善生活质量,降低病死率。儿科临床应用 β受体阻滞剂时应在病情稳定后开始应用,从小剂量开始并长期应用。常用药物:①普萘洛尔:1～2mg/(kg·d),分 2～3 次口服,从小剂量开始,逐渐增加剂量。②美托洛尔:0.2～0.5mg/(kg·d),分 2 次口服,2～3 周内逐渐增加剂量,最大耐受量为 2mg/(kg·d),分 2 次口服,疗程可达数年。③卡维地洛:0.08mg/(kg·d),每天 1 次,12 周内逐渐增加剂量,最大剂量为 0.5mg/(kg·d)。

(6)洋地黄制剂:对慢性心功能不全的患者可给予地高辛维持量口服,5～7 天后达到洋地黄化。维持量使用时间根据原发病而定。

(7)伊伐布雷定:通过特异性抑制心脏窦房结起搏电流(If)减慢心率。成人研究显示伊伐布雷定使心血管死亡和心衰恶化住院的相对风险降低 18%,患者左心室功能和生活质量均显著改善。

(8)ARNI:有 ARB 和脑啡肽酶抑制剂的作用,后者可升高利钠肽、缓激肽和肾上腺髓质素及其他内源性血管活性肽的水平。ARNI 的代表药物是沙库巴曲缬沙坦钠。

(9)能量代谢:有研究显示使用改善心肌能量代谢的药物,如曲美他嗪、辅酶 Q10、左卡尼汀、磷酸肌酸等可以改善患者症状和心脏功能。

3.非药物治疗

(1)心衰患者的心脏植入型电子器械治疗:主要包括 2 项内容:①心脏再同步化治疗(CRT):用于纠正心衰患者的心脏失同步以改善心衰;②植入型心律转复除颤器(ICD):用于心衰患者心脏性猝死的一级或二级预防。

(2)心室辅助装置(VAD):主要用于心脏移植或其他有效治疗手段实施前过渡治疗,也可选择用于不适合移植的严重心衰终末期患者的长期辅助。

(3)心脏移植:已作为小儿心脏病终末期唯一有效的治疗手段。最常见的指征是心肌病引起的终末期心脏病。

(五)常见合并症的治疗

抗感染、抗风湿、纠正电解质紊乱、治疗贫血或维生素 B_1 缺乏、控制心律失常、高血压等。

四 研究热点

心衰的病理生理学变化复杂,不仅有血流动力学障碍,同时是一组神经体液因子参与的调节机制导致心室重塑的分子生物学改变过程。儿童心衰临床表现差异较大,缺乏特异性。由于 87% 的新发心衰患者只有在严重失代偿状态下才得到确诊,而有症状的心衰患儿,在没有心脏移植的情况下,只有不到 50% 的患儿存活 5 年,因此早期诊断和有效治疗仍然是需要解决的重大挑战。

儿童心衰研究相对滞后,诊治多借鉴成人,缺乏循证依据。目前儿童心衰的治疗多是成人研究成果的沿用,但是儿童由于发育因素、从出生到青春期的年龄差异以及基因表达谱和肾上腺素能信号的差异,在将成人数据应用于儿童方面存在显著障碍。如儿童和成人特发性扩张型心肌病的移植心脏显示 β 肾上腺素受体分布存在差异,与成人扩张型心肌病患者相比,小儿扩张型心肌病患者具有独特的 β 肾上腺素受体调节模式,可能导致儿童对药物治疗与成人不同的反应。小儿心衰的病因也与成人有明显差异,有必要为这一特殊人群确定有针对性的治疗方法,但是儿童心衰的临床研究相对成人而言存在很多困难,如病因的多样性,年龄的差异等,较难招募到大样本患者,目前 ClinicalTrials.gov 网站登记注册的以 Heart failure 为关键词的临床研究共有 5000 余项,其中涉及儿童的仅 30 余项,主要研究心衰的治疗,包括药物的有效性及安全性和心室辅助装置等。因此加强儿童心衰的分子机制研究,寻找专门针对儿童心衰的药物治疗靶点尤为重要。

五 推荐文献阅读

1. 杨思源,陈树宝. 小儿心脏病学[M]. 4 版. 北京:人民卫生出版社. 2012.

2. 中华医学会儿科学分会心血管学组,中国医师协会心血管内科医师分会儿童心血管专业委员会,中华儿科杂志编辑委员会. 儿童心力衰竭诊断和治疗建议(2020 年修订版)[J]. 中华儿科杂志,2021,59(2):84-94.

3. 中华医学会心血管病学分会心力衰竭学组,中国医师协会心力衰竭专业委员会,中华心血管病杂志编辑委员会. 中国心力衰竭诊断和治疗指南[J]. 中华心血管病杂志,2018,46(10):760-789.

4. Kantor PF, Lougheed J, Dancea A, et al. Presentation, diagnosis, and medical management of heart failure in children:Canadian Cardiovascular Society guidelines[J]. Can J Cardiol,2013,29(12):1535-1552.

5. DAS BB. Current State of Pediatric Heart Failure. Children (Basel)[J],2018,5(7):88.

6. Kirk R, Dipchand AI, Rosenthal DN, et al. The International Society for Heart and Lung Transplantation Guidelines for the management of pediatric heart failure:Executive summary[J]. J Heart Lung Transplant,2014,33(9):888-909.

六 病例剖析

【一般情况】 患儿,男,1 个月 20 天。

【主诉】 气促 1 月余。

【现病史】 患儿 1 月余前出现气促,吃奶时明显,无咳嗽,无发热,无呕吐腹泻,无发绀,家长未予以重视。8天前患儿曾因"咳嗽4天"就诊于"义乌市妇幼保健院",诊断"急性支气管肺炎",予以"红霉素"静滴抗感染,患儿咳嗽好转,但仍有气促,心超提示"先天性心脏病:房间隔缺损,冠状动脉瘘待排,左心增大,EF 50.5%",建议转上级医院复查,送来我院,今我院复查心超提示"左心增大,左室收缩功能减低(EF 52%),心内膜增厚,卵圆孔未闭",为求进一步治疗,门诊拟"心内膜弹力纤维增生症,心力衰竭"收住入院。

起病来,患儿神清,精神稍软,吃奶有吸停,睡眠欠安,大小便无殊,体重增长可。

【既往史】　有"新生儿高胆红素血症""肺炎"住院史,否认食物药物过敏史。

【个人史】　G1P1,孕 35^{+6} 周自然分娩,出生体重2.8kg,否认难产史及窒息抢救史。生后母乳＋奶粉混合喂养,已接种卡介苗。

【家族史】　父母亲体健。否认家族中肝炎、结核等传染病史及先天性心脏病、高血压等遗传病史。

【入院查体】　T 37℃,P 150次/min,R 50次/min,BP 99/59mmHg(哭吵),体重4.3kg,神清,精神可,呼吸促,可见三凹征,两肺呼吸音粗,未闻及干、湿啰音,心律齐,未及明显病理性杂音,腹平软,肝肋下2cm,脾未触及,前囟平,颈软,四肢肌张力中,神经系统检查阴性。

【辅助检查】　我院心超(门诊)(见图5-4-4):左心增大,左室收缩功能降低(LVEF 52%)、心内膜增厚(左室后壁心内膜厚度约0.34cm),卵圆孔未闭(1.3mm),二、三尖瓣轻度反流;心电图(见图5-4-5):窦性心动过速,T波改变。

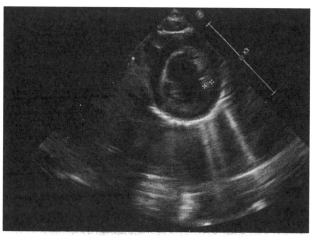

图 5-4-4　心超提示心内膜增厚

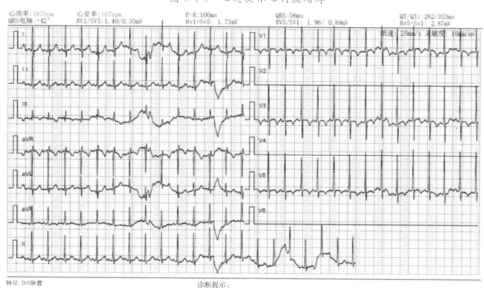

图 5-4-5　心电图提示窦性心动过速,T波改变

【入院诊断】 1.心内膜弹力纤维增生症;2.心力衰竭。

【进一步检查】

1.三大常规、血气分析及电解质、生化五类、甲状腺功能、遗传代谢谱等。

2.肌钙蛋白、CK-MB质量、B型钠尿肽等。

3.胸片、动态心电图等。

【诊疗计划】

1.心电监护,监测血压,记24小时尿量。

2.予以螺内酯片4mg/次,口服bid;氢氯噻嗪片5mg/次,口服bid;卡托普利2mg/次,口服q8h;醋酸泼尼松片5mg/次,口服qd;地高辛口服溶液0.4ml/次,口服q12h。

3.对症治疗:纠正水电解质紊乱及酸碱失衡,密切关注患儿心率、心律、呼吸、血压等情况,根据病情变化及时调整治疗方案。

【诊疗经过】

1.入院后完善相关辅助检查

(1)血气+电解质+乳酸+葡萄糖:pH 7.324,PCO_2 45.3mmHg,K^+ 4.3mmol/L,Na^+ 141mmol/L,Glu 4.7mmol/L,Lac 4.2mmol/L。

(2)血常规(五分类)+超敏CRP测定:WBC 14.41×10^9/L,LY% 74.7%,NEUT% 13.0%,RBC 2.55×10^{12}/L,Hb 86g/L,PLT 404×10^9/L,CRP<0.50mg/L。

(3)生化五类:TP 59.2g/L,ALB 36.5g/L,ALT 143U/L,AST 198U/L,肌酐 49μmol/L,尿素 4.11mmol/L,肌酸激酶88U/L,CK-MB 72U/L。肌钙蛋白I 0.0359ng/ml,CK-MB质量 3.60ng/ml。B型钠尿肽 1024pg/ml。

(4)甲状腺功能检测7项:TSH 1.321mIU/L,三碘甲状腺原氨酸 2.58nmol/L,甲状腺素 187.73nmol/L。遗传代谢性疾病图谱未见异常。脑干听觉诱发电位检查未见异常,眼底检查未见异常。乙肝定量HIV梅毒丙肝均阴性。TORCH抗体测定:巨细胞病毒抗体测定IgG 82.60U/ml,巨细胞病毒抗体测定IgM 42.20AU/ml。

(5)胸片:两肺纹理增多,心影饱满。

(6)动态心电图:平均心率163次/min,4次室性早搏,提示窦性心动过速,偶发室性早搏。

2.疾病转归

入院后予"螺内酯片4mg/次,口服bid+氢氯噻嗪片5mg/次,口服bid+卡托普利2mg/次,口服q8h+醋酸泼尼松片5mg/次,口服qd+地高辛口服溶液0.4ml/次,口服q12h","美能"护肝,"更昔洛韦0.02g q12h"静滴抗病毒3天。患儿入院第6天起气促好转,住院治疗10天出院。出院时患儿无发热,无明显咳嗽,气稍促。查体:神清,精神可,呼吸稍促,未见三凹征,两肺呼吸音粗,未闻及干、湿啰音,心律齐,未及明显病理性杂音,腹平软,肝肋下2cm,神经系统检查阴性。

【出院诊断】 1.心内膜弹力纤维增生症;2.心力衰竭;3.肝功能损害;4.巨细胞病毒感染;5.贫血。

【出院建议】

1.出院带药

(1)螺内酯片4mg/次,口服bid。

(2)氢氯噻嗪片5mg/次,口服bid。

(3)卡托普利2mg/次,口服q8h。

(4)醋酸泼尼松片5mg/次,口服qd。

(5)地高辛口服溶液0.4ml/次,口服q12h。

(6)瑞安吉口服液5ml/次,口服qd。

(7)缬更昔洛韦70mg/次,口服每天2次。

2.定期心血管内科门诊复诊,复查心电图、心超、肝功能、B型钠尿肽。

第五节　儿童心肌病

 概　述

　　儿童心肌病(cardiomyopathy)是指心肌构造和解剖的异常,需排除冠状动脉疾病、高血压、心瓣膜病和先心病引起的心肌异常。儿童心肌病是引起儿童心力衰竭(heart failure,HF)、心律失常和猝死(sudden cardiac death,SCD)的最常见疾病之一。国外流行病学调查发现,小儿心肌病发生率为(1.1~1.2)/10万,婴儿发生率高于年长儿8~12倍,扩张型心肌病(dilated cardiomyopathy,DCM)占小儿心肌病的51%~59%。儿童心肌病病因及发病机理复杂,DCM可以归结于遗传或非遗传因素,后者包括活动性心肌炎、毒素、药物、炎症等因素。肥厚型心肌病(hypertrophic cardiomyopathy,HCM)是指一类由于肌小节蛋白编码基因或肌小节蛋白相关基因变异,或病因不明主要以左心室肥厚为表现的心肌疾病。限制型心肌病(restrictive cardiomyopathy,RCM)发病率最低,约占全部心肌病4.5%,预后最差。致心律失常性心肌病/发育不良(arrhythmogenic right ventricular cardiomyopathy/dysplasia,ARVC/D)是一种常染色体显性遗传性心脏病。儿童心肌病有别于成人,缺血性因素罕见,在1岁以内发病以遗传代谢病和功能异常综合征多见,可以表现为HCM、DCM、RCM及左心室心肌致密化不全(left ventricular myocardial noncompaction,LVNC)的临床特征,占11%~34%。随着医学科技发展心肌病诊断技术也有了长足的进步,影像技术、基因检测、分子免疫学、串联质谱、气相色谱、酶学及组织病理检查为儿童心肌病精准诊断及治疗提供了可能。β受体阻滞剂、血管紧张素转化酶抑制剂(angiotensin-converting enzyme inhibitor,ACEI)、利尿剂、醛固酮受体拮抗剂、洋地黄制剂为儿童心肌病心力衰竭治疗的基本方案,免疫抑制剂糖皮质激素及丙种球蛋白的应用减慢了炎症性心肌病的发病进程,先天性代谢缺陷病的替代治疗能逆转、阻止或延缓心肌病变并改善预后,室间隔消融及室间隔肥厚切除术为HCM伴左心室流出道肥厚减除了梗阻,延长生存率,基因治疗及心脏移植为心肌病的根治带来了希望。

二　诊断与评估

(一)历史背景

　　1980年,世界卫生组织/国际心脏病学联合会(WHO/ISFC)工作组提出心肌病定义和分类。心肌病归为"不明原因的心肌病变",将心肌病分为扩张型、肥厚型、限制型及未定型心肌病。1995年,WHO/ISFC修订心肌病定义和分类,更新为"伴有心功能不全的心肌疾病",并将其分为原发性心肌病(DCM、HCM、RCM、ARVC/D以及未定型心肌病)和继发性心肌病(包括LVNC、心内膜弹力纤维增生症等)。2006年,美国心脏协会(AHA)发表声明提议,心肌病是表现为机械和电活动障碍的一组异质性心肌疾病,通常会出现(非必须)异常的心室肥厚或者扩张,这些形态学差异与不同的致病基因突变相关,第一次尝试根据基因进行心肌病的分类。2008年,欧洲心脏病学会(ESC)专家组声明,心肌病是心脏结构和功能障碍的心肌疾病,摒弃了传统的原发性/继发性分类,强调疾病的表型是治疗疾病的基础,根据形态功能学将心肌病分为DCM、HCM、RCM、ARVC和未命名的心肌病。这些类型又进一步分为家族遗传性和非家族遗传性两种类型。2013年,世界心脏联盟(WHF)建议采用心肌病的基因型表型MOGE(S)分类从临床和遗传学两方面对疾病进行最全面的描述,具有多种优势,但目前还没有正式应用于临床。2016年,ESC心肌心包疾病专家组发表的立场中,更新了扩张型心肌病的定义,新增加了收缩功能减低性非扩张型心肌病(HNDC)的类型。2019 年,AHA 对儿童心肌病的诊断及分类提出了科学声明,提出了对儿童心肌病病因的最新认识及诊断儿童心肌病的最佳方法。儿童心肌病诊断是一个非常复杂的过程,需要多学科共同参与。目前儿童心肌病诊断已从临床表型发展到临床表型-基因表型。具体包括以下几个方面。

(二)诊断与评估

1. 扩张型心肌病

以左室收缩功能下降伴心室扩大、心肌质量增加、进行性心力衰竭、心源性猝死为特征。

(1)症状与体征:临床有心脏扩大、心功能减低伴或不伴充血性心力衰竭、心律失常;也有心悸、晕厥,甚至突然死亡;常伴生长发育落后、呕吐、腹痛、呼吸急促、肺部啰音、肝大等非特异性表现;如有低血糖、酸中毒、低氧血症及肝衰竭提示先天代谢异常,神经性肌无力常与线粒体异常或肌营养不良相关。

(2)心脏 X 线检查心脏呈球形扩大,而无其他原因可寻者。

(3)心电图示 ST 段和 T 波改变,或有各种心律失常,而无其他原因可解释者。

(4)二维超声心动图或心脏磁共振检查:左右心室明显扩大以左心室扩大为主,心室壁运动普遍减弱,心脏收缩功能下降,左室射血分数小于正常值,可见附壁血栓。

2. 肥厚型心肌病(有或无流出道梗阻)

以左室壁、室间隔心肌异常肥厚为特征,伴心肌舒张功能受损、心肌纤维化、可能伴随左室流出道梗阻。

(1)临床有胸闷、胸痛(多在劳累后出现)、心悸、黑矇、晕厥、猝死;约 50% 有心脏杂音,多位于胸廓左缘 3、4 肋间收缩期喷射性杂音。

(2)心脏 X 线检查早期肺血及心脏大小正常;有心力衰竭时示肺淤血,心胸比例增大,左室增大。

(3)心电图示心室肥厚劳损,ST 段压低,T 波倒置或低平,可见异常 Q 波。

(4)二维超声心动图或心脏磁共振:儿童 HCM 的诊断标准是左心室壁厚度增加超过同年龄、同性别和同体表面积儿童左心室壁厚度平均值加 2 个标准差(或 Z 值>2)。收缩功能正常或增加,舒张功能异常。

3. 限制型心肌病

限制型心肌病是以心室壁僵硬度增加、心室充盈受限、单侧或双侧心室舒张功能下降而收缩功能正常、室壁厚度正常或轻度增厚、伴增生性间质纤维化为特征。

(1)右心衰较重为本病的临床特点,临床上早期疲劳、劳力性呼吸困难、间隙性水肿;晚期有严重体肺循环淤血症状:严重呼吸困难,肝脏增大,腹水和周围性水肿,与缩窄性心包炎难鉴别,心脏检查常可触及心尖冲动,有奔马律、房室瓣关闭不全杂音。

(2)胸部 X 线、CT 和 MRI 检查无心包钙化或增厚。

(3)心电图示肢导联低电压,P 波增高增宽及 ST-T 改变,常有房室传导阻滞或束支传导阻滞。

(4)超声心动图示双心房扩大,早期左心室不扩大,心尖部心室闭塞,心室壁增厚。

4. 致心律失常性心肌病

致心律失常性心肌病表现为充血性心力衰竭和(或)心律失常,是因纤维脂肪进行性替代心室心肌为特征的一种遗传性心肌病。早期常无任何异常,部分以心搏骤停、猝死为首发症状,检查发现恶性心律失常,心电图提示室性早搏、短阵室性心动过速。超声心动图示受累心室扩大,普遍性或局限性活动降低,心室壁呈节段性膨出,受累心室射血分数下降。

5. 未命名的心肌病

未命名的心肌病包括 LVNC、心内膜弹力纤维增生症(endocardial fibroelastosis,EFE)、遗传代谢病和功能异常综合征、神经肌肉疾病。

LVNC临床上可以单独出现,也可以与DCM、HCM及RCM有重叠,从无症状到心律失常、心力衰竭、体循环栓塞甚至心源性猝死;心电图显示T波倒置和ST-T改变,房室传导阻滞或束支传导阻滞,心脏肥大及心律失常;超声心动图是诊断主要手段:形态评估有突出的肌小梁、深陷的小梁间隐窝、变薄的致密化心肌三大特点,无典型心肌纤维化特征,游离壁中≥2个节段舒张期内层致密化不全厚度/外层致密化心肌厚度(NC/C)比值>2.5,尤以心尖部及左室外侧壁明显,病变部位室壁运动减弱。

WHO于1995年将EFE归于未分类心肌病,心内膜弥漫性增厚和心脏收缩及舒张功能降低是其特征性改变。①多数早期(3～6个月)发生充血性心力衰竭,洋地黄治疗有效,但病程长、易反复;杂音轻或无,少数病例可出现Ⅱ级以上收缩期杂音,提示二尖瓣关闭不全;②心脏X线检查示肺淤血,心脏增大,以左室为主;③心电图示心室肥厚,ST段压低,T波倒置或低平;④超声心动图示心内膜弥漫性增厚,心脏收缩及舒张功能下降。EFE临床分三型:①急性型:常发病于6个月内,呼吸困难在1～2周内加重,如不及时治疗,2～3周内死亡;②暴发型:偶有年龄在6周内的婴儿突然出现呼吸困难、心源性休克或猝死;③慢性型:半岁以后发病,心衰症状渐加重,迁延3个月至数年不等。

遗传代谢病和功能异常综合征可以表现为HCM、DCM、RCM及LVNC临床特征,且一类代谢缺陷与一类心肌病并非相互对应的关系,同一种代谢缺陷在疾病不同时期可出现不同的改变,不同的代谢缺陷也可导致相似的心肌改变。主要包括①糖原累积病:Pompe病、糖原累积病Ⅲ型、Ⅳ型、Danon病等;②脂肪酸代谢障碍:多重酰基辅酶A脱氢酶缺乏症、原发性肉碱缺乏症、肉碱棕榈酰基转移酶Ⅱ型缺乏症等;③线粒体病:Barth综合征、丙酮酸脱氢酶缺乏症,呼吸链复合物Ⅰ、Ⅱ、Ⅲ、Ⅳ和Ⅴ缺陷等;④溶酶体病:黏多糖贮积病(MPS)Ⅰ型、黏多糖贮积病Ⅱ型、单唾液酸四己糖神经节苷脂(GM1)神经节苷脂贮积症等。

儿童心肌病的临床评估包括确定家族史、症状(包括心脏事件、心音强度及心脏杂音)、超声心动图、12导联心电图等。全面评估患者心脏病相关的病史,包括3代以内的家族史,进行全面体格检查(包括生长发育、呼吸、肝脏大小、水肿等)。影像学上目前儿童仍以心脏超声检查为主要手段,也强调心脏磁共振检查,后者可以提供高度准确的左心室壁厚度的测量值、各心室大小、左心室质量、精确定量收缩功能,并且可以识别出超声心动图检查不能很好观察的特殊部位,如左心室肥厚。广泛的延迟钆强化可作为一种无创性标志物,提示心肌纤维化程度,预示潜在的危及生命的室性心动过速和心力衰竭(心衰)伴收缩功能障碍的风险。晚期心衰患者评估心脏移植或机械循环辅助装置时增加心肺运动试验。

(三)辅助检查

1.影像检查

(1)超声心动图(见上述)。

(2)心脏磁共振成像:是目前用于评估心脏结构及功能的金标准。除可以精确评估心脏形态学改变及心功能,更能提供心肌病变的性质,如钆对比剂延迟强化(late gadolinium enhancement,LGE)扫描目前常用于无创性评价心肌病的心肌纤维化情况。

(3)X线检查:肺淤血,时有胸腔积液,心脏多有不同程度的增大。

(4)心导管检查及心血管造影:为创伤性检查,目前主要用于心肌活检。

(5)放射性核素心血管显像:用于评估心脏功能及心肌损害,目前儿童应用较少。

2.心电图

累及广,但无特异性。包括广泛ST-T改变;心房扩大;心室肥大,左室肥大为主,单纯右室大少见;异常Q波,多见于肥厚型心肌病;节律改变或传导阻滞,如心房颤动、室性早搏、室性心动过速、室颤、房室传导阻滞;低电压等。

3.生物标记物

脑利钠肽(brain natriuretic peptide,BNP)和氨基末端脑利钠肽原(N-temrinaprobarin natriuretic peptide，NT-proBNP)：主要因心室扩大、心室壁应力增高刺激心脏而分泌，是心衰诊疗中应用最广泛的生物标志物，并与心衰严重程度相关，也常用于心衰预后评估。

4.抗心肌抗体

抗心肌抗体(anti-heart autoantibody，AHA)是机体产生的针对自身心肌蛋白分子抗体的总称，常见的 5 种抗体为：抗线粒体腺嘌呤核苷异位酶(ANT)抗体(抗线粒体 ADP/ATP 载体抗体)、抗肾上腺素能 β_1 受体(β1AR)抗体、抗胆碱能 M_2 受体(M2R)抗体、抗肌球蛋白重链(MHC)抗体和抗 L 型钙通道(L-CaC)抗体。AHA 检查阳性反应患者体内存在自身免疫损伤。

5.致病基因检测及筛查

DCM 伴有典型或进行性心脏传导阻滞(房室传导阻滞或窦房结功能障碍)和(或)具有早期 SCD 家族史的 DCM 患者，推荐全面或选择性(*LMNA* 和 *SCN5A*)基因检测；HCM 临床确诊者，推荐 *MYBPC3*、*MYH7*、*TNNT2*、*TPM1* 基因检测对其亲属进行逐层遗传筛查；RCM 已临床确诊者，可进行 *MYH7*、*TNNI3*、*TNNI2*、*DES* 等基因检测；ARVC 在符合 ARVC2010 国际专家共识诊断标准的患儿中可进行选择性或综合性 *ARVC* 基因(*DSC2*、*CSG2*、*DSP*、*JUP*、*PKP2*、*TMEM43* 及 *TGF-β3*)检测；*LVNC* 与 *DCM*、*HCM* 及 *RCM* 致病基因(*LMNA*、*SCN5A*、*MYBPC3*、*MYH7*、*TNNT2* 及 *TNNI3*)有高度重叠，在儿童也可表现为 X 连锁隐性遗传及线粒体基因突变。

疾病初步筛查：AHA 和 ESC 建议对 DCM 患者亲属进行初级筛查，采集包括患者在内的至少 3 代亲属的家族史，同时对一级亲属行临床评估。通过心电图和超声心动图进行初级筛查，其次是采集心律失常及神经肌肉系统疾病病史。研究发现在临床初筛中 10% 伴有中度心脏超声异常的患者会在 5 年内发展为心肌病。同时结合心脏磁共振成像技术和实验室指标，有助于疾病初筛。

遗传咨询：是为了给患者及其家属提供有效信息，包括基因风险、疾病结局、遗传可能性、疾病管理以及计划生育。以专业遗传咨询人员为主导，内容包括对可能基因检测结果的讨论，遗传风险的评估以及进行家族性测试。

6.串联质谱、气相色谱、酶学及组织病理检测

对于合并有低血糖、代谢性酸中毒、高氨血症、肝功能异常、肌酶增高等生化异常的儿童心肌病患者，要充分考虑先天性代谢缺陷病所致代谢性心肌病的可能。病因诊断对心肌病的诊治至关重要，大多数遗传代谢性心肌病可通过现有的串联质谱、气相色谱、酶学检测、组织病理及基因检测等手段明确病因。

三 治 疗

(一)药物治疗

1.抗心力衰竭药物

心力衰竭是心肌病最常见的临床表现，以慢性心力衰竭多见，可以分为 LVEF 降低 HF(HFrEF)和 LVEF 保留 HF(HFpEF)。随着对 HF 病理生理机制的深入认识，HFrEF 的药物治疗已经取得了显著进步，治疗重点为纠正神经内分泌系统的异常激活，延缓和逆转心室重构，纠正血流动力学，改善症状，同时改善预后和生活质量、延长寿命及降低再住院率。联用 β 受体阻滞剂、ACEI/ARB、醛固酮受体拮抗剂、利尿剂及洋地黄制剂、营养心肌及对症处理为慢性 HFrEF 药物治疗的基本方案。新药的研究及应用研究也有了新的进展。

(1)β 受体阻滞剂：β 受体阻滞剂可上调心肌内 β 受体密度，改善交感神经活性，降低心肌耗氧量，影响细胞因子和心肌基因表达，从而改善心功能。一般从小剂量开始，缓慢加大剂量，卡维地洛作为第三代 β 受体阻滞剂，有非选择性 β_3 受体阻断作用，同时又具有扩血管作用，可使心血管事件死亡率降低，且对左心室收缩功能、左心室重塑和室性心律失常也有良好疗效。常用药物：①卡维地洛：初始剂量为 0.08mg/(kg·d)，每天 1 次，12 周内逐渐增加剂量，最大剂量为 0.5mg/(kg·d)。②美托洛尔：初始剂量为 0.2～0.5mg/(kg·d)，分 2 次口服，2～3 周内逐渐增加剂量，最大耐受量为 2mg/(kg·d)，分 2 次口服，疗程可达数年。

（2）ACEI 制剂：儿童常用：①卡托普利每次 0.15～0.3mg/kg，每日 3 次，逐渐加量，最大剂量每次 2mg/kg。副作用为低血压、斑丘疹、刺激性咳嗽、中性粒细胞减少和肾功能损害等。②依那普利：初始剂量为 0.1mg/(kg·d)，日服 1 次，逐渐加量，最大剂量每次 0.5mg/kg。此外，血管紧张素受体-脑啡肽酶抑制剂（ARNI）其代表药物为沙库巴曲缬沙坦钠，目前已在国内上市使用。ARNI 同时具有 ARB 和脑啡肽酶抑制剂的作用，有利钠、利尿、舒张血管及预防和逆转心肌重构的作用。对于心功能Ⅱ级或Ⅲ级、能够耐受 ACEI 或 ARB 的慢性症状性 HFrEF 患者，推荐以 ARNI 替代 ACEI 或 ARB，以进一步降低发病率和死亡率。

（3）改善舒张功能不全的药物：肾素-血管紧张素-醛固酮系统抑制剂研究表明激活肾素-血管紧张素-醛固酮系统（RAS）可导致心肌纤维化，使心肌僵硬度增加，因而阻断激活 RAS 的抑制剂成为治疗 HFpEF 的主要靶点。Aldo-DHF 研究结果显示，螺内酯组患者 LVEF 提高，左心室舒张末期容积、左心室容积指数和 NT-proBNP 水平都显著降低，提示螺内酯能够改善 HFpEF 患者心功能、逆转心室重构。但仅限于肾功能正常患者。螺内酯剂量为每日 1～2mg/kg，分 2～3 次口服。

（4）利尿剂：有明显液体潴留的患者，首选袢利尿剂，呋塞米，每次 0.5～2mg/kg，最大剂量不超过 6mg/(kg·d)。噻嗪类利尿剂适用于有轻度液体潴留者，氢氯噻嗪，每次 0.5～1mg/kg，每日 1 次。血管升压素 V_2 受体拮抗剂代表药物托伐普坦，通过拮抗血管升压素，抑制肾脏集合管对水的重吸收。适用于存在液体潴留且对传统利尿剂效果不佳和（或）合并低钠血症（血清钠<135mEq/L）的 HF 患者。与袢利尿剂合用有协同作用，而发生高钠血症概率很低，不恶化肾功能。EVEREST 研究显示，长期使用托伐普坦改善 HF 患者的低钠血症，能更好控制容量和改善症状，可降低低钠血症组死亡率。

（5）洋地黄制剂儿童心肌病中缺血性因素罕见：洋地黄制剂能显著改善 HFrEF 患者心脏收缩功能，尤其是 1 岁以内的小婴儿。故对 HFrEF 的慢性心功能不全的患者开始就可以给予地高辛维持量口服，5～7 天后可以达到洋地黄化。维持量使用时间根据原发病及疾病转归而定。

（6）伊伐布雷定：通过特异性抑制心脏窦房结起搏电流（If）减慢心率。成人研究显示伊伐布雷定使心血管死亡和心衰恶化住院的相对风险降低 18%，患者左心室功能和生活质量均显著改善。

HF（HFpEF）在儿童心肌病中的主要是 HCM，病理生理机制和 HFrEF 不同，目前 HCM 的药物治疗是基于症状改善的治疗：包括利尿剂、β 受体阻滞剂、非二氢吡啶类钙离子通道阻滞剂等。同时也在积极探索能够改善预后的药物。

2. 免疫抑制剂

炎症是儿童 DCM 发病的重要机制之一，多种原因引起的心脏损伤均可引起自身免疫激活。研究表明一部分病毒性心肌炎的病人最终会发展成为 DCM。①有研究显示，免疫抑制剂如泼尼松等可抑制自身免疫反应及缩短病程，并改善患者心脏功能。泼尼松 2mg/(kg·d)，4 周后减量 0.25～0.5mg/(kg·d)，共 6 个月。②静脉注射免疫球蛋白部分 DCM 病儿血液标本显示抗心肌抗体阳性，后者介导心肌细胞损害，并且与心力衰竭进展及心脏功能的严重程度有关。对新近诊断 DCM（6 个月以内），纽约心脏病协会（NYHA）心功能Ⅲ～Ⅳ级，LVEF<40% 的患儿静脉注射免疫球蛋白，1g/(kg·d)，连用 2 天，每 3 个月可重复应用。可以产生良好的抗炎症效应，并改善心脏功能。

3. 能量代谢类药物

有研究显示使用改善心肌能量代谢的药物可以缓解患者症状和提高心脏功能。常用药物有辅酶 Q10、左卡尼汀、磷酸肌酸及 B 族维生素。

4.替代治疗

先天性代谢缺陷病所致代谢性心肌病在明确病因后需替代治疗。如 Pompe 病因酸性 α-葡萄糖苷酶(GAA)缺乏所致。目前可通过应用注射用阿糖脑苷酶 α 治疗,推荐方案为 20mg/kg,每 2 周 1 次。原发性肉碱缺乏症因长链脂肪酸代谢障碍,导致脂质在心肌细胞质内蓄积及能量产生减少,急性期静脉或口服左卡尼丁 100~400mg/(kg·d),病情稳定后改为维持量 30~100mg/(kg·d)口服,需终身维持。

5.纠正贫血

所有伴 HF 患者应详细评估贫血情况。贫血是 HF 严重程度的独立相关因素,铁缺乏可引起贫血及运动耐量下降。研究发现,心功能分级Ⅱ~Ⅲ级的患者确诊铁缺乏尤其是铁调节蛋白缺乏时,排除其他原因后给予铁剂替代治疗,可显著提高运动耐量和生活质量。

(二)非药物治疗

(1)室间隔消融治疗及室间隔肥厚肌束切除手术(Morrow 手术):主要用梗阻性 HCM,疏通左室流出道,减少晕厥及阿斯发作。

(2)心脏再同步化治疗:ICD 符合 2021 年 ESC 指南对于心脏再同步化治疗(CRT/ICD)治疗心力衰竭的推荐标准的患者。

(3)超滤治疗:应用于利尿剂无反应的难治性充血患者。

(4)永久起搏器:应用于心肌病合并Ⅲ度 AVB 血流动力学不能稳定的患者。

(5)体外膜肺氧合(extracorporeal membrane oxygenation,ECMO):应用于心肌病终末期心力衰竭患者及桥接到心脏移植的患者。

(6)左心室辅助装置(LVAD):应用于尽管优化了药物和装置治疗,仍为终末期心力衰竭,对于适合心脏移植的患者,为了改善症状,降低心力衰竭住院风险和死亡风险,应当考虑用 LVAD(桥接到移植适应证);应用于不适合心脏移植的患者,应当考虑用 LVAD 降低早亡风险。

(三)基因治疗

HCM 是单基因常染色体显性遗传病。传统治疗多以改善症状为主,不能抑制心肌肥厚的进展,患者最终发展为难治性心力衰竭。随着分子生物学技术的飞速发展,利用特异性病毒载体进行基因治疗目前已初试于临床,证实是安全可行的。采用心脏特异启动子构建目的基因,通过合适载体的选择、目的基因构建和器官靶向的载体运输系统达到合理的心脏基因靶向性治疗有着广阔的前景。

(四)心脏移植

心肌病目前主要以药物治疗为主,绝大多数只能改善症状、延长生存率。自 1967 年 Kantrowitz(坎特罗威茨)医生创造性地完成了世界首例儿童心脏移植后,经过 50 多年的发展,儿童心脏移植的数量稳步上升。心脏移植适应证的选择要严格遵循国际儿童心脏移植的入选标准,小儿心脏移植对象主要为 DCM,当心肌病患者对常规药物或非药物的治疗方法无效时,心脏移植是目前唯一确立的外科治疗方法。

四　研究热点

儿童心肌病是一类病因不明确、异质性较大的疾病,而并非某种特定疾病。与成人病因及发病机制不同,1 岁以内发病者以遗传代谢性疾病和功能异常综合征多见,病因及发病机制复杂,至今仍然不清,分子生物学在儿童心肌病的诊断及治疗地位从来没有如此之重要,采用基因型表型 MOGE(S)分类是心肌病诊断发展趋势;大多数抗心衰药物沿袭成人,多数先天性代谢异常引起的心肌病缺乏相应替代性药物或价格昂贵,新药研发困难;儿童因年龄小,体重轻,病因复杂,非药物治疗手段落后于成人,人工心脏、外科手术及心内辅助装置的临床应用还在起始阶段;基因治疗至今尚无广泛应用于临床,实现目标任重而道远；儿童终末期心肌病的心脏移植存在供体少、术后管理个体化差异大，对生存预期长等困难；儿童心肌病诊治亟须进行多中心、长期的探索研究。

（五）　推荐文献阅读

1. Elliott PM，Anastasakis A，Borger MA，et al. 2014 ESC Guidelines on diagnosis and management of hypertrophic cardiomyopathy：the Task Force for the Diagnosis and Management of Hypertrophic Cardiomyopathy of the European Society of Cardiology（ESC）[J]. Eur Heart J，2014，35（39）：2733-2779.

2. Mathew T，Williams L，Navaratnam G，et al. Diagnosis and assessment of dilated cardiomyopathy：A guideline protocol from the British Society of Echocardiography[J]. Echo Res Pract，2017，4（2）：G1-G13

3. 杨思源. 小儿心脏病学[M]. 4 版. 北京：人民卫生出版社，2012.

4. 中华医学会儿科学分会心血管学组，《中华儿科杂志》编辑委员会. 儿童心肌病基因检测建议[J]. 中华儿科杂志，2013，51（8）：595-597.

5. Jenni R，Oechslin E，Schneider J，et al. Echocardiographic and pathoanatomical characteristics of isolated left ventricular non-compaction：A step towards lassification as a distinct Cardiomyopathy[J]. Heart，2001，86（6）：666-671.

6. Lipshultz SE，Law YM，Asante-Korang A，et al. Cardiomyopathy in children：Classification and diagnosis：A scientific statement from the American Heart Association[J]. Circulation，2019，140（1）：e9-e68.

（六）　病例剖析

【一般情况】　患儿，女，13 岁 3 个月。

【主诉】　14 个月内反复晕厥 3 次，再发伴心肺复苏后 2 天。

【现病史】　患儿 14 个月前先后（2020 年 9 月及 2021 年 5 月）因军训及晨跑后晕厥 2 次，经按压人中等处理好转，初次发病后曾在当地医院诊断"轻度贫血"未进一步诊治。2 天前在学校晨跑时再次突发晕厥，伴意识不清，校医立即予心脏复苏（7：00 左右开始共 1 小时），120 至现场后自主呼吸、心率恢复，后由 120 转至"当地人民医院"住院治疗，就诊时患儿意识不清，浅昏迷状态，予"气管插管呼吸机辅助治疗、鼻胃管、导尿、补液、抑酸、抗心律失常"等对症治疗，其间查"心超：肥厚型心肌病（左室流出道轻度梗阻），心脏收缩功能减退（左室射血分数 51％）"，"心电图提示窦性心动过速，右束支传导阻滞，伴左前束支传导阻滞"，血气示代谢性酸中毒（pH 7.421，BE －18mmol/L），CT 示"头颅未见明显外伤性改变，两肺异常改变，考虑肺水肿，心脏体积增大，盆腔少量积液，腹腔肠管积气明显"，诊断为"1. 肥厚性梗阻型心肌病；2. 心脏停搏复苏成功；3. 缺血缺氧性脑病；4. 心律失常；5. 肺水肿；6. 心功能不全；7. 盆腔积液；8. 急性胃黏膜病变；9. 肝损害"，住院期间患儿频发室速，予以电复律，联合抗心律失常药（艾司洛尔）等治疗后患儿转复窦律，复查心电图"窦性心律，电轴左偏，ST-T 改变"。现患儿气管插管下，意识稍改善，为进一步治疗，由 120 转至我院治疗，拟"肥厚型心肌病"收治入院。

起病来，患儿神志不清，鼻饲喂养中，二便无殊，体重未见明显增减。否认异物及结核接触史。

【既往史】　患儿于 2020 年 9 月 1 日军训时突发晕倒 1 次，按压"人中"后自行清醒，至当地医院就诊，诊断"轻度贫血"，未予以特殊诊治；于 2021 年 5 月晨跑时再次出现晕厥，伴左额部轻度擦伤，给予碘伏消毒护理，未予以特殊诊治。

【个人史】　G1P1 足月剖宫产，出生体重 3.0kg，否认难产史及窒息抢救史。生后母乳喂养，按时添加辅食,现普食。按卡接种疫苗,生长发育与正常儿相仿。

【家族史】 父母体健,否认家族中类似心脏病史,否认肝炎、结核等传染病史及肿瘤、高血压等遗传病史。

【入院查体】 T 36.9℃,P 80 次/min,R 24 次/min,BP 108/47mmHg,SpO_2 95％(气管插管、皮囊加压下),体重 40kg,神志欠清,偶能对答,精神软;生长发育良好,双侧瞳孔等大等圆,对光反射灵敏;呼吸平稳,双肺呼吸音粗、对称,可闻及少许痰鸣音;心音中,心律齐,胸骨左缘 3～4 肋间闻及 Ⅱ～Ⅲ/6 级收缩期杂音;腹软,无压痛,肝脾未及肿大;颜面部有擦伤,已结痂;神经系统无明显阳性体征,毛细血管再充盈时间 2s。

【辅助检查】

1.外院血常规:WBC $16.36×10^9$/L,LY％ 37.5％,NEUT％ 58.9％,Hb 131g/L,PLT $245×10^9$/L。生化:AST 135.5U/L,CK 423.1U/L。

2.我院电解质:pH 7.404,Hb 138g/L,K^+ 3.8mmol/L,Na^+ 138mmol/L,Lacl.1mmol/g。

【入院诊断】 1.肥厚型心肌病;2.心律失常;3.心脏停搏复苏成功。

【进一步检查】

1.三大常规、血气分析＋电解质。

2.心肌损伤标志物、血生化。

3.心电图。

4 心脏彩超、胸部 X 片及头颅 MRI。

5.基因检测。

【诊疗计划】

1.生活指导,卧床休息,心电监护;持续低流量鼻导管吸氧,必要时机械通气。

2.弛缓肥厚心肌,β-受体阻滞剂或钙离子通道阻滞剂应用,患儿入院时普萘洛尔 10mg,q8h 口服,根据病情变化及时调整。

3.防治心律失常。

4.护心及护肝治疗:磷酸肌酸钠 0.5g,qd 泵注;复方甘草酸苷 20ml,qd 泵注。

5.酌情行 ICD。

【诊疗经过】

1.辅助检查结果

(1)血常规＋CRP:WBC $8.87×10^9$/L,LY％ 14％,NEUT％ 78.7％,Hb 119g/L,PLT $228×10^9$/L,CRP 1.16mg/L。

(2)心肌损伤标志物:Tn 0.97ng/ml,CKMB 14.5ng/ml,肌红蛋白 70ng/ml,NT-proBNP 3263.2pg/ml。生化:ALT 70U/L,AST 135U/L,CK 1098U/L。

(3)常规心电图(见图 5-5-1)。

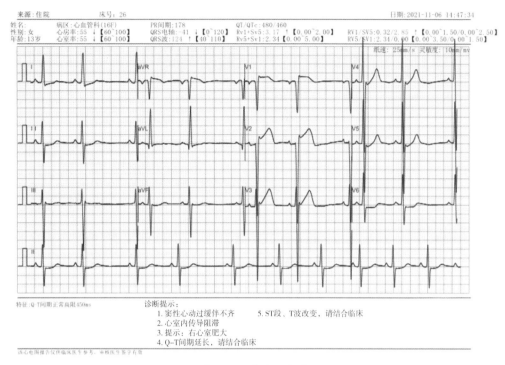

图 5-5-1　患儿心电图

（4）心脏彩超：肥厚型心肌病（左室流出道轻度梗阻），三尖瓣轻度反流，EF 59%（见图 5-5-2）。

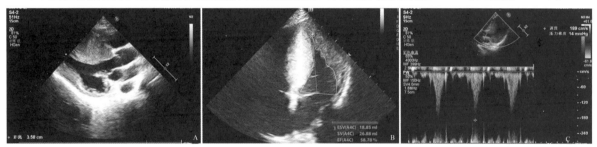

图 5-5-2　患儿心脏彩超：A. 左室长轴切面：室间隔及左室后壁增厚明显；B. 心尖四腔切面：室间隔增厚；C. 多普勒超声：左室流出道流速增快

（5）胸部正位片：两肺纹理增多，心影增大；心胸比例 0.65（见图 5-5-3）。

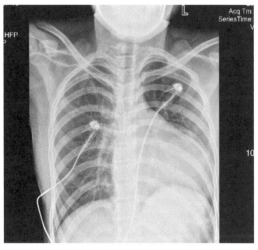

图 5-5-3　患儿胸部正位片

（6）头颅 MRI：双侧额叶局部脑皮髓交界区、丘脑可疑异常信号。

（7）基因检测：ACMG 遗传变异解读，c.1208G＞A（exon13，NM_000257），导致氨基酸改变 p.R403Q,错义突变。

通过对疾病相关基因的测序分析，发现与疾病表型相关的高度可疑变异

临床表型高度相关，且致病性证据较为充分的点突变（SNVs）或大片段缺失重复（CNVs）

基因	染色体位置	转录本外显子	核苷酸氨基酸	纯合/杂合	正常人频率	预测	ACMG致病性分析	疾病/表型（遗传方式）	变异来源
MYH7	chr14:238 98487	NM_0002 57;exon13	c.1208G>A（p.R403Q）	het	–	D	Pathogenic	1.*MYH7*相关性肩胛腓骨肌病（AD） 2.Laing远端肌病（AD） 3.常染色体隐性肌球蛋白贮积性肌病（AR） 4.扩张型心肌病1S型（AD） 5.肥厚型心肌病1（AD,DD） 6.左室心肌致密化不全5型（AD） 7.肌球蛋白肌病（AR）	自发

注：①预测：蛋白功能预测软件 REVEL；②D：预测为有害；③LD：预测为潜在有害；④B：预测为良性；⑤–：未知。

图 5-5-4　患儿基因检测：发现 MYH7 杂合突变,有致病性,为新发突变。

2.疾病转归

入院后予以心电监护,鼻导管吸氧,"普萘洛尔 10mg,q8h"口服,2 天后因心率缓慢而停用,"美能"护肝,"唯嘉能"营养心肌。患儿病情逐渐稳定,生命体征稳定,神志清,精神可,无恶性心律失常发生,心肌损伤指标及心电图好转。

患儿出院时无晕厥、无发热,无咳嗽,无气喘。查体:神志清,精神软,目光迟钝较前明显改善,反应可,记忆力逐渐恢复,呼吸平稳,双肺呼吸音粗,未闻及干湿啰音,心音中,心率慢,心率波动在 40～60 次/min,律不齐,胸廓左缘 3～4 肋间闻Ⅱ～Ⅲ/6 级收缩期杂音,腹部平软,肝脾肋下未及肿大,神经系统检查阴性。

【出院诊断】 1.肥厚型心肌病。2.心力衰竭。3.窦性心动过缓。4.左前分支传导阻滞。5.完全性右束支传导阻滞。6.室性期前收缩。7.心脏停搏复苏成功。8.肝功能损害。

【出院建议】

1.注意休息,避免剧烈运动。

2.外院行 ICD 植入手术。

【疾病转归】 ICD 植入术后随访 2 月余,患儿临床症状明显改善,未再发生晕厥,坚持服药。

第六章 泌尿系统疾病

第一节 急性肾小球肾炎

 概 述

急性肾小球肾炎是儿童时期最常见的肾小球疾病之一,是指一组病因不一,临床表现为急性起病,多有前驱感染,以血尿为主,伴有不同程度蛋白尿,可有水肿、高血压或肾功能不全等特点的肾小球疾病。分为急性链球菌感染后肾小球肾炎(acute poststreptococcal glomerulonephritis,APSGN)与急性非链球菌感染后肾小球肾炎。急性链球菌感染后肾小球肾炎多见于儿童和青少年,以 5～14 岁多见,年龄<2 岁者少见,男女之比为 2:1。过去几十年来,随着卫生条件的改善以及抗生素广泛使用,APSGN发病率有所下降。APSGN 绝大部分发生在低收入和中等收入国家。尽管在大多数情况下 APSGN 的最终结果是很好的,但它仍然是儿童急性肾功能衰竭和住院的重要原因。

二 诊断与评估

(一)急性链球菌感染后肾小球肾炎的诊断

急性链球菌感染后肾小球肾炎的诊断主要依据临床症状和体征,及相关的实验室检查,并排除可引起相关症状的其他疾病。

(1)前驱感染:患儿往往有链球菌感染的前驱史,主要为上呼吸道与皮肤感染。在前驱感染后有 1～4 周的无症状期,而后急性发病。上呼吸道感染与肾炎之间的潜伏期为 7～10 天,脓皮病与肾炎之间的潜伏期为 2～4 周。

(2)典型表现:大部分的病例有水肿,为非凹陷性,以眼睑与下肢多见,重者可发展为全身性;50%～70%有肉眼血尿,1～2 周后转为镜下血尿;可有程度不一的蛋白尿,少部分可达肾病水平;30%～80%有高血压;尿量减少。

(3)有链球菌感染的证据。

(4)补体 3(complement 3,C3)浓度下降。

(二)急性链球菌感染后肾小球肾炎严重表现的评估

少数病例在疾病早期会出现严重情况,需要及时发现,积极处理。

(1)严重循环充血:多发生在起病后一周内,是水钠潴留、血容量增加所致。可有呼吸频率增快、肺部湿啰音、呼吸困难、端坐呼吸、颈静脉怒张、咳粉红色泡沫样痰、心脏扩大、奔马律、肝大等表现,应及时评估病情变化。

(2)高血压脑病:血压(尤其是舒张压)急剧升高,出现中枢神经系统症状,可有头痛、呕吐、复视、黑矇、视力障碍、惊厥、昏迷等表现。

(3)急性肾功能不全:常发生在疾病早期,肾小球滤过率下降,表现为少尿、无尿,引起肌酐升高、尿素升高、电解质紊乱、代谢性酸中毒等。

(三)非典型性急性链球菌感染后肾小球肾炎的诊断

非典型肾小球肾炎往往容易漏诊与误诊,它可能比典型肾小球肾炎更常见。

(1)无症状性急性肾炎:患儿无明显浮肿、少尿等临床症状,仅有镜下血尿或补体 C3 下降。

(2)肾外症状性急性肾炎:有的患儿水肿/高血压明显,甚至有严重循环充血及高血压脑病。尿常规改变轻微或正常,但有链球菌感染证据和补体 C3 下降。

(3)以肾病综合征为表现的急性肾炎:少数急性肾炎患儿有链球菌感染证据和补体 C3 下降,但水肿和蛋白尿突出,伴胆固醇升高和血浆白蛋白下降。

(四)急性非链球菌感染后肾小球肾炎

有急性肾炎的典型表现,但无链球菌感染的证据,无补体 C3 的典型变化。

(五)需要鉴别的常见疾病

(1)继发性肾炎:如紫癜性肾炎、狼疮性肾炎、乙肝相关性肾炎等。可以根据既往是否有过敏性紫癜病史、抗核抗体、乙肝检查等相关的病史与检查以鉴别。

(2)慢性肾炎急性发作:可有既往肾炎病史,生长发育受影响,一般无明显前驱感染,可有肾功能异常、贫血、低比重尿等。

(3)IgA 肾病:往往有持续镜下血尿,发作性肉眼血尿(多在上呼吸道感染后出现),一般无水肿、高血压,补体 C3 正常,确诊需要肾活检病理检查明确。

(4)原发性肾病综合征:原发性肾病综合征也可有血尿、高血压等表现,可以根据病程变化、链球菌感染证据、补体 C3 等鉴别。部分病例鉴别困难,需要肾活检病理检查协助诊断。

(六)辅助检查

(1)尿常规:尿红细胞(＋＋)～(＋＋＋＋),尿蛋白(－)～(＋＋＋),疾病早期尿中可有白细胞,可有透明、颗粒、红细胞管型。

(2)血常规:可有轻度贫血,白细胞轻度增高或正常。

(3)链球菌感染相关检查:上呼吸道感染引起的 APSGN 病例抗链球菌溶血素 O(anti-streptolysin O,ASO)往往升高,3～6 个月恢复正常。而皮肤感染引起的 APSGN 病例抗脱氧核糖核酸酶抗体往往阳性。咽部、皮肤的链球菌培养在 APSGN 时往往是阴性结果。

(4)补体 C3:急性期 C3 下降,一般 6～8 周恢复正常,如持续降低可能为其他类型肾炎。

(5)血沉:在急性期增快,非特异性,但可以了解病情变化。

(6)肝肾功能:在少尿明显、病情严重时肌酐、尿素升高,当大量蛋白尿时可能会有血白蛋白下降。

(7)血气分析、离子:部分会有电解质紊乱、酸中毒等。

(8)乙型肝炎相关检查和抗核抗体检查:乙型肝炎相关检查可以协助鉴别乙肝相关性肾小球肾炎;抗核抗体检查可以协助鉴别狼疮性肾炎。

(9)泌尿系 B 超:可有肾脏增大、皮髓质回声改变情况等。

(10)病理:对于具有典型临床表现的 APSGN,很少进行肾活检。但对于症状不典型,如急性期血补体 C3 不下降或持续降低超过 2 个月;蛋白尿严重达到肾病水平且持续肾功能进行性下降;肉眼血尿超过 3~4 周等可以进行肾活检。典型的病理类型为毛细血管内增生性肾小球肾炎，光学显微镜可见肾小球增大、肿胀，内皮细胞和系膜增生，炎性细胞浸润，毛细血管腔狭窄甚或闭锁、塌陷。免疫荧光可见弥漫一致性纤细或粗颗粒状的 IgG、C3 沉积，主要分布于肾小球毛细血管袢和系膜区，也可见到 IgM 和 IgA 沉积。电镜可见内皮细胞胞浆肿胀呈连拱状改变，内皮孔消失。电子致密物在上皮细胞下沉积，呈散在的圆顶状驼峰样分布，基膜有局部裂隙或中断。

三　治疗与管理

(一)一般处理

1.休　息

一般卧床 2~3 周，水肿减退、血压正常、肉眼血尿消失可下床活动。血沉正常可上学。尿常规完全正常可恢复体力活动。

2.饮　食

有水肿、高血压时，应限盐[60mg/(kg·d)]、限水；有氮质血症者限蛋白质[0.5g/(kg·d)]。

(二)抗感染

有感染灶时可进行抗感染治疗，但并不能影响 APSGN 的病程。

(三)对症治疗

经控制水盐入量仍水肿明显，可用氢氯噻嗪、呋塞米等。经控制水盐入量、利尿、休息后血压仍然高应给予降压药，如钙通道阻滞剂等。血管紧张素转化酶抑制剂可能会降低肾小球滤过率及引起高钾血症，在急性期使用时应注意观察。

(四)严重病例的治疗

1.高血压脑病

积极降压，首选硝普钠。有惊厥者，及时止惊，可用地西泮等。用呋塞米等利尿。

2.严重循环充血

积极利尿，可用呋塞米等。有肺水肿者，可用硝普钠。如治疗效果差，病情严重者，可进行血液净化治疗。

3.急性肾衰竭治疗

在少尿期要控制水和钠摄入，高糖、低蛋白、富含维生素食物，纠正酸中毒、电解质紊乱，病情严重者透析治疗。

四　研究热点

目前的研究热点主要集中在发病机制上。肾脏免疫复合物沉积是 APSGN 发病机制中最流行的理论，但该疾病中确切的免疫机制仍未完全明了。一般认为，APSGN 是由 A 组 β-溶血性链球菌的致肾炎菌株感染引起的，但也有报道 C 组链球菌引起了 APSGN。细菌壁中的 M 蛋白常与链球菌相关联，肾炎主要发生在某些 M 蛋白血清型(即 1、2、4、12、18、25、49、55、57 和 60)。但 M 蛋白在 APSGN 中作为肾炎相关性抗原的理论是有争议的。近年来，在鉴定 APSGN 中起致病作用的链球菌抗原方面取得了一些进展，链激酶、链球菌致热外毒素 B 和肾炎相关纤溶酶受体等已有报道为肾炎的有效抗原。然而，其他几种链球菌蛋白可能也参与 APSGN 的发病机制。

循环抗原-抗体复合物沉积及链球菌抗原的肾小球原位沉积激活补体导致了炎症反应。致肾炎链球菌可能通过酶促作用或通过链球菌产物与IgG的结合来改变免疫球蛋白G的化学成分和免疫原性。链球菌神经氨酸酶可以消除IgG的唾液酸（神经氨酸），这种变化使其具有抗原性并引发抗IgG反应，导致免疫复合物（IgG/抗IgG）的形成并诱发肾炎。一些研究表明，在致肾炎链球菌和肾小球的可溶性部分中存在共同的抗原决定簇。也有报告在APSGN患者的血清中发现针对基底膜胶原蛋白、层粘连蛋白和肾小球硫酸乙酰肝素蛋白多糖的抗体。

APSGN期间肾小球的典型病理变化是毛细血管内增生和补体C3、IgG免疫沉积并伴有白细胞浸润。肾小球中免疫球蛋白和补体C3的存在表明补体激活。补体激活主要是通过旁路途径，但经典和替代途径也都可以在APSGN的过程中发生。另外，在APSGN的早期阶段，嗜中性粒细胞、单核/巨噬细胞和T淋巴细胞的浸润增加。有研究发现早期以CD4＋细胞占优势，后期以CD8＋细胞占优势。Th1和Th17细胞可导致肾损伤，而Tregs细胞则起保护作用。非特异性免疫细胞，中性粒细胞等在APSGN中也起着重要作用。

在宿主易感因素方面，与健康对照相比，在APSGN患者中发现HLA-DRB1＊03011、HLA-DPA1＊01、HLA-DPA1＊0201等的频率更高。

（五） 推荐文献阅读

1. Mosquera J, Pedreañez A. Acute post-streptococcal glomerulonephritis：Analysis of the pathogenesis[J]. Int Rev Immunol,2021,40(6):381-400.

2. Demircioglu Kılıc B, Akbalık Kara M, Buyukcelik M, et al. Pediatric post-streptococcal glomerulonephritis：Clinical and laboratory data[J]. Pediatr Int,2018,60(7):645-650.

3. Satoskar AA, Parikh SV, Nadasdy T. Epidemiology, pathogenesis, treatment and outcomes of infection-associated glomerulonephritis[J]. Nat Rev Nephrol,2020,16(1):32-50.

4. Ahn SY, Ingulli E. Acute poststreptococcal glomerulonephritis：An update[J]. Curr Opin Pediatr,2008,20(2):157-162.

（六） 病例剖析

【一般情况】 患儿，男，10岁。

【主诉】 尿少、浮肿2天，加重伴头痛半天。

【现病史】 患儿2天前出现浮肿，表现为双眼睑浮肿，尿量有减少，但无尿频、尿痛，无尿红，无气促发绀，无发热，无咳嗽，无腰酸腰痛。患儿及家属未引起重视，未就诊。半天前浮肿加重，尿少更明显，并且出现头痛，呕吐一次，非喷射性，无黄绿色及咖啡样物。社区医院就诊，查尿常规"红细胞1462个/μl，蛋白＋＋，白细胞＋"，转来我院就诊，门诊拟"急性肾小球肾炎"收治入院。

起病来，患儿神清，精神稍软，胃纳可，睡眠欠安，大便无殊，小便如上所述。

患儿在发病前9天曾有发热、咽喉痛，当地就诊为急性咽炎。

【既往史】 体健，否认有浮肿史，否认肾脏病史。否认有乙肝病史.

【个人史】 G2P2足月顺产，出生体重3.3kg，否认难产史及窒息抢救史。生后母乳喂养，按时添加辅食，现普食。按卡接种疫苗，2个月抬头，5个月翻身，6个月独坐，1岁会走，生长发育与正常同龄儿相仿。

【家族史】 父母体健。有一姐姐，体健。否认家族中肝炎、结核等传染病史及肿瘤、高血压等遗传病史。否认有肾脏病史。

【入院查体】 T 36.5℃，P 106次/min，R 22次/min，BP 156/106mmHg。神志清，精神软，颈静脉

无怒张，双肺呼吸音粗，未闻及干湿性啰音，心率 106 次/min，律齐，未闻及病理性杂音。腹平软，无压痛、反跳痛，移动性浊音阴性。双眼睑浮肿，双下肢浮肿，非凹陷性。双肾区叩击痛阳性。生理反射存在，病理反射未引出。

【辅助检查】　外院血常规：WBC $10.2×10^9$/L，NEUT% 69%，Hb 107g/L，PLT $253×10^9$/L，CRP 1.2mg/L。尿常规：潜血＋＋＋，红细胞 1462 个/μl，蛋白＋＋，白细胞＋。

【入院诊断】　1.急性肾小球肾炎；2.高血压脑病。

【进一步检查】

1.三大常规及胸片、心电图等。

2.血生化、补体 C_3 与 C_4、血沉、血气＋电解质、24 小时尿蛋白定量等。

3.链球菌感染相关检查：咽拭子培养、ASO 等。

4.排除相关继发性肾炎的检查：乙型肝炎相关检查、抗核抗体等。

5.泌尿系 B 超。

【诊疗计划】

1.卧床休息，监测血压，记尿量。低盐饮食，限水。

2.用呋塞米利尿。积极降压，首选硝普钠，病情稳定改用钙通道阻滞剂等口服降压。有惊厥时，可用地西泮止惊。

3.抗感染：有感染灶时可进行抗感染治疗。该患儿现无明显感染依据，故不使用抗生素。

4.对症治疗：纠正水电解质紊乱及酸碱失衡，密切关注患儿呼吸、血压、尿量等情况，根据病情变化及时调整治疗方案。

【诊疗经过】

1.辅助检查结果

(1)血常规＋CRP：WBC $9.6×10^9$/L，LY% 23.4%，NEUT% 68.3%，Hb 105g/L，Plt $231×10^9$/L，CRP ＜1mg/L。心电图：窦性心动过速。胸片：两肺纹理增粗。B 超：肾脏外形偏大、回声增强，输尿管和膀胱未见异常。

(2)血生化：白蛋白 36g/L，肌酐 66μmol/L，尿素 6.5mmol/L。补体 C3 0.23g/L。血沉 92mm/h。血气分析：pH 7.352，PCO_2 36mmHg，PO_2 87mmHg，K^+ 4.7mmol/L，Na^+ 131mmol/L。24 小时尿蛋白定量 523mg。

(3)链球菌感染相关检查：咽拭子培养示杂菌生长；ASO 1：640。

(4)乙型肝炎三系：乙肝表面抗体阳性，余阴性。抗核抗体＜1：80、抗 dsDNA 抗体阴性、抗 Sm 抗体阴性。

2.疾病转归

入院后予以"硝普钠"降压、"呋塞米"利尿，血压降至正常，尿量增加，头痛缓解。患儿入院第 2 天起停硝普钠，改苯磺酸氨氯地平口服。入院第 4 天起尿量明显增多，停呋塞米。住院治疗 2 周出院。出院时患儿无浮肿，无肉眼血尿。查体：神清，精神可，呼吸平稳，两肺呼吸音粗，未闻及干湿啰音，心律齐，未及明显病理性杂音，腹软，肝脾肋下未及肿大，双肾区叩击痛阴性，神经系统检查阴性，无浮肿。

【出院诊断】　1.急性肾小球肾炎；2.高血压脑病。

【出院建议】

1.出院后避免剧烈运动，血沉正常可上学，尿沉渣计数正常可以恢复体力活动。

2.出院后基本正常饮食，如无水肿高血压不要忌盐，如无氮质血症不要忌蛋白。

3.出院后观察尿量、尿色、血压、浮肿等情况。定期肾脏科门诊复诊，复查尿常规、肾功能、血沉、补体 C3 等。

第二节 肾病综合征

一 概 述

肾病综合征(nephrotic syndrome,NS)是儿童时期最常见的肾脏疾病之一,是一组由于多种原因引起的肾小球滤过膜通透性增加,导致血浆内大量蛋白质从尿中丢失的临床综合征。以大量蛋白尿、低白蛋白血症、高脂血症和水肿为其主要临床特征,可分为原发性、继发性和先天性3种类型。原发性肾病综合征(primary nephrotic syndrome,PNS)约占儿童时期 NS 总数的 90%。本节主要叙述 PNS。国外报道儿童 PNS 年发病率约为 1~3/10 万,发病年龄多为学龄前儿童,3~5 岁为发病高峰。儿童 PNS 多数对糖皮质激素敏感,但易于复发和依赖,严重影响患儿的生活质量。

二 诊断与评估

PNS 的诊断思路分为以下步骤:①明确是否符合肾病综合征的标准;②明确是否是原发性肾病综合征;③明确是肾炎性还是单纯性肾病综合征;④明确肾脏病理类型;⑤评估对激素疗效;⑥评估并发症。

（一）肾病综合征的诊断

NS 的诊断标准:①大量蛋白尿;1 周内 3 次尿蛋白定性(+++)~(++++),或随机尿或晨尿尿蛋白/肌酐(mg/mg)≥2;24 小时尿蛋白定量≥50mg/kg;②低白蛋白血症;血浆白蛋白低于 25g/L;③高脂血症;血浆总胆固醇高于 5.7mmol/L;④不同程度的水肿。以上 4 项中以①、②两项是诊断的必要条件。

1.蛋白尿

蛋白尿是 NS 最根本的变化。正常儿童尿中仅含有少量蛋白,肾小球滤过屏障复杂的解剖和静电特性阻碍血浆蛋白从肾小球毛细血管腔排出,其中足细胞起了重要作用。蛋白尿的形成是肾小球滤过屏障性质改变的结果。

2.低白蛋白血症

低白蛋白血症主要原因是尿中丢失白蛋白,其他因素如肝脏白蛋白的合成和分解代谢率的改变、饮食中蛋白质摄入不适当等也导致血浆白蛋白失衡。此外,大部分滤过的白蛋白经肾小管重吸收并被分解为氨基酸,也导致形成低白蛋白血症。

3.高脂血症

血浆胆固醇、三酰甘油、磷脂和脂肪酸浓度增高。NS 也可见脂蛋白代谢的异常,血清高密度脂蛋白(high density lipoprotein,HDL)多正常,但低密度脂蛋白(low density lipoprotein,LDL)和极低密度脂蛋白(very low density lipoprotein,VLDL)增高。

4.水 肿

水肿的发生可与下列因素有关:①低白蛋白血症,当血浆白蛋白低于 25g/L 时,液体将在间质区潴留;②低白蛋白血症降低血浆胶体渗透压,使有效血循环量减少,肾素-血管紧张素-醛固酮系统激活,导致水、钠潴留;③低血容量使交感神经兴奋,近端肾小管对 Na^+ 吸收增加;④血浆抗利尿激素升高。

（二）肾病综合征的病因分型

NS 根据病因可分为原发性、继发性和先天性三种类型。

1.先天性肾病综合征

先天性肾病综合征(congenital nephrotic syndrome,CNS),是指出生 3 个月内发生的肾病综合征,根据病因可分为原发性(遗传性)和继发性(非遗传性)。继发性多因宫内感染引起,如梅毒、弓形虫、巨细胞病毒、风疹病毒、肝炎病毒及人类免疫缺陷病毒等。除了感染,母亲疾病如系统性红斑狼疮也可致新生儿先天性肾病综合征。原发性常因基因突变所致,主要包括 *NPHS1*、*NPHS2*、*WT1*、*LAMB2*、*PLCE1* 等基因突变。建议对这类患儿进行基因检测,明确不同基因突变所致遗传性肾病综合征的研究有助于根据不同致病基因做出遗传性肾病综合征的诊断以及进一步的分子分型,从而指导临床制订有针对性的治疗方案。

2.继发性肾病综合征

继发性肾病综合征是指继发于全身性疾病的肾病综合征。儿童常见于狼疮性肾炎、紫癜性肾炎、乙肝病毒相关性肾炎、抗中性粒细胞胞浆抗体(antineutrophil cytoplasmic antibody,ANCA)相关性血管炎等疾病。临床上 NS 需进行抗核抗体(antinuclear antibody,ANA)、抗-dsDNA 抗体、ANCA、乙型肝炎病毒、丙型肝炎病毒、EB 病毒、梅毒、HIV 等检测。对具有血尿、补体降低并有临床多系统损害的患者尤其重要。

3.原发性肾病综合征

原发性肾病综合征(primary nephrotic syndrome,PNS)需排除继发性肾病综合征。PNS 的诊断主要依据临床症状和体征特点,及实验室检查证实大量蛋白尿及低白蛋白血症,并排除继发性的其他疾病。

(三)肾病综合征的临床分型

临床上根据是否合并有血尿、高血压、氮质血症和低补体血症,又将 PNS 分为单纯性和肾炎性肾病综合征。

肾炎性肾病综合征的诊断标准:①尿液检查红细胞超过 10 个/HP(2 周内 3 次以上离心尿检查);②反复或持续高血压[3 次于不同时间点测量的收缩压和(或)舒张压大于同性别、年龄和身高的儿童青少年血压的第 95 百分位数,并除外糖皮质激素等原因所致];③肾功能异常,并排除血容量不足等所致;④持续低补体血症。具备以上四项中之一项或多项者为肾炎性肾病,不具备以上条件者为单纯性肾病。

(四)肾病综合征的病理分型

儿童 PNS 在初次发病时通常不需要进行肾活检,但疗效欠佳或临床过程不典型的儿童患者仍需要肾活检。NS 肾活检指征包括:①对临床或实验室证据支持肾炎性肾病或继发性 NS 者;②对糖皮质激素治疗耐药或频繁复发者;③长期使用钙调神经磷酸酶抑制剂(CNI)(>2 年)或第二次重新开始 CNI 治疗的患儿。PNS 可见于各种病理类型,根据国际儿童肾脏病研究组对儿童 PNS 的病理观察有以下类型:微小病变型(minimal change disease,MCD)、局灶性节段性肾小球硬化(focal segmental glomerular sclerosis,FSGS)、膜性增生性肾小球肾炎(membranous proliferative glomerulonephritis,MPGN)、单纯系膜增生、增生性肾小球肾炎、局灶性球性硬化、膜性肾病(idopathic membranous nephropathy,IMN)等,其中 MCD 和 FSGS 两个组织学类型在儿童中最常见。

(五)激素治疗疗效评价

(1)激素敏感型肾病(steroid-sensitive NS,SSNS):以足量泼尼松 2mg/(kg·d)治疗,时间≤4 周尿蛋白转阴者。

(2)激素耐药型肾病(steroid-resistant NS,SRNS):以足量泼尼松 2mg/(kg·d)治疗,时间>4 周尿蛋白仍阳性者。

(3)激素依赖型肾病(steroid-dependence NS,SDNS):指对激素敏感,但连续两次减量或停药 2 周内复发者。

(4)复发(relapse):连续 3 天,晨尿尿蛋白由阴性转为(＋＋＋)或(＋＋＋＋),或 24 小时尿蛋白定量≥50mg/kg 或尿蛋白(mg)/肌酐(mg)≥2.0。

(5)频复发肾病(frequent relapse NS,FRNS):指肾病病程中 6 个月内复发次数≥2 次,或 1 年内复发次数≥4 次。

(6)迟发激素耐药型肾病(late steroid-resistant NS):激素敏感型 NS 患儿在肾病复发后对激素耐药。

(7)确认期:2020 IPNA 激素耐药型肾病综合征方案指出对于标准剂量泼尼松治疗仅部分缓解的患者在 4～6 周这个阶段可继续用泼尼松或静脉甲基泼尼松龙冲击及肾素-血管紧张素-醛固酮系统抑制剂(renin-argiotension-aldosterone system inhibitor,RAASi)治疗,部分患者经过这 2 周治疗可达到完全缓解,这 2 周称为"确认期"。在 6 周时达到完全缓解的患儿被定义为"晚发型"SSNS。在 6 周时未达到完全缓解的患儿,即使在 4 周时达到部分缓解,仍被称为 SRNS。

(六)肾病综合征并发症

1.感　染

由于 NS 患儿免疫功能低下、蛋白质营养不良及治疗过程中应用糖皮质激素或(和)免疫抑制剂等,使得肾病患儿极易罹患各种感染。上呼吸道感染最多见,占 50% 以上,其他包括皮肤、泌尿道、胃肠道等处的感染。呼吸道感染中病毒感染多见,如呼吸道合胞病毒、腺病毒、流感、水痘/带状疱疹病毒等。也有 NS 患者感染新型冠状病毒的报道。结核分枝杆菌感染也应引起重视。此外,NS 患儿的院内感染不容忽视。感染可导致肾病综合征复发。

2.电解质紊乱和低血容量

常见的电解质紊乱包括低钠血症、低钾血症、低钙血症等。患儿可因不恰当长期禁盐或长期食用不含钠的食盐代用品,使用利尿剂过多,以及感染、呕吐、腹泻等因素均可导致低钠血症。如在大量使用利尿剂或激素后大量利尿,出现食欲缺乏,进食较少而忽略及时补钾可导致低钾血症。NS 患儿大量蛋白尿时钙常与蛋白结合随尿丢失,同时长期服用激素和肾病时维生素 D 水平降低使肠道钙吸收不良等,引起低钙血症甚至出现低钙性惊厥。此外,NS 患儿由于低白蛋白血症,血浆胶体渗透压下降,显著水肿而常有血容量不足,尤其在各种诱因引起低钠血症时易出现低血容量性休克。

3.血栓形成

NS 高凝状态容易导致各种动、静脉血栓形成。原因包括:①肝脏合成凝血因子增多,形成高纤维蛋白原血症,Ⅱ、Ⅴ、Ⅶ、Ⅷ、Ⅹ 因子增加;②血浆抗凝血物质浓度降低,特别是尿中丢失抗凝血酶Ⅲ过多;③血小板计数增多,黏附性和聚集率增加;④高脂血症时血流缓慢,血液黏稠度增高;⑤感染或血管壁损伤激活内源性凝血系统;⑥过多应用强有力的利尿剂使血容量减少、血液浓缩;⑦长期大剂量激素应用可促进高凝状态等。NS 患儿治疗中病情变化出现如突发腰痛、肉眼血尿、两侧肢体水肿程度差别固定、皮肤突发紫斑、顽固性腹水等情况需警惕血栓形成。对怀疑有血栓形成者可行彩色多普勒超声检查以协助诊断。

4.急性肾衰竭

NS 并发急性肾衰竭,原因包括:①急性间质性肾炎,可由使用各种治疗药物引起,如利尿剂的大量应用、非类固醇消炎药等。临床除肾功能减退外,常有发热、皮疹、血中嗜酸性粒细胞和 IgE 增高,尿中也可见嗜酸性粒细胞。②严重肾间质水肿或大量蛋白管型导致肾内梗阻。③在原病理基础上并发大量新月体形成。④血容量减少致肾前性氮质血症或合并肾静脉血栓形成。其中最常见的原因是血容量减少导致肾前性急性肾衰竭。

5.肾小管功能障碍

NS 时除了原有肾小球的基础疾病可引起肾小管功能损害外,由于大量尿蛋白的重吸收,可导致肾小管,主要是近曲小管功能损害。临床上可见肾性糖尿或氨基酸尿,严重时可呈 Fanconi 综合征。

6.生长迟缓

NS 患儿的生长迟缓多见于频繁复发和长期接受大剂量糖皮质激素治疗的病例。其发生机制可由蛋白质营养不良,糖皮质激素对 IGF/GH 轴的影响所致,而且存在 IGF 和 GH 基因表达受损。另外,肾病本身也是生长障碍发生的重要因素,由于继发性营养不良和肾病本身所致肝脏和肾脏生长激素受体 GHR 表达下降可引起生长激素抵抗。糖皮质激素治疗后生长激素抵抗加重是其生长障碍加剧的重要因素。

三　治疗与管理

(一)一般治疗

1.休　息

除水肿显著或并发感染,或严重高血压外,一般不需要卧床休息。适当活动有助于避免静脉血栓形成,病情缓解后逐渐增加活动量。

2.饮　食

显著水肿或严重高血压时应限制水、钠摄入,病情缓解后不必继续限盐。疾病活动期建议盐摄入量为 $1\sim2g/d$。蛋白质摄入量为 $1.5\sim2g/(kg\cdot d)$,以高生物价的优质动物蛋白(乳、鱼、蛋、禽、牛肉等)为宜。在应用激素过程中食欲增加者应控制食量,应用激素的同时需补充维生素 D 及适量钙剂。

3.防治感染

感染是肾病发病的诱因,也是肾病的常见并发症。一旦发生感染应该积极控制感染。但不主张预防性使用抗生素。建议患儿每年接种灭活流感疫苗。

4.利　尿

患儿水肿较重伴尿少者可使用利尿剂,如袢利尿剂呋塞米;或氢氯噻嗪、螺内酯等。对于严重水肿者,可加白蛋白输注,并在白蛋白输注过程中或输注结束时加用呋塞米增加利尿效果。利尿的同时需密切关注出入量、体重变化及电解质紊乱。

5.健康教育

对患儿及父母进行有关肾病知识的宣教,积极配合随访和治疗,不随意中断治疗。

(二)初发肾病综合征的治疗

初发 NS 病例应尽早选用泼尼松治疗,激素治疗必须足量和足疗程,分为以下两个阶段:

1.诱导缓解阶段

足量泼尼松(或泼尼松龙):$[2mg/(kg\cdot d)$ 或 $60mg/(m^2\cdot d)]$,最大剂量 60mg/d;先分次口服,尿蛋白转阴后改为晨起顿服,共 $4\sim6$ 周。

2.巩固维持阶段

泼尼松隔日晨顿服 2mg/kg,共 $4\sim6$ 周;然后逐渐减量,总疗程 $9\sim12$ 个月。

初发 NS 的激素治疗须足量和足疗程是关键,可降低复发率。激素的疗程超过 2 个月,每增加 1 个月疗程,可有效降低复发发生率,此效应维持至 7 个月,同时不增加激素副作用。而延长激素治疗至 1 年并不能进一步降低复发率,因此不建议激素的疗程过长。基于我国临床应用实际情况及专家共识,目前建议采用中长程激素疗法。

长期超生理剂量使用糖皮质激素可有以下副作用:①代谢紊乱,可出现库欣貌、高血糖、尿糖、蛋白质营养不良、水钠潴留、肌肉萎缩无力、伤口愈合不良等;②消化性溃疡和精神欣快感、兴奋、失眠甚至呈精神病、癫痫发作等;③易发生感染或诱发结核灶的活动;④可发生白内障、无菌性股骨头坏死、生长停滞等;⑤肾上腺皮质功能不全、戒断综合征等。

(三)非频复发肾病综合征的治疗

对于非频复发 NS 患儿,治疗原则积极寻找复发诱因,有感染的患儿积极控制感染,少数患儿待感染控制后可自发缓解。

激素治疗方案:①重新诱导缓解:足量泼尼松[2mg/(kg·d)],分次或晨顿服,直至尿蛋白连续转阴3 天后改为 40mg/m² 或 1.5mg/(kg·d)隔日晨顿服 4 周,然后用 4 周以上的时间逐渐减量。②在感染时增加激素维持量:患儿在巩固维持阶段患上呼吸道感染或胃肠道感染时改隔日口服激素治疗为同剂量激素每日口服,连用 7 天,可降低复发率。

(四)频复发肾病综合征和激素依赖肾病综合征的治疗

1.激素的使用

(1)拖尾巴疗法:同上非频复发 NS 重新诱导缓解后泼尼松每 4 周减量 0.25mg/kg,给予能维持缓解的最小有效激素量(0.5～0.25mg/kg),隔日口服,连用 9～18 个月。

(2)在感染时增加激素维持量:患儿在隔日口服泼尼松时出现呼吸道感染或胃肠道感染时改隔日口服激素治疗为同剂量每天口服,连用 7 天,可降低复发率。

(3)更换激素种类:对泼尼松疗效较差的患儿,可换用其他糖皮质激素制剂,如甲泼尼龙、阿赛松等。

(4)改善肾上腺皮质功能:因肾上腺皮质功能减退患儿复发率显著增加,对这部分患儿可以用促肾上腺皮质激素(ACTH)静滴来预防复发。近年来国内报道的 ACTH 用法为:1U/(kg·d)(最大剂量控制在 50U 以下),静滴 3～5 天为 1 疗程,每月用 1 个疗程。用 2 个疗程后,激素每月减量 1.25～5mg。一般 ACTH 用 6 个疗程或激素减停后继续用 ACTH 治疗 2 个疗程。

2.免疫抑制剂治疗

(1)环磷酰胺(cyclophosphamide,CTX):CTX 属于烷化剂类免疫抑制剂,通过抑制 DNA 的合成,抑制细胞分裂和增殖,对 T 细胞和 B 细胞均有细胞毒性作用。用法:①口服疗法:2～3mg/(kg·d),分 2～3 次,疗程 8 周;②静脉冲击疗法:8～12mg/(kg·d),每 2 周连用 2 天。在用药期间总累积量不超过168mg/kg,以防止远期对性腺的损伤,同时需水化治疗。CTX 的副作用:因为 CTX 对细胞的选择性低,故全身副作用大,包括白细胞减少、脱发、肝功能损害、出血性膀胱炎等,少数可发生肺纤维化。因其远期性腺损害,需避免青春期前和青春期用药。

(2)环孢素 A(cyclosporine A,CsA):选择性抑制 T 辅助细胞及 T 细胞毒效应细胞,从而发挥免疫抑制作用。用法:4～6mg/(kg·d)或 100～150mg/(m²·d),维持血药谷浓度在 80～120ng/ml,应用过程中需密切监测血药浓度,根据血药浓度调整药物剂量,避免肾毒性,疗程 12～24 个月。CsA 与进食时间、含脂肪食物、高胆固醇血症及部分药物有密切关系,如西柚、钙离子通道阻滞剂、甲泼尼龙、雄激素、酮康唑等能增加环孢素 A 浓度,而利福平、苯巴比妥、复方新诺明可降低 CsA 浓度。临床上连续使用CsA 3 个月尿蛋白减少不足 50%,即认为 CsA 耐药,应停用 CsA 改用其他药物治疗。CsA 对患儿容貌影响较明显,如多毛、牙龈增生等。对使用 CsA 2 年以上的患儿应肾活检观察有无肾毒性的组织学证据。

(3)他克莫司(tacrolimus):他克莫司是从链霉菌属中分离出的发酵产物,分子结构、免疫抑制机制与 CsA 相同,均抑制 T 淋巴细胞特别是 CD4 的活化及增殖,抑制 T 细胞的细胞因子基因转录,阻断 T 细胞产生 IL-2,干扰 T 细胞活化。他克莫司的生物学效应是 CsA 的 10～100 倍,肾毒性较 CsA 小。用法:0.05～0.15mg/(kg·d),每间隔 12 小时 1 次,维持血药谷浓度 5～10μg/L,疗程 12～24 个月。建议空腹、餐前 1 小时或餐后 2 小时服药,用药期间需监测血药浓度,根据血药浓度调整剂量。诱导期 3～6个月,连续使用他克莫司 3 个月尿蛋白仍较基线值减少<50%,即认为他克莫司耐药,应停用他克莫司改用其他治疗;有效则建议诱导 6 个月后逐渐减量维持,每 3 个月减 25%。对于有糖尿病家族史、糖耐

量降低或肥胖的患儿应慎用。

（4）霉酚酸酯（mycophenolate mofetil，MMF）：在体内代谢为吗替麦考酚酸，后者为次黄嘌呤单核苷酸脱氢酶抑制剂，抑制鸟嘌呤核苷酸的经典合成途径，选择性抑制 T、B 细胞，通过抑制免疫反应而发挥治疗作用。用法：$20\sim30mg/(kg\cdot d)$，或 $800\sim1200mg/m^2$，分两次口服（每次最大剂量 1g，每天 2 次），疗程 12～24 个月。霉酚酸酯的副作用主要有胃肠道反应和感染。长疗程（>12 个月）霉酚酸酯治疗可减少激素用量、降低复发率。

（5）利妥昔单抗（rituximab，RTX）：RTX 是一种人鼠嵌合型抗 CD20 单克隆抗体，通过参与人体 B 细胞介导的多种免疫反应，清除异常的 B 细胞。用法：每次 $375mg/m^2$，每周 1 次，用 1～4 次。对上述治疗无反应、副作用严重的 SDNS 患儿，利妥昔单抗能有效诱导完全缓解，减少复发次数，能清除 CD19 细胞 6 个月或更长，与其他免疫抑制剂合用有更好的疗效，不良反应发生率低。不良反应主要出现于第 1 次静脉滴注期间，多与输液相关的综合征有关，包括发热、寒战、面部潮红、皮疹，偶尔出现支气管痉挛或低血压，可通过减慢滴注速度或暂停滴注来处理。输注前预防性使用抗组胺药、对乙酰氨基酚及激素可有效预防不良反应。此外，对利妥昔单抗治疗的患儿需预防性使用复方磺胺甲噁唑 3～6 个月。

（6）免疫调节剂：如左旋咪唑，一般作为激素辅助治疗，可通过糖皮质激素受体通路保护足细胞。左旋咪唑在治疗期间和治疗后均可降低 NS 复发率，对 FRNS 效果优于 SDNS。用法：2.5mg/kg，隔日服用 12～24 个月。副作用主要有胃肠道反应、流感样症状、皮疹、中性粒细胞下降、惊厥和肝毒性。停药即可消失。

（五）SRNS 的治疗

泼尼松足量治疗 4 周尿蛋白仍阳性者，可考虑大剂量甲泼尼龙 $15\sim30mg/(kg\cdot d)$，每天 1 次，连用 3 天为 1 个疗程，最大剂量不超过 1g。冲击治疗结束后继续使用泼尼松 $2mg/(kg\cdot d)$ 口服 11 天（大剂量甲强龙＋足量口服共 2 周），如果尿蛋白转阴，按照激素敏感方案继续泼尼松减量治疗。如果尿蛋白仍呈阳性者，应加用免疫抑制剂，同时隔日晨顿服泼尼松 2mg/kg，随后每 2～4 周减少 5～10mg，随后以一较小剂量长期隔日顿服维持。改善全球肾脏和预后组织（Kidney Disease：Improve Global Owtwrnes，KDIGO）推荐钙调神经磷酸酶抑制剂（calxineurin inhibitor，CNI）（CsA 或他克莫司）作为 SRNS 患儿的一线免疫抑制剂治疗，但也建议与小剂量糖皮质激素联合治疗。但由于 CNI 的肾毒性，对于 eGFR 下降、AKI、高血压未控制的 SRNS 患儿，暂停或推迟 CNI 治疗。当 CNI 不可及或无法负担时，才建议使用环磷酰胺。SRNS 儿童在 CNI 治疗后获得缓解后表现为激素敏感的疾病复发，可使用霉酚酸酯以维持缓解，以避免 CNI 的长期毒性。利妥昔单抗在 SRNS 多数建议使用两剂，剂量为每次 $375mg/m^2$，以使 CD19 细胞计数降低至 5 个/μL 或 1% 以下（通常在 2 周内输注 1～2 次）。对利妥昔单抗耐药或不耐受的患儿，可考虑使用奥法木单抗和体外血液净化治疗，如血浆置换、免疫吸附或脂质吸附等。

（六）遗传性肾病综合征的治疗

目前国内外主张对于确诊的遗传性肾病综合征不予激素或免疫抑制剂治疗，避免不必要的治疗或过度治疗。治疗原则以养肾护肾、对症处理为主，以延缓肾脏病理的慢性进展。有研究发现钙调磷酸酶抑制剂对遗传性 SRNS 者的完全缓解率仅为 3%，部分缓解率为 16%。对于那些有 CoQ 通路缺陷的患儿，如 ADCK4 突变，可以考虑补充 CoQ10 的治疗。

（七）重视辅助治疗

1.辅助治疗药物

血管紧张素转换酶抑制剂（ACEI）、血管紧张素受体阻滞剂（ARB）是重要的辅助治疗药物，不仅可以控制高血压，而且对改善肾小球局部血流动力学、减少蛋白尿、延缓肾小球硬化有良好作用。常用依那普利、卡托普利、福辛普利、氯沙坦等。然而 ACEI/ARB 可能增加 AKI 的发生风险，特别是在晚期或低血容量的患儿中。同时两者联合治疗会增加包括 AKI 和死亡的发生风险，因此不推荐 ACEI 和 ARB 联合治疗。

2.抗凝和溶栓治疗

由于肾病患者存在高凝状态和纤溶障碍,易并发血栓形成。有高凝状态或静脉血栓形成的患儿应尽早使用抗凝和溶栓治疗。可选用低分子量肝素治疗。病情好转后改为口服抗凝药维持治疗,双嘧达莫 5～10mg/(kg·d),分次口服。

3.高血脂或血脂异常的治疗

目前尚无证据推荐 NS 患儿使用他汀类降脂药。一些专家建议,为防止额外的心血管疾病高危因素,当空腹低密度脂蛋白-胆固醇持续大于 4.1mmol/L 或更早期(>3.4mmol/L),可使用他汀类药物。

4.钙、维生素 D 和镁的补充

NS 患儿需监测血钙、25-OH-维生素 D,补充钙剂、维生素 D。对有症状的低镁血症的患儿口服补镁。

详细的儿童肾病综合征治疗流程见图 6-2-1。

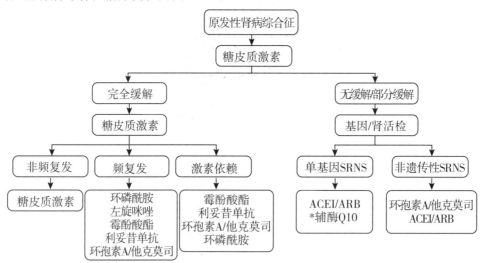

图 6-2-1　儿童肾病综合征治疗流程图

* 辅酶 Q10 仅针对 CoQ 通路缺陷的患者

四　研究热点

PNS 是一系列以足细胞病变为特征的临床综合征。其病因及发病机制尚未明了,足细胞功能损伤和(或)数量减少是其主要的病理特征。有证据表明,儿童绝大多数激素敏感型肾病综合征和 2/3 的激素耐药型肾病综合征的发病与自身免疫功能紊乱有关。现有的研究认为,PNS 的免疫学发病机制主要涉及 T 和(或)B 细胞功能异常以及循环渗透性因子的产生。特别是近年来,有关 B 细胞功能异常在 PNS 的发病机制中的作用方面取得的进展,改变了过去以 T 细胞为单一靶标的治疗现状,成功引起了以 B 细胞为治疗靶点的,包括利妥昔单抗在内的一系列多克隆抗体的新疗法,并且临床上取得了良好的治疗效果。

此外,最新研究关注于足细胞自身抗体与 PNS 的发病相关。有研究新发现在成人和儿童 MCD 患者疾病活动期存在 nephrin 自身抗体,对治疗有反应后 nephrin 自身抗体明显减少或完全消失。另有研究发现,足细胞自身抗体膜联蛋白 A₂(annexin A₂)、黏着斑蛋白(vinculin)、富含丝氨酸/精氨酸剪接因子(serine/arginine-rich splicing factors)、蛋白酶亚基 α1 型(proteasorme subunit alpha type 1)、乌头酸水合酶 2(aconitate hydratase 2)、肽基脯氨基顺反异构酶 D(peptidyl-prolyl-cis-trans-isomerase D)、过氧化物还原酶(peroxiredoxin)、丝状肌动蛋白成帽蛋白亚基(F-actin capping protein subunit beta)等与NS相关,大约66%的PNS患儿具有这些足细胞自身抗体。进一步分析表明,PNS患儿尿蛋白含量与同期相关足细胞自身抗体滴度呈正相关。然而,与成人特发性膜性肾病不同,在肾小球中未观察到明显的免疫复合物沉积。这些自身抗体在PNS的诊断和治疗中的价值值得进一步研究。

随着基因组学、转录组学、蛋白组学和代谢组学的发展,借助质谱流式细胞技术,单细胞测序以及免疫组测序等新技术,有助于研究者更深入研究PNS,实现PNS更加精细的免疫分型、细胞分型,发现新的生物标记物等,有助于最终明确PNS的致病机制,为PNS的精准治疗奠定坚实的基础。

（五）推荐文献阅读

1. Rovin BH,Adler SG,Barratt J,et al. Executive summary of the KDIGO 2021 Guideline for the Management of Glomerular Diseases[J]. Kidney Int,2021,100(4):753-779.

2. Trautmann A,Vivarelli M,Samuel S,et al. International Pediatric Nephrology Association. IPNA clinical practice recommendations for the diagnosis and management of children with steroid-resistant nephrotic syndrome[J]. Pediatr Nephrol,2020,35(8):1529-1561.

3. 中华医学会儿科学分会肾脏学组. 儿童激素敏感、复发/依赖肾病综合征诊治循证指南(2016) [J]. 中华儿科杂志,2017,55(10):729-734.

4. Watts A,Keller K,Lerner G,et al. Discovery of autoantibodies targeting nephrin in minimal change disease supports a novel autoimmune etiology[J]. J Am Soc Nephrol,2021,Epub ahead of print.

5. Ye Q,Zhou C,Wang D,et al. Seven novel podocyte autoantibodies were identified to diagnosis a new disease subgroup-autoimmune podocytopathies[J]. Clin Immunol,2021,232:108869.

（六）病例剖析

【一般情况】 患儿,男,3岁11个月。

【主诉】 双眼睑浮肿10天,加重伴双下肢浮肿5天。

【现病史】 患儿10天前无明显诱因下在家中出现双眼睑浮肿,晨起为主,未重视,未就诊。5天前双眼睑浮肿加重,伴双下肢浮肿,尿量减少(具体不详),无发热,无肉眼血尿,无尿频尿急尿痛,无咳嗽咳痰,无腹痛腹泻,无恶心呕吐,无气促,无皮疹等。遂至我院门诊查尿常规"尿蛋白(＋＋＋)",为进一步诊治,门诊拟"浮肿"收住入院。

起病来,患儿神志清,精神可,胃纳较前减退,睡眠可,大便无殊,小便量减少(具体不详),近10天来体重增加1kg。

【既往史】 既往体健,否认食物药物过敏史。

【个人史】 G1P1足月顺产,出生体重3.15kg,否认难产史及窒息抢救史。生后母乳喂养,按时添加辅食,现普食。按卡接种疫苗。2个月抬头,4个月翻身,6个月独坐,1岁会走,生长发育与正常同龄儿相仿。

【家族史】 父母体健。否认家族中肝炎、结核等传染性疾病及肾脏相关疾病病史。

【入院查体】 T 37℃,P 101次/min,R 25次/min,BP 92/45mmHg,体重16.8kg,神清,精神可,双眼睑浮肿,咽无充血,两肺呼吸音粗,未闻及明显干湿啰音,心律齐,未闻及明显病理性杂音,腹稍膨隆,无压痛,移动性浊音阳性,肝脾肋下未及肿大,双下肢凹陷性浮肿,神经系统检查阴性。

【辅助检查】 我院门诊尿常规:尿蛋白(＋＋＋),尿红细胞镜检1/HP,尿比重1.011,尿白细胞镜检3/HP。血常规＋超敏CRP:WBC $8.0×10^9$/L,LY% 41.7%,NEUT% 49.7%,Hb 145g/L,PLT

$320×10^9/L$,CRP 1.96mg/L。

【入院诊断】 肾病综合征?

【进一步检查】

1.三大常规及血气电解质、血生化等。

2.24 小时尿蛋白定量、尿蛋白/肌酐、尿微量蛋白测定等。

3.PPD 试验、凝血谱、ASO、免疫球蛋白+补体、血沉、铜蓝蛋白、甲状腺功能、乙肝丙肝 HIV 梅毒、抗核抗体谱、EB 病毒抗体等。

4.心电图、胸片、肝胆胰脾及泌尿系 B 超。

【诊疗计划】

1.低盐低蛋白饮食,监测血压、体重,记 24 小时尿量。

2.水肿较重伴尿少时利尿;抗凝治疗。

3.维持水电解质稳定;补充维生素 D 与钙。

4.根据相关辅助结果回报及病情变化及时调整治疗方案。诊断明确后,糖皮质激素治疗。

【诊疗经过】

1.辅助检查结果

(1)血生化:白蛋白 16.6g/L,肌酐 21μmol/L,尿素 5.63mmol/L,胆固醇 9.23mmol/L。

(2)24 小时尿蛋白定量 1601.4mg;尿蛋白(mg)/肌酐(mg)14.66;尿微量蛋白测定:尿微量白蛋白/尿肌酐 9013.19mg/g,尿 α1、β2 微球蛋白测定均正常范围内。

(3)凝血谱:纤维蛋白原 5.0g/L,血浆 D-二聚体测定 1.86mg/L,ESR 53mm/h;PPD 试验、ASO、免疫球蛋白+补体、血沉、铜蓝蛋白、乙肝、丙肝、HIV、梅毒、抗核抗体谱、EB 病毒抗体等均未见明显异常。

(4)心电图、胸片及 B 超均无殊。

2.疾病转归

NS 诊断明确后予"泼尼松 15mg,每日 2 次"口服,低分子量肝素抗凝,口服补充维生素 D 及钙剂等治疗。患儿入院第 5 天起浮肿好转,入院第 12 天尿蛋白转阴出院。

出院时患儿无浮肿,无少尿,无发热,无气促,无明显泡沫尿,尿量可。查体:神清,精神可,双眼睑无浮肿,两肺呼吸音粗,未闻及干湿啰音,心律齐,未及明显病理性杂音,腹软,肝脾肋下未及肿大,双下肢无浮肿。

【出院诊断】 肾病综合征(激素敏感型)。

【出院建议】

1.出院带药

(1)醋酸泼尼松片 5mg×100,每次 6 片,每晨顿服。

(2)醋酸钙颗粒 0.2g×20,每次 1 包,每日两次口服。

(3)维生素 D 滴剂 400IU×10×3 板,每次 1 粒,每日一次口服。

2.合理饮食,避免感染,适当运动,规律服药。

3.定期复查尿常规、定期肾内科门诊复诊,调整用药方案。

4.若有浮肿、少尿等不适及时就诊。

第三节　泌尿道感染

一　概　述

泌尿道感染(urinary tract infection,UTI)是指病原体直接侵入尿路,在尿液中生长繁殖,并侵犯尿路黏膜或组织而引起损伤,是儿童时期常见的细菌性感染。儿童发生不明原因的发热时都需要考虑泌尿道感染可能。文献报道约1.7%的男孩、8.4%的女孩在7岁之前会发生一次泌尿道感染。新生儿期男性发病率高于女性,1岁以内的婴儿中,男性和女性的发病率相似,而在1岁以后,女性的发病率高于男性。

患有泌尿道感染的儿童不仅会出现与感染相关的临床症状,而且还可能因为持续或反复感染,尤其是那些伴有发热的泌尿道感染,导致持续性的肾脏损害和肾疤痕形成,进而进一步导致高血压和慢性肾脏病发生。因此,预防复发性尿路感染很重要,需要对泌尿道感染进行全面的诊断评估,制定治疗策略和监控。

二　诊断与评估

泌尿道感染的诊断主要依据临床表现、尿液分析和尿培养。同时还应包括以下内容:①本次感染系初次感染、复发或再感染;②确定致病菌的类型并进行药物敏感试验;③感染的定位诊断,即上尿路感染或下尿路感染;④有无先天性肾脏尿路畸形(congenital anomnlies of the kidney and the urinary tract,CAKUT)及其严重程度;⑤有无肾功能受损。此外,还需要评估除CAKUT之外的其他泌尿道感染危险因素:①有无膀胱功能障碍,表现为排尿异常等;②有无肠道功能障碍,如便秘、漏大便等;③男孩有无包茎、女孩有无外阴炎;④有无膀胱输尿管反流或肾脏疾病家族史;⑤是否存在免疫功能低下。

(一)临床表现

尿频、排尿困难、腰痛或肋脊角压痛、发热是泌尿道感染典型的临床表现,但不同年龄患儿的临床表现存在较大差异。婴幼儿泌尿道感染临床症状缺乏特异性,需给予高度关注,月龄<3个月婴幼儿的临床症状可包括发热、呕吐、哭吵、嗜睡、喂养困难、发育落后、黄疸、血尿或脓尿等;月龄≥3个月到学龄期儿童的临床症状可包括发热、纳差、腹痛、呕吐、腰酸、尿频、排尿困难、血尿、脓尿、尿液浑浊等;而学龄期以上儿童的临床症状包括尿频、尿急、腰痛、腹痛、发热、不适、呕吐、血尿、尿臭、尿混浊等。在检查和诊断过程中还需注意是否存在女婴外阴炎、男婴包茎、腰骶部有无皮毛窦等。

(二)实验室检查

1.尿液分析

尿液分析主要包括尿镜检白细胞和尿试纸测定尿白细胞酯酶和亚硝酸盐,结果分析时应结合尿标本的收集方法综合考虑。

(1)尿标本的收集方式:①清洁中段尿:这是最方便、最常用的接尿方式,但是只适合成年人、配合并已能控制膀胱的儿童。②收集干净尿液(clean-catch urine):在收集尿液前清洗外阴部,并将尿液直接收集到无菌容器中。这种接尿方式的污染风险为26%。③集尿袋:将集尿袋固定在清洁过的生殖器上,这种接尿方式的污染风险高达50%～60%,但是可用于排除泌尿道感染。④导尿:经尿道膀胱导管插入术是获得可靠尿样的一种快速、安全的方法,其污染率约为10%。⑤耻骨联合上膀胱穿刺取尿:这是一种侵入性收集尿液的方式,其污染率约为1%。

(2)尿常规检查:清洁中段尿离心沉渣中白细胞≥5个/HPF,即可怀疑泌尿道感染。若见WBC管型,提示肾盂肾炎。肾乳头炎或膀胱炎可有明显血尿或终末血尿。严重者,可有短暂明显的蛋白尿。

(3)尿试纸测定:①亚硝酸盐试纸条试验(Griess试验):亚硝酸盐试纸条对诊断泌尿道感染的特异性高而敏感性低,大肠埃希菌、副大肠埃希菌和肺炎杆菌呈阳性,产气、变形、铜绿假单胞菌和葡萄球菌为弱阳性,粪链球菌、结核分枝杆菌为阴性。②白细胞酯酶:尿白细胞酯酶可用来检测标本中有无白细胞存在。

同时进行上面两种尿试纸测定可提高特异性和敏感性。但即便如此,仍有假阴性和假阳性可能。如月龄<3个月的婴幼儿排尿频繁或肠球菌感染时就有可能出现假阴性;而当尿标本被污染、其他原因导致的发热或其他原因导致的炎症反应时可出现假阳性。目前大多数的临床尿常规检测包括镜检白细胞和尿试纸测定,这样可进一步提高检测的敏感性和特异性。

2.尿培养细菌学检查

尿细菌培养及菌落计数是诊断泌尿道感染的主要依据,而尿细菌培养结果的诊断意义与恰当的尿液标本收集方法有关。通常认为清洁中段尿培养菌落数>$1×10^5$/ml可确诊,$1×(10^4～10^5)$/ml为可疑,菌落数<$1×10^4$/ml系污染。但结果分析应结合患儿性别、尿液收集方法、细菌种类及繁殖力综合评价其临床意义,具体见表6-3-1。而关于集尿袋所留尿标本,仅在培养结果为阴性时认为有临床价值。对临床高度怀疑UTI而尿普通细菌培养阴性者,应做L型细菌和厌氧菌培养;对长期使用广谱抗生素、使用免疫抑制剂或者各种原发/继发免疫缺陷者,应做真菌培养。

表6-3-1 尿液标本收集方法与菌落计数

尿液标本收集方法	菌落计数/ml	感染的可能性
耻骨上膀胱穿刺	G^-细菌任何数量	>99%
	G^+细菌>$1×10^3$	>99%
导尿管收集尿液	>$1×10^5$	95%
	$1×(10^4～10^5)$	可能
	$1×(10^3～10^4)$	可疑,重复尿检
	<$1×10^3$	无
清洁尿		
男童	>$1×10^4$	可能诊断
女童	3次,>$1×10^5$	95%
	2次,>$1×10^5$	90%
	1次,>$1×10^5$	80%
	$5×10^4～1×10^5$	可疑,重复尿检
	$1×10^4～5×10^4$	症状性:可疑,重复尿检
		无症状性:无
	<$1×10^4$	无

3.其他化验检查

如果患儿合并脓毒血症则建议同时完善血常规、超敏C反应蛋白、前降钙素(procalcitomin,PCT)、血培养、脑脊液常规、脑脊液培养;若为月龄<3个月的婴幼儿,则需要同时完善血常规、超敏C反应蛋白、前降钙素、血培养、脑脊液常规、脑脊液培养、血肾功能、血电解质(尤其是血钠、血钾);若为月龄≥3

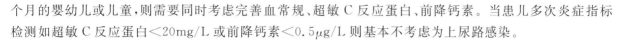

个月的婴幼儿或儿童,则需要同时考虑完善血常规、超敏 C 反应蛋白、前降钙素。当患儿多次炎症指标检测如超敏 C 反应蛋白<20mg/L 或前降钙素<0.5μg/L 则基本不考虑为上尿路感染。

(三)影像学检查

影像学检查的目的在于:①检查泌尿系统有无先天性或获得性畸形;②了解慢性肾损害或肾瘢痕发生和进展;③辅助上尿路感染的诊断。常用的影像学检查有泌尿系超声检查、排泄性膀胱尿路造影(micturnting cysto-urethrogrom,MCU)、核素肾静态扫描(dimercnptesuccinic acid scintigraphy,DMSA)、弥散加权 MRI 等。

1.泌尿系超声检查

建议发热性 UTI 患儿在发病 24 小时内进行肾脏和膀胱超声检查,以明确有无肾脏尿路畸形。约 15%的患者可出现异常,1%～2%的患者需要立即采取措施(如引流)。特别注意接受过如厕训练的儿童排尿后的残余尿液。当肾周脓肿或腰大肌脓肿或肾肿块出现时,建议通过 CT 成像排除黄色肉芽肿性肾盂肾炎。

2.排泄性膀胱尿路造影

膀胱输尿管反流(vesicoureteral reflux,VUR)的金标准诊断试验是排泄性膀胱尿路造影(micturating cystourethrograaphy,MCU)。MCU 还可以排除膀胱下梗阻的存在。首次泌尿道感染后诊断高级别 VUR 很重要,因为这是肾瘢痕形成的重要危险因素。高级别 VUR 和后续肾疤痕形成的最重要风险因素包括肾超声异常、高热和非大肠杆菌感染。考虑到 MCU 的侵袭性和辐射暴露,MCU 不应作为首次发热性泌尿道感染的常规检查项目,MCU 应在超声提示肾积水或输尿管扩张除外梗阻性疾病,或 DMSA 提示急性肾盂肾炎、肾瘢痕,或泌尿道感染复发,或致病菌非大肠埃希氏菌,或合并慢性肾脏病表现(血肌酐升高、高血压、电解质紊乱特别是低钠高钾)及其他非典型或复杂的临床情况时完善。

但是值得强调的是,需要追问患儿既往是否曾有不明原因发热而未行尿液检查的病史,因为临床一些所谓的"首次"发热性泌尿道感染患儿,往往可能已经是感染的复发,此时还是建议尽早完善 MCU 检查。

3.核素肾静态扫描

核素肾静态扫描(DMSA)是诊断急性肾盂肾炎的金标准,在急性期发热性泌尿道感染(长达 6 周),由于肾实质局部缺血及肾小管功能障碍导致对放射性核素摄取减少。典型表现呈单个或多个局灶放射性减低或缺损区,但无容量丢失,也可呈弥漫的放射性稀疏伴外形肿大。DMSA 清除率的变化与扩张性反流、肾盂肾炎严重程度、突破性感染(breakthrough infection)和肾瘢痕有关。急性感染后 3～6 个月行 DMSA 检查可明确有无肾瘢痕形成。

4.弥散加权 MRI

目前已被证明能准确诊断急性肾盂肾炎和揭示晚期肾瘢痕。该技术可以避免辐射暴露,因此将来可能替代 DMSA。

(四)诊断标准

临床症状,结合尿常规和尿培养菌落计数可以作出诊断;符合以下①和②或①和③可以确诊:①清洁中段尿,离心镜检可见 WBC≥5/HP,或有泌尿系感染临床表现;②中段尿培养菌落计数≥10^5/ml 或球菌≥10^3/ml;③耻骨上膀胱穿刺尿,有细菌生长即为有意义菌尿;④若无第 1 条,应重复尿培养,若同一细菌仍≥10^5/ml,则可以确诊为无症状性菌尿。

(五)临床分型

1.根据感染部位,可以分为上尿路感染和下尿路感染

(1)上尿路感染:是指肾盂肾炎,是肾盂和肾实质的弥漫性化脓性感染。症状包括发热、寒战和腰痛,临床表现可与败血症/脓毒血症一样严重。

(2)下尿路感染:是指膀胱炎和尿道炎,是一种膀胱黏膜和(或)尿道黏膜炎症。症状包括排尿困难、尿频、尿急、遗尿、血尿、耻骨上疼痛和尿臭。它也可能包括附睾炎,附睾炎是附睾的一种炎症状态。症状包括阴囊疼痛和肿胀,也可表现为下尿路感染的其他症状

2.根据有无临床症状,分为症状性泌尿道感染和无症状性菌尿。

(1)症状性泌尿道感染:是指有临床表现的,包括尿路刺激征、耻骨上疼痛、发热和萎靡不振等。

(2)无症状性菌尿:在健康儿童筛查中发现,临床无任何尿路感染症状,常伴有尿路畸形和既往症状性泌尿道感染史。往往表明宿主抑制了泌尿系致病菌或非致病性细菌在膀胱定植。

3.根据严重程度,分为轻型和重型

(1)轻型泌尿道感染:是指临床表现轻,常常口服抗生素治疗即可,一般是指下尿路感染。

(2)重型泌尿道感染:是指临床表现重,表现为持续呕吐、脱水、高热等。

4.根据发作特点,分为首次泌尿道感染、再发泌尿道感染、突破性泌尿道感染

(1)首次泌尿道感染:即第一次发生泌尿道感染,这可能是解剖异常的迹象,建议评估有无肾脏泌尿道畸形等泌尿道感染高危因素。

(2)再发泌尿道感染:可分为未治愈、复发和再感染。①未治愈:对于未治愈的感染,初始治疗不足以消除尿路中的细菌生长。②复发:是由无法根除的泌尿道内某个部位的细菌重新出现(如结石、功能不全的肾段)引起的,表现为经治疗后暂时转阴,停药后短期内(治疗后1个月内)原有致病菌又现,症状再现。③再感染:经治疗已愈,停药后较长时间(通常>6周),由另外一种致病菌侵入尿路引起。

(3)突破性泌尿道感染:是患者在使用预防性抗生素时仍发生泌尿道感染。

5.根据有无合并症,分为单纯性泌尿道感染和复杂性泌尿道感染

(1)单纯性泌尿道感染:感染发生在上下尿路形态和功能正常、肾功能正常、免疫系统功能正常的患者。在治疗的同时需对潜在的泌尿系解剖或功能异常进行选择性评估。

(2)复杂性泌尿道感染:感染发生在已知泌尿道功能或解剖异常的儿童中。患有复杂型泌尿道感染往往需要住院治疗和非抗生素治疗。及时对泌尿道进行解剖评估对于排除显著异常至关重要,并且当存在感染时,需要对泌尿道进行充分引流。

三 治疗与管理

治疗的目的是根除病原体、控制症状、去除诱发因素和预防再发。

(一)一般处理

(1)急性期需卧床休息,鼓励患儿多饮水以增加尿量,女童还应注意外阴部的清洁卫生。

(2)鼓励患儿进食,供给足够的热量、丰富的蛋白质和维生素,以增强机体的抵抗力,并积极改善便秘。

(3)对症治疗:对高热、头痛、腰痛的患儿应给予解热镇痛剂缓解症状。对尿路刺激征明显者,可用阿托品等抗胆碱药物治疗或口服碳酸氢钠碱化尿液以减轻尿路刺激征。

(二)抗菌药物治疗

选用抗菌药物的原则:①根据感染部位,对于急性肾盂肾炎应选择血液浓度高的药物,对于膀胱炎应选择尿液浓度高的药物;②选择对肾功能损害小的药物;③根据尿培养及药敏试验结果,同时结合临床疗效选用抗菌药物;④选择在肾组织、尿液、血液中都应有较高浓度的药物;⑤选用抗菌能力强,抗菌谱广的药物,最好选用强效杀菌剂,且不易使细菌产生耐药菌株。

1.急性肾盂肾炎的治疗

(1)抗菌药物种类和剂量:在进行尿细菌培养后,经验性用药一般选用广谱或两种抗菌药物,推荐使

用二代以上头孢菌素、阿莫西林-克拉维酸钾。临床上根据患儿年龄、体重以及肝肾功能制定抗生素的每日使用剂量。

（2）抗菌药物使用途径：对月龄≤3个月的患儿首选静脉给药，若患儿无脓毒血症、脑膜炎且耐受口服抗生素，3天后可改为口服抗生素；若月龄＞3个月的患儿有中毒、脱水等症状或不能耐受口服抗菌药物治疗，可先静脉使用敏感抗菌药物治疗2～4天后改用口服敏感抗菌药物治疗。研究显示静脉抗菌药物治疗后继用口服抗菌药物治疗与全程应用静脉抗菌药物治疗相比同样有效和安全，两组在退热时间、复发率等方面均没有差别；而另两项Cochrane的荟萃分析表明，全程口服抗生素的治疗效果与静脉注射抗生素3～4天后改口服抗生素治疗的效果相同。然而在临床工作中不论患儿年龄大小，若合并脓毒血症、不能耐受口服抗生素都考虑静脉给药。

（3）抗菌药物的使用疗程：目前尚没有研究比较上尿路感染的最适治疗疗程，我国推荐抗菌药物总疗程10～14天；欧洲推荐总疗程7～10天。

（4）抗菌药物使用后评估：在抗菌药物治疗48小时后需评估，①治疗效果，包括临床症状、尿检指标等；②诊断的准确性；③抗生素是否需要调整（根据尿培养药敏结果是否可以改为抗菌谱更窄的抗生素）。若不考虑泌尿道感染则停用抗菌药物；若抗菌药物治疗48小时后未能达到预期的治疗效果，则需重新留取尿液进行尿培养细菌学检查，同时评估是否合并肾脓肿、尿路畸形等。

2.下尿路感染的治疗

对下尿路感染，在进行尿细菌培养后，经验用药初治可选阿莫西林/克拉维酸钾、复方磺胺甲噁唑或呋喃妥因。口服抗菌药物标准疗程7～14天，然而短疗程（2～4天）口服抗菌药物治疗和标准疗程口服抗菌药物治疗相比，两组在临床症状持续时间、菌尿持续时间、泌尿道感染复发、药物依从性和耐药发生率方面均无明显差异。

3.无症状性菌尿的治疗

单纯无症状性菌尿一般无须治疗。但若合并尿路梗阻、膀胱输尿管反流或存在其他尿路畸形，或既往感染使肾脏留有陈旧性瘢痕者，则应积极选用上述抗菌药物治疗，疗程7～14天，继之给予小剂量抗菌药物预防，直至尿路畸形被矫正为止。

（三）预防性措施

1.预防性抗菌药物

如果患儿在接受预防性抗菌药物治疗期间出现了泌尿道感染，需换用其他抗菌药物而非增加原抗菌药物剂量。预防用药期间，选择敏感抗菌药物治疗剂量的1/3睡前顿服，首选呋喃妥因或复方磺胺甲噁唑。若小婴儿服用呋喃妥因伴随消化道不良反应剧烈者，可选择阿莫西林克拉维酸钾或头孢克洛等药物口服。

2.膳食补充剂

（1）蔓越莓：国外有报道，蔓越莓可降低健康儿童患泌尿道感染的风险，在患有泌尿生殖系统异常的儿童中，蔓越莓似乎和抗生素预防效果相似。

（2）益生菌：在降低泌尿道感染风险方面研究结论存在矛盾。

（3）维生素A：在预防急性肾盂肾炎患儿肾瘢痕形成方面显示出了良好的效果，有待更多的研究佐证。

（4）维生素E：有研究显示可改善泌尿道感染的症状。

3.包　皮

在患有泌尿道感染的男孩中，存在生理性包茎的情况下使用类固醇药膏可显著减少复发性泌尿道感染；对于有解剖异常的新生儿，正常的包皮环切术也可以预防泌尿道感染。

4.纠正直肠膀胱功能障碍

直肠膀胱功能障碍（bowel and bladder dysfunction，BBD）是一种异常的排便、排尿方式，其特征是在先前接受过如厕训练并已能很好控制大小便的儿童出现尿频、漏尿、尿失禁等下尿路症状伴便秘或大便失禁。目前已明确 BBD 是反复泌尿道感染的危险因素,因此通过泌尿疗法、改善便秘、口服抗胆碱能药物或 α 受体阻滞剂、生物反馈、骶神经刺激等治疗改善膀胱、肠道功能可减少泌尿道感染的发生。

5.正确处理膀胱输尿管反流

膀胱输尿管反流(vesicoureteral reflux,VUR)是指膀胱收缩时尿液从膀胱逆行向上进入上尿路(输尿管、肾盂肾盏)按严重程度分级,可分为 5 级:Ⅰ(轻度)～Ⅴ(重度);95% 的儿童 VUR 为 Ⅰ～Ⅲ 级。临床上需注意鉴别特发性 VUR 和继发性 VUR,特别需要注意鉴别有无脊髓栓系、后尿道瓣膜等继发因素。儿童特发性 VUR 治疗存在争议,通常认为低级别 VUR 无须特别处理。高级别 VUR 可考虑使用预防性抗生素。美国泌尿外科学会建议下述情况可考虑手术治疗:①1 岁以下的婴儿Ⅴ级 VUR 伴瘢痕肾;②1～5 岁儿童Ⅴ级 VUR 伴/不伴瘢痕肾;③Ⅲ～Ⅳ级 VUR 伴瘢痕肾者;④任何年龄如果抗生素预防治疗不能控制的泌尿道感染或随访 DMSA 提示新出现瘢痕肾或进行性加重,超声检查示肾脏发育差。

针对发热性泌尿道感染患儿的诊治流程详见图 6-3-1。

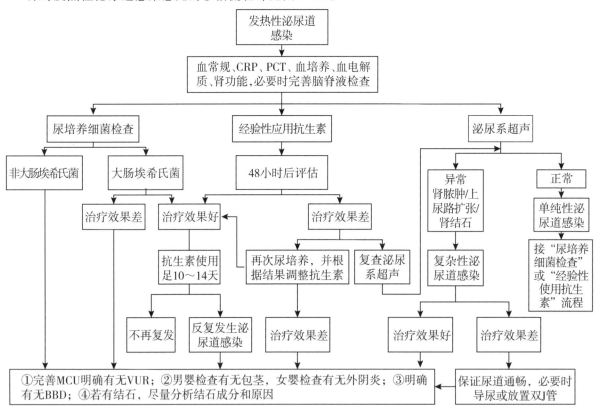

图 6-3-1　发热性泌尿道感染的诊治流程图

四　研究热点

目前认为泌尿道感染是致病菌在易感因素的作用下导致机体产生泌尿系统炎症病变。主要的研究热点在于过度活跃的先天性免疫反应如何成为泌尿道感染的易感因素,并对患者造成不良后果;这些研究还从分子水平将急性肾盂肾炎与急性膀胱炎区分开来。转录因子失衡和影响中性粒细胞依赖性细菌清除的免疫缺陷增加了急性肾盂肾炎的敏感性。相比之下,急性膀胱炎是由 IL-1β 过度激活引起的。因此,通过免疫调节来治疗泌尿道感染将成为可能性。此外,泌尿道感染致病菌谱、泌尿系微生物群、肠道菌群与泌尿道感染的关联、肾瘢痕预防都是目前的研究方向。

在 ClinicalTrials. gov 网站登记注册的以"urinary tract infection"为关键词的临床研究共有 652 项，正在招募和准备招募受试者研究共 122 项，主要包括：①不同抗生素应用的疗效比较、新型抗生素的疗效判断；②短疗程抗生素应用的疗效判断；③膳食补充剂预防泌尿道感染；④肾瘢痕形成的预测因素和生物标记物；⑤肾瘢痕的预防；⑥泌尿道感染诊疗体系建设等。

（五） 推荐文献阅读

1. Buettcher M，Trueck J，Niederer-Loher A，et al. Swiss consensus recommendations on urinary tract infections in children[J]. Eur J Pediatr，2021，180(3)：663-674.

2. Hoen LA，Bogaert G，Radmayr C，et al. Update of the EAU/ESPU guidelines on urinary tract infections in children[J]. J Pediatr Urol，2021，17(2)：200-207.

3. Tullus K，Shaikh N. Urinary tract infections in children[J]. Lancet，2020，395（10237）：1659-1668.

4. 中华医学会儿科分会肾脏学组. 泌尿道感染诊治循证指南（2016）[J]. 中华儿科杂志，2017，55（12）：898-901.

（六） 病例剖析

【一般情况】 患儿，男，2 个月 13 天。

【主诉】 发热 1 天余。

【现病史】 患儿 1 天余前无明显诱因下出现发热，体温最高 39℃，热峰 2～3 次/d，伴少吃、嗜睡，无流涕咳嗽，无气促发绀，无排尿哭吵，无尿色改变，无抽搐，无呕吐腹泻，无皮肤黄染，来我院门诊，查血常规＋超敏 C 反应蛋白："白细胞计数 $17.93×10^9/L$，中性粒细胞 54.5％，超敏 C 反应蛋白 41.4mg/L"，尿常规"比重 1.006，中性粒细胞酯酶＋，白/脓细胞计数 305.4/μl，余无殊"，为求进一步诊治，门诊拟"泌尿道感染"收住入院。

发病以来，患儿神清，精神差，胃纳差，睡眠一般，大便正常，小便无殊，体重无明显改变。

【既往史】 患儿 1 月龄时因"泌尿道感染"在我院住院治疗，先后予以头孢噻肟（凯福隆）、美罗培南（海正美特）抗感染治疗，治疗好转后出院。

【个人史】 G1P1 足月剖宫产，出生体重 3.2kg，否认难产史及窒息抢救史。产前 B 超无异常发现，目前已会抬头。

【家族史】 父母亲体健，否认肾脏病或膀胱输尿管反流家族史。

【入院查体】 T 38.6℃，P 150 次/min，R 30 次/min，BP 80/43mmHg，神清，反应一般，前囟平软，颈软，咽不红，两肺呼吸音粗，未及啰音，心律齐，心音中等，未及杂音，腹软，肝脾肋下未及肿大，神经系统检查阴性，腰骶部未见凹陷、未见皮毛窦，包皮口小，不能外翻暴露龟头，尿道口可见分泌物，四肢末梢温，毛细血管充盈时间 1 秒。

【辅助检查】 我院血常规＋超敏 CRP：WBC $17.93×10^9/L$，LY％ 32.0％，NEUT％ 54.5％，Hb 125g/L，Plt $440×10^9/L$，CRP 41.4mg/L；尿常规：潜血（－），尿蛋白（－），尿酸碱度 5.5，比重 1.006，中性粒细胞酯酶（＋），红细胞计数 10.8/μl，白脓细胞计数 305.4/μl。

【入院诊断】 1. 泌尿道感染；2. 包茎。

【进一步检查】

1. 尿常规、尿培养。

2. 血常规、超敏 C 反应蛋白、前降钙素、血培养、血电解质、血肾功能。

3.脑脊液常规、脑脊液生化、脑脊液培养。

4.泌尿系B超、胸片。

5.排泄性膀胱尿路造影(等这次尿路感染控制后)。

【诊疗计划】

1.合理喂养,同时每日外翻包皮口、清洗尿道口。

2.抗感染:头孢噻肟150mg/(kg·d),分次静脉滴注。

3.对症治疗:若胃纳差、小便少,则予以补液治疗,维持水电解质平衡;高热时予以对乙酰氨基酚口服退热。

4.根据尿培养结果及病情变化调整治疗方案。

【诊疗经过】

1.辅助检查结果

(1)血常规+CRP:WBC 19.93×10⁹/L,LY% 21.0%,NEUT% 73%,Hb 120g/L,Plt 430×10⁹/L,CRP 56.8mg/L。

(2)尿常规:潜血(一),尿蛋白(一),尿酸碱度5.8,比重1.003,中性粒细胞酯酶(+),红细胞计数8.8/μl,白脓细胞计数283.4/μl。

(3)尿培养:大肠埃希氏菌5×10⁵菌落数/ml,对头孢噻肟敏感。

(4)前降钙素:8.321ng/ml。

(5)脑脊液常规、生化、培养;血电解质、血肾功能;血培养均正常。

(6)泌尿系B超:双肾、膀胱、输尿管未见异常;胸片提示心肺膈未见异常。

(7)排泄性膀胱尿路造影:右侧膀胱输尿管反流(Ⅳ级),具体见图6-3-2。

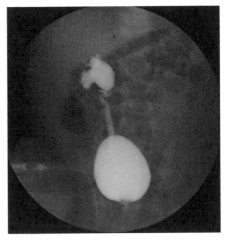

图6-3-2 患儿排泄性膀胱尿路造影

2.疾病转归

患儿入院后予以"头孢噻肟每次0.4g,一天两次"静滴抗感染,补液及口服对乙酰氨基酚对症治疗。入院后第三天体温正常,复查尿常规明显好转,治疗5天出院。

出院时患儿一般情况好,体温正常,胃纳好,无呕吐腹泻。查体:神清反应好,前囟平软,心脏及双肺听诊无殊,腹软,肝脾肋下未及肿大,神经系统检查阴性,包皮口小,不能外翻暴露龟头,尿道口无红肿、无分泌物。

【出院诊断】 1.复杂性泌尿道感染;2.膀胱输尿管反流(右侧Ⅳ级);3.包茎。

【出院医嘱】

1.出院带药:头孢克洛颗粒0.125g×6袋×2盒,每次1/3包,一天三次,口服9天;后续改为每次1/3包,一天一次,晚上睡前服用。

2.合理喂养,注意每日外翻包皮口,注意尿道口清洁。

3.定期复查尿常规,2周肾内科门诊复诊。

4.泌尿外科门诊就诊,必要时行包皮环切手术或/和抗反流手术。

5.若有发热、尿色异常等不适及时完善尿常规、尿培养检查,并及时就诊。

第四节 遗尿症

 一 概 述

遗尿（enuresis）俗称尿床，是指在夜间睡眠中所发生的无意识排尿行为。多数正常儿童在 18 个月龄左右在白天可以自觉控制排尿，在 2～2.5 岁时能在夜间膀胱胀满时自然觉醒。如果 5 岁以上儿童仍有在夜间无意识排尿则应考虑患有遗尿症，也称夜遗尿症（nocturnal enuresis，NE）。遗尿症的病因及发病机制十分复杂，涉及中枢神经系统觉醒障碍、内分泌、生理节律包括睡眠和排尿节律、膀胱功能紊乱以及遗传等多种因素。遗尿症为儿科常见病，虽不会对患儿造成急性伤害，但长期夜遗尿会给患儿及其家庭带来疾病负担和心理压力，0.5％～2％的患儿遗尿症状可持续到成年，据统计约有 16％的 5 岁儿童、10％的 7 岁儿童和 5％的 11～12 岁儿童患有夜遗尿症。

二 诊断与评估

对儿童夜遗尿做出正确诊断前，需掌握遗尿症相关的术语（见表 6-4-1）。不同年龄预计膀胱容量、最大排尿量及夜间总尿量正常参考值见表 6-4-2。同时，需要对患儿进行全面的病史采集（见表 6-4-3）、详细的体格检查（见表 6-4-4）和必要的辅助检查，仔细寻找病因，鉴别非单一症状夜遗尿及除外其他潜在解剖学或神经学异常等疾病引起的夜遗尿，进一步明确诊断，并指导临床治疗。

表 6-4-1 遗尿疾病相关术语定义表

术语	定义
夜遗尿	指年龄≥5 岁儿童平均每周至少 2 次夜间不自主排尿，并持续 3 个月以上
单一症状夜遗尿	患儿仅有夜间遗尿，不伴有日间下尿路症状
非单一症状夜遗尿	患儿不仅有夜间遗尿，还伴有日间下尿路症状
原发性遗尿症	指自幼遗尿，没有 6 个月以上的不尿床期，除外器质性疾病
继发性遗尿症	指之前已有 6 个月及以上不尿床期后又再次出现尿床
夜间多尿	夜间尿量超过同年龄段儿童预期膀胱容量的 130％
膀胱过度活跃症	一种以尿急症状为特征的症候群，表现为尿频、尿急，伴或不伴有急迫性尿失禁
预期膀胱容量	计算公式为[30＋（年龄×30）]，单位 ml
最大排尿量即功能性膀胱容量	指日间出现的单次最大排尿量（早晨第 1 次排尿除外），该排尿量需要至少 3 天的排尿日记确定
漏尿	指白天不知不觉将尿液排出体外的现象
残余尿量	指排尿结束时残留在膀胱内的尿液容量
功能性膀胱容量减少	指日间最大排尿量低于预期膀胱容量的 65％
夜间总尿量	指睡前排尿入睡后产生的尿液总量包括晨起首次排尿量

表 6-4-2　不同年龄预期膀胱容量、最大排尿量及夜间总尿量正常参考值

年龄/岁	预期膀胱容量/ml	日间最大排尿量/ml	夜间总尿量/ml
5	180	117	234
6	210	137	273
7	240	156	312
8	270	176	351
9	300	195	390
10	330	215	429
11	360	234	468
12～18	390	254	507

表 6-4-3　遗尿症患儿病史采集表

病史		
夜间遗尿症	是	否
该儿童是否尿床（提示严重度、治疗方法及预后）	是	否
1.每周尿床的夜晚数_____		
2.每晚尿床的次数_____		
3.每晚尿床的时间_____		
4.每晚尿床量_____（可通过测量尿布增重值进行计量）		
以下症状提示膀胱功能障碍		
1.日间发生的漏尿（提示膀胱活动过度/非单症状夜遗尿）	是	否
—内裤上的尿液滴沥（排尿前/排尿后）	是	否
—严重尿湿内裤	是	否
—漏尿频度（每日发生次数）	是	否
—每日间断或持续的漏尿		
—3 岁半以后的日间漏尿病史	是	否
2.尿频（每日排尿次数≥8 次）	是	否
3.突然和急迫的想要排尿（提示膀胱活动过度）	是	否
4.排尿延迟（每日排尿次数＜3 次）（提示排尿机制障碍）	是	否
5.特殊憋尿姿态（如文森特屈膝礼-儿童突然停止活动,脚尖站立,双腿用力交叉或采取蹲位,脚后跟顶着会阴部）（提示排尿机制障碍）	是	否
6.需按压以促进排尿,即需要压迫腹肌以促进排尿（提示排尿机制障碍）	是	否
7.排尿间断,或一次接一次的数次排尿（提示排尿机制障碍）	是	否
8.泌尿道感染（常与潜在的膀胱机制障碍有关）	是	否
9.疾病和（或）畸形		
—肾和（或）泌尿道	是	否
—脊髓	是	否

续表

病史		
合并症-可能预测治疗抵抗的因素		
1. 存在以下排便症状或病史（可预测治疗抵抗；便秘治愈可能致遗尿症的治愈）		
——便秘（每周排便≤3次）	是	否
——内裤上的大便痕迹（大便失禁），并非内裤清洗不干净造成	是	否
2. 存在心理、行为或精神问题，如注意缺陷多动障碍，孤独症谱系障碍的证据（可预测治疗抵抗）	是	否
——注意力不易集中，注意短暂	是	否
——活动过多	是	否
——情绪易冲动	是	否
——社会交往、交流障碍	是	否
——兴趣狭窄	是	否
——刻板重复的行为方式	是	否
3. 运动障碍和（或）学习障碍和（或）精神运动发育障碍的病史（可能提示中枢神经系统病变）	是	否
饮水习惯		
1. 饮料摄入量和类型_____		
2. 晚间是否饮水	是	否
3. 晚间饮水超过1杯	是	否
4. 晚间是否饮用牛奶或晚餐进食粥、汤类食物	是	否
5. 晚间是否食用有利尿作用的水果（如西瓜等）	是	否
家族史和既往史		
1. 夜遗尿家族史（包括父母、同胞及其他家属）	是	否
2. 既往泌尿道感染病史	是	否
3. 脊髓及泌尿系手术史	是	否
4. 服用影响排尿的药物（如螺内酯、呋塞米等）	是	否
5. 既往夜遗尿的治疗方法_____		

表 6-4-4　遗尿症患儿体格检查表

项目	检查	结果
血压	有无血压过高或过低	
体重和身高	有无生长发育迟缓	
咽部检查	有无腭扁桃体肥大或者其他睡眠呼吸困难的体征	
腹部触诊	有无直肠团块和巨大膀胱	
外生殖器检查（包括内裤）	有无尿道下裂、包茎、小阴唇粘连、大便失禁迹象	
腰骶椎检查	有无背部包块、皮肤凹陷、多毛、色素沉着、臀裂不对称或骶骨发育不全	
简单神经系统检查	嘱患儿脱鞋，观察双足外形有无异常并观察步态，了解双下肢肌力和肌张力	

（一）临床表现

首要的临床表现就是夜间遗尿，伴或不伴有其他症状或合并症。不同年龄不同病因的患儿，发生遗尿的频率、时间、尿量也会不同。遗尿的频率可以从每月1晚到每周7晚，也可以从每晚1次到每晚5~6次不等；发生遗尿的时间可以在刚入睡后，也可以在凌晨或临起床前；遗尿的量可以仅仅表现为湿裤，也可以湿透整个床垫。遗尿可以是自幼就有从没有间断过，也可以是曾经不尿床一段时间后又出现尿床。除了遗尿，有些患儿还表现有日间下尿路症状，包括：①日间漏尿或尿失禁（表现为内裤上有尿渍或湿透裤子，发生频率不等，可能伴有外阴瘙痒、湿疹或感染，且带有异味）；②尿频（指每日排尿次数在8次以上。程度不一，严重者数分钟排尿一次，每次尿量不多。或者表现日间某一时段比较明显，比如晚上入睡前）；③尿急（指突然有急迫的排尿需求，如果不能马上排尿有可能出现漏尿或尿失禁。有时候会出现特殊的憋尿姿势，比如文森特屈膝礼，表现为患儿突然停止活动，脚尖站立，双腿用力交叉，或者蹲位用脚后跟顶住会阴部）；④排尿困难，需要腹部按压促进排尿；⑤排尿延迟（指排尿开始启动较慢或启动困难）；⑥日间排尿频率减少（指每日排尿次数少于3次）；⑦尿线中断或排尿间断（表现为一次排尿过程需要中断几次才能完成）。以上这些症状往往提示患儿排尿机能障碍。

此外，遗尿症患儿往往存在一些合并症，临床上需要注意甄别。这些合并症包括：①泌尿道感染，容易反复发作，与遗尿症状互为因果，相互影响，特别是反复多次迁延难愈的尿路感染，必须注意排查器质性尿路病变，比如膀胱机能障碍也会继发膀胱输尿管反流；②便秘，每周排便不超过3次，大便干粗；③内裤上有大便痕迹；④心理、行为或者精神问题，比如注意力缺陷多动障碍、孤独症谱系障碍等。总之，遗尿可以是单独的一个疾病，也可以是其他疾病的一个临床表现，需要临床医生详细了解病史拓展诊断思路。

（二）辅助检查

1.尿常规

适用于所有初诊遗尿患儿以及治疗过程中遗尿反复的患儿，检查项目包括尿比重、尿糖、白细胞尿、血尿和蛋白尿，可以初步排查有无潜在泌尿道感染、糖尿病、尿崩症及肾脏疾病等。建议查晨尿，注意是否存在晨尿尿比重低。监测晨尿尿比重也有助于判断去氨加压素治疗NE的疗效。

2.泌尿系统超声

泌尿系统检查安全无创，通过检查初步排除泌尿系统先天畸形，通过检测膀胱容量、膀胱壁厚度及残余尿协助了解膀胱功能状态，根据具体情况做进一步检查。

3.尿流动力学检查

以图形和数字的形式为各类排尿功能异常的诊断、治疗方案的制定和治疗效果的评估提供客观依据，是评估排尿功能不可缺少的手段。国际儿童尿控协会（International Children's Continence Society，ICCS）规范指出，对于明确存在或可能存在的膀胱或尿道功能异常，以及需要评估下尿路功能与上尿路损害间的关系时，均需进行尿流动力学检查。其中，尿流率检查是一种简单非侵入性的筛查方法，可以客观反映下尿路的排尿过程，是尿流动力学检查中最基本的组成部分，有助于了解膀胱功能，可以观察到最大尿流率、是否有排尿梗阻以及膀胱逼尿肌-括约肌是否协调。

4.腰骶部磁共振

对夜遗尿患儿经规范治疗疗效欠佳者；伴有明显下尿路症状特别是症状有加重趋势者；对伴有下肢及腰骶疼痛、肛门周围感觉障碍、大便失禁或便秘者；体格检查发现腰骶部包块、小凹、多毛、色素沉着、臀裂不对称者；神经系统检查发现下肢活动障碍、异常步态、异常腱反射、不对称性足萎缩和高足弓等畸形者，均需进行腰骶部磁共振检查，以排除脊髓栓系综合征、尾骨发育不全等疾病。

6.排泄性膀胱尿路造影

排泄性膀胱尿路造影为膀胱输尿管反流确诊及分级的一种检查方法，也可以用来观察膀胱的形态。膀胱功能障碍患者可以继发膀胱输尿管反流。因此，对于合并有膀胱功能障碍的夜遗尿患儿特别是治疗效果欠佳或反复泌尿道感染者，建议完善此项检查进一步评估病情。

7.排尿日记

排尿日记指在一定时间内采用特定的表格连续记录自然状态下的排尿相关数据，包括白天和晚上每次排尿时间、尿量、饮水时间及饮水量、遗尿、漏尿等参数。排尿日记应在做到睡前 2 小时限水、睡前排空膀胱之后进行评价，需详细记录至少 3～4 个白天和连续 7 个夜晚，推荐连续记录 1 周（传统版排尿日记见图 6-4-1），也可记录周末 3 个夜晚及 2 个白天的排尿日记（简易版排尿日记见图 6-4-2）。排尿日记是评估功能性膀胱容量和是否存在夜间多尿的主要依据，同时也是明确诊断的辅助工具，判断是否伴有下尿路症状和烦渴症等以决定是否需要进一步检查，还可了解患儿和家属治疗依从性，为治疗提供预后信息，医患双方均应重视排尿日记。

排尿日记 （frequency volume chart, FVC）

儿童姓名：_____　年龄：_____　家长姓名：_____　联系电话：_____
体重：_____　　　　　　标准饮水量：_____

周五		周六		周日	
白天时间	尿量 (ml)	白天时间	尿量 (ml)	白天时间	尿量 (ml)
白天尿量不计					
		白天总尿量		白天总尿量	
夜间时间	尿量 (ml)	夜间时间	尿量 (ml)	夜间时间	尿量 (ml)
夜间起床总小便量		夜间起床总小便量		夜间起床总小便量	
次日晨起第一次尿量		次日晨起第一次尿量		次日晨起第一次尿量	
尿片总量		尿片总量		尿片总量	
夜间总尿量		夜间总尿量		夜间总尿量	

您需要做的事情：
1．两天三夜：从周五至周日连续三天夜间的尿量，以及周六及周日连续两天白天的尿量。
2．您将需要两个量杯或量筒分别计算孩子每一次尿量及饮水量。
3．夜间，您将需要给孩子穿上尿布（纸尿裤）以测量夜间尿量。
4．您还需要一杆秤，称量孩子穿上前的尿片重量和被尿液浸湿后的尿片重量，计算两者之差，之后将重量差值转换为毫升数 (ml)（1g=1ml），并记录在日记尿片总量中。
5．白天总尿量即为各个时间尿量相加之和。夜间总尿量为夜间起床小便量、次日晨起第一次尿量和尿片总量三项之和。

医生填写项目：
预计膀胱总量（EBC）_____ ml[EBC=(年龄+1)×30ml]，
最大排尿量（MV）_____ml，总夜间尿量 _____ml。

根据日记判断，您的孩子为：
夜间多尿（　）；功能性膀胱容量减少（　）；同时伴有夜间多尿及功能性膀胱容量减少（　）；
夜间尿量及膀胱容量均正常（　）。

图 6-4-1　传统版排尿日记

排尿日记

Dry nights mean good mornings

儿童姓名：_____　年龄：_____　家长姓名：_____　联系电话：_____

　　请准确记录您孩子**4**天里的如下信息（如方便，连续记录**2**周以上）：从起床到入睡期间所饮水的时间和饮水量，以及一整天的排尿情况。这些详细信息将帮助医生诊断您孩子的膀胱是否存在潜在问题。

　　此外，您还需要详细记录连续**7**个晚上的观察结果。这对于评估您的孩子是否夜间尿量过多非常有必要。

◠ 连续四天的日间尿量（时间从晨起第一次排尿之后记录到入睡前）

第 一 天				第 二 天				第 三 天				第 四 天			
时间	饮水	尿量	漏尿	时间	饮水	尿量	漏尿	时间	饮水	尿量	漏尿	时间	饮水	尿量	漏尿
	ml	ml	有/无		ml	ml	有/无		ml	ml	有/无		ml	ml	有/无
总量															

◠ 连续7个夜晚的夜间日记（晨起第一次尿量请在本行记录）

	第一天	第二天	第三天	第四天	第五天	第六天	第七天
前一晚入睡时间							
起床时间							
夜间尿床(有/无)							
夜间起床小便量（如无，无须记录）							
早晨尿布重量（使用尿布者填写）							
次日晨起第一次小便量							
总量（以上三项数值相加）							

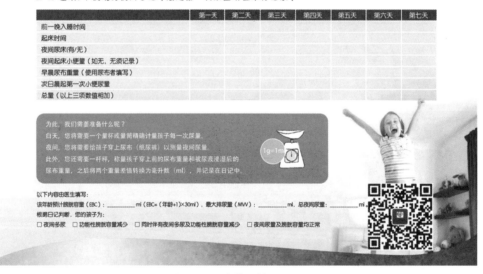

为此，我们需要准备什么呢？

白天，您将需要一个量杯或量筒精确计量孩子每一次尿量。

夜间，您需要给孩子穿上尿布（纸尿裤）以测量夜间尿量。

此外，您还需要一杆秤，称量孩子穿上前的尿布重量和被尿液浸湿后的尿布重量，之后将两个重量差值转换为毫升数（ml），并记录在日记中。

1g=1ml

以下内容由医生填写：

该年龄预计膀胱容量（EBC）：_____ ml（EBC=（年龄+1）×30ml），最大排尿量（MVV）：_____ ml，总夜间尿量：_____ ml

根据日记判断，您的孩子为：

□ 夜间多尿　　□ 功能性膀胱容量减少　　□ 同时伴有夜间多尿及功能性膀胱容量减少　　□ 夜间尿量及膀胱容量均正常

图 6-4-2　简易版排尿日记

（三）遗尿症的诊断

　　2014 年中国儿童遗尿疾病管理协作组发布的"中国儿童单症状性夜遗尿疾病管理专家共识"诊断标准是目前国内统一采用的标准。该共识规定儿童夜遗尿症是指年龄≥5 岁儿童平均每周至少 2 次夜间不自主排尿，并持续 3 个月以上。诊断要点包括：①患儿年龄≥5 岁；②患儿睡眠中不自主排尿每周至少 2 次，并持续 3 个月以上（疲劳或临睡前饮水过多而偶发遗尿的儿童不作病态）；③对于大年龄儿童诊断标准可以适当放宽夜遗尿的次数。

（四）遗尿症程度的诊断

　　目前国际上大多采用美国精神卫生协会（American Psychiatric Association，APA）发布的第四版

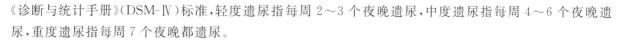

《诊断与统计手册》(DSM-Ⅳ)标准,轻度遗尿指每周 2~3 个夜晚遗尿,中度遗尿指每周 4~6 个夜晚遗尿,重度遗尿指每周 7 个夜晚都遗尿。

(五)遗尿症的分类和分型

1.分　类

(1)根据遗尿的病因可分为原发性遗尿症和继发性遗尿症:原发性遗尿症(primary nocturnal enuresis,PNE)指自幼遗尿,没有 6 个月以上的不尿床期,除外泌尿系统、内分泌系统、行为心理障碍及神经系统等器质性疾病;继发性遗尿症(secondary nocturnal enuresis,SNE)指之前已有 6 个月或更长时间不尿床期后又再次出现尿床。

(2)根据临床症状上是否伴有日间下尿路症状和(或)膀胱功能失调的表现可分为单症状性夜遗尿症(monosymptomatic nocturnal enuresis,MNE)和非单症状性夜遗尿症(nonmonosymptomatic nocturnal enuresis,NMNE):MNE 患者仅有夜间遗尿,不伴有日间下尿路症状;NMNE 患者不仅有夜间遗尿,还伴有日间下尿路症状。

2.分　型

根据排尿日记的数据可将夜遗尿分为 4 个亚型:1 型指夜间尿量和功能性膀胱容量均正常属正常型;2 型指夜间尿量正常、功能性膀胱容量减低属膀胱容量减小型;3 型指夜间尿量增多、功能性膀胱容量正常属夜尿增多型;4 型指夜间尿量增多伴功能性膀胱容量减低属混合型。

(六)鉴别诊断

夜遗尿既是其他疾病的一个临床表现,也可以是独立的一个疾病,临床诊治过程中需要仔细鉴别。

对于不伴有下尿路症状的单一症状夜遗尿需要与以下疾病鉴别。

1.尿崩症

可以在任何年龄起病,其多尿或遗尿常是家长最早发现的症状,一般不伴有尿频、尿急、尿失禁等下尿路症状而被拟诊为单一症状夜遗尿。特别是自幼发病的尿崩症患儿更容易混淆,往往伴有营养不良、生长迟缓、因多饮而食欲降低等伴随表现,应注意甄别,以免误诊。最后还可以从排尿日记上观察是否存在多饮、多尿,24 小时总尿量是否大于 $3000ml/m^2$,再一次说明排尿日记的重要性,不管是临床医生还是家属,均应该认真对待。

2.糖尿病

典型表现为多饮、多尿、多食,但仍消瘦,或伴体重下降。婴幼儿起病较隐匿,以酮症酸中毒为首发症状较多。学龄前或学龄期儿童也有因夜间遗尿就诊,需详细采集病史、检查尿常规是否存在尿糖及尿酮体阳性、空腹血糖、观察排尿日记有否多饮及多尿现象,以资鉴别。

3.肾脏疾病

慢性肾脏病(chronic kidney disease,CKD)患者因为肾小管损害,尿浓缩功能下降,夜尿增多而出现遗尿,也常常以遗尿首诊,但因为 CKD 的病因不同,肾小管损害出现的早晚不同,遗尿症状出现的早晚也各不相同。可查晨尿常规是否存在低比重尿、蛋白尿和(或)血尿,肾功能,泌尿系统 B 超观察有无泌尿系统畸形、肾脏有无缩小及梗阻等以协助诊断。另外,还有一些遗传性的肾小管疾病,比如肾小管性酸中毒、Bartter 综合征等,也会因夜尿增多而以遗尿首诊,自幼多饮、多尿、喂养困难、营养不良等表现,查血气电解质可以鉴别。

对于伴有下尿路症状的非单一症状夜遗尿,需要与以下疾病鉴别。

1.膀胱过度活跃症

膀胱过度活跃症(overactive bladder,OAB)是一种以尿急症状为特征的综合征,表现为尿频、尿急,伴或不伴有急迫性尿失禁。有时可有特殊的憋尿姿势,如文森特屈膝礼。膀胱测压可测到膀胱充盈期有逼尿肌过度活动引起的单个或多个振幅不一的压力波。一般膀胱容量小于正常,但无膀胱排空障碍,残余尿阴性。需行残余尿测定、尿流动力学及腰骶部磁共振检查排除其他器质性疾病后可诊断。

2.神经源性膀胱

神经源性膀胱（neurogenic bladder，NB）是指任何原因引起支配和协调排尿功能的中枢神经或周围神经损害导致正常的贮尿和排尿功能受到破坏的一类疾病的统称，也称神经源性膀胱功能障碍（neuropathic bladder dysfunction，NBD）。儿童NB最常见于神经管发育异常，如脊髓栓系、脊髓脊膜膨出、椎管内脂肪瘤等先天性脊髓发育不良；还有一些肛门直肠畸形（尤其是高位肛门闭锁）、骶尾部畸胎瘤、中枢/周围神经系统感染；少见于外伤、肿瘤以及骶尾部手术等。NB的诊断主要依靠：①临床症状和体征：主要表现为排尿功能紊乱，包括尿失禁、遗尿、尿频、尿急、排尿费力和尿潴留等。可以有反复的发热性泌尿道感染，甚至肾功能损害的表现。另外，还可能存在腰骶痛和下肢运动感觉障碍、排便障碍。常见体征有腰骶部包块、多毛、皮肤小凹、色素沉着、皮毛窦、双臀不对称和臀裂倾斜，也可发生下肢肌萎缩伴运动障碍、足部畸形等；② 辅助检查：尿常规、肾功能、尿动力学检查、泌尿系统B超及残余尿测定、MRI、MCN、放射性核素显像等。NB的患儿需要全面评估肾功能及下尿路功能。腰骶部MRI有助于发现神经管发育异常；MCN用以观察膀胱形态和是否存在膀胱输尿管反流；放射性核素显像可以评估肾皮质的摄取、滤过和排泄功能以及观察肾皮质有无疤痕形成；尿流动力学检查对NB的诊断、分类、治疗以及手术的方式选择具有重要意义。NB的病因复杂，临床症状及病程演进多种多样，临床注意鉴别。

3.非神经源性神经性膀胱

非神经源性神经性膀胱（non-nurogenic neurogenic bladder，NNB）是由不良的排尿习惯、心理或精神等非神经病变因素引起的排尿功能障碍。主要临床特征包括用现代的检查方法不能发现神经系统损害及解剖结构异常，而临床症状和膀胱的形态改变却符合神经源性膀胱的变化。临床表现有日间尿失禁、夜间遗尿、复发性尿路感染、便秘、残余尿量增加、慢性尿潴留及排尿困难等，也叫Hinman-Allen综合征、非神经源性排尿功能障碍、非神经源性膀胱及假神经源性膀胱等名称，常见于学龄期儿童及青少年。尿常规、肾功能、泌尿系统超声及残余尿检查、MCN、膀胱镜及腰骶部磁共振等检查有助于诊断，尿动力学检查提示这些患者有逼尿肌和尿道括约肌的共济失调，排尿期膀胱内压力异常增高。其基本的病理特征是膀胱排尿期尿道括约肌不协调性收缩及逼尿肌过度活动导致高压低排梗阻型膀胱，膀胱内压力异常增高，增加了泌尿道感染和肾损伤及进行性加重的风险，最后可能发展为尿毒症，所以需要积极治疗。治疗原则参考NB患儿。

4.膀胱直肠功能障碍

膀胱直肠功能障碍（bladder and bowel dysfunction，BBD）指不明原因引起的排便和排尿功能障碍，常见于排尿训练前的儿童，并无解剖和神经系统等器质性疾病的证据。临床上对伴有便秘的遗尿症应注意和BBD鉴别。曾用名包括排泄功能不良综合征和膀胱肠道综合征等。2013年ICCS将这类综合征规范化命名为BBD。BBD中排尿异常包括膀胱过度活动症状、排尿延缓、膀胱活动低下症状（增加腹压来启动、维持和完成排尿）、阴道反流（因为阴唇粘连、不正确排尿姿势、尿道畸形等原因所致正常尿道排尿后又有少量排尿）和Giggle尿失禁（多见于女孩，特点是大笑时或大笑之后出现完全排尿）。该类患儿在突然尿失禁时，常有特殊控制动作，男性常会用手抓住阴茎，女性常会单腿下蹲，使脚后跟抵住会阴部。BBD诊断主要依靠详细病史、完整体格检查、排尿排便日记、尿常规、尿流率测定、排尿后残余尿、经腹超声、MRI、肛管直肠测压等多种手段。BBD治疗包括排尿排便管理、药物治疗、神经刺激疗法、肌内注射肉毒素和手术治疗等。

三 治疗与管理

(一)防治原则

儿童遗尿症一经确诊，需尽早治疗，临床医师和家长切勿采取"观望"态度。遗尿症的治疗方法主要包括基础治疗、一线治疗及其他治疗。临床上应结合患儿年龄、病史特点、排尿日记及相关检查等选择合适的治疗方案,并且应充分考虑家长和患儿的治疗意愿,以取得良好的依从性。ICCS 对遗尿症的治疗效果分为无效(遗尿夜晚数的减少＜50％)、部分有效(遗尿夜晚数减少 50％～99％)和痊愈(夜间遗尿完全停止)。

(二)基础治疗

NE 的基础治疗主要包括遗尿症的健康教育、作息饮食习惯调节、行为治疗、记录排尿日记,这些应贯穿治疗的整个过程。健康教育主要是对家长的教育,应让患儿整个家庭达成治疗共识,强调基础治疗的重要性;向其讲解关于遗尿症的基本知识,包括病因、治疗措施、治疗的可能结果等;需认识到遗尿不是孩子的错,避免指责患儿,避免使用惩罚措施,减轻孩子对疾病的心理负担,鼓励其正常学习和生活;同时,在医师和家长帮助下使其树立治疗信心,减轻心理负担,积极参与治疗。作息饮食调节主要是指帮助家庭制定规律作息时间,早睡早起;患儿白天充足的饮水是非常重要的,避免食用含茶碱、咖啡因的食物或饮料;晚餐定时宜早,且宜清淡,少盐少油,饭后不宜剧烈活动或过度兴奋;睡前 2～3 小时禁止进食和大量饮水,睡前排空膀胱。行为治疗主要为养成日间规律排尿(每日 4～7 次)、睡前排尿的良好习惯;多食纤维素丰富的食物,保持大便通畅,养成每日定时排便习惯;设立奖励机制,不断强化正性行为,积极参与遗尿症的管理。记录排尿日记是一种非侵入性诊断工具,不仅能增加就诊的依从性,还能动态、客观地反应病情,可准确判断患儿夜遗尿类型,是儿童夜遗尿具体治疗策略选择的基础,应指导家长认真记录"排尿日记",以帮助评估儿童夜遗尿的个体化病情并指导治疗。

(三)一线治疗

醋酸去氨加压素(desmopressin avetare,DDAVP)和遗尿报警器是目前公认的儿童夜遗尿一线治疗方法,可有效治愈大部分的儿童单症状性夜遗尿。去氨加压素和遗尿报警器的选用原则:①夜间尿量增多但膀胱容量正常的患儿宜使用去氨加压素治疗;②膀胱容量偏小的患儿可能出现去氨加压素抵抗,宜使用遗尿报警器治疗;③夜间尿量增多且膀胱容量偏小的患儿,宜联合去氨加压素和遗尿报警器治疗;④夜间尿量正常且膀胱容量正常的患儿可给予遗尿警报器或去氨加压素治疗。若患儿及其家长对遗尿报警器有抵触,无论患儿为哪一型单症状性夜遗尿,均可首先考虑使用 DDAVP 治疗。

1.醋酸去氨加压素

DDAVP 是国际儿童尿控协会(International Children's Continence Society,ICCS)推荐的一线治疗药物,排尿日记显示夜间多尿是使用 DDAVP 的最佳指征。主要目的是减少夜间尿量和改善觉醒功能。推荐 DDAVP 片剂起始剂量为 0.2mg/d,初始治疗开始建议每 2 周评估 1 次疗效,包括记录排尿日记。用药后根据患者治疗效果、排尿日记指标等疗效调整剂量,DDAVP 治疗流程参考图 6-4-3。最大剂量 0.6mg/d,疗程一般为 3 个月,治疗 3 个月后评估疗效,疗效以治疗第 3 个月与开始治疗前 1 个月尿床夜数进行比较。ICCS 推荐的停药指征是服药至连续无尿床 2 个月。停药后复发率较遗尿警报器高,如果停药后遗尿复发则可以再次使用 DDAVP 治疗。停药时逐渐减药可以降低复发率,但具体减药方案尚无统一意见。常见不良反应包括头疼、恶心、呕吐、鼻出血等,服药过程摄入大量液体会引起水中毒,伴有低钠血症和惊厥。DDAVP 治疗注意事项:①夜间睡前 1 小时服药;②服药前 1 小时和服药后 8 小时禁止饮水(服药除外);③若患者出现发热需要大量补充液体时应暂停使用 DDAVP,以免引起水中毒。如果已经服用,仍需限制饮水;④必要时监测血钠及血压。主要禁忌证包括习惯性多饮或精神性烦渴症、高血压、有限制液体要求的情况如心力衰竭、需要用利尿剂的患者、中重度肾功能不全、抗利尿激素分泌异常综合征和低钠血症等。

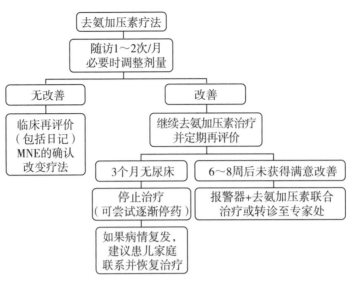

图 6-4-3 DDAVP 治疗流程图

2.遗尿报警器治疗

原理是利用尿湿感应器装置,当患儿尿湿时,警铃报警唤醒患儿起床排尽余尿并清洁床单,通过反复训练建立膀胱胀满-觉醒之间的条件反射,使患儿最终能感受到尿意而自觉醒来排尿。遗尿报警器尤其适用于排尿日记显示膀胱容量小或夜间尿量正常患儿;还适用于去氨加压素药物减量阶段。遗尿报警器治疗优势在于使用期间睡前不必限水,有效率高达 65%～70% 以上,且复发率较低,但起效时间长,大多数需要 8 周或更长时间才能起效,且易打扰患儿和家长的睡眠。

遗尿报警器治疗需注意:①夜间不可以提前唤醒患儿,当内裤或床单浸湿触发警报器时,若患儿无反应家长应积极协助患儿起床排尿;②应每晚坚持使用遗尿报警器,持续治疗 2～3 个月或至患儿连续14 晚无尿床(无论先达到哪个标准),遗尿报警器治疗流程参考图 6-4-4。

遗尿警报器不适用于以下情况:①患儿每周尿床次数<2 次的患儿;②每晚遗尿次数>2 次的患儿;③患儿或家长不愿意使用报警器;④患儿家长期望得到快速有效的治疗;⑤患儿家长对尿床持消极态度或责备患儿或家庭关系不和谐的家庭;⑥有精神心理疾病的患儿。

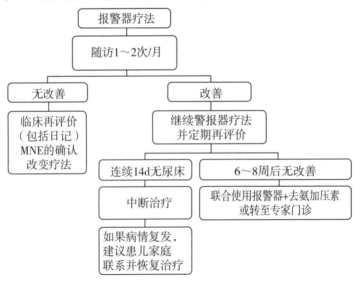

图 6-4-4 遗尿报警器治疗流程图

(四)其他治疗

1.抗胆碱能药物

抗胆碱能药物又称胆碱能受体阻断药,能与胆碱能受体结合,但不产生或极少产生拟胆碱作用,却能阻断乙酰胆碱与胆碱能受体的作用,从而拮抗其拟胆碱作用。目前临床常用的是毒蕈碱(muscarine,M)受体阻断药,主要通过抑制逼尿肌过度活动治疗白天尿频、尿急以及夜间遗尿症的儿童,主要有奥昔布宁、托特罗定、索利那新。对功能性膀胱小容量或夜间逼尿肌过度活跃的单症状夜遗尿患儿,联合使用 M 受体阻断药治疗常可取得满意的疗效。使用时要参照儿童剂量使用,疗程多为 3～6 个月,少数需半年甚至 1 年的时间。因为此类药物大多数特异性差,副作用相对较大。因此需注意:为了用药的安全性和延续性,在使用 M 受体阻断药之前,必须排除或治疗便秘、膀胱残余尿量增多等异常;用药期间也一定要观察患儿的反应、排尿排便情况,定期随访并监测残余尿量,尤其是第一个月应密切关注副反应,以便及时调整治疗方案。

(1)奥昔布宁(oxybutinin):又称尿多灵,为非选择性 M 受体阻断药,可以作用于泌尿道平滑肌,解除膀胱平滑肌痉挛,放松逼尿肌,减少膀胱的不自主收缩,起到增加膀胱容量、增加排尿量和增加两次排尿间隔时间的作用,适用于膀胱过度活跃、尿频、尿急、神经源性尿失禁、自发性逼尿肌不稳定和夜遗尿患者。建议 5 岁及以上儿童遗尿症使用,方法为 $0.1～0.3mg/(kg \cdot d)$,每晚 1 次,睡前给药,从小剂量开始,根据病情逐渐增加剂量,达到有效剂量后持续治疗 3 个月,再用 1～2 个月阶梯式缓慢减停,最大量不超过 $0.4mg/(kg \cdot d)$。常见副作用有眼部及口腔干涩、大便干结或便秘,少数可出现少汗、视力模糊、心悸、嗜睡、头晕、恶心、呕吐,个别可见过敏反应或药物特异反应,如荨麻疹和其他皮肤症状。

(2)托特罗定(tolterodine):是新一代 M 受体拮抗剂,主要特点是对膀胱的 M 受体选择性明显强于对唾液腺的选择性。临床上用于治疗膀胱过度活跃引起的尿频、尿急和急迫性尿失禁,现也逐渐广泛被联合 DDAVP 用于治疗夜遗尿并取得较好的疗效。目前美国 FDA 尚未批准托特罗定用于儿童,可试用于对奥昔布宁依从性差的患儿,疗效与奥昔布宁相当,但耐受性明显优于奥昔布宁。成人剂量每次 2mg,每天 2 次。目前托特罗定在遗尿症患儿治疗中的起始剂量、维持剂量以及疗程尚无统一意见。儿童剂量以下方法可供参考:体重≤20kg 者,每次 1mg,每天 2 次;体重为 20～30kg 者,每次 1.5mg,每天 2 次;体重≥30kg 者,每次 2mg,每天 2 次,疗程共 3 个月。也有报道儿童托特罗定剂量 $0.1mg/(kg \cdot d)$,最大 2mg/次。

(3)索利那新(solifenacin):是新型高度选择性 M_3 受体拮抗剂,对膀胱的选择性高于奥昔布宁、托特罗定,能有效解除膀胱痉挛,对于各种原因所致的 OAB 均有效,已报道索利那新联合 DDAVP 治疗遗尿疗效优于单独使用 DDAVP。索利那新被誉为超选择性 M_3 受体拮抗剂,具有更强的疗效和更少的全身不良反应。目前尚未批准索利那新用于儿童,但已有研究表明,对于不能耐受奥昔布宁或托特罗定的患儿,索利那新有更好的疗效和耐受性,年龄低至 6 个月使用疗程达半年耐受性良好,甚至有疗程长达 52 周,副作用偶见心电图 QT 延长和便秘。成人的索利那新用法为,每次 5mg,每天 1 次,疗程 4 周。

2.三环类抗抑郁药

三环类抗抑郁药(tricyclic antidepressants,TCAs)属于非选择性单胺摄取抑制剂,主要抑制去甲肾上腺素和 5-羟色胺的再摄取。大多数 TCAs 还能阻断 H_1 受体、α1 受体及 M 受体而具有抗胆碱能、解痉和局部麻醉的作用,其抗胆碱作用可增加功能性膀胱容量、减少膀胱无抑制性收缩,故对尿流动力学紊乱的夜遗尿有效,同时也可能对排尿中枢神经系统起作用,可能与抑制快速眼动睡眠促进睡眠觉醒有关,也可能与刺激抗利尿激素分泌降低夜间尿量有关,可通过减少溶质清除和增加肾脏尿素和水的重吸收起作用。此类药副作用大,如口干、低血压、肝损害、中枢神经抑制、情绪和活动欲望的变化等,最严重的不良反应为心脏毒性,故在开始治疗前应进行心电图检查。现临床已不推荐常规使用,仅用于对遗尿警报器、DDAVP 和 M 受体拮抗剂治疗均无效的重型遗尿症患儿以及因遗尿而又严重情绪沮丧的大龄

NE 患儿。临床常用药物有丙咪嗪(imipramine)。

3．盐酸甲氯芬酯

盐酸甲氯芬酯(meclofenoxate hydrochloride)也称氯酯醒、遗尿丁。盐酸甲氯芬酯适用于伴有夜间唤醒困难的 NE 患儿。治疗剂量为 100mg，睡前半小时口服。盐酸甲氯芬酯能促进脑细胞的氧化还原代谢，增加对糖类的利用，清除体内多余氧自由基，起到引起觉醒、振奋精神、兴奋呼吸等作用；可提高大脑皮质对排尿反射的敏感性。过度兴奋者和锥体外系症状患者禁用，副作用偶见兴奋与倦怠。

4．中医治疗

目前小儿遗尿症的中医治疗分为内治法和外治法，内治法主要包括中医汤剂的辨证论治、单方单药、中成药、膏方等；外治法主要包括针灸治疗、穴位贴敷、推拿按摩、刮痧、拔罐等，还有中医内治法与外治法同用的综合治疗以及中西医结合治疗。传统中医认为遗尿多为下元虚寒证、肺脾气虚证、肝经湿热证和心肾不交证，并且以虚证多见，实证少见，病位主要在脾肾。中医治疗小儿遗尿的主要原则是固涩止遗为主。根据虚则补之，寒则温之，实则泻之，热则清之的原则进行。下元虚寒者，治以温肾固涩；肺脾气虚者，治以益气固胞；肝经湿热者，治以清利疏泄；心肾不交者，治以清心宁神，交通心肾。具体治则可参照中华中医药学会 2012 年发布的《中医儿科常见病诊疗指南》(ZYYXH/T269—2012)中的遗尿症的诊疗规范进行。还有一些中成药制剂包括缩泉丸、醒脾养儿颗粒、健脾止遗片、补中益气丸等。适合家长有中医治疗强烈意愿的遗尿患儿以及年龄为 3～5 岁且遗尿次数每周不少于 5 次的患儿。

5．膀胱功能训练

保留控制训练，已被应用于儿童遗尿症的治疗。具体方法：可督促患儿白天尽量多饮水，根据实际情况适当憋尿并尽量逐渐延长 2 次排尿的间隔时间使膀胱扩张，当患儿排尿时鼓励时断时续排尿，然后再把尿排尽，以提高膀胱括约肌的控制能力，这有利于加强患儿膀胱控制力和增大膀胱容量。

6．生物反馈治疗

生物反馈治疗是一种特殊的膀胱功能训练方法。其原理是利用人体本身的神经反馈机制，采用专门的设备，采集自身生理活动的信息加以处理放大，使之可听、可视、可控，通过人们熟悉的视觉、听觉信号，让患者根据观察到的自身活动信息并做出调整，从而达到减轻或者消除疾病的目的。包括膀胱生物反馈训练、排尿生物反馈治疗以及交互式电脑游戏生物反馈等模式，有些还可以结合电刺激或磁刺激骶神经的形式。主要适用于合并膀胱功能异常的儿童遗尿症，尤其是逼尿肌括约肌协同失调者。对于合并膀胱过度活跃的儿童遗尿症，可以采用骶神经刺激联合盆底生物反馈治疗。治疗频率一般为每周 1～2次，每次 1 小时，疗程至少持续 3 个月，训练结束后要求患儿每天进行至少 1 次的尽可能长时间的憋尿。

7．心理治疗

对于伴有明显心理问题的患儿除上述治疗外，建议同时进行心理专科治疗。

8．并存疾病的治疗

一般建议在治疗遗尿前首先治疗合并症，如便秘、泌尿道感染、膀胱过度活跃、打鼾及精神心理障碍等。肠道合并症的有效治疗可缓解白天的尿失禁症状；对泌尿道感染、膀胱过度活动症的有效治疗可能会终止夜间遗尿；若合并精神心理障碍往往需要特殊治疗，如共患注意力缺陷多动障碍需药物和行为治疗。若合并症治愈后夜间遗尿仍持续存在可继续按标准治疗 MNE。

9．对于 5 岁以下儿童的治疗建议

对有遗尿家族史或遗尿频繁的小年龄儿童早期开始进行生活方式和生活习惯的调整以及排尿习惯的训练，也可采用中药、按摩、推拿、穴位贴敷等治疗或应用遗尿报警器等进行训练，同时应关注遗尿儿童的心理健康。

总之，遗尿症是一种复杂的疾病，治疗前需要进行相关专科检查，治疗过程需要医师、家长及患儿积极主动配合才能达到理想的效果，大多数遗尿症患儿的遗尿症状可随年龄增长改善，因此干预措施应该个体化，遗尿症的诊治流程参考图 6-4-5。

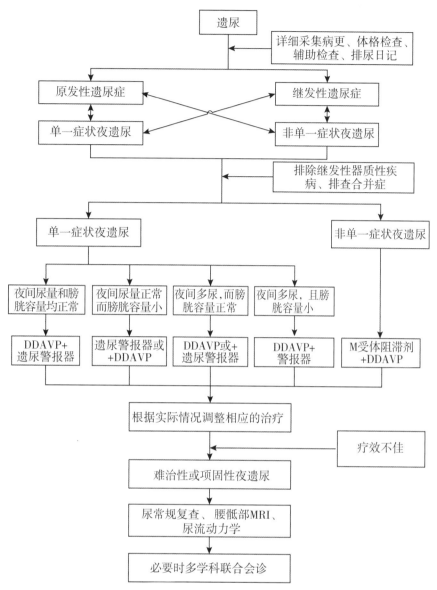

图 6-4-5 遗尿症诊治流程图

四 研究热点

遗尿症是睡眠觉醒障碍、膀胱功能紊乱、夜间尿量增多这三个主要发病因素同时交叉作用而造成的一种多因素疾病。同时,遗传、中枢神经系统发育迟缓、精神心理因素也是造成儿童遗尿的重要机制。目前普遍认为,中枢睡眠觉醒功能与膀胱联系的障碍是单症状性夜遗尿的基础病因,而夜间抗利尿激素分泌不足导致的夜间尿量增多和膀胱功能性容量减小是促发夜遗尿的重要病因。遗尿症儿童出现夜间多尿的主要原因之一是夜间抗利尿激素(antidiuretic,hormone,ADH)分泌不足。去氨加压素抵抗的夜尿增多型夜遗尿可能与前列腺素 E2 和脑钠肽分泌增高所致肾脏夜间对尿钠排泄增高、夜间高血压、夜间血管紧张素Ⅱ水平降低及夜间肾小球滤过率增高等因素有关。近年来借助弥散张量成像技术、单一声源及前脉冲混合刺激、图形理论基础网络分析等技术在夜遗尿儿童与膀胱储尿和睡眠觉醒有关的中枢区域发现异常信号活动,为遗尿患儿觉醒障碍提供依据。

目前在 ClinicalTrials.gov 网站登记注册的以 Enuresis 为关键词的临床研究共有 1100 余项,处于受试者招募阶段的临床研究有 160 余项,这些研究面向遗尿症的诊断、治疗、管理等各个方面。其中,重点是难治性遗尿的治疗，包括经皮神经刺激治疗、警报器治疗以及一些药物治疗等等；药物治疗的副作用和疗效判定研究，如抗抑郁药氟西汀（fluoxetine）、吲哚美辛（indomethacin）、褪黑素（melatonin，MT）等等。也有部分研究着眼于单一症状夜遗尿夜间多尿患者的尿液生物标志物测定、遗尿的机制探讨、Mypad 智能膀胱预空报警系统应用研究以及遗尿患者管理教育等方向探讨。

五　推荐文献阅读

1. Vande walle J，Rittig S，Bauer S，et al. Practical consensus guidelines for the management of enuresis[J]. Eur J Pediatr，2012，171(6)：971-983.

2. Franco I，von Gontard A，De Gennaro M. International Childrens's Continence Society. Evaluation and treatment of nonmonosymptomatic nocturnal enuresis：a standardization document from the International Children's Continence Society[J]. J Pediatr Urol，2013，9(2)：234-243.

3. 中国儿童遗尿疾病管理协作组. 中国儿童单症状性夜遗尿疾病管理专家共识[J]. 临床儿科杂志，2014，32(10)：970-975.

4. 夏正坤，徐虹. 儿童遗尿症诊疗规范[M]. 北京：人民卫生出版社，2018.

5. 中华医学会小儿外科学分会小儿尿动力和盆底学组和泌尿外科学组. 儿童遗尿症诊断和治疗中国专家共识[J]. 中华医学杂志，2019，99(21)：1615-1620.

6. Nevéus T，Fonseca E，Franco I，et al. Management and treatment of nocturnal enuresis-an updated standardization document from the International Children's Continence Society[J]. J Pediatr Urol，2020，16(1)：10-19.

六　病例剖析

【一般情况】　患儿，女，6岁4个月。

【主诉】　自幼遗尿，反复尿急伴尿检异常1年余。

【现病史】　患儿自幼遗尿，遗尿频次7晚/周，多饮及寒冷季节加重，有时伴尿频、尿急，无尿痛、尿失禁，无腹痛、呕吐，无尿色异常，无皮疹等不适，未经诊治，遗尿未见好转。近1年余再发尿频、尿急，有时日间尿失禁，当地查尿常规提示白细胞增高，拟"泌尿道感染"，予以"头孢"口服后好转，但仍反复尿频、尿急、尿失禁伴尿检白细胞高，共发作3～4次，每次1～2周，均经抗感染后好转。5天前再发尿频、尿急、尿失禁，外院尿常规白细胞（＋＋），当地尿培养示大肠埃希氏菌阳性，无腹痛呕吐，无尿色异常等不适，拟"泌尿道感染"，先后予"世福素"口服、"凯福隆"静滴治疗1天，为进一步诊治门诊拟"泌尿道感染、遗尿症"收住入院。

起病来，患儿神志清，精神可，胃纳可，睡眠一般，小便如上述，大便干结2～3天1次，体重无明显增减。

【既往史】　幼时有湿疹史，否认食物药物过敏史，否认其他重大疾病史。

【个人史】　G1P1，足月剖宫产，出生体重3.53kg，否认难产史及窒息抢救史。生后母乳喂养，按时添加辅食，现普食。按卡接种疫苗，2月抬头，4月翻身，6月独坐，1岁会走，生长发育与正常同龄儿相仿。

【家族史】　爷爷既往有遗尿病史，父母亲体健。否认家族中肝炎、结核等传染病史及肿瘤、高血压等遗传病史。

【入院查体】　T 37.0℃，P 88次/min，R 24次/min，BP 92/60mmHg，体重18kg，神清，精神可，呼吸平，咽不红，扁桃体无肿大，心肺听诊无殊，腹软，肝脾肋下未及肿大，四肢活动无殊，神经系统检查阴性，腰骶部皮肤未见异常,外阴无充血,尿道口略红。

【辅助检查】　外院尿常规提示白细胞(＋＋),中性粒细胞酯酶(＋);泌尿系统 B 超无殊。

【入院诊断】　1.遗尿症;2.泌尿道感染;3.便秘。

【进一步检查】

1.三大常规及心电图等。

2.尿培养、血生化、前降钙素、24 小时尿钙、PPD 皮试、血气＋电解质、免疫球蛋白检测、抗核抗体全套等。

3.泌尿系统 B 超＋残余尿、腰骶髓磁共振、磁共振尿路成像(magnetic resonance urography,MRU)等。

4.记录排尿日记。

5.排泄性膀胱尿路造影(待感染好转后)。

【诊疗计划】

1.注意外阴卫生护理、健康教育、作息饮食等生活习惯管理,记录排尿日记。

2.予以"头孢地嗪 0.9g,q12h"静滴、"5％碳酸氢钠 20ml"加入"4∶1 葡萄糖氯化钠溶液 250ml"中静滴碱化尿液。

3.对症治疗:乳果糖口服溶液口服通便,根据病情变化及时调整治疗方案,待排尿日记结果给予相应治疗。

【诊疗经过】

1.辅助检查结果

(1)尿常规尿亚硝酸盐(＋＋),尿白细胞镜检 11 个/HP。

(2)尿培养阴性,血生化、前降钙素、24 小时尿钙、PPD 皮试、血气＋电解质、免疫球蛋白检测、抗核抗体全套均无殊。

(3)B 超残余尿:排尿前 92ml,排尿后 22ml;MRU 无殊;腰骶髓 MRI 示圆锥末端位于 L2 下缘,终丝略增粗,马尾稍聚拢,位于椎管后部,考虑脊髓栓系可能;排泄性膀胱尿路造影示右侧膀胱输尿管反流Ⅲ级;膀胱壁毛糙。

2.疾病转归

入院 3 天后排尿日记提示夜尿增多、膀胱容量小,予以醋酸去氨加压素 0.2mg 每晚 1 次,睡前 1 小时口服,入院 4 天后无遗尿,复查尿常规白细胞正常,尿培养阴性,行 MCN 检查,住院治疗 1 周出院。

出院时患儿有尿急,偶尿失禁,无尿痛,无遗尿,便秘好转。查体:神清,精神可,呼吸平稳,心肺腹无殊,尿道口不红,神经系统检查阴性。

【出院诊断】　1.非单一症状性夜遗尿;2.泌尿道感染;3.先天性脊髓栓系综合征;4.右侧膀胱输尿管反流Ⅲ级;5.神经源性膀胱;6.便秘。

【出院建议】

1.继续作息饮食等生活习惯管理,保持大便通畅,多鼓励等正性行为治疗。

2.出院带药

(1)醋酸去氨加压素 0.1mg×1 瓶(自备)。用法:0.2mg/次,每晚睡前 1 小时口服。

(2)呋喃妥因肠溶片 50mg×1 瓶。用法:50mg,一日两次口服,3 天后改 0.5 片/次,每晚睡前排尿后顿服。

(3)定期遗尿门诊复诊,复诊前记录排尿日记,复诊时完善尿流动力学检查。

3.神经外科诊治先天性脊髓栓系综合征。

第五节　紫癜性肾炎

一　概　述

紫癜性肾炎(Henoch-Schonlein purpura nephritis,HSPN)是指过敏性紫癜患者出现血尿和(或)蛋白尿等肾脏损害者。该病好发于儿童,据国内儿科报告,HSPN占儿科住院泌尿系疾病8%,仅次于急性肾炎和原发性肾病综合征而居第三位。由于诊断标准不统一、观察随访时间差异,因而过敏性紫癜患儿中发生肾损害的报告率差别较大,文献报道为10%～100%。

HSPN多发生于过敏性紫癜起病1个月内,97%发生在起病的6个月内。症状轻重不一,与肾外症状的严重度无一致性关系。虽然有些患儿的血尿、蛋白尿持续数月甚至数年,但大多数能恢复,极少数发展为终末期肾病,需要透析或移植。

二　诊断与评估

(一)儿童紫癜性肾炎的诊断

紫癜性肾炎通常是根据临床表现诊断:在过敏性紫癜病程6个月内,出现血尿和(或)蛋白尿。其中血尿和蛋白尿的诊断标准分别为:

(1)血尿:肉眼血尿或1周内3次镜下尿红细胞≥3个/高倍视野(HP)。

(2)蛋白尿:满足以下任一项者。①1周内3次尿常规定性示尿蛋白阳性;②24h尿蛋白定量＞150mg或尿蛋白/肌酐(mg/mg)＞0.2;③1周内3次尿微量白蛋白高于正常值。

极少部分患儿在过敏性紫癜急性病程6个月后,再次出现紫癜复发,同时首次出现血尿和(或)蛋白尿者,应争取进行肾活检,如为IgA系膜区沉积为主的系膜增生性肾小球肾炎,仍可诊断为紫癜性肾炎。

(二)临床分型

(1)孤立性血尿型。

(2)孤立性蛋白尿型。

(3)血尿和蛋白尿型。

(4)急性肾炎型。

(5)肾病综合征型。

(6)急进性肾炎型。

(7)慢性肾炎型。

(三)病理分级

肾活检病理检查是判断肾脏损伤程度的金标准,目前病理分级指标多采用1974年ISKDC和2000年中华医学会儿科学分会肾脏学组制定的标准,同时结合肾小管间质病理分级。

肾小球病理分级:

Ⅰ级:肾小球轻微异常。

Ⅱ级:单纯系膜增生,分为:a.局灶节段;b.弥漫性。

Ⅲ级:系膜增生,伴有＜50%肾小球新月体形成和(或)节段性病变(硬化、粘连、血栓、坏死),其系膜增生可为:a.局灶节段;b.弥漫性。

Ⅳ级:病变同Ⅲ级,50%～75%的肾小球伴有上述病变,分为:a.局灶节段;b.弥漫性。

Ⅴ级:病变同Ⅲ级,>75%的肾小球伴有上述病变,分为:a.局灶节段;b.弥漫性。

Ⅵ级:膜增生性肾小球肾炎。

肾小管间质病理分级:

(—)级:间质基本正常。

(+)级:轻度小管变形扩张。

(++)级:间质纤维化、小管萎缩<20%,散在炎性细胞浸润。

(+++)级:间质纤维化、小管萎缩占20%～50%,散在和(或)弥漫性炎性细胞浸润。

(++++)级:间质纤维化、小管萎缩>50%,散在和(或)弥漫性炎性细胞浸润。

三　治疗与管理

紫癜性肾炎患儿的临床表现与肾病理损伤程度并不完全一致,后者能更准确地反映病变程度及远期预后。没有条件获得病理诊断时,可根据其临床分型选择相应的治疗方案。目前治疗方案主要参照肾脏病生存质量指导(kidney disease outcomes quality initiative,KDIGO)临床实践指南和中华医学会儿科学分会肾脏病学组制定的紫癜性肾炎诊治循证指南(2016)。

1.分级治疗

(1)孤立性血尿或病理Ⅰ级:在肾脏受累证据有限时,仅对过敏性紫癜进行相应治疗,不需要采用免疫抑制疗法治疗。但应密切监测患儿病情变化,需长期随访。

(2)孤立性微量蛋白尿或合并镜下血尿或病理Ⅱa级:使用血管紧张素转换酶抑制剂(ACEI)或血管紧张素受体拮抗剂(ARB)治疗。

(3)非肾病水平蛋白尿或病理Ⅱb、Ⅲa级:KDIGO指南建议对于持续蛋白尿>1g/(d·1.73m²)已应用ACEI或ARB治疗,GFR>50ml/(min·1.73m²)的患儿,可给予糖皮质激素治疗6个月。国内有激素联合免疫抑制剂(环磷酰胺、环孢素A、吗替麦考酚酯等)治疗的报道。

(4)肾病水平蛋白尿、肾病综合征、急性肾炎综合征或病理Ⅲb、Ⅳ级:对于表现为肾病综合征和(或)肾功能持续恶化的新月体性紫癜性肾炎的患儿,应用激素联合环磷酰胺治疗。若临床症状较重、肾病理呈弥漫性病变或伴有超过50%新月体形成者,除口服糖皮质激素外,可加用甲泼尼龙冲击治疗,剂量为15～30mg/(kg·d),每日最大量不超过1.0g,每天或隔天冲击,3次为一疗程。

此外,有研究显示,激素联合其他免疫抑制剂如环孢素A、霉酚酸酯、硫唑嘌呤等亦有明显疗效。可供选择的治疗方案如下:

糖皮质激素联合环磷酰胺冲击治疗:泼尼松1.5～2mg/(kg·d),口服4周后渐减量,在使用糖皮质激素基础上应用环磷酰胺静脉冲击治疗,常用方法为:①8～12mg/(kg·d),静脉滴注,连续应用2天,间隔2周为一疗程;②每次500～750mg/m²,每月1次,共6次。环磷酰胺累计量≤168mg/kg。

糖皮质激素联合钙调蛋白抑制剂:可选用环孢素A、他克莫司。环孢素A口服4～6mg/(kg·d),每12小时1次,于服药后1～2周查血药浓度,维持谷浓度在100～200μg/L,诱导期3～6个月,诱导有效后逐渐减量。

糖皮质激素联合吗替麦考酚酯(MMF):MMF 20～30mg/(kg·d),分2次口服,3～6个月后渐减量,总疗程12～24个月。

糖皮质激素联合硫唑嘌呤:硫唑嘌呤2mg/(kg·d),一般疗程8个月～1年。近年国内临床应用少,多为国外应用报道。

除以上免疫抑制剂外,还有关于激素联合咪唑立宾或来氟米特治疗有效的临床报道,但均为小样本临床试验,具体疗效仍有待临床大规模多中心RCT研究验证。

近期,国外少量观察性研究发现,利妥昔单抗对糖皮质激素耐药型紫癜性肾炎儿童有效,利妥昔单抗单用或与其他免疫抑制疗法联合使用,可使患儿蛋白尿显著下降,eGFR保持稳定。

（5）急进性肾炎或病理V级、VI级:这类患儿临床症状严重、病情进展较快,治疗方案和前一级类似。现多采用三至四联疗法,常用方案为:甲泼尼龙冲击治疗1～2个疗程后口服泼尼松＋环磷酰胺（或其他免疫抑制剂）＋肝素＋双嘧达莫。亦有甲泼尼龙联合尿激酶冲击治疗＋口服泼尼松＋环磷酰胺＋肝素＋双嘧达莫治疗的文献报道。

2.其他辅助治疗

在以上分级治疗的同时,对于有蛋白尿的患儿无论是否合并高血压,建议加用ACEI和（或）ARB类药物。此外,可加用抗凝剂和（或）抗血小板聚集药,多为口服双嘧达莫3～5mg/(kg·d),以改善患儿高凝状态。

（四）研究热点

目前研究认为过敏性紫癜是否引起患儿的肾脏损害、肾脏损害的严重程度、病程和最终结局是由多方面因素所决定的,其中个体是否产生循环IgA免疫复合物、网状内皮系统有效清除循环中潜在致病的IgA免疫复合物或低糖基化IgA1聚集物的能力、系膜细胞对系膜低糖基化IgA1聚集物的亲和力和反应以及通过产生有利于炎症和组织瘢痕形成的反应（如激活补体系统）来应对组织损伤的固有倾向性是4个关键因素。其中,局部补体激活似乎是影响肾小球损伤的程度的重要因素。C3与IgA共沉积可见于90%以上的HSPN患儿。旁路和凝集素途径均可能被激活,导致过敏毒素C3a和C5a以及攻膜复合物C5b-9生成,之后系膜细胞引起炎症介质增加并合成更多基质蛋白。部分患儿可发生凝集素途径激活,这会加重肾损伤,因此突显了该病的异质性。其他研究表明,因子H（一种旁路调控因子）和补体因子H相关（complement factor H-related,CFHR）蛋白在HSPN中也有重要作用。曾有2项全基因组关联研究（genome-wide association studies,GWAS）发现,CFH/CFHR位点上存在单核苷酸多态性（single nucleotide polymorphism,SNP）,其引起CFHR-3和CFHR-1缺失,从而可避免发生HSPN的风险。CFHR-3和CFHR-1可与因子H竞争性结合C3,因此其缺失使因子H与C3的结合不受抑制和旁路途径下调;反之,其水平增加会引起旁路途径活性增加。系膜细胞和足细胞可局部合成C3和甘露糖结合凝集素（mannose-binding lectin,MBL）;多聚IgA与系膜细胞的结合可能引发局部补体激活,与系统性补体激活无关。这种原位补体合成和激活对进行性肾小球损伤的促进作用尚不清楚。目前质谱蛋白质组学分析能力的提高,使得该法有可能成为进一步确定免疫沉积物内成分（包括补体）和描绘HSPN发病机制细胞内信号途径的热门方法。

目前临床上对于HSPN患儿的治疗多采取传统治疗方法,但由于其治疗周期长、费用较昂贵,且存在长、远期不良反应,故亟须新的治疗手段。血浆置换能够有效地清除免疫复合物、细胞因子等炎症递质,迅速缓解症状,减少蛋白尿、减轻肾损伤,已逐渐成为研究热点之一。现有少数研究报道对重症紫癜性肾炎患儿,血浆置换可显著改善预后,但仍需足够的临床循证医学证据支持。也有研究显示血浆置换治疗可有效治疗急进性肾炎或病理改变严重者,但其为小样本非随机研究,确切疗效仍有待进一步证实。

（五）推荐文献阅读

1.中华医学会儿科学分会肾脏学组.紫癜性肾炎诊治循证指南（2016）[J].中华儿科杂志,2017,55(9):647-651.

2.朱春华,黄松明.紫癜性肾炎诊治循证指南（2016）解读[J].中华儿科杂志,2017,55(9):654-657.

3. SezaOzen,Stephen D. Marks,et al. European consensus-based recommendations for diagnosis and treatment of immunoglobulin a vasculitis-the SHARE initiative[J]. Rheumatology (Oxford),2019, 58(9):1607-1616.

4. Brad H Rovin,Sharon G Adler,et al. Executive summary of the KDIGO 2021 Guideline for the Management of Glomerular Diseases[J]. Kidney Int,2021,100(4):753-779.

（六）病例剖析

【一般情况】 患儿,女,7岁7个月。

【主诉】 双下肢皮肤瘀点20余天,发现尿检异常1天。

【现病史】 患儿20余天前无明显诱因下出现双下肢皮肤瘀点,无腹痛,无黑便,无关节肿痛,无牙龈出血等其他出血倾向,至当地医院住院治疗,诊断为"过敏性紫癜",查尿常规未见明显异常,好转后出院。后皮疹曾有反复,偶有泡沫尿(具体不详),无尿色改变,无少尿、浮肿、腰痛等其他异常,家长未予重视,未再复查尿常规。1天前发现尿中泡沫多,为求进一步诊治至我院门诊,化验尿常规提示"蛋白尿、血尿",门诊拟"紫癜性肾炎"收住入院。

起病来,患儿神志清,精神可,胃纳佳,睡眠一般,大便正常,体重无明显增加。

【既往史】 既往体健,幼时有湿疹史,否认食物药物过敏史。

【个人史】 G2P1足月剖宫产,出生体重3.3kg,否认难产史及窒息抢救史。生后母乳喂养,按时添加辅食,现普食。按卡接种疫苗,2个月抬头,4个月翻身,6个月独坐,1岁会走,生长发育与正常同龄儿相仿。

【家族史】 父母体健,否认肾脏疾病家族史。否认家族中肝炎、结核等传染病史及肿瘤、高血压等遗传病史。

【入院查体】 T 36.9℃,P 78次/min,R 18次/min,BP 99/70mmHg,体重22.4kg,神志清,精神可,颈部软,呼吸平稳,咽部无充血,扁桃体无肿大,双肺呼吸音清,未闻及干湿性啰音,心律齐,心音有力,未闻及病理性杂音,腹软,无压痛反跳痛,未及包块,肝脾肋下未及,移动性浊音阴性,双肾区叩痛阴性,神经系统检查阴性,四肢肌力、肌张力正常,全身无皮疹,无关节肿胀,无水肿,血管搏动可。

【辅助检查】

1. 我院尿常规:潜血(++),尿蛋白(+++),尿红细胞114个/HP,尿白细胞5个/HP,红细胞计数616.2/μL。

2. 血常规:WBC 10.81×10⁹/L,LY% 34.4%,NEUT% 57.3%,Hb 132 g/L,PLT 363×10⁹/L,CRP 0.37mg/L。

【入院诊断】 紫癜性肾炎。

【进一步检查】

1. 三大常规及心电图等。

2. 免疫球蛋白+补体、凝血谱、血生化、抗核抗体、血气分析+电解质等检查。

3. 泌尿系统超声。

4. 尿微量蛋白测定、尿蛋白定量(24小时)、尿蛋白/肌酐、尿异常红细胞形态等。

5. 根据病情评估是否需要肾穿刺病理检查。

【诊疗计划】

1. 避免剧烈运动。

2. 予以马来酸依那普利片、维生素D等口服,维持水、电解质紊乱及酸碱平衡;密切关注患儿尿量、浮肿、皮疹、关节肿痛、腹痛等情况,根据病情变化及时调整治疗方案。

【诊疗经过】

1.辅助检查结果

(1)血常规+CRP:WBC 7.0×10⁹/L,NEUT% 62.8%,Hb 134g/L,PLT 310×10⁹/L,CRP<1mg/L。尿常规+尿红细胞形态:潜血(+++),尿蛋白(+++),尿红细胞镜检>200个/HP,尿白细胞镜检3个/HP,红细胞计数2302.7/μL。心电图:窦性心律不齐。

(2)24小时尿蛋白定量3397.7mg。凝血谱检查正常。生化五类:总蛋白52.2g/L,白蛋白32.9g/L,甘油三酯3.81mmol/L,胆固醇8.08mmol/L,肌酐(酶法)23μmol/L,尿素3.40mmol/L,尿酸235μmol/L。免疫球蛋白+补体:IgG 4.70g/L,IgA 3.27g/L,补体C3 1.401g/L。

(3)泌尿系统超声:双肾、膀胱、输尿管未见明显异常。

(4)PPD试验阴性。抗核抗体、乙肝三系均正常。

(5)入院后完善相关检查,排除手术禁忌后行肾脏穿刺活检术。肾活检病理:皮质及髓质,肾小球约26只。小球内系膜细胞增生,系膜基质增多,毛细血管基底膜无增厚,约7只小球与球囊轻度粘连,1只见细胞性小新月体。小管细胞轻度颗粒变性,小管无萎缩,间质水肿,无纤维化,散在淋巴单核细胞浸润,间质血管无殊。冷冻切片:见小球9只,小球内IgG−IgA+++IgM+C3+C4−C1Q−Fib+分枝状沉积于系膜区。电镜下见肾小球基底膜无明显增厚,足突大部分融合,系膜区可见电子致密物沉积。

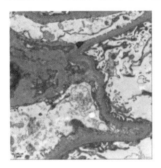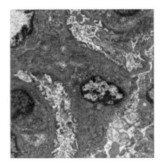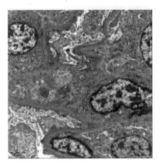

图6-5-1 患儿肾活检组织电镜图

2.诊治

结合患儿临床表现、实验室检查结果和活检病理报告,予以"甲泼尼龙琥珀酸钠针0.35g,qd×3d"冲击治疗2个疗程,其间予以醋酸泼尼松口服;甲泼尼龙冲击治疗完成后序贯环磷酰胺治疗;同时予以马来酸依那普利、维生素D、钙剂等治疗。出院时患儿尿量中等,仍有泡沫尿,无肉眼血尿。查体:神清,精神可,颈软,呼吸平,双肺呼吸音清,未闻及干湿性啰音,心律齐,心音有力,未闻及病理性杂音,腹部软,肝脾肋下未及,移动性浊音阴性,双肾区叩痛阴性,神经系统检查阴性,四肢肌力肌张力正常,无皮疹,双下肢无明显水肿。

3.疾病转归

在出院后2个月时24小时尿蛋白定量下降为1067mg。出院后3个月时24小时尿蛋白定量为436mg。6个月时尿蛋白阴性,但仍有镜下血尿。

【出院诊断】 紫癜性肾炎(Ⅲb型)。

【出院医嘱】

1.出院后每2周环磷酰胺冲击治疗2天,共8个疗程。

2.泼尼松渐减量。每周复查尿常规1~2次,定期复查24小时尿蛋白、肝肾功能、血常规等。

第六节　溶血尿毒症综合征

 一　概　述

溶血尿毒综合征(hemolytic uremic syndrome,HUS)是以微血管溶血性贫血、血小板减少和肾损伤为特征表现的临床综合征,由加塞尔(Gasser)等于1955年首次报道。HUS属于血栓性微血管病(thrombotic microangiopathy,TMA)的一种。TMA是指在小血管(小动脉和毛细血管)壁形成血小板性微血栓,导致血小板消耗性减少、溶血性贫血及器官缺血和损伤的临床综合征,各种原因导致血管内皮细胞损伤是TMA发病的中心环节。经典TMA包括血栓性血小板减少性紫癜(thrombotic thrombocytopenic purpura,TTP)和HUS。TTP的发病主要与含Ⅰ型血小板结合蛋白基序的解聚蛋白样金属蛋白酶的遗传性或获得性缺陷有关,而HUS的病因、临床表现和发病机制则更为复杂。HUS好发于婴幼儿和儿童,常引起肾损害,是儿童急性肾损伤的主要原因之一,也可能发展为慢性肾病、高血压、蛋白尿。重症HUS患儿如未能得到及时治疗,病死率高。

二　诊断与评估

传统上临床将HUS分为:①典型性HUS,即腹泻相关性HUS,主要指由以大肠杆菌O157:H7为代表的产志贺毒素(shiga toxin,STX)细菌引起。②非典型性HUS(aHUS)(非腹泻相关性)。

随着对HUS发病机制研究的不断深入,分类也得以细化,2016儿童aHUS治疗国际共识建议将HUS分为四大类:感染诱发性HUS、继发性HUS、钴胺素C缺失相关性HUS以及非典型HUS(见表6-6-1)。目前,对于aHUS的定义存在一定争议,本文中的aHUS定义沿用上述共识指存在补体成分和补体调节基因的先天性遗传异常以及*DGKE*突变等导致的HUS。KDGIO专家共识建议临床医师优先使用"原发性aHUS"指代强烈怀疑补体替代途径的潜在异常,并排除了继发性原因的HUS。

表6-6-1　HUS的分类

1.感染诱发性HUS
产志贺毒素大肠杆菌、肺炎链球菌、其他(流感A、H1N1、HIV)
2.非典型HUS
(1)*DKGE*突变; 　(2)补体替代途径异常:①基因突变;②抗CFH抗体; 　(3)未发现补体或*DKGE*突变或抗CFH抗体的HUS
3.继发性HUS
骨髓移植、器官移植、恶性肿瘤、自身免疫性疾病、药物(钙调磷酸酶抑制剂、血管内皮生长因子抑制剂)、恶性高血压。既往患有肾病
4.钴胺素C缺失相关性HUS

(一)基本诊断标准

HUS三联症为:①机械性、非免疫性溶血性贫血(Hb<100g/L,乳酸脱氢酶升高,结合珠蛋白检测阴性)伴有破碎的红细胞(>1%)②血小板减少(<150×10⁹/L);③急性肾损伤(血肌酐>正常高限)。

下面分别描述不同类型 HUS 的临床特点和评估要点。

1.感染诱发性溶血尿毒综合征

主要是产志贺毒素大肠埃希氏菌(Shiga toxin-producing *Esoheriohia coli*，STEC)和痢疾杆菌导致的 HUS(STEC-HUS)，占所有 HUS 的 85%～90%。还有肺炎链球菌(streptocouus pneumoniae，SP)相关 HUS(SP-HUS)，约占 5%，其他还包括一些少见的如流感病毒感染相关的 HUS。

(1)STEC-HUS：典型临床表现为 3～5 天水样腹泻后发展为血性腹泻和严重腹痛，并伴恶心和呕吐，在腹泻发作 2～14 天出现血小板减少症和急性肾损伤。肾外表现有神经系统症状、胰腺炎、肠坏死或穿孔、手指或脚趾坏疽、溃疡性坏死性皮肤病变、心肌梗死、缺血性心肌病。由于急性溶血使血红蛋白迅速降至 70～90g/L，严重者达 30～50g/L，末梢血片中可见形态异常的破碎红细胞，呈三角形、盔甲形、芒刺状等，网织红细胞增高，结合珠蛋白阴性，Coombs 实验阴性，90%病例血小板减少，可低至 10×10^9/L，通常在 1～2 周内恢复正常。部分患儿血小板无减低，被称为不完全型 HUS；白细胞升高可达 20×10^9/L 以上，以中性粒细胞为主。PT 和 APTT 正常，纤维蛋白降解产物升高，纤维蛋白原正常范围。乳酸脱氢酶、转氨酶、淀粉酶及胆红素升高，也可见补体 C3 下降。患儿几乎都有血尿及轻重不等的蛋白尿、氮质血症、高钾血症、低钙血症及代谢性酸中毒等，且随少尿而加重。粪便分离 E0157:H7 阳性率达 51%～68%，细菌特异脂多糖抗体阳性率达 91%。粪便 STX 检测有报告阳性率达 100%。所以典型 HUS 表现加上粪便病原学阳性或者特异性抗体或毒素阳性，成为诊断的关键。

(2)SP-HUS：通常在肺炎球菌感染后 3～13 天出现，65%～92%的儿童患有肺炎，常合并有脓胸或积液等。与 STEC-HUS 患儿相比，SP-HUS 患儿少尿时间长、急性透析时间长、血小板减少时间长、住院时间长、红细胞和血小板输注量多。肾脏以外的并发症也有报道：胰腺炎、肢端坏疽、胆囊炎、血栓形成和听力下降等。诊断：①HUS 三联症表现；②确定的侵袭性肺炎链球菌感染，如体液细菌培养，LCR 技术确定病原及 X 线胸片等；③直接凝集试验(直接 Coomb's)阳性或检测到 Thomsen-Friedenreich (TF)抗原。

2.非典型溶血尿毒综合征

非典型 HUS，其中补体调控缺陷所致的又分为先天性和获得性补体调控缺陷型。前者存在补体调控因子或补体基因突变，突变基因包括 H 因子基因、I 因子基因、H 因子相关蛋白(CFHR)基因、膜辅助蛋白(MCP)基因等。后者抗 H 因子抗体阳性，该抗体阻断了 H 因子 C 端识别结构区，从而抑制 H 因子对补体替代途径的调控而致病。aHUS 发病一般是突然的，常表现为面色苍白、呕吐、乏力和嗜睡等，常伴有完全的 HUS 三联征，可伴水肿、少尿、高血钾和高血压，部分患者在缓解后出现急性复发，表现为进行性高血压、蛋白尿和肌酐进行性升高。常见的肾外表现是中枢神经系统受累(癫痫发作、视力丧失、偏瘫、头痛、意识改变、幻觉和脑病症状)，心功能不全、心肌梗死、肺出血、胰腺炎和消化道出血也有报道。上呼吸道感染或胃肠炎等可触发 aHUS，因此感染后发病并不能排除 aHUS 的诊断，临床上有时很难确定偶然触发事件诱发的 aHUS，但当患者存在暴发性发病，疾病复发或家族性发病时应引起重视。实验室检查突出表现为外周末梢血涂片可见破碎红细胞，血红蛋白短期内急剧下降，因骨髓代偿性增生，伴有程度不等的网织红细胞升高。同时有血小板降低，但血小板一般不低于 10×10^9/L。尿常规可表现为蛋白尿和血尿。便常规镜检和粪培养多为阴性。血清中乳酸脱氢酶水平升高，常伴随总胆红素以及间接胆红素升高。血尿素氮和肌酐有不同程度的升高。随着病情进展，部分患儿可出现电解质紊乱、代谢性酸中毒等表现。诊断标准：具有微血管性溶血性贫血、消耗性血小板减少及微循环血栓导致的器官受损等三联征，并除外 STEC 感染、TTP，以及继发性 TMA，即考虑诊断为 aHUS。具体诊断指标为：血红蛋白<100 g/L，外周血涂片有破碎红细胞碎片，网织红细胞升高，Coomb's 试验阴性，乳酸脱氢酶升高；血小板<150×10^9/L；同时存在急性肾损伤，即血肌酐水平较同年龄同性别水平升高 1.5 倍。aHUS 诊断流程可参考图 6-6-1。

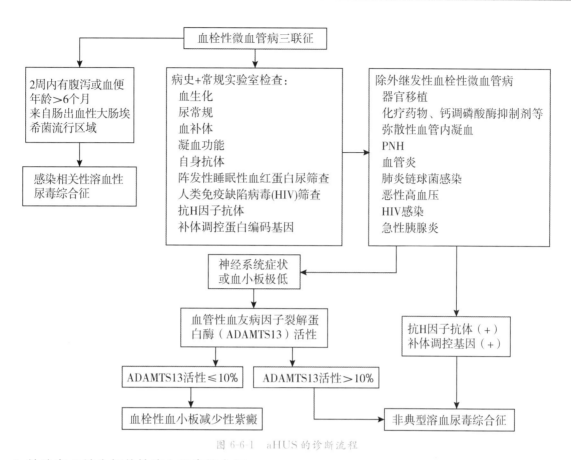

图 6-6-1　aHUS 的诊断流程

3.钴胺素 C 缺失相关性溶血尿毒综合征

钴胺素 C 缺陷病是先天性钴胺素细胞内代谢缺陷的常见亚型,其临床表现差异大,出生第一年内发病的患者往往具有更严重的表型,如进食困难、发育落后、嗜睡和肌张力低下,迟发性发病者症状通常较轻因而容易被误诊。钴胺素 C 缺陷病肾损害常表现为血管内溶血、血尿和蛋白尿、也可出现肾小管间质肾炎和近端肾小管酸中毒。也有病例报道在儿童钴胺素 C 病相关 HUS 存在补体功能失调,补体缺陷可以与钴胺素 C 缺陷并存,具有双重机制。

4.继发性溶血尿毒综合征

继发性 HUS 主要指在原发疾病(恶性高血压、自身免疫性疾病、药物、恶性肿瘤、器官移植等)基础上并发 HUS。抗 ADAMTS-13 抗体、抗磷脂抗体及补体异常活化均可能是自身免疫疾病并发 TMA 的原因。这些疾病的共同特点是:它们可能直接造成细胞损伤,可促进补体系统的激活或增强自身细胞上补体的激活。

(二)溶血尿毒综合征总诊断流程

当临床出现血小板减少症、微血管性溶血性贫血伴或不伴器官损伤时需警惕 TMA,确诊 TMA 后有条件地区可测定 ADAMTS13 的活性以排除 TTP。由于 TTP 在儿童中的发病率远低于成人,KIDGO 指南建议儿童在测定 ADAMTS13 活性的同时不应该延迟使用依库珠单抗治疗,但是应该小心地监测治疗无反应的征象。在怀疑 aHUS 的患者中均应该常规检测志贺毒素(STX),约 5% 的 STEC-HUS 患者无前驱腹泻,而 30% 补体介导的 aHUS 患者并发腹泻或胃肠炎。aHUS 是一种危及生命的疾病,50% 的 aHUS 患者进展为终末期肾病,急性期死亡率显著,需要立即诊断和治疗。aHUS 的诊断常是在排除 STEC 感染和 ADAMTS-13 缺乏症的基础上作出的。迄今为止,还没有针对 aHUS 的直接诊断手段,因为正常的补体浓度或基因检测阴性均不能排除 aHUS。HUS 总的诊断流程见图6-6-2。

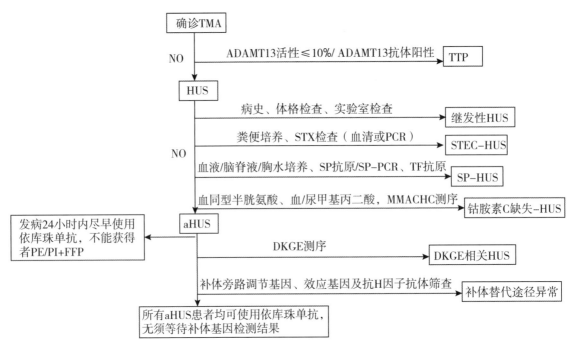

图 6-6-2　HUS 总诊断流程

三　治疗与管理

以综合治疗为基本原则,包括平衡水电解质、营养支持、控制严重贫血、积极处理少尿和高血压,AKI 患儿还应及早透析。支持治疗是所有类型 HUS 治疗的基础,而综合疗法已使 HUS 病死率从 50% 下降到 5% 以下。

(一)STEC-HUS 的治疗

对该类型支持治疗尤为重要,抗生素应用存在争议,国外学者建议谨慎使用抗生素,因为有增加 STX 基因表达导致 STX 大量释放的风险,只推荐阿奇霉素可用于菌血症儿童。而在国内普遍认为早期可使用敏感的、并避免肾毒性的抗生素。美国血浆透析协会(American Society for Apheresis,ASAF)推荐,当 STEC-HUS 累及神经系统时可使用血浆置换术(Ⅲ级推荐),而无神经系统表现时谨慎使用(Ⅳ级推荐)。对于存在危及生命并发症的患者可考虑短期免疫吸附疗法和依库珠单抗治疗。依库珠单抗是结合补体 C5 蛋白的单克隆抗体,可抑制 C5 激活为 C5a 和 C5b,并抑制膜攻击复合物的产生。

(二)SP-HUS 的治疗

支持治疗的同时迅速开始使用抗生素(阿莫西林或三代头孢),在凝集素阳性患者,应避免使用血浆和未洗脱的红细胞或血小板,因血浆中含抗 T 抗原抗体。由于补体激活的证据,依库珠单抗已被用于治疗合并严重并发症的 SP-HUS 病例。

(三)aHUS 的治疗

对 aHUS 而言除了常规的对症支持治疗外,一旦怀疑或确诊,应在 24～48 小时内立即使用依库珠单抗(Eculizumab),不能获得依库珠单抗的患者建议采用血浆置换(plasma exchange,PE)治疗。CFH 抗体阳性患者,血浆置换联合免疫抑制剂或糖皮质激素的疗效优于单用血浆置换,依库珠单抗也可考虑用于多器官受累的 aHUS 患者。依库珠单抗是针对 C5 的单克隆抗体,作用于补体活化的终端,可阻断 C5 的裂解,从而阻断膜攻击复合物 MAC 的形成,有效地改善补体调控异常。对遗传性和获得性 aHUS 患儿均有效,特别适用于 PE 无效或 PE 依赖的预后较差的 aHUS 患儿。在应用该药之前 2 周,应进行脑膜炎球菌疫苗的接种,如果患儿来不及进行预防接种,强烈推荐预防性应用抗生素予以保护。依库珠单抗首次于 2009 年应用于 aHUS 病例,现已在美国和欧盟地区批准用于 aHUS 的治疗,中国也已于近年引进但应用经验很少。目前关于依库珠单抗疗程没有专家共识和指南可参考。H 因子基因突变及 H 因子抗体阳性患者复发率相对高,没有证据证明需终身治疗,理想化的治疗目前是以最短的治疗期获得最佳的肾脏恢复而没有早期复发。血浆置换可以去除致病的自身抗体和过度活化补体成分,并补充补体调控因子,能控制急性期病情进展,对 aHUS 有确切的疗效。国际指南推荐 aHUS 为 I 类 PE 指征,目前 PE 是治疗 aHUS 的一线疗法。一旦诊断 aHUS,应尽早在 24 小时内进行 PE。每次 PE 置换液剂量为 1.5 倍血浆容量,即 60～75ml/kg。血浆替代治疗应为全血浆成分,即捐献者提供的新鲜冰冻血浆。建议每天置换 1 次,连续 5 天;之后每周 5 次,连续 2 周;继之每周 3 次,连续 2 周。争取达到血清学缓解,至少 2 周血小板计数＞150×10⁹/L,溶血停止(即外周血涂片无破碎红细胞、乳酸脱氢酶水平正常),再考虑停止 PE 治疗。血浆输注(plasma infusion,PI),各种原因导致 PE 不能实施时,采用新鲜冰冻血浆输注亦能改善急性期症状和指标。输注时应严密监测患儿的生命体征,尤其是血压、呼吸和出入量。与 PE 等量置换不同,短期内输注大量血浆会加重容量负荷,导致肺水肿甚至呼吸衰竭,建议每次按 10ml/kg 输注,婴儿单次最大量＜100ml,幼儿单次最大量＜200ml,年长儿单次最大量＜400ml。输注血浆后给予利尿剂减轻容量负荷,防止肺水肿的发生。鉴于 PE 不能预防复发,针对抗 H 因子抗体阳性 aHUS 患儿,应用糖皮质激素和免疫抑制剂配合 PE 会有更稳定的疗效。急性期一般选择口服激素治疗,恢复期根据病情逐渐调整剂量。免疫抑制剂可以选用环磷酰胺或霉酚酸酯。免疫抑制剂的具体剂量疗程尚无统一标准。临床上治疗效果的判定:①完全有效:溶血停止,血小板计数＞150×10⁹/L,乳酸脱氢酶正常,肾功能恢复;②部分有效:临床症状体征及上述指标好转;③无效:临床症状体征及上述指标均无好转。

(四)其他特殊类型溶血尿毒综合征的治疗

对于钴胺素 C 缺失相关性 HUS 主要是肠外补充钴胺素,甜菜碱和亚叶酸可能有效。器官移植或化疗药物相关的 TMA 应及早停用相关药物,往往预后较差。在骨髓移植相关性 TMA 病例中应用血浆置换治疗通常治疗效果不满意。糖皮质激素及免疫抑制剂对于部分由于免疫机制异常所导致的病例可能有一定疗效。

四　研究热点

aHUS 的基因异常致病机制正成为近年来 HUS 的研究热点。aHUS 与补体系统基因异常和抗 H 因子抗体(部分存在 *CFHR1/3* 蛋白基因突变)相关,前者包括 CFH、CFI、膜辅蛋白(membrane cofactor protein,MCP)、凝血调节蛋白、C3、CFB,为先天性补体调控缺陷型,后者为获得性补体调控缺陷型。编码甘油二酯酰激酶 E(diacylglycerol kinase E,DGKE)基因的功能丧失型突变是一特殊类型 aHUS 的致病原因,其特点是患者多在 1 岁之前发病,伴有蛋白尿甚至肾病范围蛋白尿。DGKE 在甘油二酯(DAG)-蛋白激酶 c(protein kinase,PKC)信号通路中发挥重要作用。目前多项研究均在这些因子上取得了一定的进展。

五　推荐文献阅读

1. Loirat C,Fakhouri F,Ariceta G,et al. An international consensus approach to the management of atypical hemolytic uremic syndrome in children[J]. Pediatr Nephrol,2016,31(1):15-39.

2. Cofiell R,Kukreja A,Bedard K,et al. Eculizumab reduces complement activation,inflammation,

endothelial damage，thrombosis，and renal injury markers in aHUS［J］. Blood，2015，125（21）：3253-3262.

3.国家儿童医学中心(北京)，福棠儿童医学发展研究中心(北京儿童医院集团)aHUS管理协作组.中国儿童非典型溶血尿毒综合征诊治规范专家共识［J］.中国实用儿科杂志，2017，32(6)：401-404.

（六）病例剖析

【一般情况】　患儿，女，8岁。

【主诉】　咳嗽腹痛5天，面色苍黄2天，肉眼血尿1天。

【现病史】　患儿5天前无明显诱因下后出现咳嗽，不剧烈，少痰，无气促，无发热，同时伴有腹痛，脐周为主，无转移，疼痛有时较为剧烈，无吐泻。前往当地医院就诊，诊断为"急性上呼吸道感染"，予以"惠菲宁糖浆"等口服，咳嗽好转，腹痛无明显缓解。2天前开始出现面色苍黄，逐步加重，1天前开始发现尿色变深，变为明显血尿状，无尿频尿痛。去当地医院再次就诊，予以碳酸氢钠针碱化尿液1次后转我院就诊。门诊查血常规Hb 61g/L，PLT 15×10⁹/L，拟"血尿待查：HUS?"收入我科。

起病来，患儿神清，精神偏软，胃纳欠佳，大便如殊，小便如上所述，体重增减不详。

【既往史】　既往体健，否认食物药物过敏史。

【个人史】　G2P1足月宫产，出生体重3.1kg，否认难产史及窒息抢救史。生后母乳喂养，按时添加辅食，现普食。按卡接种疫苗，2个月抬头，4个月翻身，6个月独坐，1岁会走，生长发育与正常同龄儿相仿。

【家族史】　父母体健，非近亲结婚，有一5岁弟弟，体健。否认家族中肝炎、结核等传染病史及肿瘤、高血压等遗传病史。

【入院查体】　T 36.6℃，P 124次/min，R 28次/min，BP 82/40mmHg，体重28kg，面色苍黄，全身未见出血点及瘀斑，颜面及双眼睑稍浮肿，口唇苍白，咽无充血。心肺无异常。腹软，脐周轻压痛，肝肋下3cm，脾未触及，肠鸣音正常。四肢无明显水肿。神经系统无异常。

【辅助检查】　血常规(外院)：WBC 12.7×10⁹/L，NEUT% 76.9%，Hb 61g/L，PLT 40×10⁹/L，CRP 9mg/L，Ret 6.91%；末梢血涂片可见红细胞碎片(2%)；尿常规蛋白＋＋＋，红细胞30～50/HP；血肌酐170μmol/L，尿素氮22.6mmol/L，校正肌酐清除率29ml/(min·1.73m²)

【入院诊断】　aHUS?

【进一步检查】

1.三大常规＋胸片＋心电图。

2.血气、血生化、前降钙素。

3.血补体＋免疫球蛋白。

4.抗核抗体及ANCA相关抗体、I因子抗体、H因子抗体。

5.双肾超声＋穿刺活检。

6.骨髓穿刺。

7.aHUS相关基因变异分析(二代测序)。

【诊疗计划】

1.告病危，鼻导管吸氧，心肺监护，监测生命体征q4h，记录尿量qd。

2.血浆置换每日1次×3d去除相关致病因子。

3.丙种球蛋白1.0g/kg×2d输注。

4.大剂量激素静脉应用3天后小剂量序贯＋免疫抑制剂口服联合治疗。

5.输红细胞悬液纠正贫血、降压药、利尿剂等对症治疗。

【诊疗经过】

入院后完善相关辅助检查,结果如下:

血常规示 WBC $11.3 \times 10^9/L$,NEUT％ 68.6％,Hb 59g/L,PLT $32 \times 10^9/L$,CRP 8mg/L,Ret 6.76％;末梢血涂片可见红细胞碎片(3％)。

尿常规示蛋白(＋＋＋),红细胞 55 个/HP;24 小时尿蛋白定量 2.19 g;便常规无殊,血电解质无异常。

胸片、心电图无殊。

肝肾功能示血肌酐 $187\mu mol/L$,尿素氮 19.2mmol/L,校正肌酐清除率 $27.3ml/(min \cdot 1.73m^2)$;丙氨酸氨基转移酶 98U/L,天冬氨酸氨基转移酶 103U/L,总胆红素 $48.4\mu mol/L$,直接胆红素 $19.9\mu mol/L$;乳酸脱氢酶 3294U/L,羟丁酸脱氢酶 2987U/L,肌酸激酶同工酶 0.89U/L,肌酸激酶 248U/L。

补体 C3 0.56g/L,C4 正常;免疫球蛋白 IgG 28.3g/L,IgA 1.46g/L。

Coomb's 试验及自身抗体(ANA、Ds-DNA、ENA 谱)均阴性;I 因子抗体阴性,H 因子抗体阳性。

肾脏超声示右肾 $8.1cm \times 3.6cm$,左肾 $8.3cm \times 4.0cm$,双肾皮质回声增强;肾脏病理示血栓性微血管病。

骨髓穿刺检查示溶血性贫血骨髓象。

aHUS 相关基因变异分析(二代测序)结果未出。

患儿入院后先后给予血浆置换 3 次,丙种球蛋白(2g/kg),甲基泼尼松龙冲击治疗 $10mg/(kg \cdot d)$,连续 3 天,后序贯以泼尼松 $1.5mg/(kg \cdot d)$,联合口服来氟米特 20mg/d,同时纠正贫血、降压及利尿等对症治疗。

【疾病转归】

病程第 3 周,患儿尿色转为黄色,尿量正常,血压维持在 100～120/75～90mmHg。复查血常规示血红蛋白 92g/L,血小板 $268 \times 10^9/L$;肾功能示血肌酐 $53\mu mol/L$,尿素氮 10.6mmol/L;心肌酶示乳酸脱氢酶 484U/L,羟丁酸脱氢酶 463U/L,余无异常;补体 C3 0.629/L、C4 正常;肝功能、尿常规无异常,24 小时尿蛋白定量 0.17g。

病程第 6 周,患儿上呼吸道感染后再次出现肉眼茶色尿,贫血加重(血红蛋白 67g/L),血压最高 160/120mmHg,并抽搐 1 次,血肌酐进行性增高至 $482\mu mol/L$,尿素氮 48mmol/L,校正肌酐清除率 $11ml/(min \cdot 1.73m^2)$。再次血浆置换、丙种球蛋白输注,同时腹膜透析治疗,患儿肾功能无好转,仍有明显溶血表现,且尿量逐渐减少。

病程第 9 周,患儿合并脑血栓及消化道出血,家属放弃治疗;病程第 10 周死亡。

因 aHUS 有明显遗传因素,患儿住院治疗期间经家属签署知情同意书后,行二代测序技术 aHUS 相关基因变异分析。结果显示患儿 *CFHR1* 和 *CFHR3* 基因纯合缺失变异(已有报道),*CFHR2* 杂合缺失变异(c.333_3del,p.1112Ffs＊18,未见报道),其母亲及弟弟基因分析结果与患儿完全相同,其父亲仅 *CFHR1* 和 *CFHR3* 基因纯合缺失(见图 6-6-3)。患儿父亲、母亲及弟弟血、尿常规、肾功能及补体检查未见异常,H 因子抗体均阴性。

【出院诊断】　1.aHUS(补体调控缺陷所致);2.AKI;3.脑血栓;4.消化道出血。

【出院建议】　其余家庭成员定期肾内科就诊。

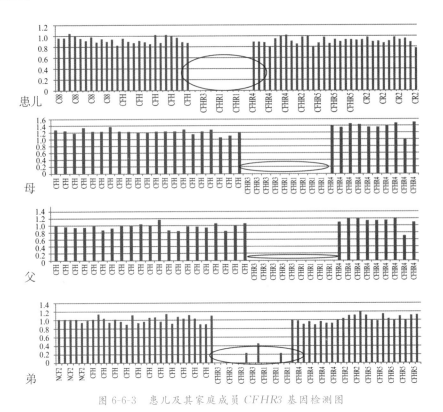

图 6-6-3　患儿及其家庭成员 CFHR3 基因检测图

注:红框区域示 CFHR1 和 CFHR3 均纯合缺失突变

缩略词表

英文缩写	英文全称	中文全称
ACEI	angiotensin converting enzyme inhibitors	血管紧张素转化酶抑制剂
ACMG	american college of medical genetics	美国医学遗传学会
ACP	acid phosphatase	酸性磷酸酶
ACTM	acute complete transverse myelitis	急性完全性横贯性脊髓炎
ACV	acyclovir	无环鸟苷
AD	alzheimer's disease	阿尔兹海默症
ADC	apparent diffusion coefficient	高表观扩散系数
ADEM	acute disseminated encephalomyelitis	急性播散性脊髓炎
ADH	antidiuretic hormone	抗利尿激素
ADHD	attention deficit hyperactivity disorder	注意缺陷多动障碍
aEEG	ambulatory eleroencephalography	动态脑电图
AHA	American Heart Association	美国心脏协会
AIDP	acute inflammatory demyelinating polyradiculoneuropathy	急性炎性脱髓鞘性多发神经根神经病
ALB	albumin	白蛋白
ALL	acute lymphocytic leukemia	急性淋巴细胞白血病
ALS	amyotrophic lateral sclerosis	肌萎缩侧索硬化
ALT	alanine transaminase	谷丙转氨酶
AMAN	acute motor axonal neuropathy	急性运动轴索性神经病
AML	acute myeloid leukemia	急性骨髓性白血病
AMSAN	acute motor-sensory axonal neuropathy	急性运动感觉轴索性神经病
ANE	acute necrotizing encephalopathy	儿童急性坏死性脑病
APSG	acute poststreptococcal glomerulonephritis	急性链球菌感染后肾小球肾炎
APTM	acute partial transverse myelitis	急性部分性横贯性脊髓炎
APTT	activated partial thromboplastin time	活化部分凝血活酶时间
ARB	angiotensin receptor blockers	血管紧张素受体拮抗剂
ARDS	acute respiratory distress syndrome	急性呼吸窘迫综合征
ARNI	angiotensin receptor-neprilysin inhibitor	脑啡肽酶抑制剂
AST	aspartate aminotransferase	谷草转氨酶
AT	ataxia-telangiectasia	毛细血管扩张性共济失调症
ATM	acute transverse myelitis	急性横贯性脊髓炎
BCG	bacillus calmette-guérin	卡介苗

续表

英文缩写	英文全称	中文全称
BD	Behceet's disease	白塞病
BH4	tetrahydrobiopterin	四氢生物蝶呤
BiPAP	bilevel positive airway pressure	双水平正压通气
BM	bacterial meningitis	细菌性脑膜炎
BMI	body mass index	体重指数
BNP	brain natriuretic peptide	脑利钠肽
BPD	bronchopulmonary dysplasia	支气管肺发育不良
BUN	blood urea nitrogen	血尿素氮
CAKUT	congenital anomalies of the kidney and the urinary tract	先天性肾脏尿路畸形
CBCL	child behavior check list	儿童行为评定量表
CEBPA	ccaat enhancer binding protein alpha	CEBPA 基因
CFS	complex febrile seizure	复杂性热性惊厥
CGAS	children's global assessment scale	儿童大体评定量表
CGH	comparative genomic hybridization	比较基因组杂交
CH	congenital hypothyroidism	先天性甲状腺功能减退症
CK-MB	creatine kinase muscle/ brain	肌酸激酶同工酶
CMA	chromosomal microarray	染色体微阵列分析
CMR	cardiac magnetic resonance	心脏磁共振成像
CMV	cytomegalovirus	巨细胞病毒
CNS	central nervous system	中枢神经系统
CP	cerebral palsy	脑性瘫痪
CPAP	continuous positive airway pressure	持续气道正压通气
CPHD	combined pituitary hormone deficiency	多种垂体激素缺乏
CPP	central precocious puberty	中枢性性早熟
CPR	cardiopulmonary resuscitation	心肺复苏
CRP	c-reactive protein	C 反应蛋白
CRT	capillary refill time	毛细血管重满时间
CRT	cardiac resynchronization therapy	心脏再同步化治疗
CSF	cerebral spinal fluid	脑脊液
CTGF	connective tissue growth factor	结缔组织生长因子
CTX	cytoxan	环磷酰胺
DAH	diffuse alveolar hemorrhage	弥漫性肺泡出血
DCH	delayed cutaneous hypersensitivity	迟发皮肤过敏试验
DCM	dilated cardiomyopathy	扩张型心肌病

英文缩写	英文全称	中文全称
DDAVP	desmopressin test for urine osmolality	醋酸去氨加压素
DDC	zalcitabine	双去氧胞嘧啶核苷
DES	dysfunctional elimination syndrome	排泄功能不良综合征
DHPR	dihydropteridine reductase	双氢喋啶还原酶
DIC	disseminated intravascular coagulation	弥漫性血管内凝血
DIC	disseminated intravascular coagulation	弥漫性血管内凝血
DM	diabetes mellitus	糖尿病
DMD	dystrophin	抗肌萎缩蛋白
DMD/BMD	Duchenne/Becker muscular dystrophy	Duchenne/Becker 肌营养不良
DMSA	dimercaptosuccinic acid scintigraphy	核素肾静态扫描
DS	down syndrome	唐氏综合征
DTI	diffusion tensor imaging	弥散张量成像
DTPA	diethylenetriamine pentaacetate	放射性核素显像
DU	duodenal ulcer	十二指肠溃疡
DXA	dual energy x-ray absorptiometry	双能骨密度仪
EBV	epstein-barr virus	肠道病毒
ECMO	extracorporeal membrane xxygenation	体外膜肺氧合
EEG	electroencephalogram	脑电图
ENS	enteric nervous system	肠神经系统
EO♯	eosinophils（percent）	嗜酸性粒细胞
EPO	erythropoietin	促红细胞生成素
ESBL	extended-spectrum beta-lactamase	内酰胺酶
FAB classification	french-american-british classification	FAB 分型
FS	febrile seizure	热性惊厥
FSE	febrile status epilepticus	热性惊厥持续状态
FSH	follicle-stimulating hormone	卵泡刺激素
FT	free triiodothytonine	血清游离甲状腺素
GAS	group a strep infection	A 组链球菌感染
GBS	Guillain-Barre syndrome	吉兰-巴雷综合征
GBS	group b streptococcus	B 组链球菌感染
GC	glucocorticoid	糖皮质激素
GCV	ganciclovir	更昔洛韦
GEFS+	genetic epilepsy with febrile seizures plus	遗传性癫痫伴热性惊厥附加症
GER	gastroesophageal reflux	胃食道反流

续表

英文缩写	英文全称	中文全称
GERD	gastro-esophageal reflux disease	胃食管反流病
GFAP	glial fibrillary acidic protein	胶质纤维酸性蛋白
GGT	gamma-glutamyl transferase	谷氨酰转肽酶
GH	growth hormone	生长激素
GHD	growth hormone deficiency	生长激素缺乏症
GHSR	gh secretagogue receptor	生长激素促泌素受体
GM-CSF	granulocyte-macrophage colony-stimulating factor	粒细胞集落刺激因子
GMG	generalized myasthenia gravis	全身型重症肌无力
GMH-IVH	germinal matrix haemorrhage-intraventricular haemorrhage	早产儿颅内出血
GTPCH	gtp cyclo-hydrolase	三磷酸鸟苷环化水解酶
GU	gastric ulcer	胃溃疡
GVHR	graft versus host reaction	移植物抗宿主反应
Hb/HGB	hemoglobin	血红蛋白
HCG	human chorionic gonadotropin	绒毛膜促性腺激素
HD	hirschsprung's disease	先天性巨结肠症
HDFN	hemolytic disease of the fetus and newborn	胎儿和新生儿溶血病
HDL	high density lipoprotein	高密度脂蛋白
HDN	hemolytic disease of the newborn	新生儿溶血病
HFMD	hand foot and mouth disease	手足口病
HFV	high-frequency ventilation	高频通气
HHHFNC	heated，humidified high-flow nasal cannulae	加温湿化高流量鼻导管
HIE	hypoxic-ischemic encephalopathy	新生儿缺氧缺血性脑病
HIPPV	noninvasive positive pressure ventilation	鼻间歇正压通气
HLH	hemophagocytic lymphohistiocytosis	噬血细胞性淋巴组织细胞增生症
HMD	hyaline membrane disease	肺透明膜病
Hp	helicobacter pylori	幽门螺旋杆菌
HPA	hyperphenylalaninemia	高苯丙氨酸血症
HPGA	hypothalamic-pituitary-gonadal axis	下丘脑垂体性腺轴
HSP	henoch-schonlein purpura	过敏性紫癜
HSV	herpes simplex virus	单纯疱疹病毒
IABP	intra-aortic balloon pump	主动脉内球囊反搏
ICAM	intercellular adhesion molecule	细胞间粘附分子
ICD	implantable cardioverter-defibrillator	植入型心律转复除颤仪
ICPP	idiopathic central precocious puberty	突发性中枢性性早熟
IDM	infant of diabetic mother	糖尿病母亲婴儿

英文缩写	英文全称	中文全称
IFN	interferon	干扰素
IGF	insulin growth factor	胰岛素生长因子
IHA	isoimmune hemoytic anemia	同族免疫性溶血性贫血
ILCOR	international liaison committee on resuscitation	国际复苏联络委员会
iNO	inhaled nitric oxide	吸入一氧化氮
INR	international normalised ratio	国际标准化比值
ITT	insulin tolerance test	胰岛素低血糖刺激测试
IUGR	intrauterine growth retardation	胎儿宫内生长迟缓
IVIG	inntravenous immunoglobulin	静脉用免疫球蛋白
JAK	janus kinase	蛋白酪氨酸激酶
JDM	juvenile dermatomyositis	幼年皮肌炎
JIA	juvenile idiopathic arthritis	幼年特发性关节炎
KD	Kawasaki disease	川崎病
LAD1	ladinin 1	Ⅰ型白细胞粘附分子缺陷
LDH	lactate dehydrogenase	乳酸脱氢酶
LDL	low density lipprotein	低密度脂蛋白
LH	luteinizing hormone	促黄体生成素
LISA	less invasive surfactant administration	低侵入性肺表面活性物质治疗
LP	lumbar puncture	腰椎穿刺
LS	local scleroderma	局灶性硬皮病
LY%	lymphocytes（percent）	淋巴细胞比例
MAS	meconium aspiration syndrome	胎粪吸入综合征
MAS	macrophage activation syndrome	巨噬细胞活化综合征
MCA	middle cerebral artery	大脑中动脉
MCHC	mean corpuscular hemoglobin concentration	平均红细胞血红蛋白浓度
MCLS	mucocutaneous lymphnode syndrome	黏膜皮肤淋巴结综合征
MCMV	murine cytomegalovirus	小鼠巨细胞病毒
MCT	medium-chain triglycerides	中链甘油三酯
MCU	micturating cysto-urethrogram	排泄性膀胱尿路造影
MCV	mean corpuscular volume	平均红细胞体积
MFS	Miller-Fisher syndrome	Miller-Fisher 综合征
MG	myasthenia gravis	重症肌无力
MICM classification	morphology,immunology,cytogenetics and molecular biology	MICM 分型
MIST	minimally invasive surfactant therapy	微创表面活性剂疗法

续表

英文缩写	英文全称	中文全称
MLPA	multiplexligation-dependentamplification	多重连接探针扩增
MMT	manual muscle testing	人工肌肉检查
MODS	multiple organ disorder syndrome	多脏器功能障碍
MODY	maturity onset diabetes of the young	青少年起病的成人糖尿病
MP	mycoplasma pneumonia	支原体肺炎
MRD	minimal residual disease	微小残留病灶
MRI	magnetic resonance imaging	磁共振成像
MRS	magnetic resonance spectroscopy	磁共振波谱
MRSA	methicillin-resistant staphylococcus aureus	耐甲氧西林金黄色葡萄球菌
MRU	magnetic resonance urography	磁共振尿路成像
MS	multiple sclerosis	多发性硬化
MSAF	meconium staining of amniotic fluid	羊水中含有胎粪
MTB	mycobacterium tuberculosis	结核分枝杆菌
NBT	nitrotetrazolium blue chloride	氯化硝基四氮唑蓝
NCPAP	nasal continuous positive airway pressure	经鼻持续气道正压通气
NDM	neonatal diabetes mellitus	新生儿糖尿病
NEC	necrotizing enterocolitis	坏死性小肠结肠炎
NEUT%	neutrophils（percent）	中性粒细胞比例
NICHD	National Institute of Child Health and Human Development	美国国立儿童健康和人类发展研究所
NIPS	non-invasive prenatal screening	非倾入性产前筛查
NIPT	non-invasive prenatal test	非倾入性产前检测
NK	natural killer cell	自然杀伤细胞
NNICU	neonatal neurointensive care unit	新生儿神经重症监护室
NPM1	nucleophosmin 1	NPM1 基因
NS	nephrotic syndrome	肾病综合征
NSC	neural stem cells	神经干细胞
NSE	neuron specific enolase	神经元特异性烯醇化酶
NT-proBNP	n-terminal pro-brain natriuretic peptide	氨基末端脑钠肽
OMG	ocular myasthenia gravis	眼肌型重症肌无力
ORS	oral rehydration solution	口服补液疗法
OSM	oxidative stress markers	氧化应激标记物
PAH	phenylalanine hydroxylase	苯丙氨酸羟化酶
PARDS	pediatric acute respiratory distress syndrome	儿童急性呼吸窘迫综合征
PAS	periodic acid-schiff stain	糖原染色
PBM	peak bone mass	峰值骨量

英文缩写	英文全称	中文全称
PBPK	physiology-based pharmacokinetics	基于生理的药物动力学
PCD	pterin-4α-carbinolaminedehydra-tase	4α-甲醇氨脱水酶
PCT	plateletcrit	血小板比积
PD	Parkinson's disease	帕金森病
PDA	patent ductus arteriosus	动脉导管开放
PDGF	platelet derived growth factor	血小板衍生生长因子
PEEP	positive end expiratory pressure	呼气末正压
Phe	phenylalanine	苯丙氨酸
PHI	periventricular haemorrhagic infarction	脑室周围出血梗死
PICKA	protein induced by vitamin k absence	异常凝血酶原
PID	primary immunodeficiency	原发性免疫缺陷病
PIP	peak inspiratory pressure	吸气峰压
PIV	parainfluenza viruses	副流感病毒
PLT	platelet	血小板
PM	purulent meningitis	化脓性脑膜炎
PNS	primary nephrotic syndrome	原发性肾病综合征
POX	peroxidase	过氧化物酶
PPD	purified protein derivative	结核菌素测验
PPHN	persistent pulmonary hypertension in the newborn	新生儿持续肺动脉高压
PPI	proton pump inhibitors	质子泵抑制剂
PS	pulmonary surfactant	肺表面活性物质
PSQ	parent symptom questionnaire	父母症状问卷
PT	prothrombin time	凝血酶原时间
PTPS	6-pyruvoyltetrahydropterin synthase	6-丙酮酰四氢生物蝶呤合成酶
PU	peptic ulcer	消化性溃疡
PVL	periventricular leukomalacia	脑室周围白质软化
PVS	pulmonaryvalvestenosis	肺动脉瓣狭窄
PWS	Prader-Willi syndrome	普拉德-威利综合征
RBV	ribavirin tablets	病毒唑（利巴韦林）
RDA	recommended daily allowance	推荐摄入量
RDS	respiratory distress syndrome	呼吸窘迫综合征
RF	rheumatic fever	风湿热
RFCA	radio-frequeney catheter ablation	心导管射频消融术
RNI	recommended nutrient intake	推荐摄入量
RNS	repetitive nerve stimulation	重复电刺激

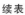

续表

英文缩写	英文全称	中文全称
ROP	retinopathy of prematurity	早产儿视网膜病变
RPI	reticulocyte production index	网织红细胞生成指数
RPR	rapid plasma reagin	梅毒血清
RR	respiratory rate	呼吸频率
RSV	respiratory syncytial virus	呼吸道合胞病毒
RTX	rituximab	利妥昔单抗
SAOD	sepsis associated organ dysfunction	脓毒症相关器脏功能障碍
SB	Sudan black B stain	苏丹黑 B 染色
SD	standard deviation	标准差
SFEMG	single fiber electromyography	单纤维肌电图
SFS	simple febrile seizure	单纯性热性惊厥
SGA	small for gestational age infant	小于胎龄儿
SIDS	sudden infant death syndrome	婴儿猝死综合征
SIRS	systemic inflammatory response syndrome	全身炎症反应综合征
SLE	systemic lupus erythematosus	系统性红斑狼疮
SR	sepiapterinreductase	墨蝶呤还原酶
SSc	systemic sclerosism	系统性硬化症
SWI	susceptibility weighted imaging	磁敏感加权成像
T1DM	diabetes mellitus typle 1	1 型糖尿病
T2DM	diabetes mellitus typle 2	2 型糖尿病
TCZ	tocilizumab	托珠单抗
TGAb	anti-thyroglobulin antibodies	甲状腺球蛋白抗体
TIMPS	tissue inhibitors of metalloproteinases	基质金属蛋白酶抑制剂
TNF	tumor necrosis factor	肿瘤坏死因子
TOF	tetralogy of fallot	法洛四联征
TP	total protein	总蛋白
TPOAb	thyroid peroxidase antibodies	甲状腺过氧化物酶抗体
TPPA	treponema pallidum particle assay	梅毒螺旋体明胶凝集试验
TR	tricuspid regurgitation	三尖瓣反流
TRF	teacher report form	教师报告表
TRS	teacher rating scale	教师评定量表
TSH	thyroid stimulating hormone	促甲状腺素
TSH	thyroid stimulating hormone	促甲状腺激素
TT	thrombin time	凝血酶时间
V/Q	ventilation/perfusion ratio	通气血流关注比值

英文缩写	英文全称	中文全称
VAD	ventricular assist device	心室辅助装置
VCR	vincristine	长春新碱
VDS	vindesine	长春地辛
VLBW	very low birth weight	极低出生体重儿
VLDL	very low density lipprotein	极低密度脂蛋白
VUR	vesico ureteral regurgitation	膀胱输尿管返流
VZIG	vaicella-zoster immune globulin	水痘带状疱疹免疫球蛋白
VZV	varicella-zoester virus	水痘-带状疱疹病毒
WAS	wiskott-aldrich syndrome	湿疹血小板减少伴免疫缺陷综合征
WBC	white blood cell counting	白细胞计数
WES	whole exome sequencing	全外显子测序
WFH	weight for height	身高别体重评价
WFIRS-P	Weiss functional impairment rating scale-parent report	Weiss 功能缺陷量表（父母版）
WHtR	waist height ratio	腰围身高比
WT	weight	体重
YSR	youth self report	青少年自我报告表